临床营养高级护理实践

主编◎黄师菊　蔡有弟

U0396105

华南理工大学出版社
SOUTH CHINA UNIVERSITY OF TECHNOLOGY PRESS

·广州·

图书在版编目（CIP）数据

临床营养高级护理实践/黄师菊，蔡有弟主编 . —广州：华南理工大学出版社，2021.12
（2023.6重印）

ISBN 978－7－5623－6951－6

Ⅰ. ①临…　Ⅱ. ①黄…　②蔡…　Ⅲ. ①临床营养－护理学　Ⅳ. ①R459.3 ②R473.1

中国版本图书馆 CIP 数据核字（2021）第 257701 号

Linchuang Yingyang Gaoji Huli Shijian

临床营养高级护理实践

黄师菊　蔡有弟　主编

出 版 人：柯　宁

出版发行：华南理工大学出版社

（广州五山华南理工大学 17 号楼，邮编 510640）

http：//hg. cb. scut. edu. cn　E-mail：scutc13@ scut. edu. cn

营销部电话：020－87113487　87111048（传真）

策划编辑：吴兆强

责任编辑：吴兆强

特邀编辑：邓荣任

责任校对：刘惠林　梁樱雯

印 刷 者：广州小明数码快印有限公司

开 　本：787mm×1092mm　1/16　印张：25.25　字数：646 千

版 　次：2021 年 12 月第 1 版　2023 年 6 月第 2 次印刷

定 　价：78.00 元

《临床营养高级护理实践》
编委会

主　　编： 黄师菊　蔡有弟

副 主 编： 卞华伟　李晓玲　周雪玲　马盈盈　何晓兰

顾　　问： 马　静　陈妙霞

秘　　书： 钟美浓　付金玉　钟金宏

编写人员：（以姓氏笔画为序）

马　静	马盈盈	卞华伟	文　亮	付金玉	孙　珂
朱　莉	伍友春	刘　莉	刘对婵	刘　萍	叶维雅
汤晓云	李晓玲	李慧娟	李瑞珍	李　欢	李巧云
李慧群	安德连	连田田	张　平	张桂菊	张雪妨
杨晋杰	杨　杨	何晓兰	何　莲	肖知周	严思敏
陈佩娟	郑丽花	房惠敏	易银萍	范祖燕	周雪玲
周裕玲	於雪英	罗　倩	段孟岐	钟美浓	郭晓迪
徐丽芬	黄师菊	黄嘉英	曾思琦	蔡有弟	熊海霞

序 言

党的十九大报告明确提出，要实施健康中国战略。随着健康中国上升为国家战略，国民的营养健康意识显著提升，对临床营养治疗的认知度也愈加成熟。营养是临床患者康复的基础，营养支持治疗越来越受到医护人员的重视，其内涵也有了很大的改变，从过去的营养支持转变为营养治疗，临床营养治疗在理论研究亦或临床实践中，业已取得巨大的进展与突破。临床营养未来可期，行业发展前景广阔。

护士在营养治疗中扮演重要角色，是营养传播者、执行者、倾听者、教育者、协调者和研究者。目前，护理人员在营养知识储备、营养评估意识、营养支持手段及措施落地等方面与患者日益增长的营养治疗需求存在差距，培训一批高水平的营养支持专科护士队伍迫在眉睫。

2007年，江苏省护理学会首次开展营养专科护士培训。为响应卫健委护理事业发展规划相关文件号召，加快护理事业发展，助力健康中国建设，在广东省健康管理学会、护理与健康促进专业委员会、中山大学附属第三医院各级领导的大力支持下，营养筹备组的老师们经过多次线下讨论和推敲，制定出细致可行的营养专科护士培养方案；2019年广东省健康管理学会开展广东省内首届营养专科护士培训（73人），是继江苏省后国内第二个开展营养专科护士培训的单位。由广东省健康管理学会与中山大学附属第三医院共同主办的营养专科护士培训对发展专科护士队伍，提高专科护理水平意义重大，也为本次临床营养专科护士教材《临床营养高级护理实践》的编写打下了良好基础。

要培养高素质的优秀医药卫生人才，必须出版高质量、高水平的精品教材。《临床营养高级护理实践》这本书：在编写宗旨上，不忘医学教育人才培养的初心，坚持质量第一、立德树人；在编写内容上，牢牢把握医学教育改革发展新形势和新要求，坚持与时俱进、力求创新；在编写形式上，聚力"互联网＋"医学教育的数字化创新发展，涉及居家营养、互联网＋营养等相关内容。为进一步加强营养专科护士临床实践能力培养，本书还配有相应不同病种的个案实践案例，具有较强的科学性和实践指导价值。

全书本着"来自临床、贴近临床、指导临床"的宗旨，具有很好的实用性及指导性。本书的出版不仅为创新与丰富临床营养护理管理理论、推进临床营养护理管理改革与实践做出了重要贡献，而且为广大临床营养护理工作者提供了兼具理论性与实用性的专业指南。本书内容实用，可操作性强，对各级护理人员起到指引作用。本书内容涵盖临床营养历史与发展、营养学基础知识、营养筛查与评定、营养支持技术、营养制剂、营养支持治疗实施与监测、不同疾病状态营养护理、院外营养管理、临床营养护理管理、临床营养护理个案等。本书每一节后面附有关键知识点，以便于读者学习；并附有营养相关技术操作流程，采用"流程—操作—要点说明"的流程图表编写方式，对操作流程进行了细化、量化和优化，并有要点说明，为临床营养护理人员进行条理化、规范化的护理操作提供了范本。

值此书面世之际，衷心感谢参与编写的专家，是他们的智慧与经验为本书的编写奠定了客观基础，是他们分工协作、不辞劳苦、严谨务实，经过不断学习、思考、讨论、实践，用心血和智慧建构起这样一本兼顾实用性和科学性的图书。我愿意将这本创新之作热忱推荐给广大读者，特别是临床营养护理工作者，相信大家能从中得到有益的启示，相信它能成为营养护理工作者的良师益友，同时也诚请各位护理专家和同道斧正，以期为提高医疗护理服务水平，不断促进临床营养护理专业发展做出更多的贡献。

中山大学附属医院护理部主任　陈妙霞
2021 年 12 月

前　言

　　《临床营养高级护理实践》在承袭营养教材编写思想、经验和模式的基础上，紧密结合临床营养护理现状和需求，以患者健康为出发点，以营养护理为主线，及时融入近年来开展的营养护理新理念、新业务、新技术，力求反映营养护理管理和不同疾病状态的营养护理，内容逐渐向社区护理、家庭护理延伸；在强调营养护理基本理论和基本技能的基础上，注重人文关怀、评判性思维以及综合分析能力的培养。

　　在体例结构上，章前设定学习目标，以帮助读者从熟悉、掌握、理解和运用多个层面了解各章节的重点内容；设置营养护理技术作业流程图，规范营养护理技术，以更适应目前临床营养护理的发展；设置案例分享，针对护理案例从病例介绍、营养问题、循证依据、营养干预、延续护理、效果评价、反思和收获等多方面进行阐述，以培养读者临床思维，提高其认识营养护理问题、解决营养护理问题的能力。在编写内容的选择上，力求做到既突出营养护理的专业特点，又避免与其他教材交叉与重复；涵盖临床营养历史与发展、营养学基础知识、营养筛查与评定、营养支持技术、营养制剂、营养支持治疗实施与监测、院外营养管理、临床营养护理管理等，内容全面、实用。

　　本书的编者既有营养学教育专家，也有临床营养医疗和护理专家。本书的编写凝聚了各位专家的集体智慧，书稿编写历时 1 年有余，最终在 2022 年初定稿，其间八易其稿，字字凝聚各位编者的心血。由于时间和水平所限，书中不足之处在所难免，敬请读者给予指正。

　　本书在编写过程中，既得到了中山大学公共卫生学院、中山大学附属第三医院和广东省健康管理学会各级领导的关心和大力支持，也得到了编者所在院校、临床医院领导的支持，同时还得到了营养科医生、营养专科护士的无私帮助。本书中部分内容及流程参考了国内《临床营养学》及《肠外肠内营养护理学》等教材，谨在此一并表示诚挚的谢意！

编者

2021 年 12 月

目 录

第一章　临床营养历史与发展

　　机体摄取、消化、吸收、利用和代谢食物或营养素以维持生命活动的整个过程，称之为营养。食物是维持人体生命和机体活动的最基础的物质条件之一，而平衡膳食是合理营养和保证人体健康的最佳方案之一。

　　营养学可分为基础营养、妇幼营养、临床营养、老年营养、公共营养、特殊人群营养、营养资源与营养分析、食品与营养等多个分支，各分支或独立或相互交叉。临床营养是现代营养学的重要组成部分，也是现代医学的主要组成部分。临床营养学是结合了营养学、临床医学、生物化学、生理学、病理学和食品科学等学科的新兴学科。它是研究食物中营养成分的含量和功效，并合理应用食物和营养成分根据人体代谢变化来预防、治疗疾病，增进健康的综合性临床学科。临床营养学的产生和发展不仅更加地完善了现代医学，更是现代医学的一大进步。

　　在近代临床营养的概念中，临床营养除了饮食调整外，还包括肠内营养（enteral nutrition，EN）和肠外营养（parenteral nutrition，PN）。肠内肠外营养是指通过消化道内或外的多种途径及方式为患者提供全面、充足的机体所需的各种营养物质，以达到预防或纠正营养不足的目的，增强患者对严重创伤的耐受力，促进患者康复。根据输注途径，营养支持可分为肠内和肠外两个途径。肠内肠外营养的基质组成包括蛋白质（氨基酸）、脂肪酸、糖类，多种维生素、矿物质、微量元素等，营养成分齐全，且多系中小分子营养素，这有别于传统上的自然食物。

　　目前，临床营养有三种情况：①口服营养补充（oral nutrition supplement，ONS），对摄入不足或丢失过多进行纠正和补充；②营养支持（nutritional support），危重疾病患者分解代谢加强，或者不能经口进食时间大于5天，营养供给在于维持患者基础需要量，避免营养不良的发生发展；③营养治疗（nutritional treatment），是面向特定人群、围绕着基础营养素进行的针对性补充，医生不仅关注患者的基础营养状况，更会关注营养物质在体内的代谢情况。目前在临床营养界中，三种称谓并存，临床营养治疗已成为危重患者治疗中的重要部分，2008年Jones等及2009年Martindale等认为不宜再称为"营养支持"，取而代之称为"营养治疗"。2009年美国肠内肠外营养学会发表的相关指南，都已使用营养治疗一词。

　　临床营养治疗经过30余年的应用研究，经过了初创普及推广到发展成熟的过程。在20世纪70年代，胃功能障碍患者缺乏有效的营养供给途径，而脂肪乳剂、氨基酸液、高渗葡萄糖等，由于解决不了高渗和酸碱度的问题，外周静脉不能耐受，无法达到需要补充的质和量。1968年Dudrick和Wilmore提出静脉营养解决了这两大问题。根据Moore提出的150:1的热氮比理论，将所有营养素混合一起由腔静脉置管输入，在动物实验和临床应用，均达到从胃肠外补充营养需要的作用和效果，后来被称为"人工胃肠"在临床上得到广泛应用。在20世纪70年代"当患者需要营养支持时，首选静脉营养"成为金标准。

经过一段时间的临床应用后，发现静脉营养有多项不足之处，如易发生导管相关的并发症、严重的血行感染等，另常见代谢并发症，主要表现为肝脏损害，长期使用甚至发生肝脂肪化病变、肝硬化，尤其是全静脉营养。因此，临床医生逐渐减少了腔静脉置管途径的静脉营养，恢复周围静脉营养；另外，随着等渗复方氨基酸、高浓度脂肪乳剂应用和周围静脉腔静脉插管技术发展，周围静脉营养逐渐成为 20 世纪 80 年代主流。

20 世纪 80 年代后，危重患者易出现"肠源性感染"，在血液中培养出肠道细菌。这在动物实验中也得到证实，肠道缺血、缺氧导致肠黏膜受损，肠道防御能力减弱，肠道内细菌可透过肠黏膜进入肠壁中淋巴系统和血液系统，进而导致全身感染、多器官衰竭、脓毒血症等。由此认识到肠道具有屏障功能，当肠道屏障功能受损时，可发生细菌易位，这被认为是危重患者后期发生继发性感染、多器官功能障碍的根源。因此危重患者、应激严重患者保持肠道休息状态的观点是错误的，而保护胃肠道功能、促进肠道屏障功能恢复才是危重患者治疗的重要措施之一，肠黏膜细胞的生长和增殖需要与肠内食物直接接触、刺激下才能发生、完成，而肠外营养不能达到此目的。同时，肠内营养还具有促进肠道蠕动、胃肠道激素分泌等功能。经多年临床应用总结，20 世纪 90 年代营养支持治疗的选择标准改为：当肠道有功能时，优先使用肠内营养。这一标准的建立，使营养支持治疗成为危重患者治疗的重要措施之一。

随着临床的进一步实践，肠内营养的优点得到了更充分的认识，然而不足之处亦明显表露出来。重症患者合并胃肠功能受损时，胃肠道内营养支持治疗在短时间内可以维持患者滋养性营养治疗，如果超过 5～7 天，肠道营养供给仅能满足患者总热量的 60% 或以下，这时应同时考虑肠外营养来弥补肠内营养的不足。因此，营养治疗时应首选肠内营养，必要时肠内营养与肠外营养联合应用。

国外专门开展肠内肠外营养的部门主要为营养支持部、营养支持小组或肠内肠外营养中心等。在欧洲医疗系统中，此部门常附属于消化科、肾科、外科等；在日本和美国则附属于外科、消化科、肾科等。国内也有类似的情况，但一般在三级甲等医院会单独设立临床营养科。

从医疗资源的有限性、循证医学和药物经济学角度来看，合理应用临床营养治疗，把有限的医疗资源应用于有营养风险、有医疗需要的患者，是临床营养治疗实践必然之路。以临床医师、营养医师、药剂师和护士等组成的营养支持治疗小组是营养管理的基本单元，其功能是体现团队管理的原理。临床和研究表明，由团队管理模式下进行的肠内肠外营养治疗，可减少代谢并发症和节省医疗费用。

第二章 营养学基础知识

第一节 营养素

 学习目标

- 掌握营养和营养素的概念。
- 掌握营养素的分类和生理功能。
- 掌握营养素的食物来源和推荐量。

一、营养和营养素的概念

人体就像一架复杂的机器，构成这架机器的物质基本涵盖了地球表面的所有元素，这些元素有的以有机物的形式存在，有的以无机物的形式存在，而这架机器的运转离不开这些元素的不断更新，即人体的新陈代谢。人类离不开一日三餐，就是为了摄入这些元素，以满足新陈代谢和维持各种生命活动的需要。

营养（nutrition）：指人体摄取、消化、吸收、代谢、利用食物中的营养素，构建机体组织、满足生理功能和体力活动需要的过程。

营养素（nutrient）：即食物当中所含有的参与机体构建及代谢的必需物质，也叫做营养物质。通常，一种食物中所含的营养素越多，这种食物就越有营养，反之则没有营养。

19—20 世纪，随着现代医学和生物化学的发展，营养素不断被发现。迄今为止，已发现约 40 种营养素是人体不能产生的，必须通过摄取食物获得，我们根据其化学结构和功能将其分为六大类，即蛋白质、脂类、碳水化合物、维生素、矿物质和水。同时根据人体对各类营养素需要量的多少，将营养素分为宏量营养素和微量营养素，人体对宏量营养素需要量一般在"克"的水平，对微量营养素一般在"毫克"或"微克"的水平。无论是宏量营养素还是微量营养素，人体都不能缺乏，否则就会导致疾病（营养素缺乏症）。还有一些虽然不是传统意义上的营养素，但在获得充足的情况下有利于预防疾病，称之为条件营养素，近年来发现的一些植物化学物就可以归为条件营养素，如黄酮类、多酚类、单帖类、皂苷类、有机硫化物等。

二、蛋白质

蛋白质（protein）是一种双螺旋结构的有机化合物，是构成人体细胞的基本物质，也是最重要的宏量营养素。蛋白质的基本结构单位是氨基酸，目前已知构成人体蛋白质的氨基酸有 20 种，分为必需氨基酸和非必需氨基酸。必需氨基酸（essential amino acid，EAA）是指在人体内不能合成或合成速度不能满足需要，必须每日从食物中获取的氨基酸，它们是：缬氨酸、苏氨酸、亮氨酸、异亮氨酸、蛋氨酸（甲硫氨酸）、苯丙氨酸、色氨酸、赖氨酸和组氨酸（组氨酸属于成年人合成不足，婴幼儿完全不能合成），所以人体的必需氨基酸一共有 9 种。评价食物蛋白质是否为优质蛋白质的标准主要就是依据必需氨基酸的含量和比值（即氨基酸模式），食物蛋白质含有的必需氨基酸越接近人体，人体对其吸收和利用率就越高。例如鸡蛋和奶类的蛋白质中必需氨基酸含量丰富，所以它们是优质蛋白食物；而大米和小麦粉中的蛋白质缺乏赖氨酸，它们就不是优质蛋白食物。食物必需氨基酸含量是评价其是否为优质蛋白质的标准，而食物蛋白质的含量也不能忽视。蛋白质是唯一含有氮元素的营养素，食物蛋白质的含氮量约为 16%。因此，测定食物中的氮含量再乘以 6.25（100/16）就是食物中的蛋白质含量，6.25 也被称为食物蛋白质的含氮系数。测定食物氮主要用凯氏定氮法，凯氏定氮法 1883 年由丹麦化学家凯道尔建立，现已发展为常量、微量、平微量凯氏定氮法和自动定氮法。凯氏定氮法传统、经典、操作简单、成本低，但它不能分辨出被人为加入的其他含氮物质，如三聚氰胺。

蛋白质在体内有诸多生理功能：①人体组织的构成成分：蛋白质是构成人体细胞和组织的重要成分，从受精卵到胎儿的发育成形其实就是蛋白质蓄积的过程。在人体生长发育的过程中蛋白质不断增加，细胞和组织增加，器官变大；随着人体的各种功能及活动，人体新陈代谢过程也需要不断补充蛋白质的损耗；蛋白质是人体内唯一的氮来源，碳水化合物和脂肪均不能替代蛋白质。②构成体内重要的生物活性物质：生命活动的维持和各项机能的调节离不开生物活性物质，例如酶、激素、血红蛋白、血浆蛋白、免疫球蛋白、细胞因子等。③提供能量：蛋白质在体内分解代谢时产生的能量，是人体的能量来源之一。1g 蛋白质在体内彻底氧化分解可产生 16.7kJ（4kcal）的能量。蛋白质的产能功能在体内可以被脂肪、碳水化合物所代替，仅约不到 15% 的能量由蛋白质供给。当机体在饥饿状态，无法获得脂肪和碳水化合物，蛋白质的产能功能会代偿性加强，导致肌肉萎缩、器官受损衰竭，甚至死亡。④肽类的特殊生理功能：肽是蛋白质被水解后的次级结构。近年来，对肽的研究成为热点，研究发现肽不仅作为氨基酸的供体，也是一类具有生理活性的物质，来源于不同食物的生物肽具有的生理调节功能略有差异，主要表现为增强机体免疫功能、调节血压或血脂，降压肽主要通过抑制血管紧张素Ⅰ转换酶（ACE）的活性调节肾素 - 血管紧张素系统（RAS）的生理功能，从而达到降血压的效果；在奶类中发现的酪蛋白磷酸肽可以促进钙和铁的吸收。一些肽类可以作为自由基清除剂来保护细胞膜，避免氧化性破坏，例如：谷胱甘肽（GSH）是一个三肽化合物，它是由谷氨酸、半胱氨酸和甘氨酸通过肽键缩合而成的，其能发挥清除自由基活性在于分子中含有一个活泼的巯基（—SH）。

蛋白质的食物来源主要是动物性食物，如肉类、蛋类、鱼类、乳类。动物性食物不仅蛋白质含量高而且质量好，是优质蛋白的来源。植物性食物不含优质蛋白，但大豆例外，大豆蛋白质含量高，其加工成各类豆制品后蛋白质的消化吸收率大大提高，是我国国民重要的膳食蛋白质来源。成年人蛋白质的需要量为 0.65g/kg，但考虑到食物中的蛋白质不完全是优质蛋白质以及个体之间的差异，蛋白质的推荐摄入量一般采用要因加算法（factorial approach method），即除了每日在尿、粪、皮肤以及其他途径丢失氮的基础上，再加上诸多因素来考虑蛋白质的供给量。成年人的蛋白质推荐供给量为 1. 16g/kg，占总能量的 12%～15%。儿童和孕妇需要加上生长发育的需要量，每公斤体重的推荐量要高于普通轻体力活动的成年人，具体数据可以查阅中国居民膳食营养素参考摄入量（dietary reference intakes，DRIs）。

三、脂类

脂类（lipids）包括脂肪（fats）和类脂（lipoids），占人体体重的 10%～20%。脂肪化学结构为甘油三酯（triglycerides），约占人体脂类总量的 95%，是人体能量的主要储存形式，分布在皮下、肌肉、腹腔及内脏周围。类脂，主要包括磷脂（phospholipids）和固醇类（sterols），约占人体脂类总量的 5%，是细胞膜、组织器官的组成成分。磷脂主要存在于脑、神经组织和肝脏中；固醇类主要存在于血液和内脏中，是固醇类激素的主要成分。

甘油三酯也称为三酸甘油酯，由一分子甘油和三分子脂肪酸组成。脂肪酸（fatty acid）是构成脂肪的重要部分，为一种双碳链结构。脂肪因其所含的脂肪酸碳链的长短、饱和程度以及空间结构的不同，呈现不同的特性和功能。①以碳链长度分类：分为短链脂肪酸（2～6C）、中链脂肪酸（8～12C）和长链脂肪酸（14～24C）。构成人体成分的脂肪酸以长链脂肪酸为主，一些极长链脂肪酸分布在大脑和特殊组织中，如视网膜和精子等。②以饱和程度分类：以长链脂肪酸结构中是否含有不饱和键（双键）区分，无双键的为饱和脂肪酸，含有一个双键的为单不饱和脂肪酸，含有两个或两个以上的为多不饱和脂肪酸。动物来源的脂肪以饱和脂肪酸为主，鱼油除外；植物来源的以不饱和脂肪酸为主，椰子油和可可油除外。一般认为，摄入过多的饱和脂肪可导致血脂升高，尤其是甘油三酯和低密度脂蛋白（LDL）升高，增加心脑血管疾病的风险。而在橄榄油中含量丰富的油酸（单不饱和脂肪酸）和在鱼油中含量丰富的二十碳五烯酸（EPA）、二十二碳六烯酸（DHA）则可降低心脑血管疾病的风险。③必需脂肪酸：在多不饱和脂肪酸中，根据第一个双键出现的位置，又可将多不饱和脂肪酸分为 $\omega-6$ 和 $\omega-3$ 系列的脂肪酸，这两个系列的脂肪酸 18 碳的亚油酸（$\omega-6$）和 18 碳的 $\alpha-$亚麻酸（$\omega-3$）可以在体内通过碳链延长酶和去饱和酶的作用，代谢成为 20 碳的花生四烯酸（ARA）和 22 碳的 DHA，在体内发挥重要的作用。因此，亚油酸和 $\alpha-$亚麻酸又被称为必需脂肪酸。ARA 和 DHA 是脑组织和神经组织的重要成分；ARA 还是前列腺素的前体物质，参与体内前列腺素的合成。④以空间结构分类：分为顺式脂肪酸和反式脂肪酸，天然食物中多为顺式脂肪酸。20 世纪，随着心血管疾病的高发，国外尝试用植物油制造人造黄油取代牛油，以减少动物脂肪的摄入。以不饱和脂肪酸为主的植物油在加压和催化剂的作用下加氢硬化，从液态不饱和脂肪酸变成固态或半固态的不饱和脂肪酸。氢化植物油比普通植物油熔点和烟点高，氧化稳定性好，室温下能保持固态形状，可以保持食物外形美观，在油炸食品时油烟也少。但在处理过程中，植物油中一部分不饱和脂肪酸从天然顺式结构不饱和脂肪酸变成了反式不饱和脂肪酸。研究发现反式脂肪酸摄入对人体有很大的危害，主要表现在增加人体血液的黏稠度和血小板凝聚力，容易导致血栓的形成；对怀孕期或哺乳期的妇女，过多摄入含有反式脂肪酸的食物会影响胎儿的健康；对儿童和青少年，过多摄入含有反式脂肪酸的食物会影响其生长发育，增加肥胖的概率；反式脂肪酸会减少男性荷尔蒙的分泌，影响精子的活跃度。所有含有"氢化油"或者使用"氢化油"油炸过的食品都含有反式脂肪酸，如人造黄油、人造奶油、咖啡伴侣、西式糕点、薯片、炸薯条、珍珠奶茶等。

脂肪是人体重要的能量来源，1g脂肪在体内氧化产生39.7kJ（9.46kcal）的能量，是蛋白质和碳水化合物产能的两倍；皮下脂肪和器官周围的脂肪可以起到调节体温和保护脏器的作用。脂肪组织是机体内重要的内分泌和旁分泌器官，可分泌多种脂肪细胞因子，如瘦素（leptin）、白细胞介素、脂联素（adiponectin）、抵抗素（resistin）等，这些因子参与机体代谢、生长发育、免疫调节等过程。

脂肪的消化及吸收主要在小肠中进行，在小肠上段，胆汁中的胆汁酸盐使食物中的脂肪乳化，使不溶于水的脂肪分散成水包油的小胶体颗粒。食物中的脂肪乳化后，被胰液中的脂肪酶水解，生成甘油一酯和脂肪酸。甘油一酯和脂肪酸被吸收后，在小肠细胞中重新合成甘油三酯，与类脂、蛋白质一起形成乳糜微粒，通过淋巴系统进入血液循环。乳糜微粒是食物脂肪的主要运输形式，最终被肝脏吸收并转化利用；磷脂和胆固醇也以类似形式被吸收。8～12碳的中链脂肪酸可直接吸收并通过门静脉进入肝脏被吸收和代谢利用，一些特殊医用膳食，用部分中链脂肪代替长链脂肪作为能量来源，以减轻患者对葡萄糖的依赖，降低患者的血糖负荷。

脂肪是一种高产能的营养素，脂肪的供给量主要依据人体能量需求考虑，成人的脂肪供给量为总能量的20%～30%，胆固醇的供给量不超过300g/d；年龄越小脂肪所占的供能比越高。脂肪的推荐摄入量参见DRIs。合理的膳食脂肪摄入不仅需要考虑摄入量，还要考虑各类脂肪的构成，一般成年人饱和脂肪酸、单不饱和脂肪酸、多不饱和脂肪酸的比例为1:1:1；$\omega-6$和$\omega-3$系列脂肪酸的比例为（4～6）:1。

四、碳水化合物

碳水化合物（carbohydrate）是由碳、氢、氧三种元素组成的一大类化合物，是大自然提供给人类的最简便和最经济的能量来源，植物从大自然中获得水分和氧，在光合作用下合成碳水化合物。碳水化合物根据其分子结构分为糖、寡糖和多糖三类。①糖：包括单糖、双糖和糖醇。单糖仅有一个糖分子结构，在人体小肠内不需要酶分解即可完全被吸收，最常见的为葡萄糖、果糖和半乳糖。双糖是由两个相同或不相同的单糖分子生成的糖苷，最常见的为蔗糖、乳糖和麦芽糖。糖醇是单糖的重要衍生物，是单糖还原后的产物，因其代谢不需要胰岛素，其甜味也不低于蔗糖，所以在现代加工食品中被广泛用作甜味剂，如木糖醇。②寡糖：由3～10个单糖分子通过糖苷键构成的聚合物，又称低聚糖。构成低聚糖的糖苷键含有β-键，而我们肠道的消化酶为α-消化酶（淀粉酶、糊精酶、麦芽糖酶），只能水解α-糖苷键结构，所以多数低聚糖不能被人体肠道消化吸收，但一些低聚糖可被肠道益生菌利用，产生短链脂肪酸。③多糖：由10个或以上单糖分子构成的高分子聚合物，主要包括淀粉、糊精和纤维素。淀粉是由葡萄糖分子组成的，分为直链淀粉和支链淀粉，因食物中所含直链和支链淀粉的量不同，在加工或烹饪时会出现糊化和老化现象。糊化（gelatinization），一般是指淀粉的糊化（α-化），即将淀粉混合于水中并加热，达到一定温度后，淀粉粒溶胀、崩解，形成黏稠均匀的透明糊溶液。"老化"是"糊化"的逆过程，"老化"过程的实质是在糊化过程中，已经溶解膨胀的淀粉分子重新排列组合，形成一种类似天然淀粉结构的物质，俗话称之为"回生"，例如米饭的回生。

需要注意的是老化后的淀粉，不仅口感变差，消化吸收率也随之降低。纤维素也是由葡萄糖组成，因其分子结构中存在 β - 糖苷键，不能被人体肠道消化酶分解，所以又被称为不能被人体消化吸收的多糖。食物中以纤维素为代表的不能被人体肠道消化吸收但具有特殊功能的一大类物质，都归类为膳食纤维（dietary fiber）。膳食纤维按其在水中的溶解性分为可溶性膳食纤维（果胶、树胶、戊聚糖等）和不可溶性膳食纤维（纤维素、半纤维素、木质素等）。膳食纤维具有亲水性，能结合肠道的胆汁酸盐，增加粪便容量，促进肠蠕动，是人体不可缺少的营养素，对预防肥胖、糖尿病、大肠癌等具有重要意义。可溶性膳食纤维在大麦、燕麦、豆类、胡萝卜、番薯等食物中含量较为丰富；不可溶性膳食纤维主要存在于麦麸、坚果、蔬菜中。成年人每摄入 1kcal 能量至少需要摄入 1g 膳食纤维。

　　碳水化合物是机体能量的主要来源，摄入充足的碳水化合物可以减少蛋白质和脂肪分解，即有保护蛋白质作用和抗生酮作用。成人碳水化合物的推荐量为总能量的 55% ～ 65%，碳水化合物的摄入量低于总能量的 30% 或高于 80% 会影响蛋白质和脂肪的正常代谢及生理功能，对机体造成危害。同时，碳水化合物也是机体重要物质，如糖蛋白、核糖核酸等的组成成分。当人体进食时，血糖升高，而餐后血糖变化的情况受到食物中所含碳水化合物的数量和种类的影响，对于这种影响，营养学上用血糖生成指数来反映。血糖生成指数（glycemic index，GI）是表示某种食物在食用后 2h 的血糖曲线下面积与相当含量葡萄糖食用后 2h 血糖曲线下面积之比。当血糖生成指数在 55 以下时，可认为该食物为低 GI 食物；当血糖生成指数在 55 ～ 75 之间时，该食物为中等 GI 食物；当血糖生成指数在 75 以上时，该食物为高 GI 食物。含单糖、双糖、淀粉高的食物，消化快、吸收率高，葡萄糖释放快，食物的 GI 值高；含蛋白质、脂肪、膳食纤维或低聚糖多的食物，GI 值较低。GI 为糖尿病、肥胖等患者的食物选择提供了参考依据。人们进食时，通常很少会只吃一种食物，所以也可以用血糖负荷（glycemic load，GL）来评价某种或某几种食物摄入量对人体血糖影响的幅度。计算公式为：GL = 摄入食品中碳水化合物的重量 × 食品的 GI 值/100。

五、维生素

　　维生素（Vitamin）是一类低分子有机化合物，机体对它们需要量一般都在 mg 或 μg 的水平，所以它们是微量营养素。维生素不参与构成机体组织或细胞，也不提供能量，但它们对于维持机体正常生理功能和细胞内特异代谢反应是不可缺少的。根据维生素的溶解性将维生素分为两大类：脂溶性维生素和水溶性维生素。脂溶性维生素包括维生素 A、维生素 D、维生素 E 和维生素 K。脂溶性维生素不溶于水而溶于脂肪及有机溶剂，食物中的脂溶性维生素通常与脂类共存，其吸收途径及其吸收效率与脂类相关。进入体内的脂溶性维生素主要贮存在肝脏，摄入不足时机体动员储备，储备过低才会出现缺乏症状；过量摄入可造成体内积聚，引起中毒；水溶性维生素主要包括 B 族维生素和维生素 C。水溶性维生素溶于水，体内一般没有储存形式，多余部分可随尿排出，供给不足时易出现缺乏症，尿负荷试验常用于检测机体是否缺乏。B 族维生素与三大营养素的氧化产能、相互转化相关，通常作为各种转化酶的辅酶发挥其生理作用，包括维生素 B1（硫胺素）、维生素 B2（核黄素）、维生素 PP（烟酸）、维生素 B5（泛酸）、维生素 B6（吡哆素）、维生素 B7（生物素）、维生素 B9（叶酸）和维生素 B12（钴胺素）8 种。下面分别介绍各维生素的

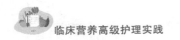

生理功能和主要食物来源：

（1）维生素 A。维生素 A 的生理功能：①维持上皮细胞的正常分化与生长，全身上皮细胞的新陈代谢都需要维生素 A 的参与。当缺乏维生素 A 时，腺体分泌减少，上皮组织细胞萎缩，出现眼部或皮肤干燥、毛囊角化等，称为干眼病。②维持正常视觉：维生素 A 是眼底暗视觉物质——视紫红质的主要成分，对于维持人体在黑暗中的视物能力非常重要。当缺乏维生素 A 时，暗适应能力下降，严重时表现出夜盲。③加强免疫力：呼吸道和消化道上皮的正常代谢离不开维生素 A，维生素 A 与免疫细胞分化也有关系，维生素 A 缺乏者较易发生呼吸道或消化道的感染。④清除自由基：维生素 A 的前体物质 β - 胡萝卜素有较强的淬灭自由基作用，维生素 A 本身也有一定的抗氧化作用。⑤维持正常的生殖功能：维生素 A 缺乏者受孕率低、流产率或致畸率高；反之，孕期维生素 A 摄入过量也会导致流产率或致畸率升高。维生素 A 最好的来源是动物肝脏、鱼肝油、蛋黄、奶油；植物来源的 β - 胡萝卜素在体内也可以转化为维生素 A，转化率为 1:0.167。维生素 A 的推荐摄入量根据年龄及生理状态不同而异，详见 DRIs。

（2）维生素 D。维生素 D 的生理功能是参与调节钙磷代谢。①促进小肠对钙和磷的吸收。活性维生素 D 可与肠黏膜细胞中的特异受体结合后激活基因转录，促进肠黏膜上皮细胞合成钙结合蛋白，对肠腔中的 Ca^{2+} 有较强的亲和力，促进钙通过黏膜的转运过程。②促进骨钙的动员。当膳食钙摄入不足时，肠道内钙运输系统不能维持血钙的正常水平，维生素 D 与甲状旁腺素协同使未成熟的破骨细胞前体转变为成熟的破骨细胞，使旧骨中的骨盐溶解，钙和磷转运到血液中，提高血钙和血磷浓度。③促进肾脏重吸收钙和磷。维生素 D、降钙素和甲状旁腺素协同调节远端肾小管，促进钙和磷的重吸收，维持机体的钙稳态。人体维生素 D 有两个来源：一个是食物，如鱼肝油、各种动物肝脏和蛋黄，奶类也含有少量的维生素 D；另一个来源是晒太阳，机体皮下的 7 - 脱氢胆固醇在紫外光的照射下会转变为维生素 D3，经常接受日光照射者一般无需额外补充维生素 D。由于皮下的 7 - 脱氢胆固醇会存在积累不足和耗竭的状态，所以婴幼儿和老年人易出现维生素 D 的缺乏，需要从食物补充更多的维生素 D。无论是食物来源还是皮下 7 - 脱氢胆固醇转化而来的维生素 D 都没有生理活性，需要在机体进行二次羟化才能转变成具有生理活性的维生素 D。第一次羟化在肝脏完成，羟基转移部位在 25 位，羟化产物为 25(OH)D；第二次羟化在肾脏完成，羟基转移部位在 1 位，羟化产物为 1,25(OH)D，肝肾功能不全者，维生素 D 羟化不足，可出现维生素 D 缺乏的临床表现。

（3）维生素 E。维生素 E 的生理功能主要是抗氧化，体内氧化和抗氧化维持着一个动态的平衡，而维生素 E 正是抗氧化体系的主要成分。维生素 E 是非酶抗氧化系统中重要的抗氧化剂，能清除体内的自由基并阻断其引发的连锁反应，保护生物膜、脂蛋白、细胞骨架及其他蛋白质巯基。此外维生素 E 还参与保护和维持生育功能，动物实验发现，缺乏维生素 E 会造成大鼠生殖能力下降，增加胚胎死亡率；维生素 E 对维持正常免疫功能，特别是 T 淋巴细胞的功能很重要；同时，维生素 E 还有调节血小板粘附力及聚集作用的功能。维生素 E 的食物来源广泛，在各种油料种子及植物油如麦胚油、芝麻油、花生油、茶油及坚果中含量丰富，乳、肉、蛋类、豆类中也含有维生素 E。维生素 E 缺乏在人类较为少见，脂肪摄入量的多少以及影响脂肪吸收的因素会影响维生素 E 的吸收，例如肝炎、胆囊炎、胆石症等疾病。

（4）维生素 K。维生素 K 又称为凝血维生素，它的主要生理功能是促进血液凝固，体内许多凝血因子的合成依赖于维生素 K。由于其凝血功能，在临床上维生素 K 还可以用于预防新生儿出血性疾病。此外，维生素 K 参与合成维生素 K 依赖蛋白（BGP），调节骨骼中磷酸钙的合成，预防骨质疏松。天然的维生素 K 是一种脂溶性维生素，脂肪摄入量的多少以及影响脂肪吸收的因素会影响维生素 K 的吸收；而对于成年人来说，维生素 K 部分可由肠道内的细菌合成。食物来源的维生素 K 主要是 K1，K1 又名植物甲萘醌、叶绿基甲萘醌、叶绿醌，绿叶蔬菜中含量高，其次是奶及肉类，水果及谷类含量低。

（5）维生素 B1。维生素 B1 又称硫胺素（thiamine）、抗神经炎因子或抗脚气病因子，是水溶性的维生素，也是 B 族维生素的重要一员，在体内主要以焦磷酸硫胺素（TPP）的形式存在。其生理功能包括辅酶功能和非辅酶功能。TPP 是氧化脱羧酶和转酮醇酶的辅酶，参与 α-酮酸的氧化脱羧反应和磷酸戊糖途径的转酮醇反应，此类反应皆为能量代谢过程的重要反应，故维生素 B1 的需要量与能量摄入量密切相关，能量摄入量越多，B1 的需要量也越多。非辅酶功能主要表现在维生素 B1 可以作为胆碱酯酶的抑制剂，影响乙酰胆碱的合成和代谢等。长期缺乏维生素 B1 可使机体能量代谢受阻，导致脚气病。临床分类为：①干性脚气病：主要症状是多发性周围神经炎，表现为肢端麻痹或功能障碍，肌肉酸痛压痛，尤其是腓肠肌压痛较为明显。②湿性脚气病：主要症状是充血性心力衰竭引起的水肿和心脏功能的改变。③婴儿脚气病：初起为心跳加快，呼吸急促、困难，继而出现发绀、水肿、心脏扩大以及心力衰竭等。

（6）维生素 B2。维生素 B2 又称核黄素（riboflavin），也是水溶性维生素，是 B 族维生素的重要一员。维生素 B2 常以黄素单核苷酸（FMN）和黄素腺嘌呤二核苷酸（FAD）的形式与特定蛋白结合形成黄素蛋白，发挥其生物学作用：①参与生物氧化和能量代谢，维持蛋白质、脂肪和碳水化合物的正常代谢并促进生长发育；②参与烟酸的代谢；③参与体内抗氧化过程、红细胞形成、糖原合成和药物代谢等。维生素 B2 缺乏的表现以口腔、眼和皮肤的炎症反应为主。例如口角炎、唇炎、舌炎等；眼部症状有眼球结膜充血、角膜血管增生、睑缘炎、畏光以及视物模糊等；皮肤症状以脂溢性皮炎为主。

（7）叶酸。叶酸又称为维生素 B9，是 B 族维生素的一员，主要由蝶啶、对氨基苯甲酸和谷氨酸 3 种成分结合而成。天然来源的叶酸（folate）活性较低，人工合成的叶酸（folic acid）活性较高，在计算其摄入量时，二者都要考虑，故叶酸摄入量以叶酸当量（ug-DFE）表示。四氢叶酸（THFA）作为一碳基团（甲酰基、亚甲基、甲基）的载体，参与嘌呤、嘧啶核苷酸的代谢，促进二碳和三碳氨基酸之间的相互转化，并参与甲基化反应，完成体内蛋白质的合成过程，对胎儿的发育、红细胞的分化与成熟都有重要的作用。缺乏叶酸可导致巨幼红细胞性贫血；孕早期缺乏叶酸可引起胎儿神经管畸形（neural tube defect，NTD），NTD 的常见类型包括脊柱裂、无脑儿、脑膜膨出等。此外，叶酸缺乏导致同型半胱氨酸（homocysteine，Hcy）向胱氨酸转化障碍，血液中的 Hcy 水平增加，Hcy ＞ 15μmol/L 即可诊断为高同型半胱氨酸血症（hyperhomocysteinemia，HHcy），HHcy 是动脉粥样硬化形成的独立危险因素。

（8）维生素 C。维生素 C 又名抗坏血酸，是唯一的一个不属于 B 族维生素的水溶性维生素。维生素 C 是人体内一种很强的还原剂，直接与氧化剂作用，使氧化型谷胱甘肽还原为谷胱甘肽，从而发挥抗氧化作用；维生素 C 也可还原超氧化物、羟基、次氯酸及其他活性氧化剂，此类氧化剂可能影响 DNA 的转录或损伤 DNA、蛋白质或膜结构；维生素 C 能使难以被吸收利用的三价铁（Fe^{3+}）还原成二价铁（Fe^{2+}），促进肠道对铁的吸收，提高肝脏对铁的利用率；维生素 C 参与类固醇的羟基化反应，促进胆固醇转变成胆酸、皮质激素及性激素等，降低血清胆固醇。维生素 C 还参与神经递质的合成，维生素 C 缺乏时大脑中的两种神经递质——去甲肾上腺素和 5 - 羟色胺的合成减少；此外，维生素 C 能促进抗体形成，提高免疫力。补充维生素 C 可以促进对进入人体内的有毒物质如汞、铅、砷、苯及某些药物或细菌毒素的解毒。维生素 C 主要来源于新鲜的蔬菜水果，其含量与蔬菜水果的品种、新鲜度、果品成熟度和产地有关，成人维生素 C 的推荐摄入量为 100mg/d，其他人群推荐量见 DRIs。

六、矿物质

现已发现有 20 多种矿物质（mineral）是构成人体组织、维持生理功能及生化代谢所必需的元素。按照矿物质元素在体内含量的多少分为常量元素（macroelement）和微量元素（microelement）：占人体总重量的 0.01% 以上的矿物质称为常量元素或宏量元素，包括钙、磷、钠、钾、镁、硫和氯 7 种；占人体总重量的 0.01% 以下的矿物质称为微量元素，包括铁、锰、锌、铜、碘、硒、氟、钼、铬、镍、锡、矾、硅、钴 14 种。根据联合国粮农组织（FAO）、国际原子能机构（IAEA）、世界卫生组织（WHO）三个国际组织专家委员会界定微量元素的定义，按生物学的作用将其分为三类：①人体必需的微量元素，包括铁、碘、锌、硒、铜、钼、铬、钴，共 8 种；②人体可能必需的微量元素，包括锰、硅、硼、镍、钒，共 5 种；③具有潜在的毒性，但在低剂量可能具有人体必需功能的微量元素，包括氟、铅、镉、锡、汞、砷、铝，共 7 种。矿物质在体内不同组织中的分布极不均匀，钙和磷主要集中在骨骼和牙齿，碘主要分布在甲状腺，而铁主要集中在血红蛋白和肌红蛋白。矿物质在体内不能合成，必须从外界摄取。因此需要不断地从膳食和水中得到补给，满足每天的生理需要。同时，矿物质也是唯一可以从饮用水中获得的营养素。矿物质在体内的吸收和利用存在协调和拮抗作用，例如铜与铁、钙与磷、锌和铁等相互间在一定比例下可以促进吸收，而比例失衡则一种元素会抑制另一种元素的吸收。此外，矿物质的生理剂量和中毒剂量的范围较窄，摄入不当易产生毒性。

（1）钙。钙是人体含量最多的元素之一，成人体内钙含量为 1000～1200g，约占体重的 2%，其中约 99% 的钙存于骨骼和牙齿。其余约 1% 存在于软组织、细胞外液及血液中，以游离的或结合的离子状态存在，这部分钙由于有机体包括维生素 D 在内的钙调节系统的调节，相对比较稳定，被称为混溶钙池（miscible calcium pool）。钙的生理功能主要是构成骨骼和牙齿的主要成分，机体内的钙与混溶钙池保持相对的动态平衡，骨中的钙不断释放入混溶钙池，混溶钙池中的钙又不断沉积于成骨细胞，维持骨细胞正常的新陈代谢。钙离子具有调节细胞受体结合和离子通透性及参与神经信号传递物质释放等作用，维持神经递质的释放、神经肌肉的兴奋、神经冲动的传导等功能；钙作为凝血复合因子，能促进凝血过程，还可以直接促进血小板的释放，促进血小板介导的凝血过程，维持机体凝血和抗凝血系统的平衡稳态。同时，钙对维持细胞膜的通透性及完整性十分必要，钙调节细胞内信号的触发，改变细胞膜对钾、钠等阳离子的通透性；钙可降低毛细血管的通透性，防止液体渗出，控制炎症与水肿。很多过敏性疾病，如哮喘、荨麻疹、湿疹都与缺钙有关。钙的推荐摄入量根据年龄和生理状态不同而不同，详见 DRIs。钙的最佳来源是乳类，乳类摄入较少的地区常见钙缺乏，尤其是孕妇、儿童、老人。

（2）磷。磷是构成骨骼和牙齿的成分。磷在骨及牙齿中的存在形式主要是无机磷酸盐，主要成分是羟磷灰石，不仅起到机体支架和负重的作用，同时也是磷的储存库，其重要性与骨、牙中钙盐的作用相同。磷是细胞膜构成物质磷脂的重要成分，磷也是核酸（如 DNA、RNA）、磷蛋白、细胞内重要第二信使（cAMP）、酶（如 NAD^+、$NADP^+$、TPP）、环鸟苷酸（cGMP）等的组分；碳水化合物必须经过磷酸化过程，才能进入代谢过程，体内能量以高能量磷酸键的形式储存于三磷酸腺苷（ATP）和磷酸肌酸（CP）的分子中，维生素 B1 只有经过磷酸化才具有活性而发挥辅酶作用。磷酸盐缓冲体系是体内酸碱平衡调节系统之一，磷以不同形式或不同量的磷酸盐从尿中排出，从而调节体液的酸碱平衡。食物中含磷较为普遍，机体较少缺乏磷，仅在禁食者、长期大量使用抗酸药者或早产儿等特殊人群中可能会出现磷缺乏。过量的磷会影响钙的吸收和代谢，引起低钙血症，膳食中合理的钙磷比例为（1～2）:1。

（3）镁。镁是体内多种酶的激活剂，在体内许多重要的酶促反应中，镁都作为辅酶或促发剂发挥作用，体内约 300 多种酶促反应与镁有关；镁是心血管系统的保护因子，维护心脏搏动节律的正常传导；充足的镁摄入可降低心律失常和心肌梗死的发生率。镁作为细胞内的主要阳离子，与钙、钾、钠离子一起和相应的负离子协同维持体内酸碱平衡和神经肌肉的应激性，保持神经肌肉的兴奋与抑制处在平衡的状态。碱性镁盐可以中和胃酸，镁离子在肠道中吸收缓慢，促使水分滞留，具有导泻作用；低浓度的镁可减少肠壁张力和蠕动，有解痉作用。镁也是骨骼的成分之一，但如果摄入镁过多，会阻止骨骼的正常钙化。镁的食物来源较为广泛，如粗粮、大豆、坚果及绿叶蔬菜中均含有丰富的镁，因饮食摄入不足造成的镁缺乏极为少见。

（4）铁。铁是微量元素，其生理功能主要是参与血红蛋白、肌红蛋白、细胞色素、细胞色素酶等的合成。铁是携带与输送氧的重要载体，每个血红蛋白分子含有 4 个铁原子。肌红蛋白是肌肉贮存氧的地方，每个肌红蛋白含一个亚铁血红素，当肌肉运动的时候，它可以提供或补充血液输氧的不足。因铁在人体中有非常多样的存在形式，其生理功能较为广泛，如细胞色素可转运电子，含铁酶参与各种氧化还原反应，参与三羧酸循环，释放能量；铁还参与提高机体免疫力，增加中性粒细胞吞噬功能，增强机体抗感染能力。铁在体内有循环和再利用的特点，例如刚出生的婴儿携带着较多的从母亲那里获得的铁，在 6 个月前极少出现缺铁性贫血；从青春期开始女性由于每月从月经中丢失铁，所需要的铁高于男性；绝经后没有了这种额外的丢失，男女对铁的需要量趋于一致。影响铁吸收的因素主要是食物中铁的存在形式，有机形式的铁吸收率较高，如血红蛋白、铁蛋白、肌红蛋白，无机形式的铁吸收率较低。机体的铁营养状况、个体生理状况和年龄也影响铁的吸收。

铁缺乏主要引起缺铁性贫血，常见于儿童、孕妇、乳母以及老年人。体内铁缺乏可分为三个阶段：第一阶段是铁减少期，主要为储存铁降低；第二阶段是红细胞生成缺铁期，血清铁降低、铁蛋白降低、红细胞游离原卟啉浓度升高；第三阶段是缺铁性贫血期，血红蛋白降低，红细胞压积降低，出现贫血的症状。含铁丰富的食物主要来源于动物性食物，如牛肉、动物内脏。母乳中的铁以铁蛋白为主，婴幼儿和孕妇配方奶粉中一般都强化铁，以满足婴幼儿和孕妇对铁的需要。

（5）碘。碘主要参与甲状腺素的合成，其生理功能主要通过甲状腺素的生理功能体现出来，主要包括：①参与能量代谢：甲状腺素能促进生物氧化，协调代谢过程中的生物氧化和磷酸化的偶联，调节能量转换。②调节蛋白质合成和分解：当蛋白质摄入不足时，甲状腺素有促进蛋白质合成作用；当蛋白质摄入充足时，甲状腺素可促进蛋白质分解。③促进糖和脂肪代谢：甲状腺素能加速糖的吸收利用，促进糖原和脂肪的分解氧化。④调节水、电解质代谢：甲状腺素可促进组织中水和电解质进入血液并从肾脏排出，缺乏时可引起组织内水、电解质潴留，在组织间隙出现含有大量黏蛋白的组织液，发生黏液性水肿。⑤促进维生素的吸收利用：甲状腺素可促进烟酸的吸收利用，促进胡萝卜素转化为维生素A的过程以及核黄素合成黄素腺嘌呤二核苷酸等。⑥增强酶的活力：甲状腺素能活化体内100多种酶，如细胞色素酶系、琥珀酸氧化酶系、碱性磷酸酶等，在物质代谢中发挥作用。⑦促进生长发育：甲状腺素促进骨骼的发育和蛋白质合成，维护中枢神经系统的正常结构。碘缺乏可导致甲状腺肿大，孕妇及婴幼儿缺碘会引起胎儿及婴幼儿生长发育迟缓、智力低下，严重者可导致克丁病（呆小症）。碘的食物来源以海产品为主，如海带、紫菜、牡蛎、海蜇等，加碘盐是预防碘缺乏病的重要手段。

（6）锌。锌是人体内许多金属酶的组成成分，锌在体内大约参与200多种酶的活动，机体六大酶类（氧化还原酶类、转移酶类、水解酶类、裂解酶类、异构酶类和合成酶类）都含有锌酶。人体内重要的含锌酶有碳酸酐酶、胰羧肽酶、DNA聚合酶、醛脱氢酶、谷氨酸脱氢酶、苹果酸脱氢酶、乳酸脱氢酶、碱性磷酸酶、丙酮酸氧化酶等，它们在组织呼吸以及蛋白质、脂肪、糖和核酸等的代谢中有重要作用；锌是唾液蛋白的成分，对维持味觉和食欲十分重要，动物和人缺锌时，会出现食欲降低；锌是调节DNA复制、转译和转录DNA聚合酶的必需组成部分，对于蛋白质和核酸的合成以及细胞的生长、分裂和分化的各个过程都必不可少；锌还参与包括免疫反应细胞在内的细胞复制，机体缺锌会使免疫力降低。成年人锌的需要量男性高于女性，不同年龄、不同生理状态的人群锌的需要量不同，详见DRIs。锌的食物来源较为广泛，但含量差异较大，动物性食物及海产品中锌含量较高，如牡蛎、鲱鱼等，其次为牛肉、动物肝脏、蛋类等。

（7）硒。硒是人体必需的微量元素。硒和锌一样，是体内许多重要酶的成分，体内的含硒酶大多数是抗氧化酶。硒的生理功能主要包括增强免疫功能和抗氧化功能。硒是强效免疫调节剂，可作为免疫系统的非特异刺激因素，刺激体液免疫和细胞免疫系统，增强机体的免疫功能；硒缺乏会引起机体内抗氧化系统遭到破坏而使自由基的清除受到阻碍，过多的自由基会造成内脏损伤，尤其是心脏和肝脏，例如克山病、楚心病都是以心脏扩大、心力衰竭为特征。此外，硒还参与维护消化道的正常功能，人体内的硒水平降低，会造成免疫功能受损及抗氧化能力的下降，引起胃粘膜屏障不稳定，黄嘌呤氧化酶在应激状态下持续升高，造成胃粘膜缺血性损伤；氧自由基增多，导致胃炎、胃溃疡等消化系统病变。人体硒的摄入量通常与土壤中的硒含量有关，全世界40多个国家处于缺硒地区，中国22个省份的几亿人口生活于缺硒或低硒地带。近三十年来，随着运输和物流水平的提高，即使是缺硒地区也罕见缺硒患者，反而是盲目补硒造成的硒中毒偶见报道。

七、水

水（water）是人类赖以生存的基本物质，成年人体内水分占体重的60%～70%。其中脑脊髓中水占 99%、淋巴腺中水占 94%、血液中水占 70%、肌肉中水占 62%、骨骼中水占 5%。当胎儿在母体内孕育的时候，水占体重的 90%；当婴儿出生后，水占体重的 80%；成年人体内水的比例逐步下降到 70%；老年人下降到 50%～60%。水的生理功能包括构成人体组织的主要成分，参与人体的物质代谢，为机体各种腔道提供润滑作用，通过呼吸和汗液蒸发调节体温。水的需要量受年龄、环境因素、自身活动等影响，成人每天大约需要 2000 毫升，包括饮水、食物中的水以及体内代谢生成的水。水摄入过多或过少对人体都是不利的，水摄入过少或排出过多可造成机体脱水，人体通过肾脏调节体内的水平衡。

生活饮用水（drinking water）指供人生活的饮水和生活用水，随着我国经济的发展，确保人们日常生活的生活饮用水和包装饮用水的卫生安全尤为重要，《生活饮用水卫生标准》（GB5749—2006）强制性国家标准于 2007 年 7 月 1 日起实施，该标准中有 106 项指标，其中包括 42 项常规指标和 64 项非常规指标，适用于城乡各类集中式和分散式供水。2014 年 12 月 31 日，国家卫生和计划生育委员会颁布了《食品安全国家标准包装饮用水》（GB19298—2014），该强制性标准于 2015 年 5 月 24 日起实施，适用范围包括除饮用天然矿泉水以外所有直接饮用的包装饮用水，即除天然矿泉水之外，将市场上的包装饮用水只分为饮用纯净水和其他饮用水两类，使市场上纯净水、蒸馏水、天然水、山泉水等不同水种的标准因此而统一。

关键知识点

1. 营养和营养素的概念。
2. 宏量营养素（蛋白质、脂类、碳水化合物）和微量营养素（维生素和矿物质）的分类、生理功能、代谢、需要量和食物来源。
3. 水的生理功能和代谢。

第二节　能量与蛋白质平衡

 学习目标

- 掌握能量代谢的概念。
- 掌握能量需要量的计算、来源和供能比。
- 掌握蛋白质平衡和氨基酸代谢的生理学意义。

一、能量及能量系数

1. 能量单位

能量的通用单位是焦耳（Joule，J），自然界有很多种能量，如电能、风能、机械能、太阳能等，它们都可以做功并且可以相互转换。人体消耗的能量是热能，营养学上的能量单位习惯于使用专门用于表示热能的单位卡路里（calorie），因为人体消耗的能量较多，通常以千卡（kcal）表示，1kcal 即为 1 大卡，在营养学的语境下可以简称为"卡（kcal）"。1kcal 为将 1 升水从 15℃ 加热至 16℃ 所需要的热量。热量卡与焦耳的换算关系如下：

$$1kcal = 4.184kJ$$
$$1kJ = 0.239kcal$$

2. 能量来源和能量系数

人体的能量来源为碳水化合物、脂肪、蛋白质，这三个营养素也被称为产能营养素，每克产能营养素在体内氧化产生的能量值即为能量系数（energy coefficient）。三大产能营养素的能量系数为：

$$1g 蛋白质产生 18.2kJ \times 98\% = 17.836kJ/g（4kcal/g）$$
$$1g 脂肪产生 39.54kJ \times 95\% = 37.56kJ/g（9kcal/g）$$
$$1g 碳水化合物产生 17.15kJ \times 98\% = 16.81kJ/g（4kcal/g）$$

二、能量代谢

1. 人体的能量消耗

成年人每日的能量消耗主要包括维持基础代谢、身体活动消耗以及食物热效应三个方面：①基础代谢。基础代谢（basal metabolism）是维持人体生命活动最基本的能耗，如心脏跳动、肺的呼吸、腺体分泌、神经活动、消化系统及泌尿系统活动等。一般测量到人体在空腹（餐后 10～12h）、清醒、静卧、气温适宜（18～25℃）的状态下用以维持生命最基本活动所消耗的能量即为基础代谢，又称为基础能量消耗（basic energy expenditure，BEE）。基础代谢所消耗的能量占总能量的 60%～70%，是人体能量最主要的消耗，活动较少的人，BEE 基本等于其一天的能耗。计算基础代谢消耗的方法包括体表面积计算法、直接计算法和体重计算法。影响人体基础代谢消耗的因素包括：体型与体质、生理与病理状况、生活和作业环境等。基础代谢率（basal metabolic rate，BMR）是指单位时间内单位体表面积基础代谢的能量消耗，年龄越小，基础代谢率越高；机体发热、感染、甲状腺功能亢进、肿瘤细胞增生时，基础代谢率升高；运动员由于长期锻炼，肌肉发达，基础代谢通常会比普通人高。②身体活动消耗。身体活动（physical activity）所消耗的能量通常占人体总能量的 15%～30%，身体活动水平直接影响人体的能量需要量。身体活动能量消耗受到活动强度、持续时间及动作熟练程度等的影响；另外，活动者的肌肉发达水平以及体重均是身体活动能量消耗的影响因素。国际上，身体活动强度的通用单位是能量代谢当量（metabolic equivalence of energy，MET），1MET 相当于能量消耗 1kcal/（kg·h）。高强度身体活动为 7～9MET，中等强度身体活动为 3～6MET，低等强度身体活动为 1.1～2.9MET。③食物热效应。食物热效应（thermic effect of food，TEF），又称为食物特殊动力作用（specific dynamic action，SDA），是指人体摄食过程中因消化、吸收利用以及代谢过程引起的额外能量消耗。影响食物热效应的因素包括食物营养成分、进食量、进食频率等。摄入脂肪消耗的能量相当于其自身产能的 4%～5%；碳水化合物相当于其自身产能的 5%～6%；蛋白质的食物热效应最大，相当于其自身产能的 30%。成人摄入普通混合性食物时，食物的特殊动力作用所消耗的能量相当于总摄入能量的10%。

2. 特殊生理阶段的能量消耗

对于特殊阶段或特殊年龄的人群，在基础代谢、体力活动消耗以及食物热效应的基础上，还应加上生长发育等所消耗的能量。孕妇因其特殊的生理阶段，子宫、乳房、胎盘的生长发育，孕妇自身的体脂储备以及胎儿的生长发育使能量消耗增加，整个孕期增加能量消耗约40 000kcal。乳母合成和分泌乳汁也需要消耗额外的能量，一般每合成1mL乳汁需要1kcal能量，乳母泌乳量约800mL/d，需额外供给能量1000kcal。婴幼儿、儿童和青少年处于生长发育阶段，大量的细胞合成，组织、肌肉和脂肪的增加需要补充额外的能量消耗。新生儿每增加1kg体重，约需5kcal的能量；3～6个月的婴儿，所摄入的能量每天有15%～23%用于机体的生长发育。处于热带或寒带的人群，代谢加速，能量消耗比生活在温带的人群增10%。危重患者随病情变化，能量代谢个体差异较大，通常测定静息能量消耗作为能量供给的依据。静息能量消耗（rest energy expenditure，REE）指人体餐后2小时以上，在合适温度下，安静平卧或坐位30分钟以上测得的人体能量消耗。与BEE相比，REE多了部分食物特殊动力作用和完全清醒状态时的能量代谢，一般较BEE高出10%，不同的应激程度及不同时间REE增幅不同。一些临床研究表明，严重创伤、感染后机体REE增高20%～50%，严重大面积烧伤的患者REE可增高大于100%。

三、能量需要量的测定和计算

能量需要量包括基础代谢、体力活动、食物特殊动力作用及生长发育所需。体重变化是判断一段时期内能量是否平衡的最简易的指标，我国18～64岁成人理想体重的体质指数（body mass index，BMI）在18.5～23.9之间；体重增加说明能量的摄入大于消耗，体重降低说明能量摄入小于消耗；65岁以上老人的体重及BMI略高有利于降低死亡风险。目前测定个体能量需要量的方法有：①双标记水技术（doubly labelled water，DLW），该方法是20世纪80年代出现的一种人体能量消耗测量技术，采用稳定同位素标记的水作为示踪物，测定人体一定时间（一般为7～15天）内日常生活和工作环境中自有活动的总能量的消耗量。②直接测热法（direct calorimetry）通过特殊的封闭隔热装置，收集并测量人体一定时间内向外界所散发的热量，直接获得总能量的消耗量。③间接测热法（indirect calorimetry）是测量受试者安静状态下一定时间内消耗的氧和排出的二氧化碳量，从而获得基础能量消耗的方法。

能量需要量（estimate energy requirement，EER）是指能长期保持良好的健康状态、维持理想体重及活动水平，达到能量平衡所需要的膳食能量摄入量。能量需要量的计算公式为基础代谢消耗乘以体力活动系数（physical activity level，PAL）。不同年龄、性别、不同劳动强度、不同生理状况人群的能量推荐量不同，详见DRIs。

四、蛋白质平衡与氨基酸代谢

1. 蛋白质的平衡

身体蛋白质的平衡实际上就是氮平衡（nitrogen balance），正常人进食正常膳食从尿中排出的氮约为12g/d。机体的氮平衡等于摄入氮减去排除氮，关系式如下：

$$B = I - (U + F + S)$$

式中，B 为氮平衡，I 为摄入量，U 为尿素氮，F 为粪氮，S 为皮肤等氮损失。当 $B = 0$ 时，即表示摄入氮等于与排出氮，又称零氮平衡。有研究指出，健康成年人应维持在零氮平衡并富裕5%的状态。当 $B > 0$ 时，即摄入氮大于排出氮，则为正氮平衡。正氮平衡一般见于女性怀孕期、儿童及青少年生长发育期，体内需要合成大量的蛋白质；此外，运动和高强度劳动者需增加肌肉时以及恢复期的患者也会处于正氮平衡。当 $B < 0$ 时，即摄入氮少于排出氮，则为负氮平衡，常见于老年人、饥饿或疾病状态时。食物摄入不足时机体为了适应饥饿状态，调动了许多内分泌物质参与调节过程，例如胰岛素、胰高血糖素、生长激素、儿茶酚胺、甲状腺素、肾上腺皮质激素、抗利尿素等。这些激素的变化直接影响着机体碳水化合物、蛋白质和脂肪等的代谢。饥饿时血糖下降，胰岛素的分泌立即减少，胰高血糖素、生长激素、儿茶酚胺的分泌增加，导致糖原分解加速和糖的生成增加。随着饥饿时间的延长，肝脏糖异生增加，但同时消耗机体内的蛋白质；体内的脂肪水解也增加，逐步成为机体的主要能量来源，这样可以充分地利用机体储存的脂肪，减少糖异生和蛋白质的分解，这是饥饿后期机体的自身保护措施。反映在蛋白质代谢上就是尿氮排出逐渐减少，饥饿初期尿氮排出约为 8.5g/d，后期逐渐减少至 2～4g/d。发热、创伤、手术、肿瘤等疾病状态下，蛋白质代谢加强，分解代谢增加。例如，肿瘤组织蛋白质合成和分解都增加了，但是分解的速度超过合成的速度，也就是说合成的少了，消耗的多了，所以总体是呈负氮平衡。在负氮平衡状态下，患者可能出现低蛋白血症、血浆氨基酸谱异常；由于本身储备的氨基酸持续性消耗，蛋白质的量下降，就会使由"蛋白"组成的组织受到影响，如骨骼肌萎缩、瘦组织群减少、内脏蛋白降低等。

2. 氨基酸代谢

氨基酸分解代谢的最主要反应是脱氨基作用，包括转氨基、氧化脱氨基、非氧化脱氨基、联合脱氨基等。氨基酸脱氨基后生成的 α - 酮酸进一步代谢：①经氨基化生成非必需氨基酸；②转变成碳水化合物或脂类；③氧化产能。氨基酸代谢除了一般代谢过程之外，有些氨基酸还有特殊代谢途径，如含硫氨基酸、芳香族氨基酸、支链氨基酸等。

体内的含硫氨基酸有三种：蛋氨酸、半胱氨酸、胱氨酸。蛋氨酸可以转变为半胱氨酸和胱氨酸，但半胱氨酸和胱氨酸不能转变为蛋氨酸，所以蛋氨酸是必需氨基酸，而半胱氨酸是条件必需氨基酸。

芳香族氨基酸包括苯丙氨酸、酪氨酸和色氨酸，苯丙氨酸和酪氨酸在结构上相似，正常情况下苯丙氨酸经羟化酶的作用转变为酪氨酸。先天性苯丙氨酸羟化酶缺乏者，苯丙氨酸无法代谢转变为酪氨酸，体内苯丙氨酸蓄积，并可经转氨基作用生成苯丙酮酸、苯丙乙氨等经尿排出，这就是苯丙酮尿症。苯丙酮酸对中枢神经系统有毒性，苯丙酮尿症患儿的智力发育受到严重影响，出现智力低下。酪氨酸经酶的作用生成多巴胺，进一步生成去甲肾上腺素和肾上腺素，统称为儿茶酚胺（catecholamine）；酪氨酸的另一条代谢途径是经酪氨酸酶的作用生成黑色素。当人体缺乏酪氨酸酶时，黑色素合成障碍，皮肤、毛发变白，即白化病。色氨酸一般经代谢转变为 5 - 羟色氨，也可以转变为犬尿酸、丙氨酸和乙酰辅酶 A。

支链氨基酸都是必需氨基酸，包括亮氨酸、异亮氨酸和缬氨酸。支链氨基酸的代谢主要在骨骼肌中进行，而其他氨基酸多在肝脏代谢，这对外科手术、创伤应激等状态下肌肉蛋白质的合成与分解具有特殊的作用。支链氨基酸可以作为合成肌肉蛋白质的原料，可被肌肉作为能源物质氧化供能；亮氨酸还可以刺激蛋白质的合成，抑制分解，在临床患者的康复中有着特别重要的意义。

影响氨基酸代谢的因素非常多，归纳起来主要包括4个方面：①膳食蛋白质与机体蛋白质氨基酸模式的符合程度；②个体的氮平衡状况；③能量摄入量与各营养素的供能比；④氨基酸代谢的器官特异性。

关键知识点

1. 能量的来源和能量单位的换算。
2. 机体能量代谢及能量需要量。
3. 氮平衡及氨基酸的代谢。

第三节　膳食结构与膳食指南

 学习目标

- 掌握膳食结构的概念。
- 掌握我国居民膳食指南。
- 掌握膳食指南在疾病防治中的意义。

一、膳食结构

1. 膳食结构

膳食结构（dietary pattern）亦称膳食模式，是指一个国家、一个地区或个体日常膳食中各类食物的品种、数量及其比例。一般根据膳食中的各类食物所能提供的能量及各种营养素满足人体需要的程度来衡量该膳食结构是否合理。膳食结构通常是在一个国家或地区长期形成的，受农业生产、经济发展水平、食物流通和食品加工、饮食习惯、文化传统、科学知识等多种因素的影响。不同的历史时期、不同的国家或地区、不同的社会阶层，膳食结构有比较大的差异。膳食结构是一个国家和地区的经济发展水平、社会文明程度及饮食习惯等方面的综合反映。世界上较为典型的膳食结构有四种：①植物性食物为主的膳食结构，又称为东方膳食结构，膳食组成以植物性食物为主，动物性食物较少。谷物食物消费量大，平均每天500g以上，动物性食物消费量小，平均每天25～50g。平均能量摄入为2000～2400kcal，植物性食物提供的能量占总能量的近90%。这种类型的膳食结构蛋白质及脂肪摄入偏低，蛋白质以植物性食物的来源为主，来自动物性食物的蛋白质以及某些矿物质及维生素如钙、铁、维生素A等摄入量明显不足，容易出现蛋白质、能量营养不良、缺铁性贫血等营养缺乏病。大多数发展中国家如印度、巴基斯坦、孟加拉和非洲部分国家和地区的膳食结构均属此类型。②动物性食物为主的膳食结构，又称西方膳食结构，是多数欧美发达国家如美国及西欧、北欧诸国的典型膳食结构。该膳食结构以动物性食物为主，人均每天摄入肉类300g左右，奶和奶制品300g，蛋类50g。粮谷类食物、蔬菜、水果消费量相对较少，人均每天粮谷类150～200g；能量摄入较高，人均日摄入能量高达3300～3500kcal，蛋白质100g以上，脂肪130～150g，食糖高达100g。该膳食结构具有高能量、高脂肪、高蛋白质、低膳食纤维，即"三高一低"的特点。此类膳食结构蛋白质、矿物质及维生素等丰富，蛋白石和微量营养素缺乏病较为少见，但会增加肥胖、高脂血症、冠心病、糖尿病、脂肪肝等营养过剩相关慢性病的发病风险。③动植物食物较为平衡的膳食结构，又称为日本膳食结构，以日本为代表的一些国家和地区的膳食结构趋于该类型。膳食中动物性食物与植物性食物的比例较适当，植物性食物占较大比重，其中包含较多的豆类和豆制品，又有适当数量的动物性食物。谷类的消费量平均每天300～400g，豆类约60g；动物性食物的消费量平均每天100～150g，其中海产品的比例达到50%，奶和奶制品100g左右，蛋类40g左右；平均每天能量摄入约为2000kcal，宏量营养素的供能比为：碳水化合物55%，脂肪25%，蛋白质20%。平均每天蛋白质为70～80g，动物蛋白质占总蛋白的50%左右，脂肪50～60g，能量和脂肪的摄入量低于欧美发达国家。该膳食结构既保留了东方膳食的特点，又吸取了西方膳食的长处。少油、少盐、多海产品，蛋白质、脂肪和碳水化合物的供能比合适，是较为合理的膳食结构。这种膳食结构有利于避免营养缺乏病和营养过剩性疾病。④地中海膳食结构分布在地中海沿岸地区，如意大利、希腊、土耳其等地中海地区居民的膳食结构。该膳食结构富含植物性食物，包括谷类（每天350g左右）、水果、蔬菜、土豆、豆类、果仁等；每天食用适量的鱼、禽，少量的蛋和奶类，畜肉食用较少，橄榄油是主要的食用油。脂肪提供的能量占膳食总能量的25%～35%，饱和脂肪所占的比例较低，为7%～8%。此膳食结构的突出特点是高膳食纤维、高维生素及低饱和脂肪酸。研究发现，地中海膳食是影响地中海地区居民健康的重要因素，该膳食结构可以降低心脑血管疾病、2型糖尿病、代谢综合征和某些肿瘤的发生风险。除上述4种典型的膳食结构类型外，还有一些具有其他特点的膳食结构，例如素食、降血压膳食（dietary approaches to stop hypertension，DASH）等。DASH膳食源于1997年在美国开展的一项大型高血压防治计划，该膳食强调摄入足够的全谷、蔬菜、水果、低脂（或脱脂）奶，而控制甜食、含糖饮料和红肉的摄入，减少食盐和动物性油脂的食用。DASH饮食的特点是提供足够的膳食纤维和钾、镁、钙等矿物质，对于高血压患者有较好的食疗效果。

2. 平衡膳食

理想的膳食结构是平衡膳食（balance diet）结构，平衡膳食结构是指一段时间内膳食组成中的食物种类和比例可以最大限度地满足不同年龄、不同能量水平的健康人群的营养素需求，由于各营养素在不同类型的食物中含量差异较大，将不同食物合理搭配是平衡膳食的精髓。平衡膳食是一个综合性概念，是在保证食物安全的前提条件下，通过选择和搭配适宜数量的不同种类食物，采用合理的加工烹调方法和膳食制度，合理提供膳食来源的能量和各种营养素，使机体处于良好的健康状态，避免出现某些营养素的缺乏或过剩。平衡膳食是合理营养的物质基础，是达到合理营养的根本途径。平衡膳食可降低心血管疾病、高血压、痛风、2型糖尿病、肿瘤等疾病的发病风险。平衡膳食的要求：①食物多样，数量适宜，比例平衡依据食物的营养特征，食物可分为五大类：第一类为谷薯类，包括谷类、薯类和杂豆；第二类为蔬菜水果类；第三类为动物性食物，包括畜、禽、鱼、蛋及奶类；第四类为大豆坚果类；第五类为纯能量食物如食糖和烹调油。不同食物中的营养素及有益成分的种类及数量不同，除母乳基本能满足6月龄内婴儿营养需要外，没有任何一种单一食物可以全面满足人体的营养需要，食物多样是平衡膳食的基本原则与要求，每天的食物应该将五大类食物都包含进去。②注重食品安全食物安全是平衡膳食的前提条件，要确保食物在从种植或养殖、运输、加工到餐桌的各个环节中所含的营养素不被破坏、不被有毒有害物质污染；食品中的微生物及其毒素、有毒化学物质、食品添加剂及食品接触材料等均应符合食品安全标准。确保食品无毒、无害，符合应当有的营养要求，保证其对人体健康不造成任何急性、亚急性或慢性的危害。③合理加工食物和科学进餐。合理地对食物进行加工烹调，可以避免营养素的破坏与损失，避免食物本身发生化学反应而产生有毒有害物质。如肉类烹饪煮熟再吃，尽量避免烧烤、煎炸、烟熏等不良加工方式。根据不同人群的生理特点、生活环境及作息时间，合理安排进餐时间、进餐次数以及各餐次的食物配比。例如成人一般采用一日三餐制，三餐的能量比例大约是：早餐占30%，午餐占40%，晚餐占30%。合理的膳食制度，能使各种营养素得到充分消化、吸收和利用，是达到合理营养的不容忽视的重要环节。饮食习惯不良会影响人体营养素的摄入与利用，例如偏食、挑食、暴饮暴食、大量饮用碳酸饮料等不良的饮食习惯可造成营养失衡，从而影响人体的生长发育，增加营养相关疾病发生的风险，危害人体健康。饮食习惯的培养应从婴儿期开始，培养其自主进食，摒弃喂食、强迫进食等不良方式。

二、膳食指南

1. 膳食指南的概念

膳食指南（dietary guideline，DG）是根据营养学原则和人群的健康需要，结合当地人群生活实践及食物生产等情况，为教育群众采用平衡膳食而提出的食物选择和身体活动的指导意见。各国的膳食指南均由政府或国家级的营养专业团体研究制定，是健康教育和公共政策的基础性文件，是有效的营养宣传普及资料，是国家实施和推动食物合理消费、改善人群健康、预防和控制疾病的重要战略组成部分。第二次世界大战后，随着世界经济的逐步复苏，各国开始重视人群健康。1968年，瑞典出版了第一部膳食目标。美国于1977年提出了膳食目标，并且由政府颁布，1980年改为膳食指南，由美国卫生及公共服务部（HHS）和美国农业部（USDA）研究制定，每5年修订一次。其他国家也纷纷于20世纪70年代和80年代提出了各自的膳食指南，如加拿大于1976年、日本于1984年、印度于1988年制定了自己国家的首个膳食指南。

2. 中国居民膳食指南

中国营养学会于1989年制定了我国第一个膳食指南，在随后的时间里，随着我国居民饮食习惯和健康状况的变化，中国营养学会于1997年、2007年及2016年先后进行了3次膳食指南的修订，2016年5月发布了《中国居民膳食指南（2016）》系列指导性文件，一般情况下，膳食指南每10年修订一次。《中国居民膳食指南（2016）》是依据我国居民膳食结构的改变、营养与健康状况、国内外营养学研究的最新科学成果，结合我国经济发展及城乡居民生活的实际情况，参考国际组织与其他国家膳食指南修订经验，并广泛征求相关领域的专家、管理者、食品行业及消费者的意见后，新修订的膳食指南。新指南由一般人群膳食指南、特定人群膳食指南和中国居民平衡膳食实践三个部分组成。同时推出了中国居民膳食宝塔（2016）、中国居民平衡膳食餐盘（2016）和儿童平衡膳食算盘等三个可视化图形，指导大众在日常生活中进行具体实践。为方便群众应用，这次还特别推出了《中国居民膳食指南（2016）》科普版，帮助群众做出有益健康的饮食选择和行为改变。最终形成的新指南共有 6 条核心的推荐条目：①食物多样，谷类为主。食物多样化是平衡膳食的基本要求和重要特征。建议我国居民每天的膳食应包括五大类食物，平均每人每天摄入 12 种以上食物，每周 25 种以上（烹调油和调味品不计算在内）。其中谷、薯、杂豆类的食物品种平均每天 3 种以上，每周 5 种以上；蔬菜及水果类的品种每天 4 种以上，每周 10 种以上；畜、禽、鱼、蛋类的品种每天 3 种以上，每周 5 种以上；奶、大豆、坚果类的品种每天 2 种以上，每周 5 种以上。注意粗细搭配、荤素搭配及色彩搭配，达到改善食物的感官，提高食物的消化利用率，提供全面而平衡营养的目的。谷类为主是指谷薯类食物所提供的能量占膳食总能量的一半以上，也是中国居民平衡膳食结构的重要特征。坚持谷类为主保留了我国传统膳食的优点，并能满足平衡膳食结构中碳水化合物提供能量占 50%～60% 的要求。研究表明，增加全谷物及薯类摄入有利于控制体重、降低 2 型糖尿病、结直肠癌、心血管疾病的发病风险。建议一般成人每天摄入谷薯类食物 250～400g，其中全谷物和杂豆类 50～150g，薯类 50～100g。②吃动平衡，健康体重。食物摄入量和身体活动量是保持能量平衡、维持健康体重的两个主要因素。当能量的摄入与消耗失衡时可导致体重过高或过低，疾病发生风险增加。超重、肥胖增加 2 型糖尿病、冠心病等的发病风险，低体重增加老年死亡风险。增加身体活动可降低 2 型糖尿病、冠心病、结肠癌发病风险及全因死亡风险，增强抵抗力；体力活动还有助于调节心理平衡，消除压力，缓解抑郁和焦虑等不良精神状态。建议 2 岁以上的各个年龄段人群坚持每天运动，保持健康体重；食不过量，控制总能量摄入，保持理想体重；坚持日常身体活动，每天身体活动不少于 6000 步的运动量；每周至少进行 5 天中等强度身体活动，累计 150min 以上。③多吃蔬果、奶类、大豆。新鲜的蔬菜水果、奶类、大豆及其制品是平衡膳食的重要组成部分。蔬菜水果提供丰富的微量营养素、膳食纤维和植物化学物，增加摄入可维持机体健康，降低心血管疾病、胃肠道肿瘤及糖尿病的发病风险。增加奶类摄入有利于钙的来源和吸收，促进儿童少年生长发育，增加成人骨密度。大豆及其制品不仅是植物蛋白质的良好来源，而且对降低绝经期和绝经后妇女乳腺癌、骨质疏松、心脑血管疾病的发生风险也有一定的益处。推荐每餐必有蔬菜，每天摄入 300～500g 蔬菜，深色蔬菜应占 1/2；天天吃水果，每天摄入 200～350g 新鲜水果，果汁不能代替鲜果；吃各种各样的奶制品，推荐量为每天至少相当于液态奶 300g；经常吃豆制品，适量吃坚果，平均每天大豆及坚果类 25～35g。④适量吃鱼、禽、蛋、瘦肉。动物性食物是优质蛋白质的来源，富含脂类及脂溶性维生素、B 族维生素和矿物质，但能量、脂肪和胆固醇含量也高，摄入过多会增加肥胖和心脑血管等疾病发病风险，推荐适量摄入。水产品和禽类脂肪含量相对较低，水产品还含有较多的不饱和脂肪酸，大部分鱼富含 EPA 和 DHA，对预防血脂异常及心脑血管疾病有一定的作用，应优先选择鱼和禽。蛋类营养成分比较全面，蛋黄是蛋类维生素和矿物质集中部位，而且富含磷脂和胆碱，吃鸡蛋弃蛋黄是舍本逐末。畜肉类肥肉基本为脂肪，推荐少吃肥肉，选择瘦肉。烟熏和腌制肉制品在加工过程中易受到多种有害物质的污染，食用过多会增加肿瘤发生风险。建议成人平均每天摄入水产类40～75g，畜禽肉类40～75g，蛋类40～45g，平均每天摄入总量120～200g。⑤少盐少油，控糖限酒。高盐（钠）摄入可增加高血压、中风和胃癌的发病风险，油脂摄入量过多容易造成能量摄入过高导致肥胖，摄入过多的反式脂肪酸增加冠心病的发生风险。推荐成人每天食盐不超过6g，每天烹调油25～30g，脂肪提供能量占总能量的比例不超过30%；反式脂肪酸摄入量不超过2g/d。食品中糖来源于天然存在的糖和添加糖。添加糖是指在加工和制备食品时添加到食物或饮料中的糖和糖浆，包括蔗糖、葡萄糖、果糖及各种糖浆。糖是纯能量物质，会增加超重或肥胖、脂肪肝、高血糖、龋齿的发生风险。建议每天摄入添加糖提供的能量不超过总能量的10%，最好不超过5%，即成人平均每天不超过50g，最好控制在25g以下。含糖饮料是添加糖的主要来源，尽量不喝或少喝含糖饮料。酒的主要成分是乙醇，乙醇俗称酒精，过量饮用可对肝脏造成损伤，增加直肠癌、痛风、心血管疾病和胎儿酒精综合征的发生风险。因此，儿童、青少年、孕妇及乳母不应饮酒，成人如饮酒一天饮用酒的酒精量男性不超过25g，女性不超过15g。水是重要的营养素，生命活动离不开水。建议足量饮水，成人每天7～8杯（1500～1700mL），提倡饮用白开水和茶水。早、晚各饮一杯水有利于预防血液黏稠度增加，均衡饮水有益健康，尤其是老年人及儿童饮水要少量多次。高温、运动等条件下，应根据需要及时补充足量的水。⑥杜绝浪费，兴新食尚。任何浪费都是不道德甚至违法的，减少食物浪费是人类社会可持续发展的重要环节。中华文化倡导勤俭节约，分餐不浪费。提倡珍惜食物，按需备餐；全社会树饮食文明新风尚，使用公筷公勺，养成良好的饮食习惯，摒弃酗酒以及吃野生动物的陋习，从每个人做起，多回家吃饭，享受美食和亲情。

关键知识点

1. 膳食结构以及东西方差异。
2. 膳食结构与疾病的关系。
3. 平衡膳食与中国居民膳食指南的定义、内涵及应用。

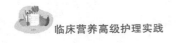

第三章 营养筛查与评定

第一节 营养筛查

 学习目标

- 掌握营养风险的概念，与营养不良风险的区别。
- 掌握营养筛查的概念和分类。
- 掌握常见的营养筛查工具的临床应用。

一、营养风险的概念

营养风险（nutritional risk）是因营养有关因素对患者临床结局（如感染相关并发症等）发生不利影响的风险。营养风险的概念内涵有两方面：有营养风险患者由于营养因素导致不良临床结局的可能性大；有营养风险的患者有更多从营养支持中受益的机会。研究表明，有营养风险的患者可能通过营养支持改善临床结局。

营养风险不能等同于营养不良风险。营养不良风险（malnutrition risk）是指有营养不良或要发生营养不良的风险。营养风险的结局包括多方面，如营养不良、并发症、住院时间延长等；而营养不良风险的结局是营养不良，不涉及临床结局。

二、营养筛查的概念与分类

目前，国内外指南推荐的规范化营养支持疗法步骤包括营养筛查、营养评定、营养干预及监测，其中营养筛查是第一步。营养筛查是指应用量表化的工具初步判断患者营养状态的过程，目的在于确定患者是否具有营养风险或发生营养不良的风险以进一步进行营养不良评定或制订营养支持计划。营养筛查包括营养风险筛查和营养不良风险筛查。

美国肠外肠内营养学会（American Society for Parental and Enteral Nutrition，ASPEN）认为：营养风险筛查是识别与营养问题相关特点的过程，目的是发现个体是否存在营养不足和有营养不足的危险。欧洲肠外肠内营养学会（European Society for Parental and Enteral Nutrition，ESPEN）认为：营养风险筛查是一个快速、简单的过程，通过营养筛查如果发现患者存在营养风险，即可制订营养计划。如果患者存在营养风险但不能实施营养计划和不能确定患者是否存在营养风险时，需进一步进行营养评估以决定是否需要制定或实施营养支持。

三、常用营养筛查工具

目前，临床上已研发了多种营养筛查工具，主要由欧美国家研发。常用工具包括用来确定营养风险的营养风险筛查 2002（nutrition risk screening 2002，NRS2002），用来确定营养不良风险的通用筛查工具（malnutrition universal screening tools，MUST）、围术期营养筛查工具（perioperative nutrition screen，PONS）、微型营养评定简表（mini-nutritional assessment short-form，MNA－SF）和营养风险指数（nutritional risk index，NRI）。不同的工具结论不同，NRS2002 结论为营养风险，其余工具为营养不良风险。

1. 营养不良通用筛查工具

营养不良通用筛查工具（malnutrition universal screening tools，MUST）是由英国肠外肠内营养协会多学科营养不良咨询小组于 2000 年研发的适用于不同医疗机构的营养风险筛查工具，并且适合不同专业人员使用，主要筛查营养不良及其风险。该工具包括三方面内容：体质指数（BMI）、3～6 月体重丢失程度、疾病导致的进食量减少。通过三部分分数之和算出总分，根据结果判断：低风险（0 分）、中风险（1 分）和高风险（≥2 分）（图 3－1）。MUST 有很好的表面效度和内容效度，其预测效度也得到证实；适用于不同医疗机构和不同人群的营养筛查；可预测老年住院患者死亡率和住院时间，包括无法测量体重的卧床老年患者；筛查过程快速、简单；但欠缺具体的疾病诊断，有待进一步实践。

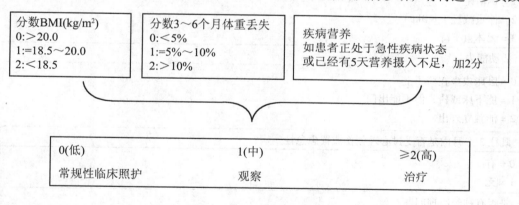

图 3－1 营养不良通用筛查工具

2. 微型营养评定简表

微型营养评定表（mini-nutritional assessment，MNA）是由 20 世纪 90 年代初 Guigoz 等创建并发展的用于老年患者的营养评定方法。2001 年 Rubenstein 发展了 MNA 的新版和 MNA 简版（mini-nutritional assessment-short form，MNA-SF）（表 3－1）。新版本的 MNA 包

括营养筛查和营养评估两部分，可进行营养不足和营养风险的评估。MNA – SF 为营养筛查工具，用于老年人营养不良及营养不良风险的筛查。MNA – SF 包含 6 个条目：3 个月内摄食减少、3 个月内体重下降、活动能力、心理变化或急性疾病、神经心理问题、BMI。结果判断：≥12 表示正常（无营养不良危险性），≤11 分提示可能营养不良。Barone 等研究发现，MNA 比 SGA 更适合于发现 65 岁以上严重营养不足的患者，不仅适用于住院患者，也可用于家庭照顾患者。Guigoz 等将 MNA 用于社区健康老年人群的营养筛查，结果显示 MNA 既可发现营养风险以及和营养风险相关的生活方式，也可用于那些白蛋白和体重指数均正常的人群。MNA 快速、简单、易操作，一般需要 10 分钟即可完成。

表 3 – 1　微型营养评定简版

筛查条目
1. 既往 3 个月内是否由于食欲下降、消化问题、咀嚼或吞咽困难而摄食减少？
0 = 严重的食欲减退
1 = 中等程度食欲减退
2 = 没有食欲减退
2. 近 3 个月内体重下降情况
0 = 体重减轻大于 3kg
1 = 不清楚
2 = 体重减轻 1～3kg
3 = 无体重下降
3. 活动能力
0 = 卧床或坐在椅子上
1 = 能下床或椅，但不能出门
2 = 能独立外出
4. 既往 3 个月内是否受过心理创伤或罹患急性疾病？
0 = 有
1 = 无
5. 是否有神经心理问题？
0 = 严重痴呆或抑郁
1 = 轻度痴呆
2 = 无心理问题
6. 身体质量指数 BMI（kg/m^2）：体重（kg）/身高（m）^{2}
0 = BMI 小于 19
1 = 19 ≤ BMI < 21
2 = 21 ≤ BMI < 23
3 = BMI ≥ 23
筛查总分
（1）≥12 表示正常（无营养不良危险性）
（2）≤11 提示可能营养不良

3. 营养风险筛查 2002

2002 年以 Kondrup 为首的专家组基于 128 个随机对照研究发展了营养风险筛查 2002（nutrition risk screening 2002，NRS2002），适用于成年住院患者营养风险筛查。NRS2002 包括两部分，第一部分为初筛（包括四个问题），即患者的 BMI、近 3 个月内体重有无下降、过去一周摄食有无减少；是否有严重疾病；如果任何一个问题回答是"是"，则需要进入第二步筛查。NRS2002 第二部分为正式筛查，包含 3 方面评分：营养状况评分、疾病严重程度评分和年龄评分，三部分评分之和为总评分。总评分为 0～7 分，若总分≥3 分表示有营养风险，总分 <3 分表示无营养风险，需要 1 周后复筛（表 3 - 2）。

NRS2002 是迄今为止唯一具有循证依据的筛查工具，它的形成过程如下：首先基于 12 篇临床研究报告，确定工具条目；接着以 9 篇随机对照研究和 1 篇观察性研究为评分基准，确定 3 分界值；最后以用 128 篇随机对照研究文章进行回顾性有效性验证，确定有效性。NRS2002 信度和效度在欧洲已得到验证。2004 年，NRS2002 被中华医学会肠外肠内营养学分会（Chinese Society for Parental and Enteral Nutrition，CSPEN）引进中国并进行了一系列验证。CSPEN 组建了"营养风险—营养不足—支持—结局—成本/效果比多中心数据共享协作组"，以工作坊形式在丹麦 Kondrup 和美国 Nolan 指导下结合中国人数据进行修正，按三阶段计划开展前瞻性调查研究，前后近 20 个城市大中型医院参加 NUSOC 工作坊。经"工作坊"互相学习、反复论证、自我否定以及改进研究计划的漫长过程，对进行前瞻性横断面调查研究（第一阶段）、前瞻性队列研究（第二、三阶段）做了营养风险筛查工具在中国临床有效性验证，结论显示给予有营养风险（NRS2002≥3 分）患者营养支持可以改善结局指标。

表 3 - 2　营养风险筛查表 2002

NRS2002 第一步：初步营养筛查
1. BMI <18. 5?　　　　　　　　　□是　　□否 2. 近 3 个月内体重是否有下降?　　□是　　□否 3. 过去 1 周是否有摄食减少?　　　□是　　□否 4. 是否患有严重疾病（如需 ICU 治疗）? □是　　□否 以上任一问题回答"是"，直接进入第二步筛查；所有的问题回答"否"，1 周后复查/每周复查 1 次。
NRS2002 第二步：最终营养筛查
A. 疾病严重程度评分
0 分：□正常营养需要量 1 分：□一般恶性肿瘤；□髋部骨折；□血液透析；□糖尿病；□慢性疾病有急性并发症（如肝硬化、COPD） 2 分：□腹部大手术；　　□脑卒中；　　□重度肺炎；□血液恶性肿瘤 3 分：□颅脑损伤；　　　□骨髓移植；□大于 APACHE >10 分的 ICU 患者
若不符合上述明确诊断者，按以下标准进行疾病严重程度评分

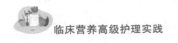

1分：□慢性病患者因出现并发症入院，非卧床，蛋白质需求轻度增加，但可以通过强化膳食或口服营养补充满足 2分：□由于疾病如大手术或感染，患者卧床，蛋白质需求增加，但仍可以通过人工营养满足 3分：□接受呼吸机、血管活性药物等治疗的重症患者，蛋白质需求明显增加，且无法通过人工营养满足，但营养支持可以减缓蛋白质分解及氮消耗
B. 营养状况受损评分
1分：□3个月内体重下降>5%，或前1周内食物摄入比正常需要量降低25%～50% 2分：□2个月内体重下降>5%，或前1周内食物摄入比正常需要量降低50%～75% 3分：□1个月内体重下降>5%（3个月内体重下降>15%），或BMI<18.5且一般情况差，或前1周内食物摄入比正常需要量降低75%～100%
C. 年龄评分
0分：□年龄<70岁 1分：□年龄≥70岁
营养风险总评分：A+B+C
结果判断：(1)≥3分，存在营养风险，制订支持计划/执行营养干预；(2)<3分，1周后筛查/每周筛查1次。

NRS2002直接与临床结局关联，主观性小，客观性强，简单易行，可在3分钟内迅速完成，是目前唯一具有循证证据的营养筛查工具。2016年美国肠外肠内营养学会重症患者营养支持指南和美国胃肠病协会成人营养支持指南均在众多的筛查工具中，其同时考虑到营养状态的改变和疾病的严重程度，是推荐的筛查工具。NRS2002也同时被CSPEN和ESPEN多个指南及共识推荐。但NRS2002也具有一定的局限性，如患者卧床无法测量体重，或有水肿、腹水等影响体重测量，以及意识不清无法回答评估者的问题时，该工具的使用受到限制。

4. 围术期营养筛查工具

围术期营养筛查工具（perioperative nutrition screen，PONS）是针对围术期患者特定的营养筛查方法，简单实用，易于操作，耗时<5min。美国加速康复协会推荐使用PONS进行临床围术期营养风险筛查。PONS筛查指标包括a、b、c、d 4个项目，每项计1分。a为BMI指标：65岁及以下人群BMI<20.0kg/m²；b为近期体质量改变：近6个月内体质量下降>10%；c为近期饮食摄入：近1周进食量下降>50%；d为术前血清Alb水平：Alb<30s/L。血清Alb水平的检测简单易行，是有效的外科风险及病死率预测因子。只要符合上述4项指标中的1项，则认为存在营养风险。

5. 营养风险指数

营养风险指数（nutritional risk index，NRI）是由美国退伍军人协会肠外营养研究协作组1991年研发的，可用于临床腹部大手术和胸外科手术术前患者全肠外营养支持效果的评价。该工具根据血清白蛋白浓度，体重减少百分比进行营养风险评估。计算公式：

NRI = 1. 519×白蛋白浓度 +41. 7×目前体重/既往体重。研究显示，NRI 的敏感性和特异性很好，可预测患者的并发症。Clugston 等研究发现，NRI 与死亡率和住院时间延长相关，但与感染率无关。NRI 主要不足是其需要根据患者目前和既往体重，如果患者由于疾病原因出现水肿，则会影响测量结果。此外，应激对血清白蛋白浓度的影响，也是 NRI 筛查方法使用受到限制的原因。

关 键 知 识 点

1. 营养风险是因营养有关因素对患者临床结局发生不利影响的风险，不能等同于营养不良风险。

2. 营养筛查是规范化营养支持疗法的第一步，是判断是否需要实施营养干预的依据。

3. 不同的营养筛查工具各有优缺点，应根据所筛查对象的特点和筛查人员情况选择适当的筛查工具。目前尚没有公认的、统一的营养筛查工具。

4. 目前唯一的营养风险筛查工具为 NRS2002，且是目前唯一具有循证证据的营养筛查工具。

第二节　营养评定

 学习目标

- 掌握营养评定的概念。
- 掌握营养评定的内容和方法。
- 掌握常见的营养评定工具的临床应用。

一、营养评定的概念

营养评定是由临床营养专业人员（医师、营养师或营养护士）通过膳食调查、临床检查、人体营养状况测量、生化及实验室检查、功能检查、人体组成测定、能量代谢检测等一系列手段方法，对患者的代谢、营养和身体功能进行全面的检查评估，在此基础上确定患者有无营养不良，若有则可确定营养不良的类型和程度，从而为制订有针对性的营养治疗方案提供依据；应在营养治疗过程中动态评定，以评价营养治疗疗效并判断预后。

二、营养评定的内容和方法

评价患者营养状况的方法很多，主要包括膳食调查、临床检查、人体测量、实验室检查及综合营养评定。

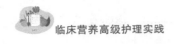

（一）膳食调查

膳食调查是营养评定的重要组成部分之一。通过对患者进行膳食调查并进行统计分析，了解患者在某段时期内膳食摄入情况，借此来评定患者的能量摄入及膳食结构是否合理，从而为指导膳食提供依据。

1. 膳食调查的内容及方法

（1）调查内容：包括调查对象的日常摄入习惯、饮食爱好、宗教及文化背景影响、酒及营养补充剂（包括肠内营养及肠外营养）的使用量、有无饮食过敏或者不耐受以及患者购买和制作食物的能力等。

（2）调查方法：有询问法、称重法、查账法、食物频数法和化学分析法等。在临床工作中常用的是询问法中的24小时膳食回顾法。24小时膳食回顾法：①要求调查对象回顾在调查时刻前24小时所有食物及饮料摄入情况。②引导调查对象按照一定的时间顺序进行回忆，如早餐、中餐、晚餐的顺序，同时不要忘记调查加餐（零食、饮料、酒类及营养素补充剂等）的内容。③记录每一餐所摄取食物的烹调方法，并以此为依据估算全天烹调油的摄入情况。④询问进餐时间和进餐地点。⑤食物摄入量一般以两或克为单位，在估计食物的摄入量时应该明确是生重还是熟重，是市售重量还是可食部重量，可采用一些食物模型引导调查对象对食物摄入量进行估计判断。⑥最后将上述各类食物进行分类汇总，采用食物交换分或者营养软件进行计算。

2. 膳食调查结果的整理及评价

（1）资料整理：

①调查对象24小时摄取的各种主、副食品的名称及数量。

②采用食物交换分或者营养软件计算出调查对象24小时能量及各种营养素的摄入量。

③计算所摄入三大营养素（蛋白质、脂肪、碳水化合物）能量百分比。

④计算三餐或多餐的能量摄入百分比。

（2）结果评价：将调查结果与中国营养学会推荐的膳食营养素参考摄入量进行比较，并作出恰当的评价。评价的主要项目如下。

①所摄入食物是否种类多样，主副食品搭配、荤素搭配是否合理；能量及各种营养素是否数量充足、比例恰当，能否满足被调查者的营养需要。

②所摄入的能量及各种营养素占同类人群营养素参考摄入量的百分比、三大营养素所供能的比例、各餐能量比、蛋白质及脂肪的来源分布等是否合理。

（二）临床检查

临床检查是通过病史采集及体格检查来发现营养素缺乏的体征。

1. 病史采集

通过评估患者的病史来明确可能导致患者发生营养问题的因素，包括体重减轻、食欲减退、胃肠道症状、发热、用药史及治疗措施等；并了解患者的既往史，如糖尿病、脑卒中、胃部切除史及近期大手术等，以及与营养相关的临床表现，如吞咽障碍、腹胀、恶心及呕吐等可能影响营养摄入的表现。

2. 体格检查

体格检查的重点在于发现下述情况，判定其程度并与其他疾病鉴别：①恶病质；②肌肉萎缩；③毛发脱落；④肝大；⑤水肿或腹水；⑥皮肤改变；⑦维生素缺乏体征；⑧必需脂肪酸缺乏体征；⑨常量和微量元素缺乏体征等。WHO 专家委员会建议特别注意头发、面色、眼、唇、舌、齿、龈、面（水肿）、皮肤、指甲、心血管系统、消化系统和神经系统等。因此，通过临床检查，可以发现某种营养缺乏的线索。但在临床检查中应注意，营养素缺乏的许多症状、体征特异性不强；出现某一种营养素缺乏的表现时，常会伴有其他营养素的缺乏。即某种症状和体征的出现可能是由于一种或几种营养素缺乏所致，或者是某种营养素缺乏可表现出多种症状和体征。常见的营养素缺乏病的临床体征如表 3 – 3 所示。

表 3 – 3　常见营养缺乏病的临床体征

营养缺乏症	临床体征
蛋白质 – 能量营养不良	幼儿：消瘦、生长发育迟缓或停止，皮下脂肪少，皮肤干燥、无弹性、色素沉着、水肿，肝脾大，头发稀少等； 儿童或成人：皮下脂肪减少或消失，体重降低，水肿，颧骨突起等
维生素 A 缺乏	四肢伸侧有毛囊性角化丘疹，结膜、角膜干燥，夜盲症，毕脱氏斑，角膜软化症等
维生素 B1 缺乏	脚气病，外周神经炎，皮肤感觉异常或迟钝，体弱、疲倦、失眠等精神系统症状，厌食、体重下降、消化不良、便秘等消化系统症状，心悸、气促、心动过速、水肿等循环系统症状
维生素 B2 缺乏	口腔生殖器综合征，口角炎、唇炎、舌炎，溢脂性皮炎，阴囊皮炎，会阴皮炎等
维生素 B12 缺乏	巨幼红细胞贫，神经系统损伤，高同型半胱氨酸血症
维生素 C 缺乏	牙龈炎、牙龈出血，全身点状出血，如皮下组织、肌肉、关节、腱鞘出血，血肿和瘀斑等
维生素 D 缺乏	幼儿和儿童：维生素 D 缺乏症，肌肉痉挛，手足搐搦，颅骨软化，牙齿排列发育不良，胸廓畸形（鸡胸、肋骨串珠等），"O" 或 "X" 形腿； 成人：骨软化症，骨痛、肌无力和骨压痛，骨质疏松等
烟酸缺乏	癞皮病（糙皮病），疲劳、乏力、工作能力减退、记忆力差、失眠，3D 症状：皮炎、腹泻和痴呆
叶酸缺乏	巨幼红细胞贫血，孕妇先兆子痫、胎盘剥离，高同型半胱氨酸血症
碘缺乏	儿童：克汀病，智力低下； 成人：地方性甲状腺肿，甲状腺增生肥大压迫气管致呼吸困难
锌缺乏	生长迟缓、食欲缺乏、皮肤创伤不易愈合；性成熟延迟、第二性征发育障碍、性功能减退、精子产生过少等
硒缺乏	克山病：心脏扩大、急性心源性休克和严重心律失常

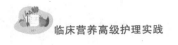

（三）人体测量

人体测量是评价人体营养状况的主要手段之一，通过测量相关指标可了解被测对象的一般营养状况。人体测量基本指标包括身高（长）、体重、皮褶厚度、上臂围、上臂肌围、腰围、臀围、小腿围及握力等，处于生长发育期的儿童可加测头围、胸围及坐高。

1. 身高（长）

身高是站立位足底到头部最高点的垂直距离，2岁以上人群测定身高。身长是平卧位头顶到足跟的长度，2岁以下婴幼儿测量身长。通过测量患者身高，可间接计算体质指数（body mass index，BMI）和体表面积。测量方法有直接测量法和间接测量法两种。间接测量法适用于不能站立和卧床患者，以下介绍其中的膝高。

膝高：屈膝90°，测量从足跟底部至膝部大腿表面的距离，用下述公式计算出身高。

男性身高（cm）=62.59 − （0.01 × 年龄（岁））/（2.09 × 膝高（cm））

女性身高（cm）=69.28 − （0.02 × 年龄（岁））/（1.50 × 膝高（cm））

2. 体重

体重指人体总重量。体重是营养评定中最简单、直接和常用的指标。疾病状态下可反映机体合成代谢与分解代谢的状态。测量体重时要注意条件的一致性，并应排除水肿、胸水、腹水、巨大肿瘤或器官肥大、使用利尿剂以及短时间内出现的能量及钠摄入量的显著改变等影响体重的因素。

（1）测量方法：被测者清晨空腹，排空大小便，穿单衣裤立于体重计中心，读数，以千克（kg）为单位。如患者卧床无法测量体重时，建议采用差值法，如他人抱患者总体重减去他人体重。如有条件可应用具有体重测量功能的医疗用床进行测定。

（2）评估方法

①理想体重

我国常用 Broca 改良公式：理想体重（kg）= 身高（cm）− 105

平田公式：理想体重（kg）=［身高（cm）− 100］× 0.9

2岁以上儿童理想体重（kg）= 年龄 × 2 + 8

②体重比

A. 实测体重与理想体重比，表示患者实测体重偏离总体标准的程度

实测体重与理想体重比（%）=（实测体重 − 理想体重）/理想体重 × 100%

【评价标准：实测体重处于理想体重 ± 10% 范围为营养正常；± （10% ～ 20%）为超重或消瘦；± 20% 以上为肥胖或严重消瘦。】

B. 实测体重与平时体重比，表示平时体重的改变

实测体重与平时体重比（%）= 实测体重/平时体重 × 100%

【评价标准：实测体重为平时体重 85% ～ 95% 为轻度能量营养不良；75% ～ 85% 为中度能量营养不良；< 75% 为严重能量营养不良。】

③体重丢失率：表示短期内体重损失的程度

体重丢失率（%）：（平时体重 − 实测体重）/平时体重 × 100%

【评价标准：将体重变化的幅度与时间跨度结合起来考虑，见表3 − 4】

表3-4 体重变化的评价标准

时间跨度	中度体重丢失/%	重度体重丢失/%
1 周	1～2	>2
1 个月	5	>5
3 个月	7.5	>7.5
6 个月	10	>10

④体质指数（BMI）：BMI = 体重（kg）÷ 身高（m²）。体质指数是评价蛋白质能量营养不良以及肥胖症的可靠指标。此标准不适用于儿童。值得注意的是，即便身高和体重完全相同的两个人的 BMI 是相同的，但他们的脂肪和肌肉等身体构成可能不同。评价标准见表3-5。

表3-5 我国成人 BMI 判定标准

等 级	BMI 值	等级	BMI 值
重度蛋白质 - 能量营养不良	<16.0	正常	18.5～23.9
中度蛋白质 - 能量营养不良	16.0～16.9	超重	≥24.0
轻度蛋白质 - 能量营养不良	17.0～18.4	肥胖	≥28.0

3. 皮褶厚度

皮褶厚度指皮肤和皮下组织的厚度，是衡量个体营养状况和肥胖程度较好的指标。主要指标包括三头肌皮褶厚度、肩胛下皮褶厚度、腹部皮褶厚度及髂嵴上部皮褶厚度等，其中三头肌皮褶厚度（triceps skinfold thickness，TSF）是临床上最常用的测定指标。

（1）测量方法：TSF 的测量位置在左上臂背侧中点，即肩峰至尺骨鹰嘴处的中点上约2cm 处。测量时被测者上肢自然下垂，测量者立于被测者后方，以左手拇指将皮肤连同皮下组织捏起、捏起处两边的皮肤须对称，然后用皮褶厚度计（压力为 10g/m²）从拇指下测量 1cm 左右处皮褶厚度，夹住后3s 内读数，连续测定 3 次取其平均值。为减少误差，应固定测定者和皮褶计。

（2）评估方法：我国成年居民与年龄、性别相关的 TSF 参考数据如表3-6所示。除与理想值进行比较外，也可通过记录和比较患者一段时间内 TSF 值变化反映其营养状况，见表3-7。

表3-6 我国居民与性别年龄相关的 TSF 平均值

组别	年龄/岁	性别	TSF/mm	性别	TSF/mm
20～59 岁	20～24	男	11.0	女	16.5
	25～29	男	12.1	女	17.3
	30～34	男	12.3	女	18.4
	35～39	男	11.8	女	19.3
	40～44	男	11.7	女	20.4

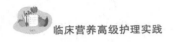

续上表

组别	年龄/岁	性别	TSF/mm	性别	TSF/mm
20～59岁	45～49	男	11.4	女	21.2
	50～54	男	11.2	女	21.3
	55～59	男	11.2	女	21.4
60～69岁	60～64	男	11.0	女	20.0
	65～69	男	11.2	女	19.2

表3-7　实测TSF与理想TSF比值的临床意义

比值	临床意义
≥120%	体脂过多
90%～120%	正常
80%～90%	体脂轻度减少
60%～80%	体脂中度减少
<60%	体脂重度减少

注：TSF<5mm表示脂肪消耗殆尽。

4. 上臂围（mid-upper arm circumference，MAC）

上臂围可间接反映机体蛋白质情况，且与体重密切相关。

（1）测量方法：测量时左前臂自然下垂，上臂松弛，用软皮尺先测出上臂中点位置，然后再测上臂中点周长。

（2）评估方法：测量值＞参考值的90%为营养正常，80%～90%为轻度营养不良，60%～80%为中度营养不良，＜60%为严重营养不良。我国北方地区成人上臂围正常值见表3-8。

表3-8　我国北方地区成人上臂围正常值

性别	年龄/岁		
	18～25	26～45	46及以上
男/cm	25.9±2.09	27.1±2.51	26.4±3.05
女/cm	24.5±2.08	25.6±2.63	25.6±3.32

5. 上臂肌围（mid-arm muscle circumference，MAMC）

上臂肌围是反映人体肌肉蛋白营养状况的指标。该指标不仅可间接反映体内蛋白质的储存水平，而且与血清白蛋白含量存在密切的关联，当血清白蛋白＜28g/L时，87%的患者上臂肌围缩小。对该指标进行动态观察可了解患者营养状况的好转或恶化。上臂围可根据上臂围和三头肌皮褶厚度计算，公式如下：

$$MAMC(cm) = MAC(cm) - 3.14 \times TSF(cm)$$

正常值：我国男性为24.8cm，女性为23.2cm

【评估方法：测量值 > 正常值的 90% 为营养正常，80%～90% 为轻度肌蛋白消耗，60%～80% 为中度肌蛋白消耗，<60% 为重度肌蛋白消耗。】

6. 腰围

腰围是指腋中线肋弓下缘和髂嵴连线中点的水平位置处体围周长，是衡量脂肪在腹部蓄积程度最简单和实用的指标。

（1）测量方法：自然站立、两脚分开 25～30cm，用一根没有弹性、最小刻度为 1mm 的皮尺，放在被测者髂前上棘与第十二肋骨下缘连线的中点（通常是腰部自然最窄部位），沿水平方向围绕腹部一周。测量时、将测量尺紧贴软组织，但不能压迫，在正常呼气末尾测量腰围的长度，测量值精确到 0.1cm。连续测量 3 次，取平均值。

（2）评估方法：中国男性腰围≥85cm，女性腰围≥80cm 可视为腹部脂肪蓄积。

7. 臀围

臀围指经臀峰点水平位置处体围周长，可反映患者的体型特点。

（1）测量方法：测量时，两腿并拢直立，两臂自然下垂，皮尺水平放在耻骨联合和臀大肌最凸处测得身体水平周径，测量值精确到 0.1cm。连续测量 3 次，取平均值。

（2）评估方法：中国男性腰臀比 >0.9，女性腰臀比 >0.8，说明内脏脂肪可能过剩。

8. 小腿围

小腿围是指小腿肚最粗处的水平周长。测量方法：被测者取站立位，两腿分开与肩同宽，两腿平均负担体重。测量者在其侧面将软尺置于被测者小腿最粗壮处以水平绕其一周，测量值精确到 0.1cm。连续测量 3 次，取平均值。

9. 握力

握力与机体的营养状况相关，是反映患者肌肉功能的有效指标，同时也可反映患者肌肉组织的增减及手术后恢复状况。

（1）测量方法：测量前握力计先调零。被测者站直、放松，胳膊自然下垂，单手持握力计并一次性用力握紧。测量过程中，被测者的胳膊不要接触身体、不要晃动握力计，测定者读数并记录。待被测者稍作休息，重复上述步骤，测定 2 次，结果取平均值。

（2）评估方法：2010 年发布的国民体质监测公报中绘制出了我国居民与年龄、性别相关的握力参考数据，以供参考，见表 3-9。

表 3-9 我国居民与性别年龄相关的平均握力值

组别	年龄组/岁	性别	握力/kg	性别	握力/kg
7～19 岁组	7	男	10.3	女	9.0
	8	男	12.0	女	10.5
	9	男	13.9	女	12.2
	10	男	16.0	女	14.5
	11	男	18.6	女	17.0
	12	男	22.4	女	19.5
	13	男	28.3	女	22.1
	14	男	33.3	女	23.5

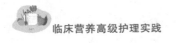

组别	年龄组/岁	性别	握力/kg	性别	握力/kg
7～19岁组	15	男	37.4	女	24.7
	16	男	40.5	女	25.5
	17	男	42.1	女	26.2
	18	男	43.1	女	26.5
	19	男	43.0	女	26.3
20～59岁组	20～24	男	45.8	女	26.6
	25～29	男	46.2	女	26.9
	30～34	男	46.5	女	27.6
	35～39	男	46.3	女	27.7
	40～44	男	45.6	女	27.4
	45～49	男	44.5	女	26.9
	50～54	男	42.6	女	25.4
	55～59	男	40.7	女	24.5
60～69岁	60～64	男	37.4	女	23.3
	65～69	男	34.6	女	21.8

（四）实验室检查

利用实验室检查可测定蛋白质、脂肪、维生素及微量元素等可反映人体的营养状况。因营养素在组织及体液中浓度下降，组织功能降低及营养素依赖酶活性下降等的出现均早于临床或亚临床症状的出现，故实验室检查对及早发现营养素缺乏的类型和程度有重要意义。实验室检查可提供客观营养评价结果，这是人体测量等方法所不具备的优势。

1. 血浆蛋白

血浆蛋白水平可反映机体蛋白质营养状况，常用的指标包括白蛋白、前白蛋白、转铁蛋白和视黄醇结合蛋白。血浆蛋白浓度降低主要原因为：肿瘤、感染、创伤等患者多伴有消耗增加，白蛋白分解代谢增加；长期摄入不足和食物中蛋白质含量不足或慢性肠道疾病所引起的吸收不良，使体内缺乏合成蛋白质的原料；肝功能严重受损时导致蛋白质合成障碍或合成减少。

（1）血清白蛋白（albumin，ALB）：白蛋白在血浆蛋白质中含量最多，对维持人体正常血容量和体液－电解质平衡起重要作用。其半衰期较长，约20天。因此，血浆白蛋白含量更能反映机体较长时间内的蛋白质营养状况。在排除非营养因素影响后，持续低白蛋白血症被认为是判定营养不良的可靠指标。

评价：35～50g/L为正常，28～34g/L为轻度不足，21～27g/L为中度不足，<21g/L为重度不足。

（2）血清前白蛋白（prealbumin，PA）：血清前白蛋白在血清中的含量及人体储存量均较少，且半衰期较短（1.9 天），故在判断蛋白质急性改变方面较白蛋白更为敏感。

评价：0.2～0.4g/L 为正常，0.16～0.2g/L 为轻度不足，0.1～0.15g/L 为中度不足，＜0.1g/L 为重度不足。

（3）转铁蛋白：转铁蛋白为血清中结合并转运铁的 β 球蛋白，半衰期为 8～10 天。在高蛋白摄入后，其血浆浓度上升较快。能反映营养治疗后营养状态与免疫功能的恢复。血清转铁蛋白增多见于缺铁性贫血、急性肝炎、急性炎症、口服避孕药、妊娠后期等；较少见于肾病综合征、肝硬化、恶性肿瘤、溶血性贫血、营养不良等。

评价：2.0～4.0g/L 为正常，1.5～2.0g/L 为轻度不足，1.0～1.5g/L 为中度不足，＜1.0g/L 为重度不足。

（4）视黄醇结合蛋白：视黄醇结合蛋白在肝脏合成，主要功能是运载维生素 A 和前白蛋白。视黄醇结合蛋白主要在肾脏代谢，其生物半衰期仅为 10～12h，故能及时反应内脏蛋白的急剧变化。但因其反应极为灵敏，即使在很小的应激反应下，其血清浓度也会有所变化。胃肠道疾病、肝脏疾病等均可引起血清视黄醇结合蛋白浓度的降低。正常值为 40～70mg/L。

2. 肌酐－身高指数（creatinine height index，CHI）

在肾功能正常时，CHI 是测定肌蛋白消耗量的一项生化指标。肌酐是肌酸的代谢产物，肌酸绝大多数存在于肌肉组织中，因此，CHI 可反映肌肉蛋白储备。在蛋白质营养不良、有消耗性疾病和肌肉消瘦时，肌酐生成量减少，尿中排出量亦随之降低。

CHI ＝被测者 24h 尿中肌酐排出量（mg）/相同性别身高健康人 24h 尿中肌酐排出量（mg）×100%

评价标准：CHI ＞90% 为正常；80%～90% 表示瘦体组织轻度缺乏；60%～80% 表示中度缺乏；＜60% 表示重度缺乏。

但此指数在实际应用中也存在一定的局限性，如：①收集 24h 尿液较困难；②肝肾功能衰竭、肿瘤和严重感染以及年龄等因素都会影响肌酐的排出量；③尚缺乏中国健康成人的标准肌酐－身高指数参考值。

3. 总淋巴细胞计数

总淋巴细胞计数是评定细胞免疫功能的简易方法。但一些原发性疾病，如心力衰竭、尿毒症、霍奇金病以及使用免疫抑制剂、肾上腺皮质激素等，均可使总淋巴细胞计数下降，临床上应结合其他指标综合评价。

评价标准：正常：$(2.5～3.0)×10^9/L$，轻度营养不良：$(1.2～2.0)×10^9/L$，中度营养不良：$(0.8～1.2)×10^9/L$，重度营养不良：$<0.8×10^9/L$。

4. 代谢相关指标

代谢相关指标如血清三酰甘油、胆固醇、脂蛋白、血糖、血尿酸等指标的测定可反映人体内是否存在代谢紊乱的现象，为预防和治疗代谢综合征及其并发症提供依据。

5. 食物不耐受检测

免疫系统对进入人体的某种或多种食物产生的过度保护性免疫反应，产生食物特异性 IgG 抗体。通过检测这种特异性抗体判断是否对该食物存在不耐受以及不耐受程度。常用的食物不耐受检测包括 14 项常见食物检测：牛肉、牛奶、鸡肉、猪肉、鳕鱼、大米、玉米、虾、蟹、大豆、鸡蛋、西红柿、蘑菇、小麦。

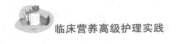

（五）综合营养评定

目前主要的综合营养评定工具包括主观整体评估（subjective global assessment，SGA）、肿瘤患者主观整体营养评估（patient-generated subjective global assessment，PG-SGA）和微型营养评估（mini-nutritional assessment，MNA）等。

1. 主观整体评估（SGA）

SGA 是美国肠外肠内营养学会（American Society for Parenteral and Enteral Nutrition，ASPEN）推荐的临床营养状况评估工具，是一种以详细的病史调查与临床检查为基础，省略人体测量和生化检查的营养评估方法。其理论基础是机体组成改变与进食改变，消化吸收功能的改变与肌肉的消耗，身体功能与活动能力等的改变相关。SGA 是一个主观评估工具，体征的评估并非通过测量获得，而是通过调查者的主观评定进行分级，使用者在评估前需要经过很好的培训才能保证评估的敏感度和特异度（表3 – 10）。

表3 – 10　主观整体评估简表

指标	A 级	B 级	C 级
近期体重改变	无/升高	减少了5%以下	减少了5%以上
饮食改变	无	减少	不进食/低热量流食
胃肠道症状	无/食欲减退	轻微恶心、呕吐	严重恶心、呕吐
活动能力改变	无/减退	能下床走动	卧床
应激反应	无/低度	中度	高度
肌肉消耗	无	轻度	重度
三头肌皮褶厚度（mm）	正常（>8）	轻度减少（6.5～8）	重度减少（<6.5）
踝部水肿	无	轻度	重度

备注：（1）体重变化，考虑过去6个月或近2周的，若过去5个月变化显著，但近一个月无丢失或增加，或近2周经治疗后体重稳定，则体重丢失一项不予考虑。

（2）胃肠道症状至少持续2周，偶尔一两次不予考虑。

（3）应激参照：大面积烧伤、高烧，或大量出血属高应激，长期发烧、慢性腹泻属中应激，长期低烧或恶性肿瘤属低应激。

（4）评价结果中，有五项以上属于 C 级或 B 级，可定为重度或中度营养不良。

2. 肿瘤患者主观整体营养评估（PG-SGA）

肿瘤患者主观整体营养评估（PG-SGA）是由美国学者 Ottery FD 于 1994 年提出的（表3 – 11），在 SGA 的基础上发展起来的，专门为肿瘤患者设计的营养评估工具，是美国营养师协会用于肿瘤患者营养评估的首选方法。中华人民共和国卫生行业标准为《肿瘤患者主观整体营养评估（WS/T555—2017）》。PG-SGA 由患者自我评估及医务人员评估两部分组成，具体内容包括体重、进食情况、症状、活动和身体功能、合并疾病、应激、体格检查7 个方面，前 4 个方面由患者自我评估，后 3 个方面由医务人员评估。结果判断：①0～1 分：营养良好，此时不需要干预措施，治疗期间保持常规随诊及评估。②2～3 分：可疑或轻度营养不良，由营养师、护师或医生进行患者或患者家庭教育，并可根据患者存在的症状和实验室检查的结果，进行药物干预。③4～8 分：中度营养不良，由营养师进行干预，并可根据症状的严重程度，与医生、药师及护师联合进行营养干预。④≥9 分：重度营养不良急需进行症状改善或同时进行营养支持治疗。

表 3 - 11 肿瘤患者主观整体营养评估表

1 体重			2 进食情况
1 个月内体重下降率	评分	6 个月内体重下降率	在过去的一个月里，我的进食情况与平时情况相比：
≥10%	4	≥20%	□无变化（0）
5%～9.9%	3	10%～19.9%	□大于平常（0）
3%～4.9%	2	6%～9.9%	□小于平常（1）
2%～2.9%	1	2%～5.9%	我目前进食：
0～1.9%	0	0%～1.9%	□正常饮食（0）
			□正常饮食，但比正常情况少（1）
2 周内体重无变化	0		□进食少量固体食物（2）
			□只能进食流质食物（3）
			□只能口服营养制剂（3）
2 周内体重下降	1		□几乎吃不下食物（4）
			□只能依赖管饲或静脉营养（0）
第 1 项计分			第 2 项计分：_____

3 症状	4 活动和身体功能
近 2 周来，我有以下的问题，影响我的饮食： 没有饮食问题（0） □恶心（1）　□口干（1） □便秘（1）　□食物没有味道（1） □食物气味不好（1）　□吃一会儿就饱了（1） □其他（如抑郁、经济问题、牙齿问题）（1） □口腔溃疡（2）　□吞咽困难（2） □腹泻（3）　□呕吐（3） □疼痛（部位）（3） □没有食欲，不想吃饭（3）	在过去的一个月，我的活动： □正常，无限制（0） □与平常相比稍差，但尚能正常活动（1） □多数时候不想起床活动，但卧床或坐着时间不超过 12h（2） □活动很少，一天多数时间卧床或坐着（3） □几乎卧床不起，很少下床（3）
第 3 项计分：	第 4 项计分：
	第 1～4 项计分（A 评分）：

5 合并疾病	
疾病	评分
肿瘤	1
艾滋病	1
呼吸或心脏疾病恶液质	1
存在开放性伤口或肠瘘或压疮	1
创伤	1
年龄	评分
超过 65 岁	1
第 5 项计分（B 评分）	

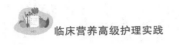
续上表

6. 应激

应激	无（0分）	轻（1分）	中（2分）	重（3分）
发热 发热持续时间 是否用激素（强的松）	无 无 无	37.2～38.3℃ <72h 低剂量（<10mg/d 强的松或相当剂量的其他激素）	38.3～38.8℃ 72h 中剂量（10～30mg/d 强的松或相当剂量的其他激素）	>38.8℃ >72h 大剂量（>30mg/d 强的松或相当剂量的其他激素）
第6项计分 （C评分）				

7. 体格检查

项目（肌肉状况）	0分（正常）	1分（轻度）	2分（中度）	3分（重度）
颞部（颞肌） 锁骨部位（胸部三角肌） 肩部（三角肌） 肩胛部（背阔肌、斜方肌、三角肌） 手背骨间肌 大腿（四头肌） 小腿（腓肠肌） 总体肌肉丢失评分				
第7项计分（D评分）				
总分 = A + B + C + D _____				

3. 微型营养评估（MNA）

MNA 主要适用于养老院和社区老人，评价内容包括人体测量（身高、体重及体重丢失）、疾病状况（如消化功能状况）、饮食状况（食欲、食物数量、餐次、有否摄食障碍等）和主观评定（对健康及营养状况的自我监测）等。其评定结果将被评定对象分为营养良好、营养不良风险以及营养不良三类（表3-12）。

表3-12　微型营养评估（MNA）量表

营养筛查
1. 既往3个月内是否由于食欲下降、消化问题、咀嚼或吞咽困难而摄食减少？
0 = 食欲完全丧失　　　1 = 食欲中等度下降　　　2 = 食欲正常
2. 近3个月内体重下降情况
0 >3kg　　　1 = 1～3kg　　　2 = 无体重下降　　　3 = 不知道

营养筛查

3. 活动能力

　　0＝需卧床或长期坐着　　　1＝能不依赖床或椅子，但不能外出　　　2＝能独立外出

4. 既往 3 个月内有无重大心理变化或急性疾病？

　　0＝有　　　1＝无

5. 神经心理问题

　　0＝严重智力减退或抑郁　　　1＝轻度智力减退　　　2＝无问题

6. 身体质量指数 BMI（kg/m²）

　　0＜19　　　1＝19～21　　　2＝21～23　　　3≥23

　　筛检分数（满分 14）：＞12 分表示正常（无营养不良危险性），无需以下评价；＜11 分提示可能营养不良，请继续以下评价。

一般评估

7. 独立生活（无护理或不住院）？

　　0＝否　　　1＝是

8. 每日应用处方药超过三种？

　　0＝否　　　1＝是

9. 褥疮或皮肤溃疡？

　　0＝否　　　1＝是

10. 每日可以吃几餐完整的餐食？

　　0＝1 餐　　　1＝2 餐　　　2＝3 餐

11. 蛋白质摄入情况：

　　每日至少一份奶制品？　　　A 是　　　B 否

　　每周两次或以上鸡蛋？　　　A 是　　　B 否

　　每日肉、鱼或家禽？　　　A 是　　　B 否

　　0～1 项是＝0 分　　　1～2 项是＝0.5 分　　　3 项是＝1 分

12. 每日食用两次以上水果或蔬菜？

　　0＝否　　　1＝是

13. 每日饮水量（水、果汁、咖啡、茶、奶等）

　　0＜3 杯　　　0.5＝3～5 杯　　　1.0＞5 杯

14. 进食能力

　　0＝无法独立进食　　　1＝独立进食稍有困难　　　2＝完全独立进食

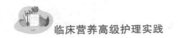
续上表

营养筛查		
15. 自我评定营养状况		
0 = 营养不良　　　1 = 不能确定　　　2 = 营养良好		
16. 与同龄人相比，你如何评价自己的营养状况?		
0 = 不太好　　　0.5 = 不知道　　　1.0 = 好　　　2.0 = 较好		
17. 中臂围（cm）		
0 < 21　　　0.5 = 21～22　　　1 > 22		
18. 腓肠肌围（cm）		
0 ≤ 31　　　1 > 31		

计分方法：将各项得分相加，营养筛查表共计 14 分，一般评估表共计 16 分，MNA 总分共 0～30 分。

MNA 分级标准：

（总分 > 24 表示营养状况良好，总分 17～24 为存在营养不良的危险，总分 < 17 明确为营养不良。）

关键知识点

　　1. 营养评定与营养风险筛查不同，侧重于对个体患者的营养状况进行较为深入的分析，其主要的关注对象是通过营养筛查怀疑或确认有蛋白质－能量营养不良的患者。

　　2. 营养评定是识别营养不良的重要手段，也是实施营养治疗的前提。

　　3. 单一营养评定指标及工具的灵敏度和（或）特异性有限，不能完全反映出患者的整体营养情况，应综合多方面的评定结果。

第三节　营养不良

 学习目标

- 掌握营养不良流行病学。
- 掌握营养不良的定义。
- 掌握营养不良的诊断及相关原因。

一、营养不良的流行病学

　　随着营养支持在临床的推广，住院患者营养不良（不足）发生率已出现显著降低。1976 年，Bisri 等研究发现，住院患者营养不足的发生率为 70%。2002 年，Sheila 等报道，外科腹部手术患者术前营养不足发生率仅为 9%。研究显示，对有营养风险的患者进行营养支持，可以改善多数患者的临床结局，如降低感染相关并发症发生率、缩短住院时间等。2006 年，Lochs 等对 11 项随机对照研究的荟萃分析证实，接受经消化道补充肠内营养剂患者的病死率、并发症发生率和住院时间均低于不接受肠内营养剂的患者，但在没有营养风险的患者中，病死率则未见明显降低。

2005 年 3 月—2006 年 4 月，一项对我国东、中、西部大城市大医院 15098 名三级甲等医院住院患者的调查显示，营养不足和营养风险的总发生率分别为 12.0% 和 35.5%。6 个专科中（神经内科、消化内科、肾内科、呼吸内科、普通外科、胸外科），消化内科患者的营养不足和营养风险发生率均最高，分别为 17.0% 和 44.7%。

2008 年，浙江省部分地市医院 3599 例住院患者调查结果显示，有营养风险患者比例高达 23.9%，实施营养支持比例仅为 8.9%。其中有营养风险的 860 例患者中实施营养支持比例为 17.7%，无营养风险的 2739 例患者中实施营养支持比例为 6.2%。研究结果可见，目前住院患者中存在较多的营养不良和营养风险患者，而目前的住院患者的营养支持远远没有满足这些患者的需要。

二、营养不良的定义

营养不良又称"营养不足"（undermutrition），指由于摄入不足或利用障碍引起能量或营养素缺乏的状态，进而导致人体组成改变，生理功能和精神状态下降，有可能导致不良临床结局。经由营养不良评定可以确定，目前缺乏国际统一的诊断标准。

综上所述，营养不良可分为三种类型：

（1）蛋白质营养不良：营养良好的患者在严重疾病时，因分解代谢明显与营养素摄入不足，以致血浆清蛋白、转铁蛋白降低，同时机体免疫功能亦下降，但是体重、三头肌皮褶厚度及臀肌围等人体测量值正常，临床上易被忽视。

（2）蛋白质-能量营养不良：由于蛋白质-能量摄入不足而逐渐消耗肌肉组织与皮下组织，是住院患者常见的类型。其特点是体重显著降低，肌酐身高指数及其他人体测量值亦较低，但血浆蛋白可维持在正常范围。

（3）混合型营养不良：由于长期营养不良而表现有上述两种营养不良类型的特点。骨骼肌与内脏蛋白质均有下降，内源脂肪与蛋白质储备耗空，多种器官功能受损，是一种非常严重、危及生命的营养不良类型。

营养不良高危人群常见于以下情况：

（1）体重降低：如低于理想 10% 以上，或 6 个月内体重降低超过 10%。

（2）高代谢状态：如高热、大面积烧伤、败血症、外科大手术、骨折及恶性肿瘤等。

（3）营养素丢失增加：如肠瘘、开放性创伤、慢性失血、溃疡深处、腹泻及呕吐等。

（4）慢性消耗性疾病：如糖尿病、心血管疾病、慢性肺炎、肝肾功能不全等。

（5）胃肠道疾病或手术：如短肠综合征、胃肠道瘘、胰腺炎等。

（6）使用某些药物或治疗：如放疗、化疗等。

三、营养不良的诊断及相关原因

针对营养不良评定（诊断）的 GLIM 标准共识，将营养不良评定（诊断）明确分为

"营养筛查"和"诊断评定"两个步骤。第一步是营养筛查，特别强调应用经过临床有效性验证的营养筛查工具对患者进行营养筛查，筛查工具主要包括营养风险筛查工具（nutritional risk screening 2002，NRS 2002）、营养不良通用筛查工具（malnutrition universal screening tool，MUST）和微型营养评定简表（mini-nutritional assessment short form，MNA-SF）等3种筛查工具。在筛查阳性的基础上，继而对患者进行营养不良评定（诊断）的第二步以及严重程度分级。第二步则是进行营养不良评定（诊断）和分级。供参考的营养不良评定（诊断）标准是从现有营养筛查和营养不良评定方法中获得。为了得到当前的营养不良评定（诊断）的一组标准，分别是：非自主性体重丢失、低 BMI、肌肉量降低［上述3项属于表现型指标（phenotypic criteria）范畴］；以及降低的食物摄入或吸收、疾病负担/炎症［上述两项则属于病因型指标（etiologic criteria）范畴］，则至少需要符合1项表现型诊断标准和1项病因型诊断标准。如果需要对营养不良进行分级，则需要进一步利用3个表现型指标对营养不良严重程度进行等级划分，如图 3-2 所示。

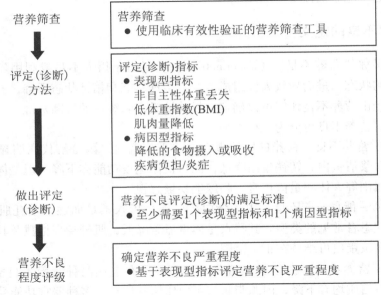

图 3-2　营养不良诊断流程

目前，营养不良评定（诊断）需在营养筛查基础上进行已得到广泛共识。NRS 2002、MUST 和 MNA-SF 尤其受到关注。需要指出的是，MUST 和 MNA-SF 是筛查发生营养不良的风险；而 NRS 2002 则旨在筛查现存的或潜在的与营养因素相关的导致患者出现不利临床结局，如感染性并发症发生率、实际住院时间等可能存在的风险。

在临床实践方面，为了确定是否给予住院患者肠外肠内营养支持疗法，则需要先进行营养筛查。推荐何种工具进行营养筛查，需按患者群体而定。对于成人（18～90 岁）住院患者（包括肿瘤患者），推荐 NRS 2002 作为营养筛查工具。对营养风险筛查阳性的患者，应根据其病史中与营养不良评定相关的部分，脏器功能中的肝肾功能、血糖、血脂、血清电解质及酸碱平衡指标等，制定营养支持疗法计划、开具营养处方及进行相关监测。

综上所述，GLIM 共识（2018）在一定程度上统一了营养不良评定（诊断）标准。明确在营养筛查的基础上，分别利用表现型指标（非自主性体重丢失、低 BMI、肌肉量降低）和病因型指标（降低的食物摄入或吸收、疾病负担/炎症）对患者营养不良进行评定（诊断）和严重程度分级。

关键知识点

1. 住院患者营养不良发生率较前下降，但营养风险发生率仍处于较高水平。
2. 营养不良定义。
3. 对于营养不良的诊断，需针对营养不良高风险患者进行营养筛查、营养评定，通过多角度分析，进而确认患者属于何种类型的营养不良。

第四节 儿童营养筛查与评定

学习目标

- 了解儿童营养筛查与评定发展概况。
- 掌握常见的儿童营养筛查工具的临床应用。
- 掌握儿童营养评定方法。

一、儿童营养风险

充足的营养是维持机体生存的基础，对于处于生长发育阶段的儿童更是基本要素。根据儿童生长发育及儿童疾病的特点，儿童营养问题日益受到重视。良好的营养状态可帮助儿童预防急慢性疾病，有益于儿童神经心理发育。但在以往的研究中，住院患儿的营养不良发病率为 8.4%～41.2%，在重症患儿中发生率更可高达 72%。

营养风险是指现存的或潜在的与营养因素有关的导致患儿出现不良结局的风险。营养风险的重要特征是与临床结局相关，营养风险高的患儿并发症发病率更高，病死率更高及住院时间更长。营养风险筛查是营养诊疗的第一步，目的就是预测由营养因素所导致的各种可能存在的临床状况，从而决定是否需要进行营养干预治疗。欧洲肠内肠外营养学会（European Society for Panrenteral and Enteral Nutrition，ESPEN）、美国肠外肠内营养学会、中华医学会肠内肠外营养学会等均建议使用营养风险筛查工具对住院患者进行营养风险筛查。

理想的营养筛查工具应该具备高灵敏度、高特异度、有效性和可重复性。然而由于儿童处于生长发育阶段，不同阶段对营养变化的敏感度不同，尚缺乏简便及公认的儿童营养风险筛查工具。

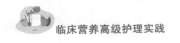
二、常用儿童营养筛查工具

营养筛查（nutrition screening）、营养评定（nutrition assessment）与营养治疗（nutrition therapy）是临床营养干预的 3 个关键步骤，营养风险筛查是启动关键。ESPEN 建议营养风险筛查应包含以下 4 个方面内容：目前营养状况、营养状况与病情是否稳定、营养状况是否会恶化、疾病的进程是否会加速营养情况的恶化。虽然目前没有公认、统一的儿童营养风险筛查工具，但可根据是否包括营养干预、全面评估及人体学测量指标等进行选择。每一种评估工具均有优势和劣势，但无论哪一种，均可增强医护人员对患儿营养状况的关注。

1. 改良儿科营养不良风险筛查工具

改良儿科营养不良风险筛查工具（pediatric nutritional screening score for hospitalized children，PNSS）是由中华医学会肠内肠外营养学会分会儿科学组专家共同于 2013 年提出，2015 年进行验证的筛查工具，适用于 1 个月～17 岁的住院患者。该工具包含高风险疾病、膳食摄入和人体学测量指标 3 个部分，每部分得分 0～2 分，总分 0～6 分。总分 ≥2 分有营养不良的风险，需进行进一步营养评估和营养干预。PNSS 验证评估得出其敏感性约 82%，特异性约为 71%。PNSS 不仅能判断住院患儿的营养风险，同时还能预测与营养相关的临床结局，其验证结果发现存在营养风险的儿童住院时间、体重丢失均较无营养风险的儿童高，并且发现存在肿瘤、胃肠道及心脏等系统疾病的儿童营养风险更高。但目前仅为单中心研究，未能评价不同评分者间信度，未将营养过剩等因素加以考虑，见表 3-13。

表 3-13　住院儿童应用改良儿科营养不良风险筛查工具

评估项目	0 分	1 分	2 分
疾病	蛋白质需要量正常或轻度增加，患者通过饮食可以满足	蛋白质需要量中度增加，多数患者通过营养支持得到恢复	蛋白质需要量重度增加，通过营养支持部分弥补，可能使蛋白质分解或氮丢失减少
膳食情况	基本正常无明显变化	近期膳食减少≤50%	近期膳食减少＞50% 或禁食天数预计＞3 天
体格检查	＞1SD	＞-2SD～-1SD	≤-2SD
总分：			

2. 儿科营养筛查工具

儿科营养筛查工具（pediatric nutritional screening tool，PNST）是由澳大利亚学者 White 等于 2014 年提出的新型简单、快速有效的筛查工具，适用于出生至 16 岁的住院患者。该工具包含 4 个方面的问题：①近期是否有体重丢失；②近期是否有体重增加；③最近几周是否有饮食摄入减少；④患儿是否消瘦或肥胖。若 2 个或 2 个以上问题回答是"是"，则考虑存在营养风险。PNST 不需要进行人体体格测量，没有评估风险疾病等情况，仅通过筛查者的主观经验判断患儿是否有营养不良，因此简单快速。White 等对照了

PNST 与 SGNA 两种方法，PNST 诊断出 37.6% 的患者有营养风险，SGNA 诊断出 34.2% 的患者存在营养风险，PNST 与 SGNA 相比，灵敏度中等为 77.8%，特异度为 82.1%，对于 BMI 评分 < -2 的患儿 PNST 检测的敏感性为 89.3%，特异性为 66.2%，但是在检测发育不良或超重的患者方面相对较差，灵敏度和特异度小于 69%。目前关于 PNST 的研究较少，还需更多研究验证临床应用效果。

3. Yorkhill 儿科营养不良评分

Yorkhill 儿科营养不良评分（pediatric Yorkhill malnutrition score，PYMS）是由英国学者 Gerasimidis 等于 2010 年制定，适用于 1～16 岁婴儿或儿童。PYMS 工具内容包括体质指数、近期体重丢失量、1 周内营养摄入以及疾病影响 4 个方面。每项评分 0～2 分，总分反应患儿存在营养风险的程度，总分 1 分提示重度营养不良风险，≥2 分则表示存在高度风险（表 3 - 14）。该工具不仅有客观的人体学测量数据，还包含主观方面的数据即疾病对营养状况的影响，临床多项试验验证，与全面营养评估（包括膳食调查、人体测量、营养相关生化指标、能量需要等）相比，具有良好的一致性，在医院内作为营养风险的筛查工具非常实用且有效。但是 PYMS 没有包含潜在疾病对营养状况的影响。

表 3 - 14　Yorkhill 儿科营养不良评分

评估项目	评估内容	分值	评分
（1）BMI 是否小于参考值（与参照表对比）	否	0	
	是	2	
（2）近期（3 个月内）是否有体重下降	否	0	
	是：无意减肥、衣服变松、体重上增加缓慢（<2 岁）	1	
（3）至少最近一周内孩子摄入量（或喂食）是否减少	否：正常摄入	0	
	是：至少最近一周摄入减少	1	
	是：最近一周没有摄入（或只吃几小口）	2	
（4）孩子的营养状况是否受近期入院或未来一周内的病情影响	否	0	
	是：至少未来一周摄食减少/需求增加/丢失增加	1	
	是：未来一周内没有摄食（或只吃几小口）	2	
总分			

4. 营养状况和生长发育风险筛查工具

营养状况和生长发育风险筛查工具（screening tool for risk on nutritional status and status and growth，STRONG Kid）是由荷兰学者 HULST 于 2010 年制定，适用于 1 月龄以上的住院婴儿或儿童。其包含 4 个方面内容：主观临床评估（营养状况差者计 1 分）、疾病相关营养不良风险评估、营养摄入与丢失情况、体重减轻或体重增长缓慢等（表 3 - 15）。4 个项目得分相加为总分，0 分为低风险，1～3 分为中风险，4～5 分为高风险。该工具目前已应用于多中心研究，其结果均表明 STRONG Kid 能判断住院患儿营养风险，同时能预测与营养相关的临床结局，且筛查简单，3～5min 即可完成；但主观临床评估，不同筛查者间差异性较大。

表 3 – 15　营养状况和生长发育风险筛查工具

评估项目	评估内容	分值
主观临床评估	肌肉和（或）皮下脂肪减少和（或）消瘦的脸	好（0 分） 差（1 分）
疾病相关营养不良风险评估	神经性厌食、烧伤、支气管肺炎致呼吸困难、乳糜泻、囊性纤维化、早产或成熟障碍儿（纠正胎龄至 6 个月）、慢性心脏病、艾滋病毒感染、炎症性肠病、癌症、慢性肝病、慢性肾病、胰腺炎、短肠综合征、肌肉疾病、代谢性疾病、外伤、精神障碍/发育迟缓	有（2 分） 无（0 分）
营养摄入与丢失情况	存在以下之一： （1）最近几天大便≥5 次/d 或呕吐 >3 次/d； （2）入院前几天主动摄食减少； （3）饮食上入院前已有进行营养干预的建议； （4）因为疼痛缺乏足够的摄入	有（1 分） 无（0 分）
体重减轻或体重增长缓慢	在近几周/月内体重下降或不增（<1 岁）	有（1 分） 无（0 分）
得分：		

5. 儿科营养不良评估筛查工具

儿科营养不良评估筛查工具（screening tool for the assessment of malnutrition in pediatrics，STAMP）是 2008 年由 McCarthy 等制定并于 2010 年、2012 年修正，适用于 2～17 岁患儿的筛查工具。其内容包括疾病因素、营养摄入情况和生长发育情况等 3 个部分。每项最高 3 分，总分 0～1 分为低度风险，2～3 分为中度风险，≥4 分为高度风险。其中生长发育评估部分采用 2 个年龄段的固定标准，即 < 5 岁患儿生长标准参照 2006 年 WHO 0～5 岁儿童生长标准年龄别体重（WAZ）分值确定，≥5 岁患儿参照 2007 年 WHO 5～19 岁儿童青少年生长标准年龄别体重指数（BAZ）分值确定，符合相似的百分位数、>2 个主百分位数、>3 个主百分位数分别评为 0、1、3 分。工具评价内容包含了 WHO 推荐儿童生长标准，具有较好的临床操作性和适应性。由临床护士操作，10min 即可完成筛查，研究证明 STAMP 具有高敏感性和高特异性。目前应用于 2 岁以上儿童的营养风险筛查，对于 2 岁以下患儿应用还需要进一步研究（表 3 – 16）。

表 3 – 16　儿科营养不良评估筛查工具

指标	内容	评分
生长发育	Z 值：–2～2（–2～1）	0
	Z 值：–3～–2 或 2～3	1
	Z 值：< –3 或 ≥ –3	3

续上表

指标	内　容	评分
疾病评分	绝对不存在（营养调查、日间手术）	0
	可能存在（单一食物过敏、乳糜泻、唇腭裂、胃食管反流、呼吸道合胞病毒感染、精神疾病、心脏病、饮食习惯和行为问题、糖尿病、小手术）	2
	绝对存在（许多食物过敏、先天性代谢不正常、治疗中的肿瘤、肝脏疾病、烧伤创伤、克罗恩病、肾病、肠衰竭、吞咽障碍、大手术）	3
营养摄入	饮食正常、营养摄入充分	0
	近期营养摄入减少超过50%	2
	没有摄入营养	3
总分		

6. 儿科主观全面营养风险评定

儿科主观全面营养风险评定（subjective global nutritional risk assessment，SGNA）由 Secker 和 Jeejeebhoy 于 2007 年将用于成人的主观全面评价法（SGA），经过修正改良后用于住院患儿。SGNA 包括近期身高体重变化、父母身高、膳食调查、胃肠道症状、基础疾病、生理功能状况及皮脂肌肉消耗程度等，综合以上指标评估营养风险程度，分为营养良好、轻中度营养不良和重度营养不良。SGNA 是一个全面的结构化营养评估工具，需要回顾大量既往史，对工作人员要求高，操作耗时，可作为住院患儿的营养风险筛查后进一步营养评估工具。

三、儿童营养评定

营养评定是对营养状况的定量评价。综合采集儿童病史、营养史、用药史、体格测量、实验室测量等，全面了解儿童营养状况以及分析营养不良的原因，用以指导实施个体化的营养干预。儿童期营养评估旨在预防营养失调及其伴随的发病和死亡增加，识别肥胖和蛋白质 – 能量营养不良（protein energy malnutrition，PEM）的危险因素，并通过儿童期和青少年期正常和异常的生长模式及体成分变化，准确描绘儿童生长期营养状况。全面的营养评估包括 4 个部分：①膳食史、病史、用药史；②体格测量；③实验室测量；④干预与监测。

1. 膳食史、病史、用药史

儿童在某一特定性别、年龄及生理状况下对营养需求存在很大个体差异。详细了解儿童是否存在急慢性疾病、特殊用药及生产史、喂养史、手术史、食物过敏史等，有利于评价儿童消化系统功能发育情况与营养的关系。

膳食调查是营养评估的基本组成部分。通过对膳食摄入情况的询问，记录儿童每日每餐所有食物的实际消耗量，再经食物成分表或营养软件计算和分析，将结果与相应性别与年龄组的每日膳食能量和营养素参考摄入量（DRIs）进行比较分析营养素摄入、宏量营养素供能比例、膳食能量分布及进食行为评价。

（1）称重法。实际称量各餐进食量，以生/熟比例计算实际摄入量。查食物成分表得出当日主要营养素的量。通常应按季节、食物供给不同每季度测评一次。称重法的优点是准确，但较为复杂，调查时间较长。多应用于集体儿童膳食调查。

（2）询问法。询问儿童刚刚吃过的食物或过去一段时间吃过的食物。食物法又分为24小时回顾法、膳食史法和食物频度法。除询问进食情况外，还应调查儿童餐次、进食技能、水摄入量等其他相关情况，有助于分析计算结果。计算与结果分析同称重法。询问法简单，易于临床使用，多用于个人膳食调查。

进行膳食调查时可根据调查目的使用单一或混合的方法，同时辅助使用一些食物模具及图谱等，以指导调查者或照护者能够准确描述食物种类、估算总量。

2. 体格测量

体格发育测量是运用人体学测量的技术和方法，通过观察儿童的身体形态指标，将测量数据进行统计学分析和处理，为客观、准确地评价儿童生长发育水平和营养状况提供科学依据。操作简便且无创，能够客观地评估人体生长及短期和长期营养状况。体格测量指标包括体重、身高（长）、头围、胸围、肱三头肌皮褶厚度、上臂中围等。

（1）参照标准。评价个体儿童或群体儿童的生长发育状况需要与参照值或标准值比较。参照值是通过横断面调查相对有代表性、大样本的群体，对调查所获得的数据进行统计学处理后制定的。如果要评价个体儿童的体格生长情况，需要通过纵向调查获得生长速率的参照值。

使用不同的儿童生长标准或参照值可得出不同结论。对儿童生长发育和营养状况进行评价时，需根据不同的研究目的选择合适的评价标准。一般对个体儿童的评价，最好选择本国或本民族的生长标准，而在群体儿童的评价中，也可采用国际生长标准以便进行不同人群或国家间的比较。目前国内外评价儿童生长发育和营养状况有5种常用的参考标准：①2006年世界卫生组织生长参考标准，20世纪70年代末WHO采用美国国家卫生统计中心（NCHS）生长参照值作为WHO标准推荐国际使用，1993年经全面评估后认为NCHS儿童生长标准存在诸多缺陷，1997—2003年进行了多中心生长参照标准研究，于2006年颁布新的5岁以下儿童生长标准，被认为最接近理想标准。②美国CDC生长参照标准，该数据主要来自1946—1976年的调查，2000年美国CDC重新修订NCHS标准，增加了BMI，年龄段有所延长，增加了第3和第97百分位，增加了对应百分位曲线的Z值曲线以及身长和身高的衔接内容。2010年9月，美国CDC推荐2岁以下婴幼儿采用WHO的0～24个月生长标准，2～20岁保持不变。③中国儿童生长参照标准，自1975年我国每隔10年在北京、哈尔滨、西安、上海、南京、武汉、广州、福州、昆明九大城市进行1次儿童体格发育调查。根据2005年调查数据制定0～18岁儿童青少年的生长参照标准值及标准化生长曲线，广泛用于临床。④国际肥胖工作组（IOTF）建立的肥胖标准。⑤中国肥胖问题工作组（WGOC）推荐的中国学龄儿童青少年超重、肥胖筛查BMI值分类标准，适用于7～18岁肥胖人群。

（2）评定方法。体格生长参数是评价小儿营养状况的重要指标，精确获取真实生长数据是正确评价的基本要素，同时还应注意评价指标的选择，结合评价标准得出研究结论。儿童临床常用年龄别身高（height-for-age，HFA）、年龄别体重（weight-for-age，

WFA)、身高别体重（weight-for-height，WFH）、BMI、腰围等指标进行营养状况评定。

①Z 值评分法：即在均值离差法的基础上计算标准差的离差法（SDS）或 Z 积分（Zscore，$Z = X - \bar{X}$）/SD，$\bar{X}$ 和 SD 分别代表参照人群相应指标的平均值和标准差，X 为实际测量值）。Z 积分可以用于不同质人群间比较，用偏离该年龄组标准差的程度来反映生长情况，结果比较精确。在儿童（<10 岁）的生长评价中将 Z 值 ±2 作为正常范围。

②生长曲线法：生长曲线简便直观，不仅能快速、准确判读儿童的生长水平，还能对儿童某项指标进行定期纵向观察，了解变化趋势。对于 2 岁以内的早产儿应按校正年龄来对照生长曲线表。肱三头肌皮褶厚度可以评估皮下脂肪消耗情况，上臂中围的测量可以间接反映人体骨骼肌消耗程度，如图 3 - 3 所示。

③中位数百分比法：是利用均值加减标准差或直接用百分位数表进行分级，根据工作内容可将测量数值分三等、五等、六等级。三等级划分法以测量数值在 $\bar{X}$ ±2SD 内为"中"，>$\bar{X}$ +2SD 为"上"，<$\bar{X}$ -2SD 为"下"；五等级划分法将测量数值分为上、中上、中、中下、下；五等级划分法则将测量数值分为上、中上、中、中下、下等，如表 3 -17 所示。

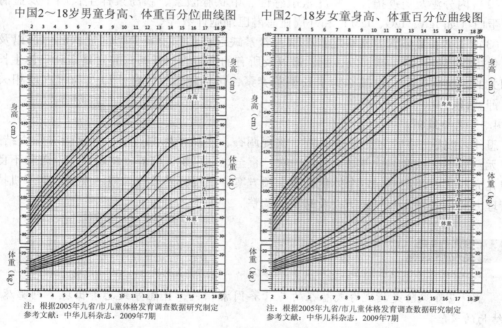

图 3 - 3　中国 2～18 岁儿童青少年身高、体重生长曲线表

表 3 - 17　划分法/（百分位数法）

等级	离差法	百分位数法（%）
上	>$\bar{X}$ +2SD	>97
中上	$\bar{X}$ + (1SD～2SD)	75～97
中	$\bar{X}$ ±1D	25～75
中下	$\bar{X}$ - (SD～2SD)	3～25
下	<$\bar{X}$ -2SD	≤3

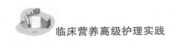

3. 实验室测量

根据疾病和膳食史的线索设定实验室检查项目，了解集体某种营养素贮存、缺乏的水平。临床常用的生化检验内容如下。

（1）血浆（清）蛋白测定：蛋白质是维持生命不可缺少的营养素，儿童生长发育迅速，所需蛋白质也相对较多，新生儿期蛋白质所需要量最高，之后随年龄增长逐步下降。蛋白质长期摄入不足或过多均可影响碳水化合物、脂肪代谢，导致生长发育迟滞、组织功能异常。血浆（清）蛋白测定是临床评价蛋白质营养状况的常用指标：白蛋白、前白蛋白和视黄醇结合蛋白等，中期白蛋白是目前评价营养状况最常用生化指标，持续低白蛋白血症是判断营养不良可靠指标之一。白蛋白半衰期较长，短期摄入不足时机体可通过分解肌肉释放氨基酸提供合成蛋白质的基质，因此不能发现边缘性蛋白营养不良；前白蛋白和视黄醇结合蛋白的半衰期短，对体内蛋白质的储备评价的敏感性更高。除了血浆蛋白外，氮平衡、肌酐、血清游离氨基酸浓度、血红蛋白等指标也可用于蛋白质营养状况的评价。

（2）内分泌及免疫指标：胰岛素敏感性、甲状腺激素、胰岛素样生长因子及血清免疫球蛋白（如 IgA、IgG、IgM）和外周血总淋巴细胞计数等。

（3）Ⅰ型和Ⅱ型营养素缺乏：Ⅰ型营养素缺乏在临床上有典型的症状和体征以及组织生化指标，包括钙、铁、碘、酮、锰以及所有的维生素；Ⅱ型营养素是指和集体生长密切相关的一组营养素，也被称为生长型营养素，包括能量、蛋白质以及与蛋白质相关的锌、钾、镁、氮、磷等。

4. 干预与监测

患儿入院后，护士通过营养筛查、饮食调查、生长指标测量后，判定营养筛查结果，即有无营养不良风险。营养筛查每周一次，直至患儿出院。营养支持团队应对营养不良风险患儿完成营养评定，制定个体化营养干预方案，开展营养教育。使用人工、计算机技术等管理方式记录患儿营养病历，及时反馈调整。

关键知识点

1. 营养风险是指现存或潜在的与营养因素相关，并能导致患者出现不利临床结局的风险。

2. 建议对住院患儿入院24h内进行营养风险筛查。

3. 国际上常用的儿科营养风险筛查工具有 PNSS、PNST、PYMS、STRONG Kid、STAMP、SGNA 等，没有统一、公认的儿科营养风险筛查工具。

4. 儿童营养评定应综合多方面评估结果才能反映患儿整体营养状况。

第五节 人体成分分析

 学习目标

- 熟练掌握人体成分分析仪的使用。
- 掌握人体成分分析仪的使用注意事项。
- 掌握人体成分分析仪的结果评估。

一、人体成分测量的概述

人体成分测量以其客观、无创、准确等优势在人群流行病研究和临床疾病动态检测中得到广泛应用。传统方法有总体水法（total body water，TBW）、总体钾法（total body potassium，TBK）、水下称重法（hydrodensitometry）等。近年发展起来的新技术包括生物电阻抗分析法（bioelectrical impedance analysis，BIA）、双能 X 射线吸收法（dual energy X ray absorptionmetry，DEXA）、计算机断层成像法（X-ray computed tomography，CT）、磁共振法（magnetic resonance imaging，MRI）、中子活化分析法（prompt-gamma neutron activation analysis）等。在众多方法当中，利用生物电阻抗原理设计的人体成分分析仪以其使用简便、无创、精确度高、重复性好的优势，更易为病患所接受，并在临床上已经得到广泛应用。下面重点介绍利用生物电阻抗原理设计的人体成分分析仪的临床应用。

二、人体成分分析仪的临床应用

（一）人体成分分析仪基本原理与功能介绍

1. 基本原理

人体成分分析仪的基本原理是生物电阻抗方法，结合身高、体重、性别、年龄等补偿系数，运用身体导电的部分和绝缘的部分阻抗不同的原理计算身体内各种成分的重量和比例，自动分析测试数据后，以图表方式直观表示身体健康情况。

2. 功能介绍

人体成分分析仪通过对人体内环境状态的检测，对健康人群尤其老年人、儿童、飞行员等特殊人群进行健康状况评估；可对肥胖、Ⅱ型糖尿病、肿瘤、肾脏透析等患者群体连续监测体内各种成分变化，为其治疗方案以及膳食运动计划的制订提供科学依据。

3. 数据分析

通过对数据分析得出主要参数：身体水分总量（total body water，TBW）、细胞内液（intra-cellular fluid，ICF）、细胞外液（extra-cellular fluid，ECF）、脂肪百分比（percent of body fat，PBF［%］）、体脂含量（mass of body fat，MBF［kg］）、瘦体重（lean body mass，LBM［kg］）、体重指数（body mass index，BMI［kg/m²］）、肥胖率（fatness［%］）、标准体重（STD. weight［kg］）、健康评估（fitness score）、身体质量指数（body mass index，BMI）等。

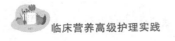

4. 人体成分分析仪的优点

（1）测量时考虑身高、体重、性别、年龄和身体阻抗多种因素，使测量过程更合理，测量结果更准确。

（2）从体成分角度发现潜在的健康问题，相对客观，且结果有高度重复性和精确性。

（3）现场测试无创、迅速、准确，测试操作简便、测试过程短。

（4）某些仪器测量模式有全身模式和上半身模式，可根据不同部位分开测试。

（5）新一代仪器设有 USB 接口，可与血压计等其他相关健康设备相连做出更全面综合分析。

（6）仪器会配有专用的分析管理软件系统，可以在联机电脑中显示、存贮、查找、管理检测数据，为日后的资料整理和统计等科研工作提供十分方便的条件。

（7）仪器设计成可以移动，能轻松地在多种条件下进行安装、测试，可以满足不同的人群在现场使用操作的要求。

（二）人体成分分析仪的操作使用

（1）安装：将人体成分分析仪安装好，放在水平地面上，调节零点，接上电源，打开开关，连接好打印设备，测试时先输入编号、姓名、年龄、身高、性别后保存数据，清除测试位置和电极之间的汗水或其他物质，然后让受试者裸足立于测试仪上。

（2）正确接触电极：双手握住手部电极，拇指、手心及其余四指分别与相应电极接点相接触；脱下长裤或短裤，双足后跟、前掌分别踏在足部电极上；身体放松，上肢自然下垂，使用无痛电流，测定身体对电流的阻抗（图 3-4～图 3-5）。

（3）测试：用拇指按下"开始"按钮 2～3s，并保持在相同的位置，直到测试结束，测量时间为 1～2min，测试完毕。

（4）打印报告：报告结果显示身高、体重、细胞内液、细胞外液、无机盐重、蛋白质含量、肌肉重量、体脂肪量、体脂百分比、腹部脂肪比率等多项指标内容；并通过身体成分状况进行健康评估包括肥胖、营养不良、浮肿等问题。

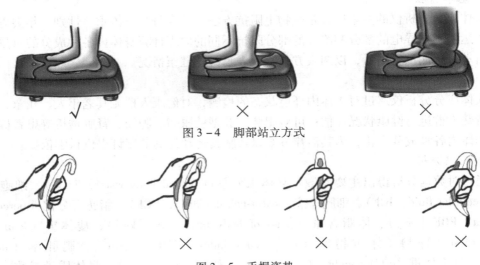

图 3-4　脚部站立方式

图 3-5　手握姿势

（三）注意事项

为了保证测量结果的准确性和安全性，应注意以下问题：

（1）建议受试者禁食或于餐后 2 小时检测，排空大小便，由专人测定。因为食物、尿液等不能成为电流的通路，人体成分分析仪可能将其当成脂肪，影响分析结果，在测试前的 24 小时内不允许喝酒。

（2）测试前应避免剧烈运动，以避免血液重新分布时造成的影响。

（3）穿着的衣服将对测量时体重有影响，应尽量穿轻便衣服，取下随身携带物品及饰物。

（4）测试前脱掉袜子，确认手足与电极接触点的位置正确，接触部位要紧密、准确，否则测试可能无法进行或者影响分析结果。

（5）皮肤干燥或油性很大，可能导致测试无法继续进行。如果皮肤干燥，使用导电棉纸将皮肤及电极接触点擦湿，如果测试仍然不能进行，可将手足皮肤在水中浸湿，或用温水泡脚。对于油性很大的皮肤，在接触电极之前，可用酒精棉将有油的皮肤擦干净再测试。

（6）儿童可以测试，但体重有最低限制，一般应不低于 20kg，因为测试台承重范围一般为 20～250kg。同时应保证手足与电极接触点接触，否则不宜进行测量。

（7）截肢患者可进行测试，但需要布置 1 个电极点，并对结果进行解释，作出具体说明。

（8）孕妇不宜进行测量，以免电流对胎儿造成不必要的影响，并影响分析结果。

（9）带有心脏起搏器的患者不宜进行测量，以免电流使起搏器的功能发生紊乱。

（10）老年人测试时，注意做好防跌倒的预防工作。

（四）参数结果判定

人体成分分析用于机体营养状况的评价：评价机体细胞内液、细胞外液、蛋白质、脂肪以及矿物质的含量是否正常；身体总水分分析、细胞内液和细胞外液比例等指标可用于发现肾病、透析、高血压、循环系统疾病、心脏病、全身或局部浮肿、营养不良患者是否存在水分不均衡现象。蛋白质总量：蛋白质大量存在于肌肉细胞内，它反映测试者的营养状态、机体发育和健康程度。骨总量：即矿物质总量，指骨骼的重量，其与体重做比较可测出骨质疏松，矿物质偏低者需做骨密度的检测。脂肪总量：脂肪可用于诊断肥胖症和疾病的分析。

通过人体成分测试亦可了解儿童肌肉发育类型、四肢匀称程度：肌肉形态是根据体重和肌肉多少做出体质分类表。肌肉量偏少属于低肌肉型，肥胖的人较多；低肌肉型的人，不论体重是否超重，大多都患有肥胖症。上下匀称程度反映上下肢发达程度。上肢欠发达反映缺乏运动，下肢虚弱反映肌肉萎缩。整体均衡则为正常人群特征。具体参数意义如下：

（1）身高：受试者赤足正常站立时身体的高度，由受试者输入。

（2）体重：受试者直立只着内衣或薄的运动服测试的身体重量。

（3）骨骼肌（skeletal muscle）：骨骼肌是由骨骼肌细胞构成的一种肌组织。大多数骨骼肌都附着于骨上，是体内数量最多的组织，在人体中占体重的 40% 左右。

（4）体脂含量（mass of body fat，MBF［kg］）：身体脂肪千克数，身体的实际脂肪重量。

（5）身体水分总含量（total body water，TBW［kg］）：由细胞内液及细胞外液组成，正常体内水分占体重的50%～70%。细胞内液和细胞外液比例为2∶1。肾病、高血压、循环系统疾病、心脏病、全身或局部浮肿和营养不良患者都存在水分不均衡现象。

（6）瘦体重（lean body mass，LBM［kg］）：身体瘦体重主要是水分、肌肉、蛋白质、骨骼矿物质和重要的器官的重量，代表体重中非脂肪部分的重量，瘦体重＝体重－体脂含量。

（7）体重指数（body mass index，BMI［kg/m^2］）：BMI＝体重（kg）÷身高（m）^{2}是用体重公斤数除以身高米数平方得出的数字，是目前国际上常用的衡量人体胖瘦程度以及是否健康的标准。研究表明，大多数个体的体重指数与身体脂肪的百分含量有明显的相关性，能较好地反映机体的肥胖程度。但在具体应用时还有局限性，如对肌肉很发达的运动员或有水肿的患者，体重指数值可能过高估计其肥胖程度；老年人的肌肉组织与其脂肪组织相比，肌肉组织的减少较多，计算的体重指数可能过低估计其肥胖程度。

（8）脂肪百分比（percent of body fat，PBF［%］）：脂肪重量占身体总体重的百分比。正常范围：男性15%～20%，女性20%～30%（表3-18）。

表3-18　身体脂肪百分比［%］（成年人）

	偏瘦	正常	超重	肥胖	严重肥胖
男性	<15	15～20	20～25	25～30	>30
女性	<20	20～30	30～35	35～40	>40

（9）腰臀比（WHR，Waist-to-Hip Ratio）：腰臀比是腰围和臀围的比值，是判定中心性肥胖的重要指标。腰围是经脐部中心的水平围长，或肋最低点与髂嵴上缘两水平间中点线的围长，皮尺应紧贴软组织，但不压迫，测量值精确到0.1cm。臀围为经臀部最隆起部位测得身体水平周径。当男性腰臀比大于0.9，女性腰臀比大于0.8，可诊断为中心性肥胖。但其分界值随年龄、性别、人种不同而异。

（10）基础代谢率（basal metabolic rate，BMR［kcal/d］）：每天维持基础代谢所需要的能量数。

（11）标准体重（STD.Weight［kg］）：根据身高得出的标准的身体总体重（kg），是由各个国家大量的数据统计处理结果得出的。

（12）肥胖率（fatness［%］）：根据标准体重的百分比来判断身体肥胖的程度，肥胖率＝（实测体重－标准体重）/标准体重×100%，标准体重±10%属于正常范围。

（13）电阻抗（impedance，［Ω］）：人体电阻值，跟每个人的身体成分的量和分布有关，脂肪组织的阻抗高，瘦体重的阻抗低。

（14）蛋白质（protein，［kg］）：体内蛋白质的重量，蛋白质＝肌肉重量－身体水分含量，占总体重的14%～19%。

（五）影响参数结果准确性的因素

人体成分分析仪测试结果的准确性不仅受到测试过程的影响，还会受到环境因素的影响，因此必须采取补偿措施以保证测试结果的准确性。具体如下：

1. 空腹测试

如果测试前进食，则应该至少间隔 2 小时之后再进行测试，因为食物的重量会被当成身体的重量从而造成计算误差。

2. 测试前排空大小便

虽然膀胱和肠道内容物不会被计算入身体成分，但其重量会被计算入身体重量，从而影响测试结果。

3. 运动后不宜立即进行测试

力量练习和剧烈运动都可以引起体成分的暂时性变化。

4. 测试前静立 5 分钟左右

躺或坐较长时间后立即进行测试结果会不够准确，因为从卧位或坐位站立起来之后身体中的部分水分会逐渐向下肢转移，需要一段时间来达到平衡。

5. 淋浴或桑拿后不宜立即测试

出汗会导致身体成分发生暂时性变化。

6. 月经期间不宜进行测试

经验表明女性在月经期间身体水分会增加。

7. 测试环境应保持适宜的温度（20～25℃）

人的身体成分在适宜温度下比较稳定，而过热或过冷都会造成身体成分的不稳定。

8. 重复测试

重复测试应使测试条件与上一次测试尽可能一致，保持测试条件的一致（包括穿着同样的衣服、空腹测试或运动前测试等，能够最大程度地保证测试结果的一致性或可比性）。

9. 体成分测试时的姿势

采取正确的测试姿势有助于得到准确的测试结果。

（1）体重测量及如何踩踏足底电极。

请脱掉鞋袜，尽可能穿着轻便的服装，取出口袋内物品及取下其他随身物品，把双脚按照足形电极的形状踩在电极上，然后测试仪开始测量体重，在体重数字显示出来之前不要开始取下和握住手柄。另外，测量体重的时候身体也不要突然移动。

（2）正确的测试姿势对获得精确的测试结果是非常重要的。另外，测试过程中请不要随意移动身体。

（3）个人资料的输入和握手柄姿势。

请输入正确的身高，否则结果会不准确，另外还要输入性别和年龄，然后开始握住手柄。请把拇指按在手柄上部，其他四指握在手柄下面，手臂伸直，并离开躯干一定距离。

（4）如果测试过程中，握手柄的方式不正确，将会直接导致测试结果不精确。因此，在测试过程中请保持正确姿势直到测试完毕。

关键知识点

1. 人体成分测试的操作与使用注意事项。
2. 人体成分测试常见参数的临床意义。

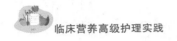
第六节 人体能量消耗的测定

 学习目标

- 熟悉能量消耗的组成。
- 熟悉基础代谢（静息代谢）能量消耗估算方法，掌握 Mifflin-St Jeor 公式运用。
- 了解人体能量消耗的测定方法。

维持机体能量平衡是个体及物种生存的重要法则之一。当能量摄入超出机体需求时，摄入的多余能量就会以三酰甘油的形式储存在机体的脂肪组织中，导致肥胖；反之，机体过度利用自身的储备来满足能量需求则会导致消瘦，甚至营养不良。通过了解每日能量的消耗可以由此预测每日能量的需求，使能量的摄入与需求相匹配，为个体健康保驾护航。

正常成人的能量消耗（total energy expenditure，TEE）主要包括基础代谢、体力活动和食物热效应三方面。对于孕妇还应包括子宫、乳房、胎盘、胎儿的生长发育及母体体脂的储备，乳母还应包括合成和分泌乳汁的能量需要，婴幼儿、儿童、青少年则应包括生长发育的能量需要。

一、基础代谢（basal metabolism，BM）

基础代谢是指维持生命的最低能量消耗，即人体在安静和恒温条件下（一般为 18 ～ 25℃），禁食 12 小时后，静卧、放松而又清醒时的能量消耗。基础能量消耗（basal energy expenditure，BEE）占机体能量总消耗（total energy expenditure，TEE）的 60% ～ 70%。基础代谢的水平用基础代谢率（basal metabolism rate，BMR）来表示，即人体处于基础代谢状态下，每小时每平方米体表面积的能量消耗。基础代谢能量消耗计算有两种方法：

1. 用体表面积进行计算

中国学者赵松山提出了一个相对适合中国人的体表面积计算公式：

体表面积(m^2) = 0.00659 × 身高(cm) + 0.0126 × 体重(kg) − 0.1603

根据这个公式先计算出体表面积，再按年龄、性别查询表 3 − 19，得出基础代谢率，然后再乘以 24 小时，就可以计算出每天的基础代谢水平了。人在熟睡时，能量消耗比基础代谢约减少 10%，所以计算时应扣除睡眠时少消耗的这部分能量。

【举例】

一名体重 50kg，身高 1.6m，25 岁女子，每日睡眠 10 小时。

①按照上述公式计算出体表面积约为 $1.52m^2$；

②再从表中查出基础代谢率为 35.2kcal/(m^2 · h)（表 3 − 19），所以该名女子每小时的基础代谢为 35.2 × 1.52 = 53.5（kcal）；

③清醒时基础代谢能量消耗为 53.5 × 14 = 749（kcal），睡眠时基础代谢消耗 53.5 × 10 × 90% = 481（kcal），每天基础代谢能量总消耗 = 749 + 481 = 1230（kcal）。

表 3 - 19　人体基础代谢率

年龄/岁	男		女	
	kJ/(m² · h)	kcal/(m² · h)	kJ/(m² · h)	kcal/(m² · h)
1	221.8	53	221.8	53
3	214.6	51.3	214.2	51.2
5	206.3	49.3	202.5	48.4
7	197.7	47.3	200	45.4
9	189.9	45.2	175.7	42.8
11	179.9	43	175.7	42
13	177	42.3	168.6	40.3
15	174.9	41.8	158.8	37.9
17	170.7	40.8	151.9	36.3
19	164	39.2	148.5	35.5
20	161.5	38.6	147.7	35.2
25	156.9	37.5	147.3	35.2
30	154	36.8	146.9	35.1
35	152.7	36.5	146.4	35
40	151.9	36.3	146	34.9
45	151.5	36.2	144.3	34.5
50	149.8	35.8	139.7	33.9
55	148.1	35.4	139.3	33.3
60	146	34.9	136.8	32.7
65	143.9	34.4	134.7	32.2
70	141.4	33.8	132.6	31.7
75	138.9	33.2	131	31.3
80	138.1	33	129.3	30.9

2. 用体重计算的方法

WHO 于 1985 年推荐使用 Schofield 公式计算一天的基础代谢能量消耗（表 3 - 20）。

表 3 - 20　Schofield 公式（kcal/d）

年龄/岁	男性	女性
0 ~ 3	$60.9W - 54$	$61.0W - 51$
0 ~ 10	$22.7W + 495$	$22.5W + 499$

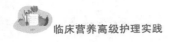

续上表

年龄/岁	男性	女性
10～18	$17.5W + 651$	$12.2W + 746$
18～30	$15.3W + 679$	$14.7W + 496$
30～60	$11.6W + 879$	$8.7W + 829$
60 以上	$13.5W + 487$	$10.5W + 596$

注：W 为体重。

由于此公式估算的结果可能偏高，亚洲人的 BMR 可能比欧洲人低 10%，我国营养学会认为，按中国及亚洲实测的结果，将计算结果减 5% 作为中国 18～44 岁成年人群及 45～59 岁人群的 BEE 是符合实际的。

【举例】

一名体重 50kg，身高 1.6m，25 岁女子，每日睡眠 10 小时。

按照上述公式计算 BEE $= [14.7 \times 50 + 496] \times 95\% = 1169 (kcal)$

二、静息代谢（resting metabolism，RM）

由于基础代谢的测定比较困难。WHO 于 1985 年提出用静息代谢的说法。静息代谢是一种与基础代谢很接近的代谢状态，测定时要求全身处于休息状态，禁食仅需 4h。进食后 3～4h 机体仍在进行着若干正常的消化活动，因此，静息代谢状态下的能量消耗可能包括前一餐残余的产热效应在内，能量消耗会略高于基础代谢状态下的能量消耗。

REE 可以通过直接用公式进行计算：目前已发表的估算公式共有 200 多种，分别估算不同条件下的能量消耗及需求。

1. Harris-Benedict 方程式

Harris-Benedict 方程式（Harris-Benedict equation，HBE）可能是人类历史上第一个 REE 预测公式，测定法及其他估算法均在其后。研究发现 HBE 偏向（适用）于营养良好的青年人及非肥胖人群，其估算值比间接测热法测定值高 6%～15%。HBE 对测定静息代谢率（resting metabolic rate，RMR）较低的女性及瘦体组织（lean body mas，LBM）减少的患者有很大的高估风险。由于 HBE 个体差异较大，该公式对体重丢失、急慢性疾病、营养不良患者的价值有限。

$$男：REE（kcal/d）= 66.473 + 13.7516W + 5.0033H - 6.755A$$
$$女：REE（kcal/d）= 655.0955 + 9.5634W + 1.8496H - 4.6756A$$
（Harris-Benedict 方程式）

注：W：weight，体重（kg）；H：height，身高（cm）；A：age，年龄（y）

【举例】

一名体重 50kg，身高 1.6m，25 岁女子。

按照上述公式计算 REE $= 655.0955 + 9.5634 \times 50 + 1.8496 \times 16 - 4.6756 \times 25 = 1312$（kcal）

2. Shizgal-Rosa 方程式

鉴于 HBE 的缺陷，1984 年 Roza A M 及 Shizgal H M 用 Harris J A 及 Benedict F G 当年

的原始数据结合新的数据，对原始 HBE 进行了重新评价与修订，改良后的 HBE，又称为 Shizgal-Rosa 公式。研究发现，该公式与实际能量消耗更加接近，更加准确。在 1990 年 The Mifflin-St Jeor 公式出现之前，Shizgal-Rosa 方程式是最为准确的 REE 预估公式。

$$男：REE（kcal/d）= 88.362 + 13.397W + 4.799H - 5.677A$$

$$女：REE（kcal/d）= 447.593 + 9.247W + 3.098H - 4.330A$$

（改良 HB（Shizgal-Rosa）公式）

注：W：weight，体重（kg）；H：height，身高（cm）；A：age，年龄（y）

【举例】

一名体重 50kg，身高 1.6m，25 岁女子。

按照上述公式计算 REE $= 447.593 + 9.247 \times 50 + 3.098 \times 16 - 4.33 \times 25 = 1297$（kcal）

3. Mifflin-St Jeor 公式

1990 年 Mifflin MD 等人提出了一个更好的 REE 计算公式。在系统分析的基础上，2005 年美国营养师学会（The American Dietetic Association，ADA）认为 Mifflin-St Jeor 公式是目前计算 REE 的最佳方法，2008 年美国临床营养学会（American Society for Clinical Nutrition，ASCN）官方杂志——《美国临床营养杂志》有同样的推荐报告。Mifflin-St Jeor 公式对普通成年人 REE 的评估误差率在 10% 以内，但是该公式对老年人及不同种族人群有一定的差异，该公式不适用于只有肌肉而没有脂肪的举重运动员。

$$男：REE（kcal/d）= 9.99W + 6.25H - 4.92A + 5$$

$$女：REE（kcal/d）= 9.99W + 6.25H - 4.92A - 161$$

（Mifflin-St Jeor 公式 - 经典公式）

$$男：REE（kcal/d）= 10W + 6.25H - 5A + 5$$

$$女：REE（kcal/d）= 10W + 6.25H - 5A - 161$$

（Mifflin-St Jeor 公式——简便公式）

注：W：weight，体重（kg）；H：height，身高（cm）；A：age，年龄（y）

【举例】

一名体重 50kg，身高 1.6m，25 岁女子。

按照经典公式计算 REE $= 9.99 \times 50 + 6.25 \times 160 + 4.92 \times 25 - 161 = 1215$（kcal）

按照简便公式计算 REE $= 10 \times 50 + 6.25 \times 160 + 5 \times 25 - 161 = 1214$（kcal）

4. 需注意事项

鉴于体重差异巨大，上述公式在实际应用过程中，应该对体重进行校正。对体重在正常范围内的人群，实际体重与理想体重基本一致，可以选择实际体重估算能量需求；对肥胖人群，选择实际体重会高估能量需求，选择理想体重会低估能量需求；Glynn CC 等推荐选取实际体重及理想体重的平均值进行估算。需要指出的是，上述所有公式计算的方法均是基于正常人群的数据，疾病情况下特别是肿瘤条件下的能量消耗与需求的估算仍然有待研究。

三、体力活动（physical activity）

体力活动消耗的能量是总能量消耗的第二大部分。通常情况下，由各种体力活动所消耗的能量占人体总能量消耗的15%～30%，但随着人体活动量的增加，其能量消耗也将大幅度增加。现采用体力活动比（physical activity rate，PAR）来表示体力活动的能量消耗。中国营养学会2000年建议将我国居民活动强度由五级调整为三级，成人能量的推荐摄入量用BEE乘以不同体力活动水平（physical activity level，PAL）系数进行计算（表3-21）。

表3-21　我国居民不同体力活动水平系数表

活动水平	职业工作时间分配	工作内容举例	PAL	
			男	女
轻	75%时间坐或站立，25%时间站着活动	办公室工作、售货员、酒店服务员、讲课	1.55	1.56
中	25%时间坐或站立，75%时间特殊职业活动	学生日常活协、机动车驾驶、电工安装、车床操作	1.78	1.64
重	40%时间坐或站立，60%时间特殊职业活动	非机械化农业劳动、舞蹈、体育运动、装卸、采矿、炼钢	2.1	1.82

四、食物热效应（thermic effect of food）

指因摄食而引起的能量的额外消耗，也称为食物特殊动力作用。因为人体在摄入过程中，由于对食物中营养素进行消化、吸收、代谢转化等，需要额外消耗能量，同时引起体温升高和散发热量。

不同食物成分，食物热效应是不相同的。脂肪的食物热效应约消耗本身产生能量的4%～5%，碳水化合物为5%～6%，蛋白质最高，可达30%。混合型食物的热效应一般相当于基础代谢的10%。食物热效应只能增加体热的外散，而不能增加可利用的能量。进食时必须考虑食物热效应额外消耗的能量。

五、人体能量消耗的测定方法

1. 直接测热法

其原理是将受试者放入四周被水包围的小室，人体释放的能量可全部被水吸收而使水温升高，根据水温的变化和水量，即可计算出释放的总能量。由于这种测热装置的设计、制造复杂，应用受限制，实用价值不大，很少采用。

2. 间接测热法

间接测热法是目前最常用的测定能量消耗的方法。其原理是根据受试者安静状态下一定时间内的耗氧量和CO_2产生量，推算消耗的能源物质的量，进而计算出产热量的方法。利用间接测热法测算单位时间内机体的产热量需要应用以下几个基本概念和数据。

【食物的热价】

1g某种食物氧化时所释放的能量，称为这种食物的热价（thermal equivalent of food），食物的热价通常用焦耳（J）作为计量单位。

食物的热价分为生物热价和物理热价，分别指食物在体内氧化和体外燃烧时释放的能量。糖、脂肪和蛋白质三种主要营养物质的热价、氧热价和呼吸商见表3-22。

表3-22 糖、脂肪、蛋白质氧化时的热价、氧热价和呼吸商

营养物质	产热量/(kJ/g)		消耗量/(L/g)	CO_2产量/(L/g)	呼吸商（RQ）	氧热价/(kJ/L)
	物理热价	生物热价				
糖	17.2	17.2	0.83	0.83	1.00	21.1
脂肪	39.8	39.8	2.03	1.43	0.71	19.6
蛋白质	23.4	18.0	0.95	0.76	0.80	18.9

从表中可见，糖和脂肪的生物热价和物理热价相同，蛋白质的则不同，这是由于蛋白质在体内不能完全被氧化，部分代谢产物以尿素、尿酸和肌酐等形式从尿中排出，还有少量含氮产物在粪便中排出，因而其生物热价小于物理热价。

【食物的氧热价】

某种食物氧化时消耗1L O_2所产生的热量，称为这种食物的氧热价（thermal equivalent of oxygen）。氧热价表示某种物质氧化时的耗氧量和产热量之间的关系。由于各种营养物质分子组成不同，因此，同样消耗1L O_2，氧化时所释放的热量也不相同。

【呼吸商】

在细胞内进行氧化供能的过程中，需要消耗O_2并产生CO_2。将机体在一定时间内呼出的CO_2量与吸入的O_2量的比值，称为呼吸商（repiratory quotient，RQ）。严格地说，应以CO_2和O_2的摩尔数来计算呼吸商，但由于在同一温度和气压条件下，摩尔数相同的不同气体，其容积相等，因此，也可以采用CO_2与O_2的容积数（mL或L）来计算呼吸商，即：

RQ = CO_2产生量(mol)/O_2消耗量(mol) = CO_2产生量(L)/O_2消耗量(L)

在通常情况下，体内能量主要来自糖和脂肪的氧化，若将蛋白质的代谢量忽略不计，由糖和脂肪氧化时产生的CO_2量和消耗的O_2量的比值称为非蛋白呼吸商（no protein rspiratory quotient，NPRQ）。表3-23显示不同比例的糖和脂肪氧化时的非蛋白呼吸商及相应的氧热价，利用这些数据，可使能量代谢的测算更为简便。

表3-23 非蛋白呼吸商和氧热价

呼吸商	糖/%	脂肪/%	氧热价/(kJ/L)
0.707	0.00	100.00	19.62
0.71	1.10	98.9	19.64
0.72	4.75	95.2	19.69
0.73	8.40	91.6	19.74
0.74	12.00	88.00	19.79
0.75	15.6	84.4	19.84
0.76	19.20	80.80	19.89
0.77	22.80	77.20	19.95
0.78	26.30	73.70	19.99

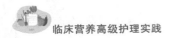

续上表

呼吸商	糖/%	脂肪/%	氧热价/(kJ/L)
0.79	29.00	70.10	20.05
0.80	33.40	66.60	20.10
0.81	36.90	63.10	20.15
0.82	40.30	59.70	20.20
0.83	43.80	56.20	20.26
0.84	47.20	52.80	20.31
0.85	50.70	49.30	20.36
0.86	43.80	56.20	20.41
0.87	57.50	42.50	20.46
0.88	60.80	39.20	20.51
0.89	64.20	35.80	20.56
0.90	67.50	32.50	20.61
0.91	70.00	29.20	20.67
0.92	74.10	25.90	20.71
0.93	77.40	22.60	20.77
0.94	80.70	19.30	20.82
0.95	84.00	16.00	20.87
0.96	87.20	12.80	20.93
0.97	90.40	9.58	20.98
0.98	93.60	6.37	21.03
0.99	96.80	3.18	21.08
1.00	100.00	0.00	21.13

下面介绍间接测热法的步骤：通过测算机体在一定时间内蛋白质和非蛋白物质的产热量，进而得出能量代谢率。

（1）蛋白质氧化的产热量：首先测定机体在一定时间内的尿氮排出量。蛋白质的含氮量一般为16%左右，即在体内氧化1g蛋白质可产生约0.16g的尿氮（粪便中的氮排出量忽略不计）。将测出的尿氮量除以0.16，即为体内蛋白质的氧化量。根据蛋白质的生物热价（见表3-23），就可计算出蛋白质氧化的产热量。

（2）非蛋白物质氧化的产热量：先测定机体在一定时间内总的耗氧量和总的 CO_2 产生量。根据每克蛋白质氧化时的耗氧量和 CO_2 产生量（见表3-22），可算出受试者在这段时间内用于蛋白质氧化的耗氧量和 CO_2 产生量。然后，分别从总量中减去该值，便获得非蛋白（糖和脂肪）物质氧化时的耗氧量和 CO_2 产生量，由此求得非蛋白呼吸商（NPRQ）。然后查表3-23可得出对应的氧热价，从而计算出非蛋白物质氧化的产热量。

（3）总产热量：将蛋白质氧化的产热量与非蛋白物质氧化的产热量相加，即可算出机体在一定时间内的总产热量，即能量代谢率。现举一实例。假定某受试者 24 小时的耗氧量是 400L，CO_2 产生量为 340L（已换算成标准状态的气体容积），尿氮排出量为 12g。根据这些数据，计算该受试者 1 小时的能量代谢量，具体如下：

蛋白质氧化：

$$蛋白质氧化量 = 12g/0.16 = 75g$$
$$产热量 = 18kJ/g \times 75g = 1350kJ$$
$$耗氧量 = 0.95L/g \times 75g = 71.25L$$
$$CO_2 产生量 = 0.76L/g \times 75g = 57L$$

非蛋白物质氧化：

$$耗氧量 = 400L - 71.25L = 328.75L$$
$$CO_2 产生量 = 340L - 57L = 283L$$
$$NPRQ = 283L/328.75L = 0.86$$

根据表 3-23，当 NPRQ 为 0.86 时，氧热价为 20.41kJ/L，因此，非蛋白物质氧化产热量为：

$$产热量 = 20.41kJ/L \times 328.75L = 6709.79kJ$$

该受试者 24 小时内产热量为：

$$总产热量 = 1350kJ + 6709.79kJ = 8059.79kJ$$

1 小时的能量代谢量为：

$$8059.79/24 = 335.82 \ （kJ/h）$$

上述的测算方法较为烦琐，在临床、运动生理及劳动卫生工作实践中，能量代谢率的测定常采用以下两种简化方法：

一种方法是将蛋白质的氧化量忽略不计，将测得的一定时间内的耗氧量和 CO_2 产生量所求得的呼吸商视为非蛋白呼吸商，经查表得到相对应的氧热价，耗氧量与氧热价相乘，便可计算出一定时间内的产热量。

另一种更为简便的方法是仅测定一定时间内的耗氧量，根据我国的统计资料，将受试者食用混合膳食时的非蛋白呼吸商视为 0.82（这实际上是基础状态下的呼吸商），与此相对应的氧热价则为 20.20kJ/L，用测定的一定时间内的耗氧量直接乘以 20.20kJ/L，即可得出这段时间内的产热量。实际上用简化方法所获得数值与上述经典测算方法所得数值非常接近，仅相差 1%～2%。

3. 双标记水法

这是一种创新性的间接测热法。其原理是给予人体一定负荷量的稳定性核素氘 ^{2}H 和重氧 ^{18}O 标记的双标水后，^{2}H 以水的形式排出，而 ^{18}O 以水和二氧化碳两种形式排出。根据这两种排出量之间的差异，可以测定二氧化碳生成量，从而测定受试者的能量生成量。双标记水法精确度较高，而且无损伤性、不限制日常活动，但检测仪器昂贵，该方法目前尚未普及。

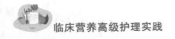

关 键 知 识 点

1. 正常成人的能量消耗主要包括基础代谢、体力活动和食物热效应三方面。

2. 尽管每一种估算法各有其优缺点，但是 Mifflin-St Jeor 公式得到 ADA、AS-CN 的一致推荐，估算法均是基于正常人群的数据，疾病情况下特别是肿瘤条件下的静息代谢能量消耗仍然有待研究。

3. 能量消耗的测定方法包括直接测热法、间接测热法和双标记水法，其中间接测热法是目前最常用的测定能量消耗的方法。

第四章　营养支持技术

学习目标

- 掌握营养支持相关的定义。
- 掌握常见的营养支持途径与选择原则。
- 掌握营养支持输注方式。

一、营养支持相关定义

营养支持（nutrition support）是指经口、胃肠道或肠外途径为患者提供较全面的营养素，包括肠内营养（enteral nutrition，EN）和肠外营养（parenteral nutrition，PN）。其目的是使不能进食、不应进食或不愿进食的患者同样能获得足够营养素以保持新陈代谢正常进行，抵抗疾病侵袭进而改善患者的临床结局。

肠外营养（parenteral nutrition，PN）是指经静脉为无法经胃肠道摄取和利用营养物的患者提供包括氨基酸、脂肪、碳水化合物、维生素及矿物质在内的营养素，以促进合成代谢、抑制分解代谢，维持机体组织、器官的结构和功能。

肠内营养（enteral nutrition，EN）是指经胃肠道提供代谢需要的营养物质及其他各种营养素的营养支持方式。EN不仅可以满足机体对营养的需求，更重要的是可维持肠黏膜组织结构的完整性，有助于保护肠黏膜屏障，促进肠功能恢复。

补充性肠外营养（supplemental parenteral nutrition，SPN）不足时，部分能量和蛋白质等营养素由PN进行补充的混合营养支持方式。

口服营养补充（oral nutritional supplement，ONS）以增加口服营养摄入为目的，将能够提供多种宏量营养素和微量营养素的营养液体、半固体或粉剂加入饮品和食物中经口服用。ONS通常用于在食物不足以满足机体需求的情况下补充摄入。

二、营养支持途径

营养支持途径有肠内营养支持途径与肠外营养支持途径两种。

（一）肠内营养支持途径

肠内营养在营养支持中具有重要地位。肠内营养是胃肠功能正常患者首选的营养支持手段。除口服途径外，管饲途径包括鼻胃管、鼻空肠管、胃造口管、空肠造口等。

1. 口服途径

口服是最经济、最安全、最简便的提供全面营养的方式，且符合正常营养生理过程。口服能刺激口腔分泌唾液，既利于消化又具有一定的抗菌作用。能否采用口服途径取决于

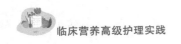

患者的吞咽能力和有无食管或胃肠道梗阻。当进食摄入不足人体目标需要热量的60%时，可造成营养不足或微量元素缺乏，应考虑口服营养补充（ONS）。

2. 管饲途径

（1）鼻胃管：鼻胃管是短期肠内营养支持的首选途径，具有无创、经济、简便等优势。适用于胃肠道功能完整，无法经口进食、营养预期时间（<4周）。

（2）胃造口管：目前常用的置管方法经皮内镜胃造口术（PEG），适用于上消化道肿瘤、神经性吞咽困难、创伤、长期机械通气、口咽部手术围术期，营养预期时间（>4周）。

（3）鼻空肠管：鼻十二指肠管或鼻空肠管是指导管尖端位于十二指肠或空肠，适用于肠道功能基本正常而胃功能受损、胃瘫或误吸风险较高的患者。

（4）空肠造口：适用于咽、食管、胃、十二指肠病变不能进食的患者。空肠造口可作为一种手术单独施行，也可在行腹部手术时行空肠造瘘术，可作为长期留置营养管。适用于长时间不能进食者。

（二）肠外营养支持途径

肠外营养支持途径指经中心静脉置管与周围静脉置管给予营养，提供各种必需的营养素以满足患者的代谢需要。

（1）周围静脉置管：适用于进行短期营养支持、中心静脉插管有困难，选用外周静脉营养。外周静脉营养的实施避免选用下肢静脉，尽量选择上肢较粗静脉，防止活动减少下肢静脉形成血栓，减少静脉炎的发生。

（2）中心静脉置管：适用于长期肠外营养支持治疗，主要包括直接经皮穿刺中心静脉置管、经外周穿刺置入中心静脉导管。中心静脉置管因其管径粗，液体流速快，血流量大，输入的液体很快被血液稀释，不引起对血管壁的刺激，可解决高渗糖易致周围静脉血栓性静脉炎等问题，而且能24h内持续输注，能够最大限度地满足机体的营养需要，同时减少反复穿刺静脉给患者带来的痛苦。

三、肠内营养支持

营养支持途径的选择取决于疾病情况、手术方式、喂养时间的长短、患者的精神状况及胃肠功能等。

（一）肠内营养支持途径选择

1. 口服

口服又称经口喂养。评估胃肠道功能正常或吞咽功能良好且上消化道无梗阻的患者首选口服营养补充途径。

2. 管饲

（1）鼻胃管喂养。适用于接受EN少于2～3周的患者，如烧伤、某些胃肠道疾病、短肠综合征及接受放化疗的患者，由完全PN过渡至EN、由EN过渡至经口摄入自然食物患者；因神经或精神障碍进食不足者；因口腔、咽喉、食管疾病不能经口进食者。

〖适应证〗

① 短期（<4周）的肠内营养支持。

② 因神经或精神障碍所致的进食不足及因口咽、食管疾病不能进食的患者。

③ 全肠外营养到肠内营养的过渡。

④ 烧伤、某些消化系统疾病、接受放化疗的患者。

〖禁忌证〗

① 存在不能进行肠内营养的疾病。

② 严重的胃排空障碍。

（2）鼻肠管喂养。有鼻十二指肠管和鼻空肠管。适用于采用鼻胃管喂养有吸入危险的早产儿、婴儿、老年人；肠道功能基本正常而存在胃排空障碍的患者。也适用于胃肠道疾病，如胃大部分切除术、胰腺手术、胃肠道恶性肿瘤术后及短肠综合征等。对胰腺炎和胰瘘患者来说，经鼻空肠置管可减少胰腺的分泌，有利于治疗。

〖适应证〗

① 短期（<4 周）的肠内营养支持。

② 误吸风险高或经胃喂养后表现不耐受。

③ 某些消化系统疾病（如胰腺炎等）无法进行经胃喂养。

〖禁忌证〗

① 肠梗阻、肠坏死、肠道穿孔等严重的肠道疾病。

② 严重腹胀或腹泻间隙综合征，无法耐受肠内营养。

（3）造口喂养。有咽造口、食道造口、胃造口、空肠造口等。咽造口、食道造口适用于头、颈部癌症、上颌、面部创伤或先天畸形患者。胃造口、空肠造口适用于昏迷或吞咽不全、食道闭锁、食道损伤、气管食道瘘、急性胰腺炎及胃肠道手术、胰十二肠切除术、肠瘘等。在临床上，造口喂养实施 EN 支持应用最普遍的是空肠造口喂养，其优点是：较少发生液体饮食反流而引起呕吐误吸；喂养管可长期放置，适用于长期营养支持的患者。

〖适应证〗

① 预计肠内营养支持时间 >4 周。

② 消化道肿瘤、神经性吞咽困难、创伤、长期机械通气、口咽部手术围术期。

〖禁忌证〗

① 存在不能进行肠内营养的疾病。

② 严重的凝血功能障碍。

（二）肠内营养输注设备

（1）肠内营养泵。采用管饲方式实施 EN 时，应使用肠内营养输注泵。采用肠内营养输注泵能提供适当的压力以克服阻力，保证输注速度，从而减少患者的腹胀、腹泻等症状，提高输注的质量，促进营养液的吸收、减少肠内营养的胃肠道不良反应，改善肠道功能，提高患者对营养液的耐受性。

（2）肠内营养专用注射器。适用于间歇推注的患者。

（3）喂养管。临床常用喂养管的材质为橡胶、聚氨酯和硅酮。橡胶管不能长时间耐受胃酸的侵蚀，易丧失弹性而变硬。聚氨酯和硅酮的材料生物相容性好，柔软易曲，管壁薄但结实，长期使用并发症少，在临床广泛应用。

（4）储液器和输注管。对商品化的瓶装液态营养制剂来说，容器即为储液器；对于

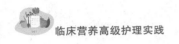

需要调配的营养制剂来说，输注袋即为储液器。储液器每24h须彻底清洗消毒1次，输液管应每24h更换一次。

（三）肠内营养输注方式

（1）间歇推注法。又称一次性推注法，符合正常进食的生理特点。使用大于50mL的注射器将200～300mL营养液一次性推注至人体消化道，一般每天推注6～8次，推注速度不能快于30mL/min。适用于能够活动、经鼻胃管喂养的患者。

（2）间歇滴注法。将营养液置于输液瓶或输液袋中，经输液管与胃养管连接后，通过营养泵将营养液滴入胃肠道内。每次滴注200～500mL，一般在30～60min内输注完，每天滴注4～6次。

（3）连续输注法。通过营养泵将营养液持续输注至胃肠道的方式，最长可持续达24h。通常用于肠内营养耐受性差、无法活动的危重症患者。

（4）夜间输注法。输注时间在夜间，白天不输。常用于白天能够活动的患者或作为口服摄入不足的补充。

四、肠外营养支持

肠外营养支持即静脉内营养，指经周围静脉置管或中心静脉置管为无法经胃肠道摄取和利用营养物的患者提供营养物质。所有营养素完全经肠外获得的营养支持方式称全肠外营养。

〖适应证〗

（1）重度营养风险或蛋白质－能量营养不良，经口或经肠道营养素摄入不足，且短期内（10～14天）无法恢复正常饮食者。

（2）胃肠道功能障碍。

（3）肠梗阻、消化道瘘、短肠综合征。

（4）重症活动期炎性肠病、无法耐受EN支持。

（5）重症胰腺炎，EN出现不良反应或能量供应不足时，须联合应用PN。

（6）重症胰腺炎、无法耐受EN时。

（7）放射性肠炎。

〖禁忌证〗

（1）严重水、电解质紊乱，酸碱平衡失调。

（2）休克、器官功能衰竭终末期。

肠外营养的输注方式：

（1）多瓶输注。不推荐各营养素成分单瓶分别输注。

（2）二合一输注。氨基酸与葡萄糖、电解质溶液混合后，以Y型管或三通管连接后与脂肪乳剂同时输注。

（3）全合一输注。将所有肠外营养成分在无菌条件下均匀混合在一个容器中，然后输注。

关键知识点

> 1. 正确地为患者选择营养途径是保证营养支持安全有效的基本条件。
>
> 2. 采用何种输注方式依据于患者的病情、耐受性、配方饮食的性质、喂养管的类型与大小、管端的位置及营养的需要量等。
>
> 3. 目前普遍认为，只要患者胃肠道功能完整或具有部分胃肠道功能，就应选择肠内营养。

第一节　肠内营养通路建立与维护

 学习目标

- 掌握肠内营养通路的选择。
- 掌握肠内营养通路的建立方法。
- 掌握肠内营养通路的维护方法。

一、肠内营养通路的选择

合理的营养支持治疗是保证患者生命和康复的基础。对不能经口进食但需长期营养支持的患者，给予肠内营养支持不仅可以提供能量，还可以确保肝脏和胃肠道的正常血流供应，不仅使肠道黏膜免除萎缩的可能，还可以让肠道的黏膜屏障及内皮细胞保证正常的工作。实施肠内营养必不可少地经过人工置管来建立适当的管饲途径，具体的肠内营养建立又包括多种手段和方法，各种置管方法有其各自的特点。而选择何种肠内营养途径，需要根据患者的实际年龄、临床情况、肠内喂养持续时间以及经济费用等多方面来综合考虑。

肠内营养通路选择原则应包括如下方面：营养支持治疗有效；置管方式相对简单、方便；并发症较少；舒适和有利于长期带管。根据中华医学会肠外肠内营养学分会制定的相关规定，EN 的管饲途径主要分为两大类：一是无创置管技术，包括鼻胃管和鼻十二指肠/空肠管；二是有创置管技术，包括微创内窥镜引导下造口术及外科手术下造口术等。如果营养支持时间在 6 周以内，鼻胃管是最常用的途径，当出现胃食管反流、误吸、呕吐及胃排空延迟，则应考虑改为鼻肠管；如果营养时间超过 6 周，则应推荐使用胃/空肠造瘘。

普通 PVC 材质鼻胃管管腔坚硬，易损伤黏膜，压迫鼻腔，加重气道阻塞，故推荐使用聚氨酯材料的导管。胃肠管幽门后置管，可于屈氏韧带水平喂养，快速建立小肠营养支持途径，可减少胃潴留、反流、误吸等并发症，还可以促进胃肠道发育、肠黏膜屏障形成及肠道功能正常菌群的建立，刺激胃肠激素、消化液的分泌，促进胃肠蠕动。空肠喂养接近生理状态，可促进肠道激素的分泌，有助于胃肠发育和营养吸收，能有效解决胃肠排空差、易发生反流和误吸等问题。胃/空肠造瘘可以在内窥镜引导下放置造瘘管，快捷、价廉且并发症少，对于长期需要肠内营养者采用胃/空肠造瘘，可以免去鼻管，减少鼻咽与

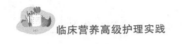

上呼吸道的感染并发症，并减少因鼻管带来的不适感。

二、肠内营养通路的建立

（1）鼻胃管通路。鼻胃管喂养是通过鼻腔、咽喉，将导管留置在胃内进行的喂养，是最常用的肠内营养管饲途径。具有无创、简便易行、经济、早期即可使用等优点；其缺点是对新生儿来说容易引起反流、误吸导致吸入性肺炎以致诱发呼吸暂停或窒息，影响肺功能，也易造成胃内潴留，影响营养吸收，增加鼻窦炎及上呼吸道感染的概率，长期置管易压迫鼻咽、食管、胃黏膜引起糜烂、坏死、溃疡、出血等。鼻胃管喂养主要适用于无法经口进食或经口进食不足，需要短期进行肠内营养支持的患者，禁忌证为胃肠道功能衰竭、肠梗阻、代谢性昏迷、食管出血、急腹症等。一般的鼻胃管是氯乙烯管（PVC），置管时取仰卧位，生理盐水润滑胃管前端后，一手托胃管，一手将胃管置入一侧鼻腔，到达咽喉部时嘱做吞咽动作或抬高头颈迅速插入胃管，一般 PVC 管放置时间超过 42d 时管道变得僵硬，损伤上消化道。另外还有聚氨酯材料鼻胃管，其管腔软，留置时间长，可留置42d，可减少反复的机械性损伤。

（2）鼻肠管通路。鼻肠管喂养是将导管头端放置到胃内再进入到空肠内，可通过自身的胃肠蠕动将导管伸入小肠内，蠕动失败的则可在胃镜直视下通过导丝探入小肠。适用于肠道功能基本正常而胃功能受损或吸入风险高的患者。患有食管静脉曲张、食管出血、肠衰竭、严重肠道吸收障碍、肠梗阻及急腹症者不能使用鼻肠管喂养。导管材料多为聚氨酯的硅胶管，管腔软，不易打折，损伤小。鼻肠管喂养可以减少误吸、反流、胃潴留的发生，患者对肠内营养的耐受性增加。其缺点包括容易刺激鼻咽部黏膜、出血、容易脱管、堵管及难以保证管端准确到达小肠内。胃排空正常的患者 24h 内到达空肠成功率为 78%，放置 3d 后营养管仍不能进入空肠，则应在胃镜或 X 线透视下帮助置管到空肠，对胃动力不足者则提倡直接胃镜下置管或给予促胃动力药物后置管。

（3）胃造瘘及空肠造瘘通路。常见的有内镜下经皮行胃造瘘（PEG）、内镜下经皮行空肠造瘘（PEJ），其操作简单更安全，且不需要外科手术及全身麻醉，手术时间短，术后并发症发生率及病死率明显下降。PEG 是在胃镜直视下向胃内充气，使胃壁与腹壁紧贴，在腹壁上选择穿刺点置入套管针，引入导丝，利用内镜将导丝一并拔出口腔外与造瘘管相连，将造瘘管沿口咽、食管拉出体外固定的过程。而 PEJ 是在 PEG 不能顺利建立或不适应时，可考虑 PEJ 代替 PEG 实施肠内营养供给，在 PEG 的基础上经胃造口管的外口置入一根导丝，再在内镜辅助下将导丝送入空肠内的间接置管方法。PEG、PEJ 比鼻胃管喂养更简单，更容易耐受，对肠营养持续性支持效果更好，可减少胃食道反流和吸入性肺炎的发生，是解决不能经口摄食而胃肠功能良好的患者营养问题的一种有效的肠内营养方法。中华医学会肠内营养管饲途径指南建议，PEG 主要适用于中枢神经系统疾病导致的吞咽障碍，有正常吞咽功能但摄入不足的患者，部分慢性疾病和胃扭转患者；禁忌证是严重心肺疾病、内镜不能通过、腐蚀性食管损伤早期，肝大或有其他导致胃前壁与腹壁较难靠近疾病（如肥胖、腹腔积液和腹壁广泛损伤），食管静脉曲张。PEG 术后常见的并发症是造瘘口周围感染、切口血肿、出血、导管移位、造口旁渗漏、导管堵塞、腹膜炎和胃瘫等并发症，而 PEG 后较严重的并发症是"包埋"综合征。PEJ 的并发症与 PEG 大致相同。另外有文献报道如果护理得当，PEG、PEJ 管可用 10 年以上。

三、置管方法

（一）鼻胃管

（1）操作者洗手，备齐用物，携至患者床旁，核对患者，向患者及其家属解释操作目的及配合方法，戴口罩，戴手套。

（2）协助患者取半坐卧位，铺治疗巾，置弯盘于口角，检查患者鼻腔，清洁鼻孔。取出胃管，测量胃管插入长度，成人插入长度为 55～60cm，测量方法有以下两种：一是从前额发际至胸骨剑突的距离；二是由鼻尖至耳垂再到胸骨剑突的距离。

（3）用石蜡油棉球滑润胃管前端。沿选定的鼻孔插入胃管，先稍向上而后平行再向后下缓慢轻轻地插入，插入 14～16cm（咽喉部）时，嘱患者做吞咽动作，当患者吞咽时顺势将胃管向前推进，直至预定长度。初步固定胃管，检查胃管是否盘曲在口中。

（4）确定胃管位置，通常有三种方法：一是抽取胃液法，这是确定胃管是否在胃内最可靠的方法；二是听气过水声法，即将听诊器置患者胃区，快速经胃管向胃内注入 10mL 的空气，听到气过水声；三是将胃管末端置于盛水的治疗碗内，无气泡出。确认胃管在胃内后，用纱布拭去口角分泌物，撤弯盘，摘手套，用胶布将胃管固定于面颊部。将胃管末端反折，用纱布包好，撤治疗巾，用别针固定于枕旁或患者衣领处。

（5）协助患者取舒适卧位，询问患者感受。整理患者及用物。

（二）鼻肠管

目前临床上经鼻放置空肠营养管的方法有：X 线引导法、内镜辅助法、体外磁力引导放置法、超声引导法及盲插法等，选择何种方法能早期达到目标营养值且提高营养疗效是临床上值得关注的问题。X 线引导法放置鼻空肠营养管成功率高，但需要配备有特殊的仪器与设备，常需要将患者从重症监护室转运至影像科才能完成整个操作，不适合作为常规手段。体外磁力引导放置法和超声引导法操作复杂，或高度依赖特殊设备，且成功率报道高低不一，同样难以作为常规方法。内镜辅助法置管具有较高的成功率，作为常规的方法被广泛应用于临床。随着目前鼻空肠营养管材料的发展，盲插法因其操作简便，成功率高逐渐被临床医生接受。应用促胃肠动力药、腹部按摩、注入空气等方法有助于进一步提高盲插法成功率，但对手法技术的掌握要求较高。

1. 盲插法

床旁盲插鼻空肠营养管操作方法：①置管前 10～20min 给予甲氧氯普胺 10mg 静脉滴注。②放置鼻空肠营养管前，测量患者眉弓至剑突上的距离（45～55cm）。③患者平卧或仰卧位，将鼻空肠营养管（带导丝）插入胃内，用注射器经空肠管侧孔快速注气，在剑突下（胃区）听诊，听到气过水声，提示导管已进入胃内。④将导丝退出约 1cm，右手持鼻空肠营养管缓慢进入，左手持鼻空肠营养管尾端，每次送入 1～2cm，边插管，边观察导丝是否弹出，遇有阻力，停止进入。退出重新调整导管方向进入。⑤至 65～70cm 处，可以感觉有突破感，提示已通过幽门。如果导管不能顺利通过幽门，可以先将患者右侧卧位（身体与床面成直角），让导管尖端顺利通过幽门。⑥导管进入 80～85cm 后，在右侧平脐水平位，听诊是否有气过水声，有较强烈的气过水声，或者从肠管中抽到黄色胆汁提示空肠管已顺利通过幽门到达十二指肠降部。⑦用 pH 试纸测定引流液的 pH 值，pH

试纸显示大于 7，提示导管头端已到达十二指肠。⑧再缓慢将鼻空肠营养管送到 105 ～ 110cm 后，在平脐水平左侧位，听诊是否有气过水声，有较强烈的气过水声，提示鼻空肠营养管已顺利通过十二指肠水平部、空肠曲进入上段空肠。⑨经鼻空肠营养管注入 76% 泛影葡胺，拍摄腹部 X 线平片再次确定和调整鼻空肠营养管位置。

2. 内镜辅助鼻空肠营养管置管术

（1）置管前，先行胃镜检查，了解患者上消化道解剖情况，以排除消化道解剖结构异常。

（2）患者取左侧卧位，咽部局部麻醉，液状石蜡润滑鼻空肠营养管前端部，经一侧鼻腔插至胃腔，助手于鼻翼处固定鼻空肠营养管。

（3）再经口置入胃镜，发现鼻空肠营养管后，经胃镜工作通道置入异物钳，伸出镜端夹住导管前端，使内镜连同导管一起通过幽门，松开异物钳，使之脱离鼻空肠营养管，合拢钳子，退回胃腔。

（4）内镜观察下，异物钳再次钳夹鼻空肠营养管的腔侧，使内镜再次连同导管一起通过幽门，多次同法操作，可使鼻空肠营养管插至近端空肠。

（5）在内镜下明确鼻空肠营养管置入深度及其在胃内无盘曲后，即可缓慢退出胃镜，行注水试验证实导管通畅后，体外固定导管。

（6）经鼻空肠营养管注入 76% 泛影葡胺，拍摄腹部 X 线平片确定和调整鼻空肠营养管位置。

（三）胃造瘘

1. 荷包式胃造口术

这是最简便的一种暂时性胃造口术。取平卧位，做上腹部中线或左上腹直肌切口。进入腹腔后，将胃体部置于手术野中，一般选择在胃体部前壁胃大弯小弯的中点处造口。用湿纱布垫覆盖于手术野四周，保护腹腔防止污染。用细的不吸收线于预定造口处做一荷包缝合。于荷包缝合的中央切开胃壁全层，切口大小以正好置入导管为度。用 F14 ～ 16 号导尿管或乳胶管经此切口插入胃腔 3 ～ 5cm，亦可用蕈状导管或带气囊的导管插入，以防脱出。收紧结扎荷包缝合线使浆膜内翻紧贴导管。于第 1 个荷包缝合线外 1 ～ 1.5cm 处再做一荷包缝合并收紧结扎。必要时可做第 3 层荷包缝合。于切口左侧腹壁戳一小口，将导管经此口拖出。造口周围的胃壁与腹壁戳口四周的腹膜固定缝合 3 或 4 针，应无张力。最后将导管固定缝合于皮肤，按层缝合切口。

2. 隧道式胃造口术

切口及显露手术野的步骤与荷包式胃造口术相同。胃造口部位应选择在胃前壁偏右侧，用不吸收线做一荷包缝合，于其中央切开胃壁，用导尿管经此切口插入胃腔并收紧结扎荷包缝合线按照胃的纵轴方向，沿导管两侧做胃壁浆肌层缝合，将导管包埋于浆肌层缝合的隧道中，长度为 4 ～ 5cm。将导管从切口左侧腹壁的戳口拖出、沿导管四周的胃壁与腹膜缝合固定 3 或 4 针使造口处胃壁紧贴腹壁。最后将导管与皮肤固定并缝合切口。

3. 管式胃造口术

这是常用的一种永久性胃造口术。进腹后显露出胃前壁，于胃前壁中部设计一个长约 7cm、宽 5cm 长方形的瓣。瓣的底部位于胃大弯侧使做成的胃壁管道容易拖出腹壁切口。于其远近两侧各上一把肠钳夹住胃壁暂时夹闭胃腔以防止胃内容物外流并减少出血。按

设计将胃壁做 Ⅱ 形的全层切开。胃黏膜下血管应逐一缝扎止血，吸净胃内容物，用两把 Allis 钳夹住胃瓣小弯侧的两个角，将胃瓣向大弯侧翻开。用一根 F14～16 号导尿管置入胃腔 7～8cm，导管置于翻开的胃瓣中央。自小弯侧开始缝合胃壁切口，用细的不吸收线做全层间断缝合。缝至胃瓣的基底部时，继续缝合胃瓣的两边直至瓣端将导管包住，使成一胃瓣管，然后再加一层不吸收线 Lembert 缝合。导管仍留在胃瓣管内。将胃瓣管经腹壁切口上端或另做一切口拖出，应超过皮肤表面 1cm，再用细的不吸收线将胃瓣管的浆肌层与腹膜切口四周做固定缝合，将露出皮肤切口以外的胃瓣管口的黏膜与皮肤切口固定缝合。

4. 活瓣管式胃造口术

在管式胃造口术的基础上加以改进，于胃瓣管的基底部制造一个活瓣防止胃内容物的外溢。设计胃壁瓣的部位与管式胃造口术相同，只是将瓣的基底部放在胃小弯侧。在胃壁预定的基底部横放一把血管钳，用不吸收线沿血管钳两侧将胃前壁浆肌层做间断缝合，使胃壁突入胃腔内形成脊状，缝成管状后即成为一个活瓣。

5. 经皮内镜胃造口术

经皮内镜胃造口术是在纤维胃镜广泛应用后发展起来的一项新技术。在内镜指引下穿刺置管完成胃造口而不需剖腹手术。这项技术的应用必须具备能安全地将纤维胃镜插入胃内并充气的条件。若不能安全地插入胃镜（如食管梗阻等）或不能从腹壁见到胃镜在胃内透照亮光者应列为禁忌。有腹水、腹腔感染及凝血障碍者亦为禁忌，包括拉出法、推入法及直接置管法，不同方法基本原理相似，其中拉出法最主要。

（1）患者取仰卧位或左侧卧位，床头抬高 30°～45° 以防分泌物误吸。

（2）内镜直视下经食管插入至胃腔，常规检查后，若开始为左侧卧位则转为仰卧位。

（3）注气使胃腔充分膨胀，使胃壁和腹壁紧贴，关闭室内灯光，助手通过腹壁寻找内镜透光点并垂直指压定位，内镜下可见胃壁压迹。

（4）选择穿刺部位，一般位于左上腹，以胃体前壁为佳。

（5）造瘘部位局麻，穿透腹壁至胃腔，做一约 1cm 的切口，将套管针垂直腹壁穿入胃腔，拔除针芯，经外套管置入导丝进入胃内，再经胃镜活检通道插入圈套器，将导丝套紧，连同内镜一起退出口腔。

（6）放置造瘘管：拉出法所用导丝为末端呈环状的丝线，助手退出腹壁穿刺针外套管，保留导丝，从口腔中引出的导丝与造瘘管腹壁端连接，再从腹壁向外牵拉导丝使造瘘管经口腔、食管及胃腔后逆行拔出腹腔至腹壁外。推入法所用导丝为金属丝，将导丝拉直后引进胃造瘘管，一边沿导丝向胃内推进造瘘管，一边将腹壁的套管针向前推进以便与造瘘管的锥形部分接触，以便将其拉出腹壁。

（7）再次进镜，观察造瘘管情况，确认造瘘管蘑菇头与胃壁紧密接触后退镜。

（8）腹壁局部消毒，固定造瘘管，使其与腹壁保持轻度紧张状态。造瘘管留取 13～15cm，连接调节开关及接头即可。

（9）PEG 术后 6～12h 方可行胃内管饲。

（四）空肠造瘘

空肠造瘘术是一种暂时性的部分造瘘术，多用于插管式造瘘。

（1）手术造瘘。患者仰卧位。左上经腹直肌切口。助手提起横结肠；术者自其系膜根部（脊柱左前方即为十二指肠悬韧带），向外提出空肠，距起始部 15～25cm 处选定造瘘部位。在选定造瘘处的肠系膜对侧肠壁上，用细丝线作一荷包缝合，直径 1～1.5cm。肠管周围用盐水纱布垫保护后，用尖刃刀在荷包缝合的中央将肠壁戳一小孔，吸引肠内容物；随即向肠腔远端置入一条尖端有 2～3 个侧孔的 16 号胶管，尖端通向空肠远端 10～15cm，将荷包缝线收紧结扎。将导管顺肠管纵轴平置于近端肠壁上，沿导管两旁以细线作浆肌层间断缝合，将导管连同荷包缝合口埋于两侧肠壁折叠而成的沟内，埋藏长度需 5cm 左右。将导管穿过大网膜，并将网膜覆盖造瘘处，经左上腹另戳口引出胶管。将造瘘肠管的浆肌层和壁层腹膜固定数针，胶管和皮肤固定缝扎一针。逐层缝合腹壁切口。

（2）经皮内镜下空肠造瘘术（PEJ）。完成 PEG 后通过 PEG 管置入空肠营养管，在胃镜辅助下，利用持物钳抓住营养管，通过幽门将其送入空肠上段，或通过 PEG 管首先插入导丝，经胃镜通过持物钳夹住导丝，通过幽门将导丝插入十二指肠悬韧带远端，后沿导丝置入空肠营养管至十二指肠降部，抽出导丝，保持空肠营养管位置不变，必要时可注入造影剂，X 线下确定营养管是否通畅和放置到位。PEJ 术后即可进行肠内管饲。

四、肠内营养通路的维护

（1）导管常规护理。肠内喂养前首先要确定喂养管位置，在体外标记位置了解导管有无移位，妥善固定管道，防止管道移位脱出；每日更换固定胶布，清洁鼻腔，保持鼻部清洁；由于管饲时患者缺乏对口腔腺体的刺激，食物唾液条件反射减弱，胃肠道分泌及蠕动功能亦减少，可以行口香糖咀嚼获得食物刺激的感觉，促进营养的消化、吸收，同时加强口腔清洁，给予生理盐水或漱口液漱口或擦拭；保持喂养管通畅，喂养前后温开水冲洗管道；注意保持喂养管外端的清洁，可用盐水棉球擦拭，并经常轻轻移动，以避免长时间压迫食管发生溃疡；通过观察有无潴留、腹胀、腹痛、腹泻、肠鸣音亢进来了解肠道耐受性。对肠内营养患者由于留置管道会带来心理上的不安和抵触，希望尽早拔除营养管，因此心理护理显得尤其重要。故置管前向患者及家属解释置管目的意义，取得配合，防止意外拔管。

（2）鼻胃管护理。定期更换胃管；鼻饲喂养中及喂养后半小时内应给予半卧位，防止反流、呕吐及呛咳；利用重力作用匀速缓慢滴入营养液；发生黏膜充血、水肿、糜烂时立即拔除胃管，更换另一鼻孔重新置管。

（3）鼻肠管护理。肠内营养液内含蛋白质和糖类等营养成分，是细菌生长繁殖的良好培养基，而且空肠内无胃酸的杀菌作用，因而对鼻肠管喂养时营养液的细菌污染要特别注意，要求按静脉输液标准无菌操作，同时每日更换输注管道。鼻肠管喂养时可随意体位，不需要保持半坐卧位或半卧位；营养液现用现配，营养输注从低浓度、小剂量开始逐渐增加，若出现消化道症状应减慢或停止滴入，有条件者可以使用输液泵控制滴速；固定鼻肠管时保留一定长度在鼻翼处，将鼻肠管固定在脸颊侧，使其管道悬空，保证一定的预留空间根据肠道蠕动来变化鼻肠管深度。鼻肠管管腔细小，管道长，要定期对鼻肠管进行冲管，以免发生鼻肠管的堵塞，可以使用温开水或 5% 碳酸氢钠 20～30mL 进行冲管，最好每隔 2 小时（Q2h）冲管 1 次。

（4）胃/空肠造瘘管护理。胃/空肠造瘘喂养者每次喂养前须听诊是否存在肠鸣音，排除肠梗阻，同时抽吸有无潴留，喂养中及喂养后 30min 内保持半卧位，造瘘口周围皮肤严格按照无菌技术按时换药，确保切口周围清洁、干燥。在使用 PEG 系统中妥善处理腹壁和胃内留置的固定盘片，保证胃造瘘管在护理时每天可以旋转，有助于防止"包埋"综合征的发生，外露导管可置于腹带内或固定于腹壁防止滑脱。

关键知识点

> 1. 鼻胃管适用于接受肠内营养时间少于 2～3 周的患者；管饲时头部抬高 30°～45°可以减少吸入性肺炎的发生。
>
> 2. 接受腹部手术且术后需要较长时间肠内营养的患者，建议术中放置空肠造瘘管。
>
> 3. 如施行了近端胃肠道的吻合，可通过放置在吻合口远端的鼻肠管进行肠内营养。
>
> 4. 非腹部手术患者，若需要接受 2～3 周的肠内营养，如严重头部外伤患者首选 PEG 作为管饲途径。

第二节 肠外营养通路的建立和维护

 学习目标

- 掌握肠外营养输注途径的选择。
- 掌握肠外营养通路的建立和维护。
- 熟悉肠外营养通道常见并发症预防和处理。

一、肠外营养的概念

肠外营养（par-enteral nutrition，PN）是指通过静脉途径提供人体代谢所需营养素，包括糖类、脂肪乳剂、必需氨基酸和非必需氨基酸、维生素、电解质及微量元素。患者被禁食，所需营养素均经静脉途径提供时，称为全肠外营养（total parenteral nutrition，TPN）。家庭肠外营养（home parenteral nutrition，HPN）是指让需长期或较长期肠外营养治疗的患者可以在家通过静脉途径向患者输送营养物质。

二、肠外营养输注途径选择

目前临床上用于肠外营养输注的静脉置管途径主要有周围静脉置管与中心静脉置管两种。周围静脉置管主要为一次性钢针、留置针；中心静脉置管主要为经外周静脉置入中心静脉导管（peripherally inserted central catheter，PICC）、颈内静脉置管、锁骨下静脉置管、股静脉置管和输液港等。

肠外营养输注途径选择需评估：患者的病情、以往静脉置管病史、静脉解剖走向、出凝血功能、预计营养支持时间、营养液组成、输液量、护理环境、潜在疾病等。

（1）周围静脉途径：周围静脉的选择需要护理人员进行充分评估，适用于短期（＜2周）、营养液渗透压低于1200mosm/L H_2O 者，可优先选择外周静脉途径，但是穿刺点要有计划地进行更换并做好皮肤及穿刺点的护理工作。目的是避免静脉炎、血管破坏等不良反应，减轻患者疼痛。

（2）中心静脉途径：对于静脉输注在2周以上或全营养混合液渗透压高于1200mosm/L H_2O 或经周围静脉插管输液困难者应选择中心静脉置管。与周围静脉比较，中心静脉具有更大的管径，营养液可快速流动且能快速被血液稀释，降低对血管的刺激，且采用中心静脉可放宽对输注浓度、输注速度的要求。

①PICC：中心静脉途径中PICC有明显优势，国外研究结果显示颈内静脉穿刺并发症的发生率高于锁骨下静脉，但由于锁骨下静脉穿刺操作难度大和风险大，易发生气胸。因此，相较于CVC置管的肠外营养支持，PICC置管的肠外营养支持具有创伤小、操作简单、并发症少、安全性高、保留时间长等特点，在肠外营养的应用广泛。

②输液港：输液港为长期输入化疗药物、应用肠外营养患者提供了安全、方便、美观和可长期携带的血管通道，但是，中国恶性肿瘤营养治疗通路专家共识指出单纯应用输液港进行TPN则不推荐使用，我国《肠外营养临床药学共识（第二版）》给出了同样的指导意见。

③家庭肠外营养通路的选择：欧洲肠外肠内营养学会（European Society of Parenteral Enteral Nutrition，ESPEN）肠外营养指南推荐，超过3个月的家庭肠外营养，需要使用套管式中心静脉导管或者输液港。国内外较多的研究比较了PICC、隧道式CVC和输液港导管相关性血流感染发生率，结果显示PICC导管和输液港的血流感染发生率更低。

综上所述，PICC和输液港具有留置时间长、安全性高等优点，目前是肠外营养的输入的主要途径，尤其在家庭肠外营养中的应用更广泛。

三、PICC和输液港的应用

PICC导管置入方法包括传统的盲穿穿刺法和超声引导下穿刺置管法，盲穿法是根据体表解剖标志，通过肉眼观察和触摸确定穿刺部位，其操作成功率与操作者的经验密切相关。而血管超声引导下结合改良塞丁格技术是目前最先进的PICC置管方法，可以直观地显示血管的解剖结构，实时引导，全程可见，克服了患者由于肘部血管条件差而无法进行置管的局限性，提高置管成功率，成功率几乎达到100%。

在置管的管理中，推荐进行集束化护理，该措施的实施能降低中心静脉导管相关性感染等导管相关并发症。集束化护理具体包括：①严格的手部卫生；②穿刺时保持最大化的无菌屏障；③使用2%葡糖糖酸氯己定乙醇溶液作为皮肤消毒剂；④选择最佳穿刺位置，避开股静脉；⑤每日评估血管通路装置的功能；⑥不需要及时取出血管通路装置。

（1）PICC适应证和禁忌证

适应证：①需要输注发疱性或刺激性药物；②需要输注高渗药；③静脉输液大于5天需保持患者舒适度；④缺乏外周静脉通路；⑤患者自愿选择或知情同意；⑥适合任何年龄。

禁忌证：①已知对导管材质过敏；②穿刺部位有感染、损伤、放射治疗史；③穿刺部位有静脉血栓形成史或外科手术史；④严重出血性疾病；⑤上腔静脉综合征；⑥乳腺癌根治术或腋下淋巴结清扫的术侧肢体；⑦锁骨下淋巴结肿大或有肿块侧；⑧安装起搏器的一侧。

（2）置管前评估：①评估患者的基本情况和静脉治疗的方案，以判断患者是否适用PICC；②选择最佳尺寸的PICC管。使用最小直径且可满足治疗需要的导管，以降低血栓和静脉炎的发生率。③核对确认置管医嘱，查看相关化验报告；④确认已签署置管知情同意书。

（3）PICC置管操作步骤如图4-1所示。

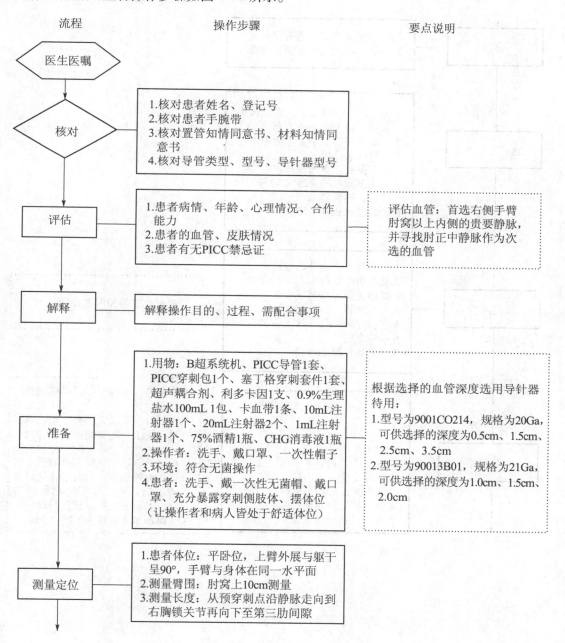

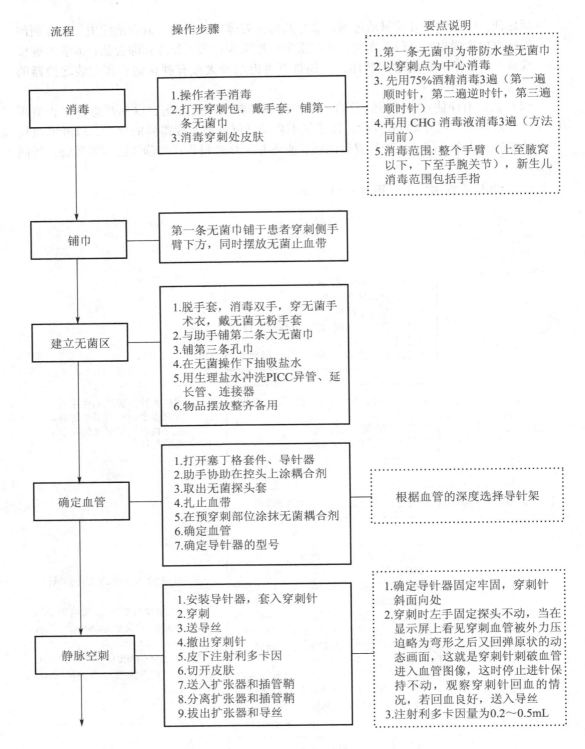

流程　　　　　　　操作步骤　　　　　　　　　　　　要点说明

消毒
1.操作者手消毒
2.打开穿刺包，戴手套，铺第一条无菌巾
3.消毒穿刺处皮肤

1.第一条无菌巾为带防水垫无菌巾
2.以穿刺点为中心消毒
3.先用75%酒精消毒3遍（第一遍顺时针，第二遍逆时针，第三遍顺时针）
4.再用 CHG 消毒液消毒3遍（方法同前）
5.消毒范围: 整个手臂（上至腋窝以下，下至手腕关节），新生儿消毒范围包括手指

铺巾
第一条无菌巾铺于患者穿刺侧手臂下方，同时摆放无菌止血带

建立无菌区
1.脱手套，消毒双手，穿无菌手术衣，戴无菌无粉手套
2.与助手铺第二条大无菌巾
3.铺第三条孔巾
4.在无菌操作下抽吸盐水
5.用生理盐水冲洗PICC导管、延长管、连接器
6.物品摆放整齐备用

确定血管
1.打开塞丁格套件、导针器
2.助手协助在控头上涂耦合剂
3.取出无菌探头套
4.扎止血带
5.在预穿刺部位涂抹无菌耦合剂
6.确定血管
7.确定导针器的型号

根据血管的深度选择导针架

静脉空刺
1.安装导针器，套入穿刺针
2.穿刺
3.送导丝
4.撤出穿刺针
5.皮下注射利多卡因
6.切开皮肤
7.送入扩张器和插管鞘
8.分离扩张器和插管鞘
9.拔出扩张器和导丝

1.确定导针器固定牢固，穿刺针斜面向处
2.穿刺时左手固定探头不动，当在显示屏上看见穿刺血管被外力压迫将为弯形之后又回弹原状的动态画面，这就是穿刺针刺破血管进入血管图像，这时停止进针保持不动，观察穿刺针回血的情况，若回血良好，送入导丝
3.注射利多卡因量为0.2～0.5mL

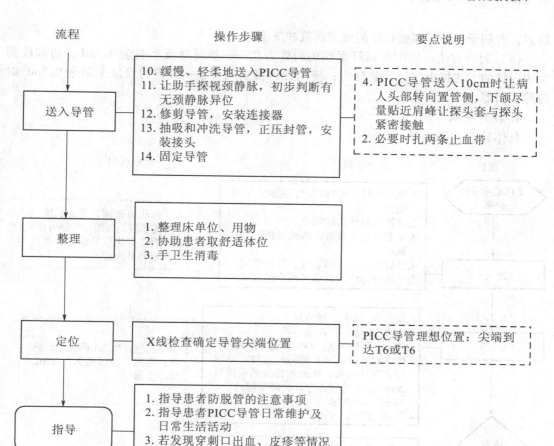

流程　　　　　　　　　　　操作步骤　　　　　　　　　　　　要点说明

送入导管

10. 缓慢、轻柔地送入PICC导管
11. 让助手探视颈静脉，初步判断有无颈静脉异位
12. 修剪导管，安装连接器
13. 抽吸和冲洗导管，正压封管，安装接头
14. 固定导管

4. PICC导管送入10cm时让病人头部转向置管侧，下颌尽量贴近肩峰让探头套与探头紧密接触
2. 必要时扎两条止血带

整理

1. 整理床单位、用物
2. 协助患者取舒适体位
3. 手卫生消毒

定位

X线检查确定导管尖端位置

PICC导管理想位置：尖端到达T6或T6

指导

1. 指导患者防脱管的注意事项
2. 指导患者PICC导管日常维护及日常生活活动
3. 若发现穿刺口出血、皮疹等情况及时告知护理人员

图4－1　PICC 置管操作流程图

四、PICC 导管维护

1. 目的

（1）减少和预防中心静脉导管相关血液感染的发生。

（2）保证患者完成间歇性、持续性输液治疗。

（3）保持 PICC 导管在体内的有效留置时间。

2. 操作前评估

（1）评估患者的年龄、病情、意识、治疗情况心理状态与配合程度。

（2）评估导管出口及其周围皮肤、血管情况。

（3）评估导管类型、固定情况、置管时间、置管长度或导管外露长度。

3. 冲封管液的选择和方法

（1）冲封管时机和冲封管液选择：输液前用预充式冲洗器或 10mL 生理盐水脉冲式冲管（首选预充式冲洗器），输液结束用预充式冲洗器或 10～20mL 生理盐水脉冲冲管后用正压冲封导管，治疗间歇期三向瓣膜导管至少每周冲管 1 次，末端开口导管及易回血的导管每次冲管后用肝素钠盐水 3mL 正压封管（成人 10～100U/mL，小儿 1～10U/mL）。

（2）冲封管方法：采用推—停—推的脉冲式方法冲管，使等渗盐水在导管内形成小旋涡，有利于把导管和血管壁的残留药液冲洗干净。

（3）封管方法：使用普通肝素帽的封管方法——推封管液至剩余 0.5mL，边推注药液边退针的方法拔出注射器的针头；使用无针接头的方法——推封管液至剩余 0.5mL 时拔除注射器。

4. 操作步骤

具体见图 4-2。

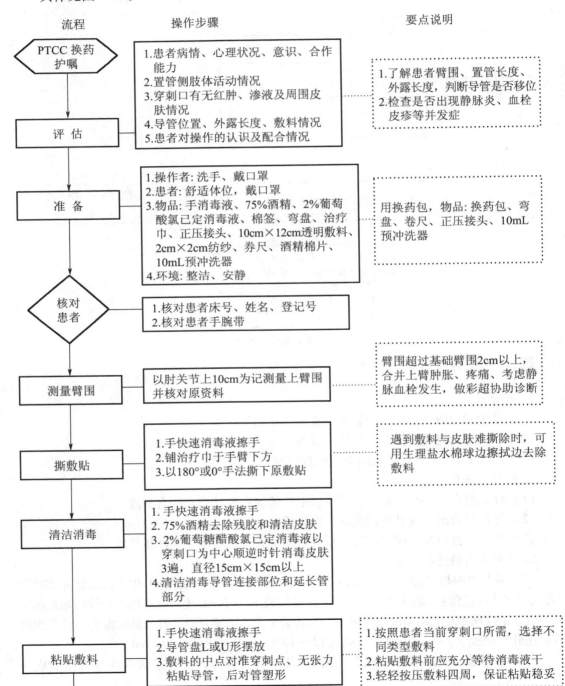

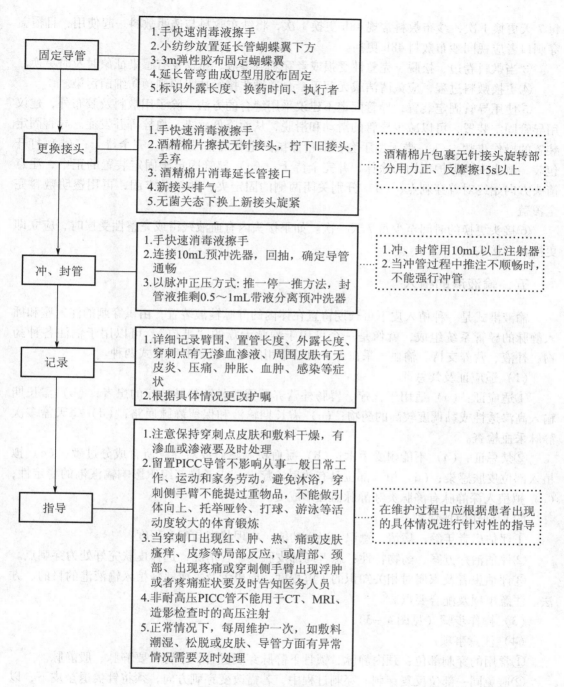

图 4 - 2　PICC 导管维护流程图

5. 注意事项

①常规应用透明敷料，如果患者多汗、置管部位渗液或对透明敷料过敏时，应优先选择纱布敷料。

②敷料的更换时间由敷料的类型决定：导管置入 24h 内更换敷料 1 次，透明敷料至少

每7天更换1次，纱布敷料常规48h更换1次，将纱布敷料与透明敷料一起使用，且覆盖穿刺口者应视同纱布敷料48h更换。

③当敷料卷边、松脱、完整性受损或者穿刺点渗液、压痛及有感染征象时及时更换。

④更换敷料过程，应戴清洁或无菌手套，遵循非接触技术原则预防细菌污染。

⑤使用导管固定装置，导管固定不建议采用缝合的方法，除了用敷料及胶布外，建议用导管固定装置，可以减少导管的滑动和滑脱，从而降低感染、血栓等并发症。导管固定装置的操作步骤：（a）带无菌手套，酒精擦拭固定装置粘贴区域，完全待干；（b）打开包装，取出皮肤保护剂均匀涂抹，并完全待干；（c）导管固定于固定装置的正中，注意箭头方向始终对着穿刺点；（d）分别关闭两侧的固定夹，并粘贴牢固，再用透明敷料完全覆盖。

⑥接头更换的时间至少每7天一次。如果接头内有血液残留或完整性受损时，应立即更换新的接头。

五、输液港的植入

输液港式是一种植入皮下可长期留置在体内的静脉输液装置，由供穿刺的注射座和插入静脉的导管系统组成，就像是一个可用于静脉治疗的"港口"，可以用于输注各种药物、补液、营养支持、输血、采血等。目前常用的是胸壁式和手臂式两种。

（1）适应证及禁忌证

①适应证：（a）适用于化疗、胃肠外营养等需要长期静脉治疗的患者；（b）需长期输入高渗透性或黏稠度较高的药物；（c）需长期输液和保留静脉通路；（d）每天需多次静脉采血检查。

②禁忌证：（a）不能耐受手术；（b）凝血机制障碍或对导管所含成分过敏；（c）拟植入部位皮肤感染；（d）植入部位具有放射治疗史，或者局部组织影响输液港的稳定性；（e）拟植入深静脉有静脉炎和静脉血栓形成史。

（2）操作前评估

①评估患者年龄、病情、意识、凝血功能、心理状态与配合程度。

②评估治疗方案、药物特性；患者局部皮肤及血管情况，选择皮肤完好处为穿刺点。

③评估患者及家属对相关知识的了解程度，向患者及家属解释植入输液港的目的、方法、注意事项及配合要点。

（3）操作步骤（见图4-3）。

（4）注意事项：

①常用的穿刺部位：颈内静脉、锁骨下静脉穿刺置管，手臂贵要静脉、股静脉。

②避免同一部位反复穿刺。穿刺过程中，若需改变穿刺方向，须将针尖退至皮下，以免损伤血管。

③误穿动脉后局部应给予较长时间的压止血。

④输液港套件使用前需用肝素钠盐水预冲洗。

⑤囊袋切口时应避免注射座位于切口正后方。

⑥术后第1天予伤口换药1次。术后10～14天伤口愈合后可以洗澡。

流程　　　　　　　　　　　　　　　操作步骤及要点说明

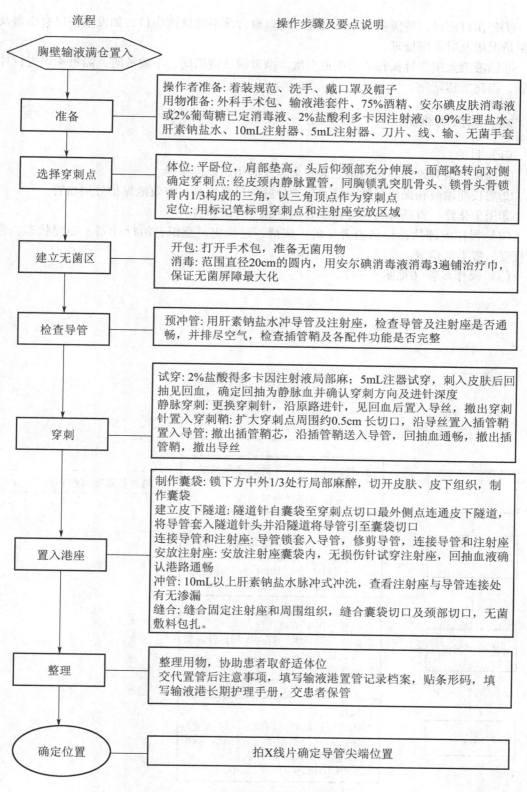

```
胸壁输液满仓置入
        │
        ▼
      准备 ─────── 操作者准备: 着装规范、洗手、戴口罩及帽子
                  用物准备: 外科手术包、输液港套件、75%酒精、安尔碘皮肤消毒液
                  或2%葡萄糖已定消毒液、2%盐酸利多卡因注射液、0.9%生理盐水、
                  肝素钠盐水、10mL注射器、5mL注射器、刀片、线、输、无菌手套
        │
        ▼
   选择穿刺点 ───── 体位: 平卧位, 肩部垫高, 头后仰颈部充分伸展, 面部略转向对侧
                  确定穿刺点: 经皮颈内静脉置管, 同胸锁乳突肌骨头、锁骨头骨锁
                  骨内1/3构成的三角, 以三角顶点作为穿刺点
                  定位: 用标记笔标明穿刺点和注射座安放区域
        │
        ▼
   建立无菌区 ───── 开包: 打开手术包, 准备无菌用物
                  消毒: 范围直径20cm的圆内, 用安尔碘消毒液消毒3遍铺治疗巾,
                  保证无菌屏障最大化
        │
        ▼
   检查导管 ─────── 预冲管: 用肝素钠盐水冲导管及注射座, 检查导管及注射座是否通
                  畅, 并排尽空气, 检查插管鞘及各配件功能是否完整
        │
        ▼
      穿刺 ─────── 试穿: 2%盐酸得多卡因注射液局部麻; 5mL注器试穿, 刺入皮肤后回
                  抽见回血, 确定回抽为静脉血并确认穿刺方向及进针深度
                  静脉穿刺: 更换穿刺针, 沿原路进针, 见回血后置入导丝, 撤出穿刺
                  针置入穿刺鞘: 扩大穿刺点周围约0.5cm 长切口, 沿导丝置入插管鞘
                  置入导管: 撤出插管鞘芯, 沿插管鞘送入导管, 回抽血通畅, 撤出插
                  管鞘, 撤出导丝
        │
        ▼
   置入港座 ─────── 制作囊袋: 锁下方中外1/3处行局部麻醉, 切开皮肤、皮下组织, 制
                  作囊袋
                  建立皮下隧道: 隧道针自囊袋至穿刺点切口最外侧点连通皮下隧道,
                  将导管套入隧道针头并沿隧道将导引至囊袋切口
                  连接导管和注射座: 导管锁套入导管, 修剪导管, 连接导管和注射座
                  安放注射座: 安放注射座囊袋内, 无损伤针试穿注射座, 回抽血液确
                  认港路通畅
                  冲管: 10mL以上肝素钠盐水脉冲式冲洗, 查看注射座与导管连接处
                  有无渗漏
                  缝合: 缝合固定注射座和周围组织, 缝合囊袋切口及颈部切口, 无菌
                  敷料包扎。
        │
        ▼
      整理 ─────── 整理用物, 协助患者取舒适体位
                  交代置管后注意事项, 填写输液港置管记录档案, 贴条形码, 填
                  写输液港长期护理手册, 交患者保管
        │
        ▼
   确定位置 ─────── 拍X线片确定导管尖端位置
```

图4-3　胸壁输液港置入流程图

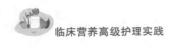

⑦若伤口疼痛，按医嘱给止痛处理。伤口愈合前不能碰撞伤口，如发生伤口有出血及异常情况应及时就医处理。

⑧输液港无损伤针头每7天更换1次。携带输液港期间，不输液时，需每4周进行冲封管，以防管道堵塞。

六、输液港维护

（1）目的：

①确保一条有效的静脉通路，为安全、及时用药提供保障。

②需长期输液和保留静脉通路，减少静脉的反复穿刺，有效地保护外周血管。

③用于化疗、胃肠外营养等需要长期静脉治疗的患者。

（2）操作前评估：评估患者年龄、病情、过敏史、意识、治疗计划、心理状态、合作程度、置港部位等。

（3）操作步骤（见图4-4）。

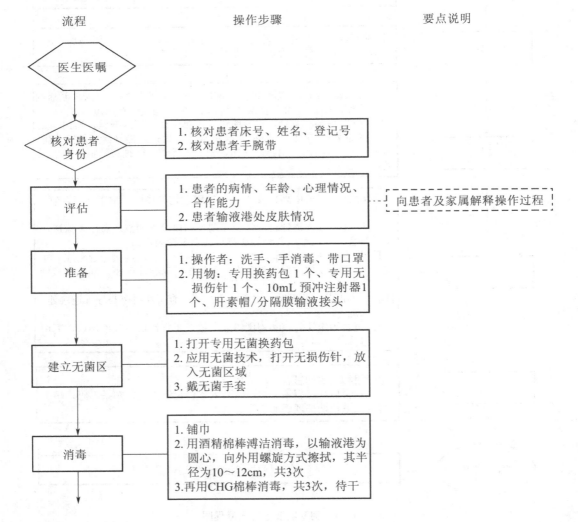

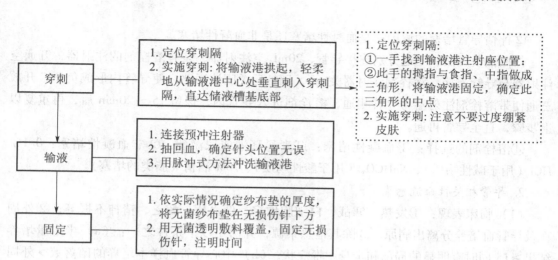

图 4 - 4 输液港维护流程图

七、肠外营养通道常见并发症预防和处理

1. 导管堵塞

（1）临床表现：给药时感觉有阻力、输注困难、无法冲管、无法抽到回血、导管堵导致输液速度减慢或完全停止。

（2）常见原因：

①维护不当：导管打折或受压致使血液反流后凝固；封管不正确，造成血液回流至导管；经导管采血后冲洗导管不够彻底。

②药物沉积：输注静脉营养液或血制品时，因其分子微粒大，输液速度减慢故易于导管腔内造成堵管；血管炎性堵塞，如输注刺激性药物或导管长期刺激血管引起的血栓性静脉炎；药物配伍禁忌、使用甘露醇等大分子药物、使用两性素 B 等药物。

③血液高凝状态：如肺、肾病综合征等患者。

④腔压力增加：如咳嗽、呕吐、便秘等引起胸腔压力增大。

⑤导管异位。

（3）预防：

①正确掌握冲封管的时机及方式：输液前用 10mL 生理盐水脉冲式冲管，输液结束用 10mL 生理盐水脉冲冲管后用正压冲封导管，治疗间歇期三向瓣膜导管至少每周冲管 1 次，末端开口导管及易回血的导管每次冲管后用肝素钠盐水正压封管。

②输注大分子或黏稠度高的药物后应及时冲管，输液过程注意观察，滴数变慢时及时寻找原因，必要时进行冲管处理。

③注意药物配伍禁忌：输注有配伍禁忌的药物时，两组药物之间进行充分的冲管。

（4）处理：

①评估导管：检查导管是否打折，患者体位是否恰当，确认导管尖端位置是否正确。

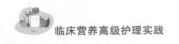

②评估导管堵塞的原因：是血凝性堵塞还是非血凝性堵塞。

③回抽负压法：三通分别连接导管、20mL 空注射器、装有溶栓剂的注射器，开通空注射器与导管连接（溶栓剂注射器关闭），回抽后关闭该通路，使导管内形成负压，开放三通使带溶栓剂注射器与导管相通，溶栓剂进入导管内，保留 15～20min 后，再重复以上步骤，直至导管再通。

④溶栓剂的选择：①血凝性堵塞：肝素稀释液或尿激酶；②非血凝性堵塞：0.1% HCl（用于碱性物质）、$NaHCO_3$（用于酸性物质）、70% 酒精（脂类的堵塞）。

2. 导管相关性血流感染

（1）临床表现：①发热、寒战、白细胞增多、低血压、疲乏、精神不振等；②外周血及导管血培养分离出病原。③除其他感染源，并满足以下条件之一：（a）半定量培养结果≥15 同时有明显的局部和全身中毒症状；（b）中心导管血样本培养的菌落数＞外周培养的落数的 5 倍以上；（c）中心导管血样本培养比外周静脉血培养出现阳性结果的时间早 2h 以上。

（2）感染途径：①置管部位的表皮微生物侵入皮下，并沿导管表面定植于导管尖端（腔外移行＜7days）；②通过接触手、污染的液体或设备导致导管或导管接口污染（腔内定植＞10days）；③某些较少见的情况下，其他部位的感染可能经血液播散至导管；④极少罕见情况下，由于输入污染的液体导致导管相关性血流感染。

（3）预防：①严格手卫生：医护人员的手是医院感染的重要传播途径，因此护理人员在执行 PCC 置管、更换敷料、给药及检查穿刺点时均应严格进行手部皮肤清洁；②最大面积的无菌覆盖，严格执行无菌操作；③定期更换穿刺部位敷料，及时处理穿刺口局部感染；④注意保持接头处无菌，更换接头时严格消毒；⑤做好医护人员培训；⑥加强患者教育。

（4）处理：①病因治疗；②根据血培养结果选用敏感的抗生素；③做好穿刺口的局部护理；④必要时根据医嘱拔除导管。

关键知识点

1. 肠外营养的选择依据是：①患者病情是否允许经胃肠道进食；②胃肠道供给能量是否满足患者需要；③患者胃肠道功能是否紊乱；④有无肠外营养支持禁忌；⑤营养支持时间的长短；⑥是否能经外周静脉输注营养。

2. 外营养输注时间小于 2 周或渗透压低于 1200mosm/L H_2O 选择外周静脉；输注时间超过 2 周或渗透压高于 1200mosm/L H_2O 选择中心静脉。

3. 常见导管相关并发症：导管堵塞、导管相关性血流感染。

第三节　肠内营养输注泵使用与维护

 学习目标

- 掌握营养泵的基本概念。
- 掌握营养泵使用的流程及注意事项。
- 掌握营养泵的维护方法。

一、营养泵的基本概念

肠内营养泵是一种可以精确控制肠内营养输注速度的一种装置，较之于普通的经重力作用进行肠内营养的灌注方法，可以减少并发症，其优势显而易见。以往的肠内营养多以管饲或经造瘘进行，通常以重力为动力或采用注射推注，这样输注速度就不能保证匀速，患者体位改变或输注管的扭曲等随时都可能改变输注速度，从而影响肠内营养的输注质量。采用肠内营养泵，能提供适当的压力以克服阻力，保证输注速度，从而减少患者的腹胀、腹泻等症状，大大提高了输注的质量，促进了营养的吸收，减少了肠内营养胃肠道的不良反应，改善了肠道的功能，提高了患者对营养液的耐受性，同时也有利于血糖的控制。

肠内营养输注泵是通过鼻胃管或胃肠管连接泵管及其附件，以微电脑精确控制输注的速度、剂量、总量等一套完整、封闭、安全、方便的系统。

营养泵主要应用于处于昏迷状态或需要准确控制营养输入的管饲饮食患者，可以精确控制营养液输注速度，有利于营养物质的吸收；有效减少胃和食管的不适感，同时为吸收能力有限的患者提供最大程度的营养支持。其具有以下优点：

（1）输送的流质范围宽，不仅可输入牛奶等乳状液体，还可以输入粥、汤等黏稠颗粒状液体；

（2）流量大，最高流速达到2000mL/h。

（3）操作简单、使用方便，只需设置流量、流速两个参数。

（4）输完报警，提示及时。

（5）具有快排、反抽等独特功能，避免因食物倒流吸入气管等情况而造成的伤害。

（6）定时定量供给常规饮食营养，帮助患者提早恢复消化系统功能。

目前临床肠内营养泵的专家建议两种喂养模式：

（一）间歇式持续匀速滴注

间歇式持续匀速滴注适合于进行胃内喂养的患者使用。优势如下：

（1）利于胃的排空，减少误吸、反流的发生率。

（2）"顿服"的喂养模式，利于控制危重患者的血糖。

（3）"顿服"的喂养，更接近于生理模式，利于胃肠道功能的恢复。

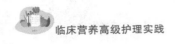

（二）连续式匀速滴注

连续式匀速滴注适合于进行肠腔喂养的患者使用。优势如下：

（1）利于肠腔营养的吸收。

（2）利于肠道功能的启动。

【推荐意见】

（1）对接受2～3周及以上肠内营养支持或长期（6个月或更长）采用PEG进行肠内营养的患者推荐使用输注泵输注优于重力滴注。

（2）肠内营养液黏度较高，需要严格控制输注速度时，输注大剂量、高渗透压的营养液时，家庭肠内营养支持时推荐使用输注泵。

（3）对危重症患者及重大手术后患者在刚开始接受肠内营养时，推荐使用肠内营养泵，在肠道适应期，推荐选用间歇重力滴注或推注法。

（4）对接受机械通气的患者进行肠内营养支持时，推荐采用注射器间歇管饲。

（5）肠内营养泵采用专科专人负责的集中管理模式。

二、操作流程

（一）操作前的评估和准备

（1）评估患者

①评估患者管饲通路情况、输注方式、有无误吸风险、意识、病情及配合程度。

②向患者及家属解释操作目的及方法，取得患者配合。

（2）用物准备：治疗盘、活力碘、胶布、弯盘、血管钳、纱布、手套、治疗巾、肠内营养输注泵、营养液及输注装置、标示牌。

（3）环境准备：温湿度适宜，病房舒适整洁无异味。

（4）护士准备：衣帽整洁，洗手，戴口罩。

（二）操作步骤

（1）两人核对医嘱无误后，转抄医嘱于治疗卡上。护士携治疗卡至患者床旁，核对患者床号、姓名、住院号，向患者解释操作的目的和方法，以取得患者配合。

（2）护士洗手，戴口罩，准备用物。

（3）携用物至床旁，再次核对。协助患者取舒适卧位。

（4）固定肠内营养泵，用肠内营养泵后面的固定旋紧架将肠内营养泵固定在输液架的适当高度，旋紧固定旋钮，接上外部电源，挂好营养液。

（5）检查鼻胃管是否固定牢固，根据要求更换胶布。

（6）戴手套，铺治疗巾于鼻胃管接头处。

（7）确定胃管在胃内后，用血管钳夹紧鼻胃管远心端。

（8）常规消毒后，用注射器抽吸50～100mL温开水冲洗鼻胃管。

（9）核对营养袋，安装泵管，将肠内营养泵专用泵管扎入肠内营养液内，打开肠内营养泵上盖，将泵管U型弯部分正确卡入盖内，关闭上盖。

（10）按排气键（fill set），滴声后开始自动排气，等待一分钟自动排气结束。排气后与鼻胃管连接。

（11）按调速按钮（mL/h），设置好泵入速度、总量、温度。

（12）按开始键（start/stop），泵即开始工作。悬挂"肠内营养"标识于输液架上，再次核对患者身份。

（13）询问患者感受，讲解使用营养输注泵注意事项；协助患者取舒适卧位。

（14）密切观察患者的情况及营养液输注的反应。

（15）洗手，处理用物，记录输注液种类、方式、反应、剂量。

（16）停止泵入，核对医嘱，向患者解释。

（17）肠内营养泵按停止键（start/stop），垫治疗巾后用血管钳夹住鼻胃管远心端，取纱布分离鼻饲管与肠内营养泵的泵管。

（18）确认鼻饲管在胃内无误后向胃内注入 50～100mL 温开水冲洗管路，夹闭鼻饲管末端，用纱布包裹，用别针妥善固定于适当位置。

（19）整理床单位，妥善安置患者，进行健康指导（鼻饲 30min 后可予患者取舒适体位）。

（20）整理用物，正确清洁、消毒肠内营养泵、电源线等，保持良好备用状态。

（21）洗手、记录。

三、注意事项

（1）肠内营养泵是专门为肠内营养支持所设计的，不能用于其他目的。使用人员必须接受专门培训。

（2）患者头部抬高 30～35°，定时检查胃潴留，以减少返流误吸的发生率。

（3）肠内营养液温度 38～40℃。

（4）长期使用肠内营养输注泵者，每 24h 更换泵管一次。

（5）在使用前应注意校正输注速率和输注总量。

（6）控制输注速度从低到高：一般 40～60mL/h 到 120～150mL/h，极其危重患者起始输注速度可从 20～30mL/h 开始；

（7）观察患者有无腹痛、呕吐等症状，患者不能耐受，可减慢输注速度（浓度）或停止输注。

（8）定期冲洗管道，连续输注营养液时，应每 4～6h 用无菌水或温开水冲洗喂养管一次。每日输注完毕，冲洗管道；

（9）如需通过管道给药，给药前后也务必冲洗管道（至少 20～30mL 清水），以免药物与营养液反应，而失去药效，进而堵塞管道。

（10）加强血糖的监测。

（11）做好口腔护理，防止口腔感染。

（12）严密观察患者输注反应，如有不适，立即停止输注，通知医生处理。

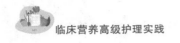

四、肠内营养输注泵可能出现的问题

（1）管道堵塞：多因营养液粘附管壁所致，应在持续滴注时每2～4小时用37℃左右的生理盐水或温开水冲洗管道。

（2）营养泵报警：除管道阻塞外，还可能是滴管内液面过高或过低、液体滴空、电源不足等，应及时排查报警原因，以使输注通畅。

（3）鼻胃管材质：鼻胃管因质硬造成消化道穿孔或营养管插入深度不够而误置气管。应严格遵守操作规程，同时选用较柔软的鼻胃营养管。

【推荐意见】

（1）使用肠内营养泵恒温下以稳定、匀速输入稳定浓度的营养液。

（2）逐渐增加输注液量，维持速度大于50mL/h。

（3）尽量使用液体状药物，使用固体药物时要充分研磨溶解，注意配伍禁忌，分开注射。

（4）连续饲食时，至少每隔4h用30mL温水脉冲式冲管一次；药物及饲管输入前后应以10～30mL温水冲洗饲管，以减少堵管和药物腐蚀管壁的危险。

（5）对于高龄老年患者需长期采用鼻肠管鼻饲，采用米曲菌胰酶片220mg碾碎后加水10mL脉冲式封管可显著降低导管堵管率。

（6）一旦发现堵管，应及时用20mL注射器抽温开水反复冲吸，有条件时可将胰酶溶于碳酸氢钠后冲管。

（7）妥善固定，定期更换喂养管可有效预防堵管的发生。

五、维护保养制度

（1）输注泵应定期维护和清洁，备用蓄电池电能充足，确保设备正常工作。

（2）操作人员必须熟悉该仪器的性能、维护方法和操作规程，按操作规程正确使用。

（3）经常保持工作间和仪器的清洁，各部件符合技术要求，保证仪器处于良好的工作环境及运行状态。环境条件：温度−5～40℃相对湿度不大于70%。

（4）室内不准放其他杂物，仪器设备放置要合理、整齐。

（5）操作人员要经常检查仪器的性能，尤其是灵敏度如发现失灵现象，应立即校正或找维修人员检修，符合要求后方能使用。

（6）仪器使用完毕，应使其处于停止工作状态，做好防尘处理。

（7）移动仪器时，必须轻拿、轻放，严禁碰撞或跌落。

（8）仪器的使用，只能允许获该仪器培训合格的人员使用。

（9）仪器必须实行三级保养。

①一级保养：使用操作人员每日作基本保养。

②二级保养：由使用人员和维修人员做保护性检修。

③三级保养：由维护人员做定期检修。

以上具体见表4−1。

表 4-1 肠内营养泵的操作流程及评分标准

流程	分值	要 求	评分
评估	10	（1）核对医嘱及患者身份，评估患者身体情况、意识状态、胃管。 （2）患者对健康知识的需要，提醒患者使用肠内营养泵的目的、方法和配合要点，取得合作。 （3）评估肠内营养泵是否正常工作。 （4）病室环境，如温度、光线、电插座位置。	3 3 2 2
准备	10	（1）护士：衣帽整洁，态度和蔼，洗手，戴口罩。 （2）物品：治疗盘、肠内营养液、肠内营养泵、肠内营养泵管、肠内营养泵标识、鼻饲注食器、温开水、听诊器、弯盘。 （3）患者：了解使用目的，做好准备，卧位舒适。 （4）环境：清洁、安静。	2 6 1 1
步骤	75	（1）备齐物品至床边，核对，解释。 （2）检查肠内营养泵功能电源线接头是否正常。 （3）安置患者体位，抬高床头 15°～30°。 （4）固定肠内营养泵，用肠内营养泵后面的固定旋紧架将肠内营养泵固定在输液架的适当高度，旋紧固定旋钮。 （5）接上外部电源，用本机配用的专用三芯电源线将肠内营养泵与 220V 交流电源连接，内部电源只在突然停电时使用。 （6）开机打开电源开关键（on/off），肠内营养泵进行自检。 （7）安装泵，将肠内营养泵专用泵管扎入肠内营养液内，打开肠内营养泵上盖，将泵管 U 型弯部分正确卡入盖内，关闭上盖。 （8）按排气键（fill set），滴声后开始自动排气，等待一分钟自动排气结束。 （9）按调速按钮（mL/h），设置好泵入速度。 （10）检查鼻饲管是否在胃内。 （11）确认完毕后向鼻饲管内注入 20mL 温开水冲洗管路。 （12）去除肠内营养泵专用泵管末端保护帽，用 75% 酒精消毒胃管末端，将泵管与鼻饲管连接牢固。 （13）按开始键（start），泵即开始工作，悬挂"肠内营养"标识。 （14）进行必要的健康指导。 （15）妥善安置患者，正确处理用物。 （16）洗手、记录。 （17）停止泵入。 ①核对医嘱，向患者解释。 ②肠内营养泵按停止键（stop） ③分离鼻饲管与肠内营养泵的泵管，确认鼻饲管在胃内无误后向胃内注入适量温开水冲洗管路。 ④夹闭鼻饲管末端并妥善固定。 ⑤妥善安置患者，进行健康指导（鼻饲 30min 后可给予患者取舒适体位）。 ⑥整理用物，正确清洁、消毒肠内营养泵、电源线等，保持良好备用状态。 ⑦洗手、记录。	2 3 3 3 3 2 3 5 4 4 3 4 3 2 3 3 2 5 4 5 3 2

续上表

流程	分值	要　　求	评分
评价	5	（1）患者及患者家属能理解肠内营养泵的目的，并能主动配合。 （2）操作程序正确，各项数据设置合理，肠内营养泵运行情况良好。 （3）患者体位舒适，无不适反应及并发症。	3 2 1

注意事项：

（1）检查胃管在胃内的方法：①将胃管末端放入装有水的碗中，无气体溢出。②快速注入10mL空气，同时用听诊器按压在胃，听到气过水声。③用注射器抽吸，抽出胃液。

（2）长期鼻饲患者应每日进行口腔护理2次，并定期更换胃管（参照产品使用期限执行）。

（3）肠内营养泵每天用75％乙醇棉球擦拭。

（4）泵入过程中如果患者出现呛咳、呼吸困难、发绀等，应立即停止泵入并汇报医生。

（5）新鲜果汁与奶液应分别注入，防止产生凝块；药片应研碎溶解后注入；一次注入量不多于200mL。

（6）鼻饲前应抬高床头20°～30°，验证胃管在胃内情况，用少量温水冲管后再进行喂食，鼻饲完毕后再次注入少量温开水，防止营养液凝结。

关键知识点

　　1. 营养泵可以精确控制营养液输注速度，有利于营养物质的吸收；有效减少胃和食管的不适感，同时为吸收能力有限的患者提供最大程度的营养支持。

　　2. 患者头部抬高30°～35°，定时检查胃潴留，以减少返流误吸的发生率。

　　3. 控制输注速度从低到高：一般40～60mL/h到120～150mL/h，极其危重患者起始输注速度可从20～30mL/h开始。

　　4. 定期冲洗管道，连续输注营养液时，应每4～6h用无菌水或温开水冲洗喂养管一次。

第四节　肠内营养液配置

学习目标

- 掌握肠内营养液配置室工作制度、环境设备设施及人员要求。
- 掌握肠内营养液配置流程、操作规范。
- 掌握肠内营养液配制的质量管理。

　　自20世纪七八十年代以来，肠内营养已经被充分证明在危重症患者肠黏膜屏障的维护与修复、肠道微生态平衡、免疫功能调节和器官保护等方面具有重要的临床作用和意义。临床上，除液体剂型的肠内营养液可以直接输注或饮用外，多数肠内营养液需要在输注或饮入前，按照治疗要求和个体化肠内营养处方进行配制。肠内营养液的质量是保证肠内营养治疗有效与安全的重要环节，应在规范肠内营养配制室中配制完成。配制过程执行相关的标准、流程、制度和操作规范。

一、肠内营养配制室

接受肠内营养治疗的患者，大多数存在不同程度的营养不良或营养风险，免疫功能低下，特别是由于疾病应激、禁食、药物使用等原因，胃肠道功能耐受性较差，更需要保证肠内营养液输注的安全性。国外肠内营养配制逐步趋向 GMP《药品生产质量管理规范》（Good Manufacture Practice of Medical Products，GMP）标准配制。国内医院里建立服务全院的专业肠内营养配制室也已非常多见，可以最大限度地实现资源整合、规范配制和集中管理。目前肠内营养配制室建设、运行和管理的相关规范日臻成熟。

1. 肠内营养液配制工作制度

应在配制室总体工作制度框架内，分别建立专门的清洁消毒制度、检查核对制度、设备使用保养维修制度、药品管理制度、制剂管理制度、食物管理制度、器械管理制度、肠内营养液质控管理制度、不良事件报告制度等，并结合具体工作建立各环节和技术操作规范，通过岗位培训、考核等机制保证制度落实。

2. 肠内营养配制室的环境设备设施

肠内营养配制室应与医疗机构级别和规模相适应，具有与功能和任务相匹配的场所、设备、设施和人员，以保障配制工作正常有效开展。配制室内部布局划分、环境和基本设备应符合配制流程、消毒隔离和食品安全要求。

配制区通常为组合式三十万级环境，有条件的医院可按医疗机构层流配制间要求建立十万级净化区。人流、物流和室内环境亦以达到医疗机构相同等级净化要求。消毒灭菌设备配制、清洁消毒操作、室内空气质量等应符合《医疗机构选毒技术规范》和《医院空气净化管理双范》等有关规定。

（1）场地面积。配制室面积与全院肠内营养治疗患者需求、治疗工作量相匹配，部分省市专业质控管理提出 $1.5m^2/10$ 张床的标准，不少于 $60m^2$。配制室应与污染源隔离，坐落于医疗区域，与医疗膳食配制室相邻，方便食物原料取材和营养液送达病区。其内部墙面、桌面装修至少达到光滑耐磨抗菌、易于清洁消毒等基本要求，有条件的可使用防菌涂层预成型材料，并安装空调系统和空气消毒净化装置。

（2）区域布局。配制室内应按照配制流程要求进行各区域的合理布局，主要包括准备区域、配制区装、分装发放区域等。肠内营养配置室分为刷洗间、消毒间、配制间、制熟间及发放区。准备区域应至少保证配制人员、制剂和物品完成必要的清洁消毒，如人员感应水龙头洗手装置、二次更衣用品、配制用具和营养液包装的刷洗消毒装置等。配制区域可根据肠内营养液的种类和配制要求进行合理的分区，并达到相应的清洁标准。配制完成在专门区域进行分装，标识正确并发放出室，送达病区。所有区域分布流程设计应满足清洁要求和工作人员人流、物流动线等要求，可根据需要安装传递窗，保证工作流程顺畅，避免工作干扰和相互污染。

（3）设备设施。主要包括清洁消毒设备、称重设备、配制设备、制熟设备、存储设备、运输设备等。清洁消毒设备应配备紫外线消毒灯、臭氧物品消毒柜。称重设备是指不同称量范围天平、量筒量杯等。配制设备应根据肠内营养液种类配制不同所需的匀浆机（胶体磨）层流净化工作台、组织捣碎机、搅拌器、分装机等。其他辅助设施应有操作

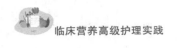

台、药品柜、冰箱、电磁炉、微波炉、蒸锅、专用治疗车、各种配制容器。有条件的医疗机构可配备肠内处方传输、标签打印等信息系统。

3. 配制人员

由接受过专门培训的配制护士或技术人员担任，掌握肠内营养液配制方法、无菌技术操作、配伍禁忌与质量安全要求等理论和技能。明确责任配制人员和辅助配制人员，建立人员岗位职责。

二、肠内营养液配制

肠内营养液的种类较多，其配制工作主要可分为食物匀浆膳、经管饲营养液及口服营养补充剂的配制。由于肠内营养液配制工作专业技术性较强、要求高，配制时须遵循严格的标准和要求进行。

配制前工作包括所有清洁消毒和准备工作。准备工作涉及配制工具，用品、容器等和食物、药物、肠内营养制剂等的准备。

进入肠内营养配制室流程：更换入室鞋，脱掉外衣，进入第一更衣室，穿洗手衣、戴帽、戴口罩，进入第二更衣室，七步洗手法流动水，穿洁净服、鞋套，戴无粉洁净手套，进入层流室进行配制工作。

1. 食物匀浆膳的配制

配制环境、胶体磨、配制用具清洁消毒后，配制人员按规范更衣、手部清洁，按照所开具匀浆膳处方进行原料准备，包括配制匀浆膳所需新鲜食材（经煮熟、切碎、去骨刺等初加工）、药品、制料等，按照从食物、营养制剂的顺序称量，依次添加至胶体磨中，使用量杯加水研磨，灌装至消毒后容器内，经加热制熟密封，核对后贴标签，分发。

操作步骤：食物洗净切小块（去皮、骨、刺）→称量→煮烂→加水至需要量→加食盐、植物油或乳化脂脂肪→捣碎均匀（无颗粒）→煮沸后 3～5min→装至消毒瓶（无菌瓶）中，即可灌注或用输液泵注入；用注射器每次可灌喂 300～400mL，每天 6～7 餐；但需结合病情，开始量要少，胃肠耐受性好后递增，能口服者也可用匙喂食。若需放置几小时，必须装瓶后用高压蒸汽或置锅内蒸 20～30min，也可在灌注前再重新煮沸消毒。

2. 管饲营养液的配制

经肠内营养管路输注营养液是肠内营养治疗的主要方式。目前肠内营养通路的放置技术已十分成熟。但由于患者的疾病状态，特别是胃肠功能的影响，肠内营养液通常需根据上述情况按照一定的浓度、剂量等进行精确配制后，合理执行输注计划并密切观察患者耐受性后进行调整，以达到治疗目的。

一些肠内营养制剂通常在营养素方面不能完全满足临床治疗的目的，也需要通过添加组件或电解质等内容对处方进行优化和改善。这一过程也需在配制室完成。

营养液推荐在百级净化工作台中配制。配制环境、工作台、配制用具清洁消毒后，配制人员按规范更衣、手部清洁，准备肠内营养制剂、配制量具等，按照所开具的肠内营养处方准确称量所需制剂，用量杯量取一定量温开水倒入灭菌不锈钢容器中，充分搅拌、混匀，按照处方要求加水稀释制成所需体积和浓度的混悬液（根据需要可使用纱布过滤），均匀灌装至消毒后容器内，核对后贴上标签，分发。

3. 口服营养补充剂的配制

经口摄入营养是进行营养支持的首选手段。当经口进食不足造成宏量营养素或微量营养素的缺乏时应首先考虑摄入口服营养补充（ONS）。口服营养补充是以增加口服营养摄入为目的，将能够提供多种宏量营养素和微量营养素的营养液体、半固体或粉剂的制剂配合食物经口服用，特殊情况下也可能作为唯一的营养来源，合理的 ONS 治疗能改善结局。临床实施需要在评估患者营养需求、疾病严重程度和代谢状态、胃肠功能和耐受等基础上，合理选择 ONS 制剂，遵循个体化和动态调整原则，使患者获得最大收益。

口服营养补充剂（粉剂）可在经清洁消毒的配制环境或专门区域进行。配制人员按规范更衣，手部清洁，准备肠内营养制剂、称量工具等，按照所开具口服营养补充处方，准确称量所需粉剂，装入专用小袋（瓶）中，密封口沿，核对后贴上标签，分发。目前也有专门设备可完成分装过程。

三、肠内营养液配制的质量管理

肠内营养配制的质量管理与医疗安全密切相关，应建立必要的工作制度、流程、规范和标准以保证该项工作的质量与安全。其中，最主要的方面为清洁消毒制度及质量控制、核对制度的执行以及肠内营养液的质量控制三方面的内容。

1. 清洁消毒制度及质量控制

清洁消毒工作主要分为环境消毒、人员清洁、物品清毒、原料处理等内容。也可按照工作运行流程分为配制前、配制中和配制后三个阶段进行管理。

（1）环境消毒。应参照《医疗机构消毒技术规范》和《医院空气净化管理规范》等标准进行，主要涉及有地面墙面的清洁、操作台、设备表面和室内空气消毒。配制设备、操作台、净化工作台等关键区域使用医用消毒剂（目前常用为含氯消毒剂）进行消毒。配制室内空气消毒和净化工作台内应在每日配制操作之前规范使用紫外线进行有效照射。

（2）人员清洁消毒。包括洗手和更衣环节。人员在进入配制区域、进行操作时要按照"七步洗手法"清洁双手并使用消毒凝胶等进行手部消毒，有条件的可穿戴无菌手套或一次性手套进行配制，更衣须包括二次更衣过程，进入配制区域应戴好帽子、口罩，穿好鞋套（或工作拖鞋）。

（3）物品消毒。主要包括称量工具、营养液包装容器、各种配制用具的消毒。每天应对所使用的称量工具和配制用具进行例行消毒和干燥处理，方法可采用煮沸、蒸汽、高压、臭氧等。每日所用容器应建立刷洗清洁操作规范，并应用蒸汽消毒或高压消毒方法进行输液瓶的处理，有条件的可配备大型干燥设备。

（4）原料处理。主要包括肠内营养制剂的有效期检查、打开包装后保存方法。对于食物匀浆膳的配制则涉及食物原材料的新鲜卫生度检查，清洗干净、煮熟切碎等操作过程的卫生保证。

2. 核对制度的执行

核对制度是医疗行业中主要的工作制度，是临床核心制度之一。配制人员应严格执行"三查七对"制度，以防差错事故发生。肠内营养配制的核对制度涉及环节主要包括如下：

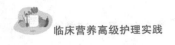

（1）肠内营养处方的审查核对。主要内容包括患者基本信息、食物原料或肠内营养制剂的种类、剂量、液体量、治疗频率等，有经验的责任配制人员还可对营养素种类是否齐全，电解质浓度、能量密度、三大营养素比例、是否为临时医嘱等方面进行审查。发现问题及时与开具处方医生沟通确认。

（2）配制过程的核对。在原料称重、配制、分装三个环节操作前进行核对。

（3）肠内营养标签及填写。营养液密封后，进行核对，保证处方与标签信息内容一致。

（4）发放过程的核对。主要是指室内、室外交接核对，可以包括配制室与运送人员，运送人员与病区两个环节。

（5）输注操作的核对。

3. 肠内营养液的质量控制

（1）清洁消毒的质量控制。主要是指对环境、人员、设备、用品清洁消毒后的质量效果进行监控以保证医疗安全和食品安全。通常采取的方法包括定期对配制室内、净化工作台内空气细菌培养，配制人员手部、配制设备、用具、容器等的涂拭培养等，并建立监测记录和留档制度。

（2）称重配制的质量控制。称重技术是严格执行肠内营养治疗医嘱最重要的环节，无论是食物匀浆膳、管饲营养液还是口服补充剂，精确称重量化才能充分体现临床治疗的规范性，达到预期的临床效果。称重可使用常见的托盘天平或电子天平。

（3）营养液的质量控制。配制好的食物匀浆膳和管饲输注的营养液于分装时须留取 5～10mL，盛入专门的容器，放进冰箱进行留样，以备出现食品安全等问题时进行确认和鉴别。也可根据需要建立定期的营养液细菌学监测和档案管理制度。

关键知识点

1. 肠内营养液配置应建立专门配置室，完善相关制度，配备相应设备设施及专业配置人员。

2. 食物匀浆膳、管饲营养液及口服营养制剂等的配置应遵循相应流程。要求现配现用，暂不用的肠内营养液置于4℃冰箱内保存，24h 内用完。

3. 严格执行清洁消毒制度、核对制度，严密监测营养液质量，配制合格优质的营养液，是临床营养治疗的关键。

第五节　肠外营养液配置

 学习目标

- 熟悉肠外营养液配置的相关质量控制。

- 掌握肠外营养液的调配规程及注意事项。
- 掌握肠外营养液稳定性影响因素。
- 掌握配置肠外营养液应用注意事项。

　　肠外营养是指通过胃肠道以外的途径（即静脉途径）提供营养物质的一种方式。根据《静脉用药集中调配质量管理规范》（卫办医政发〔2010〕62号），肠外营养液应当在医疗机构设置的静脉用药调配中心实行集中调配与供应。调配肠外营养液需在洁净环境下，按照无菌操作要求，遵照标准化、规范化的调配规程进行加药混合调配操作，使其成为可供临床直接静脉输注使用的成品输液。

一、配置肠外营养液相关质量控制

（一）人员要求

　　加药混合调配人员，在上岗前应接受岗位知识、专业技能、规章制度、操作流程等培训和考核，经过培训并考试合格后方能上岗。混合调配岗位人员每年至少进行一次健康检查，建立健康档案。对患有传染病或者其他可能污染药品的疾病，或患有精神病等其他不宜从事药品调剂工作的，应当调离工作岗位。

（二）药品和物料管理

　　静脉用药调配中心所需药品不得直接对外采购，应由药学部药库统一采购供应、专人负责。应具备确保药品与物料储存安全要求的温湿度条件，确保药品和物料储存安全。配置相关耗材如注射器和注射针头、3L袋等物料应当与药品分开存放。

（三）医嘱审核

　　负责静脉用药医嘱或处方适宜性审核的人员，应当具有药学专业本科以上学历、5年以上临床用药或调剂工作经验、药师以上专业技术职务任职资格。审方药师上岗前应经过专业培训及考核，经过培训并考试合格后方能上岗，上岗后仍需定期接受药学专业继续教育，不断更新知识。

（四）环境控制

　　静脉用药调配中心为保证静脉滴注药物的无菌性，防止污染，对静脉用药调配中心进行功能分区，分为洁净区、辅助工作区和生活区三个功能区，对不同工作区域的洁净程度做出相应要求。静脉用药调配中心（室）净化系统运行情况应定期检查，检查设备工作状态、温度、湿度、空气菌落数是否达标。洁净区每月应当定期检测空气中的菌落数，并有记录。洁净区应当定期更换空气过滤器。进行有可能影响空气洁净度的各项维修后，应当经检测验证达到符合洁净级别标准后方可再次投入使用。

（五）设备管理

　　为保障药品存储的适宜性、调配环境的无菌性及成品肠外营养液质量的安全性，静脉用药调配中心（室）应配备相应的合格仪器和设备，并按仪器设备特性定期进行维护

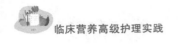

保养。

二、肠外营养液配置流程

（一）配置前准备

（1）在调配操作前30分钟，按操作规程启动洁净间和水平层流台净化系统，并确认其处于正常运作状态。

（2）用蘸有75%乙醇的无纺布从上到下、从内到外擦拭操作台内部的各个部位。

（3）检查静脉营养输液袋的外包装，查看输液袋与管道有无破损，附件是否齐全，检查有效期；确认无误后拆开独立包装，并关闭输液管夹。

（4）按输液标签核对药品名称、规格、数量、有效期等的准确性和药品完好性，留意瓶签的备注，确认无误。

（5）用75%乙醇消毒安瓿瓶颈或西林瓶胶塞，进入加药混合调配操作程序。

（二）配置的基本顺序

1. 自配型肠外营养液配制

（1）将磷酸盐、微量元素分别加入氨基酸（或葡萄糖）中，充分混匀，以避免局部浓度过高。

（2）将其他电解质加入葡萄糖或糖盐溶液（或氨基酸）中，不能与磷酸盐加入到同一稀释液中；胰岛素（胰岛素最好单独使用）加入葡萄糖或糖盐溶液，充分混匀。

（3）用脂溶性维生素溶解水溶性维生素后加入脂肪乳中，充分混匀，如医嘱中无脂肪乳，可用5%葡萄糖溶解并稀释水溶性维生素。

（4）灌装时先灌装氨基酸溶液，将氨基酸溶液套入网套，连接三升袋管路并倒转，悬挂在水平层流洁净台的挂杆上，打开输液管夹，先将氨基酸灌入营养袋中；后将葡萄糖、糖盐溶液、0.9%氯化钠溶液等液体连接三升袋第二根管路并倒转，悬挂在水平层流洁净台的挂杆上，打开输液管夹灌入液体，缓慢按压，充分混匀。待葡萄糖或糖盐溶液和氨基酸溶液流入到三升袋后，及时关闭相应输液管夹，防止进入过多空气，并目视检查三升袋内有无浑浊、异物、变色以及沉淀生成。

（5）最后灌入脂肪乳，先套入网套，连接三升袋第三根管路并倒转脂肪乳溶液，悬挂在水平层流洁净台的挂杆上，打开输液管夹，缓慢按压，充分混匀，待脂肪乳全部流入到三升袋后，及时关闭相应输液管夹，防止进入过多空气。

（6）拆除输液管，使三升袋口向上，将袋中多余空气排出后关闭截流夹，再将输液管口套上无菌帽。

（7）挤压三升袋，观察是否有液体渗出，如有渗出则应报损并重新调配。

具体见图4-5。

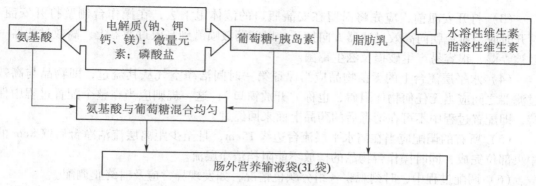

图4-5 自配型肠外营养液配制简明流程图

2. 三腔袋肠外营养液

（1）不同厂家的三腔袋包装拆除和溶液混合存在一定差异性，在使用过程中应严格遵照产品说明书进行包装拆除、混合调配、储存等操作。

（2）使用前应检查产品内置的氧气吸收剂，如发现异常，则不得使用。

（3）三腔袋放置于水平层流台台面，按说明书操作通过挤压方式将垂直密封条打开，将袋子颠倒3次，使三腔袋内液体充分混合（如果该产品说明需先将葡萄糖和氨基酸混合后添加其他药品，最后再与脂肪乳混合，则按该产品要求进行加药混合操作）。

（4）除去加药口的防破坏阀并消毒。

（5）先抽吸需要量胰岛素加入三腔袋内，缓慢按压，充分混匀。

（6）用脂溶性维生素溶解水溶性维生素后加入三腔袋内，缓慢按压，充分混匀。

（7）将磷酸盐、微量元素、电解质分别加入三腔袋内，缓慢按压，充分混匀，以避免局部浓度过高。

（8）规格较大的丙氨酰谷氨酰胺注射液或 ε-3鱼油脂肪乳可使用输液器灌入三腔袋内，缓慢按压，充分混匀。

混合调配人员调配完成后应自行逐条审核输液标签上药品信息与调配所用过的药品空西林瓶、空安瓿相关信息是否相一致，准确无误后在输液标签上签名并在瓶签空白处标注配置时间，之后通过传递窗将肠外营养液与相关的空西林瓶、空安瓿等传送至核对包装区，由复核人员按照相关规范进行复核。

（三）肠外营养液配置注意事项

（1）注意合理选用注射器，药液抽吸避免过满，一般抽吸药液不超过注射器量程的2/3。

（2）调配过程中应规范调配手法，减少微小玻璃碎屑和丁基胶塞的生成。

①安瓿类：选择斜面注射器，针尖斜面朝下，此时抽吸阻力小；紧靠安瓿瓶颈口抽取药液，进针时不要摩擦到安瓿瓶口，避免将玻璃碴带入。

②西林瓶类：选择穿刺面小的单侧孔注射器调配易产生胶塞的药品，不易产生胶塞的药品选择穿刺阻力小、节力的斜面注射器。

③穿刺：注射器针头斜面朝上在规定的区域内垂直穿刺进针，以穿刺面小、阻力小且不易产生胶塞造成注射器针头堵塞的针头顶点进针。

（3）打开安瓿前，应先将滞留在安瓿瓶口的液体甩下去，在操作台侧壁打开安瓿。打开时应当避免朝向高效过滤器方向打开，以防药液喷溅到高效过滤器上，高效过滤器一旦被弄湿，很容易产生破损及滋生霉菌。

（4）水平层流台上的无菌物品应当保证第一时间洁净空气从其流过，即物品与高效过滤器之间应当无任何物体阻碍，也称"开放窗口"；这一规则应当在整个配置过程中保持，即配置过程中不可在消毒后的药品上面来回经过。

（5）所有的调配应当在离水平层流台边缘 15cm，且至少距离层流洁净台后壁 8cm 的中央部位完成，同时操作台物品的摆放不能阻挡洁净层流。

（6）调配过程中，时刻观察各组分颜色情况，如发现异常应及时终止调配。

（7）脂肪乳必须在葡萄糖和氨基酸混合完成，并检查澄明度后才可混入。

（8）混合调配过程中，发现手套有破裂、渗透性应立即更换。

（9）每一次加药混合调配操作完成后，应清理和清洁净化层流台操作台面，清除与下一次调配无关的药品、用过或未用过的物品与耗材等。

（10）每一个调配阶段完成后、操作人员必须清除一切与下一个阶段加药混合调配无关的药品与物品，并进行全过程的清洁和消毒操作。

（11）配置结束后，将针筒、输液袋等一切医疗垃圾分类放置于黄色医疗垃圾袋内并封存，将针头放置于锐器盒内，工勤人当天将医疗废物等运送到规定地方，由医院统一收集处理。

三、肠外营养液稳定性影响因素

全合一肠外营养液在实现合理供能的同时，复杂的成分对其稳定性提出了更高的挑战。肠外营养液的稳定性受多种因素影响，包括配置步骤、温度、pH 和渗透压等，因此稳定性问题贯穿整个配置及应用过程。

（1）除有权威资料支撑，不建议在肠外营养液中加入营养素之外的任何药物。

（2）钙和磷在浓度达到 20mmol/L 时会产生磷酸钙沉淀，因此磷与钙不可加入到同一载体中，避免生成磷酸钙沉淀。

（3）脂肪乳在 pH < 5 时，容易影响稳定性，而葡萄糖 pH3.5～5，故葡萄糖不宜直接与脂肪乳剂混合。氨基酸作为两性分子，具有缓冲作用，因此应将葡萄糖与氨基酸混合均匀后加入脂肪乳。

（4）电解质的阳离子可中和脂肪颗粒上磷脂的负电荷，使脂肪颗粒相互靠近，发生聚集和融合，导致破乳，故电解质不应直接加至于脂肪乳中。

（5）多种微量元素注射液与高浓度的丙氨酰谷氨酰胺会导致不可逆的颜色变化，故微量元素不可加入丙氨酰谷氨酰胺溶液中，且需将微量元素与丙氨酰谷氨酰胺分开输入三升袋中。

（6）多种微量元素注射液与甘油磷酸钠注射液应分别加入到两瓶氨基酸，避免局部浓度过高发生变色反应。

（7）葡萄糖酸钙与硫酸镁配伍可产生微溶于水的硫酸钙，可能导致溶液浑浊，这两种药品不可使用同一支注射器，也不可放入同一袋/瓶溶液中稀释。

（8）肠外营养液袋中的氧气、包装材料的空气透过率、光照等多种因素都会加速维生素的降解，尤其是维生素 A、C、E 等极不稳定或极易被氧化的维生素。此外，多不饱和脂肪酸在氧气存在时会发生过氧化，故在配置完成以后，应尽可能地将营养袋残存的空气排出，如有条件，可选用多层袋，以减少空气透过率。

（9）胰岛素可被聚氯乙烯滴注管吸附，因此建议使用胰岛素泵给药。

四、肠外营养液应用注意事项

（一）避光输注的要求

已有研究显示肠外营养液中脂肪乳剂的稳定性不受通过玻璃射入室内阳光的影响，且肠外营养液输注时间一般在 24h 内。考虑到临床采取避光措施不易操作，因此在避免太阳光对肠外营养液的直接照射前提下，不推荐在肠外营养输注过程中使用避光输液袋和装置。

（二）胰岛素的使用要求

胰岛素可被 PVC 材质（如乙烯—醋酸乙烯酯共聚物）的三升袋吸附，且营养袋输注时间长，输注过程中对胰岛素用量无法根据患者情况进行灵活。因此不推荐在肠外营养液中加入胰岛素，而推荐使用胰岛素泵单独输。如果确有需要在肠外营养液中加入胰岛素，可按照 1g 葡萄糖加 0.1U 胰岛素的起始比例加入到非 PVC 材质的输液袋并混合均匀。此外，只有静脉用胰岛素注射液才能加入肠外营养液中，而禁止加入预混胰岛素与长效胰岛素。

（三）终端滤器的要求

终端滤器具有除去细菌和不溶性微粒、减少输液反应的作用，已逐步得到临床的重视。静脉治疗护理技术操作规范（WS/T 433—2013）明确规定输注脂肪乳剂宜使用精密过滤器。目前国内实用的含脂肪乳的肠外营养液使用 1.2μm 孔径的终端滤器。不含脂肪乳的肠外营养液推荐使用 0.2μm 孔径的终端滤器。

（四）肠外营养液的输注途径

人体血液的渗透压为 285～310mOsm/L。当采用外周输注肠外营养液时，渗透压过高和输注速度过快极易导致并发症血栓性静脉炎。因此推荐渗透压 ≤900mOsm/L 的肠外营养液可通过外周静脉输注，而 >900mOsm/L 则应通过中心静脉输注。

（五）肠外营养液的输注速度

肠外营养液持续静脉滴注时的最少输注时间必须适应葡萄糖的最大氧化速率［一般为 4～5mg/（kg·min），危重患者为 3～4mg/（kg·min）］。值得注意的是，外周肠外营养时，输注时间越长，血栓性静脉炎的发生率越高。

（六）肠外营养液的保存时间

添加了维生素和多种微量元素的肠外营养液应在 24h 内输注完毕。不含维生素和多种微量元素的肠外营养液在室温下可保存 30h，2～8℃下可保存 7 天。因肠外营养液输注时间长，故推荐成品肠外营养液传递至病房（区）后立即使用，并且在使用前应再次对肠外营养液进行目视检查。

关键知识点

1. 肠外营养液配置应配有符合规范的层流室，配置时应严格遵守核对制度，严格无菌操作及配伍禁忌，确保配置质量。

2. 配置肠外营养液时，无论是自配型营养液还是三腔袋型营养液，均应按照配置流程进行。

3. 营养液中过多的阳离子电解质、pH 值、温度与时间，以及配置顺序均可影响脂肪乳稳定性。

4. 肠外营养液输注前需检查沉淀情况，肉眼不可见的沉淀应用输液终端过滤器输注；为减少有效成分降解，储存和输注时注意避光；现配现用，超过 24h 未输完应丢弃。

第五章　营养制剂

 学习目标

- 掌握肠内营养制剂分类和特点。
- 熟悉肠内营养制剂成分的功能与吸收代谢。
- 掌握肠内营养制剂的选择。

肠内营养（EN）指将需少量消化与不需消化过程就能吸收的营养制剂，通过少量多次口服或消化道置管的方法，为患者提供所需的营养素。其中，当患者在非自然饮食条件下口服肠内营养制剂称为口服营养补充（ONS）；当患者存在上消化道通过障碍时，肠内营养制剂输注通过置管方式给予称为肠内管道喂养，也称为管饲（TF）。当胃肠道功能允许时，应首选肠内营养。

肠内营养的优势：

（1）人体需要的营养成分经过肠道吸收利用，它符合人体生理需求，保护肠黏膜屏障功能及防止细菌移位的作用：在长期禁食、禁饮或应激状态下，肠道黏膜将出现功能障碍，细菌及内毒素可透过黏膜屏障进入体内，导致机体发生系统性炎症反应等一系列改变，加重机体功能紊乱。肠内营养可以减轻长期禁食禁饮或应激状态下的肠黏膜萎缩，降低肠道通透性，保护肠黏膜屏障功能。肠内营养中的某些营养素（谷氨酰胺）可以直接被黏膜细胞利用，有利于其代谢和增生，改善黏膜的免疫功能，有效防止肠源性感染。

（2）减轻应激反应：肠内营养的使用可减少应激相关调节因子及激素释放，降低分解代谢及机体能量消耗，改善底物耐受性，增强胃肠道吸收能力，降低消化道出血风险。

（3）术前准备、清洁肠道：肠内营养液具有量小、营养素浓度高、成分明确、只需部分消化或不需消化即直接吸收、无渣或少渣等优点。可用于术前肠道准备，既能保证营养摄入，又能清洁肠道，避免围手术期的菌群失调，使患者大大受益。

（4）避免肠外营养并发症：使用肠内营养能够有效预防肠外营养导致的技术性的并发症（穿刺导致的血管、神经、胸导管损伤等）、代谢并发症（电解质紊乱、微量元素缺乏、糖代谢紊乱、胆汁淤积、肝功能变化等）及导管导致的感染并发症（脓毒血症）的发生。

（5）肠内营养相比于肠外营养的制剂价格低。

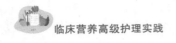

第一节　肠内营养制剂的分类

按照氮源组成方式，肠内营养制剂分为三大类：整蛋白型制剂（非要素型）、氨基酸型制剂（要素型）、短肽型制剂（要素型）。各自的特点如下：

（1）整蛋白型：味道较好，接近人体生理渗透压，依从性好，蛋白质需经消化吸收，以口服摄入。

（2）氨基酸型：气味与口感不佳，渗透压高，易引起高渗性腹泻，成分明确，不含乳糖、膳食纤维，以游离形式存在，无需消化即可直接被吸收，以管饲效果为佳。

（3）短肽型：味道较差，渗透压较高，是由 10 个以内氨基酸相连的肽（主要是二和三肽），短肽无需消化可直接吸收。

按照剂型分类：肠内营养制剂有粉剂、混悬液和乳剂。其各自特点为：

（1）粉剂：溶解过程易结块，不用于管饲，微生物易污染。

（2）混悬剂：将各成分混合分散成乳状混悬液，动力学不稳定，不耐高温灭菌，微生物易污染。

（3）乳剂：在混悬液基础上高压匀化，动力学稳定，能耐高温灭菌，维生素高温易氧化分解。

第二节　肠内营养制剂成分的功能与吸收代谢

肠内营养制剂包括蛋白质、脂肪、碳水化合物、膳食纤维、维生素、微量元素及水等，其中蛋白质、脂肪、碳水化合物是机体的主要能源。在生命活动过程中，需要消耗能量，而这些能量来源于蛋白质、脂肪、碳水化合物的转化。在一次运动过程中，首先参与供能的是碳水化合物，一旦它消耗到一定水平，脂肪就会参与进来，随着时间的延长，蛋白质也会参与进来。

一、蛋白质

（一）蛋白质分类及特点

见表 5 – 1。

表 5 – 1　蛋白质分类和特点

	乳清蛋白	酪蛋白	大豆蛋白
生物效价	较高	适中	较低
吸收率	好	适中	较差
增强免疫力	有	无	无
调节血脂	无	无	有
价格	高	中	低

（二）蛋白质功能

构造人体组织，构成人体生理活性物质，修补人体组织，维持机体正常的新陈代谢和物质输送，对人的生长和发育非常重要，蛋白质是最后供能物质。

（三）蛋白质吸收代谢

氨基酸是组成蛋白质的基本单位，人体氨基酸共有 20 种。蛋白质在人体肠道吸收形式主要是氨基酸和短肽，蛋白质在进入胃经胃蛋白酶等消化分解成多肽，进入小肠经胰蛋白酶等消化分解成短肽和游离氨基酸。短肽和游离氨基酸经小肠刷状缘吸收进入门静脉（以短肽吸收为主），进入肝脏，在转氨基和脱氨基作用下进行蛋白质合成。

近几年有研究肽营养学专家指出，肽可以直接吸收，与氨基酸有不同的吸收通道；短肽比游离氨基酸更易吸收；吸收率是游离氨基酸的两倍多，且吸收更快、利用更完全，短肽合成蛋白质比氨基酸更快。肽还具有抗微生物、免疫调节、调节血脂等药理学作用。

二、脂肪

脂肪是由一分子甘油与三分子脂肪酸结合而成的甘油三酯。

（一）脂肪的分类

（1）按脂肪含量分类：标准型 >20%、低脂肪型 5%～20%、极低脂肪型 <5%、高脂肪型 >50%。

（2）按脂肪中脂肪酸碳链长度不同分类：长链甘油三酯、中链甘油三酯、混合制剂。

（二）脂肪功能

贮存/提供能量，构成人体组织和生物活性物质，对人体有保温及润滑作用，节约蛋白质作用，近几年研究发现脂肪还有内分泌作用。

（三）脂肪吸收与代谢

脂肪在小肠经酶及胆汁酸作用水解为甘油、脂肪酸。因脂肪酸的种类和长短不同，故脂肪的性质和作用主要取决于脂肪酸。

（1）长链甘油三酯（LCT）：由长链的饱和与不饱和的脂肪酸组成，长链脂肪酸构成的甘油三酯在肠道分解为长链脂肪酸，由于它分子量大，水溶性差，不能直接被吸收，在肠内重新合成甘油三酯，与磷脂、胆固醇形成乳糜微粒，通过淋巴管静脉进入肝脏、肌肉、脂肪组织中贮存，需要在胆酸乳化、胰脂酶消化与肉毒碱转运完成消化吸收，产生能量，供能比较缓慢。

（2）中链甘油三酯（MCT）：由中链脂肪酸组成，属于饱和脂肪酸，中链脂肪酸构成的甘油三酯在肠道分解为中链脂肪酸，由于它分子量小，易溶于水，可以经小肠进入门静脉，直接吸收入血提供能量，因不经过肝脏的代谢，所以供能较快。长链甘油三酯可提供人体必需脂肪酸，因此中链甘油三酯不能完全取代长链甘油三酯。

三、碳水化合物

（一）碳水化合物分类

碳水化合物分为单糖、双糖、低聚糖、多糖，其各自特性如下：

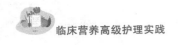

（1）单糖：易溶于水、甜味明显，可直接吸收，如葡萄糖、果糖、半乳糖，果糖是其同分异构体，血糖指数稍低。

（2）双糖：是2分子单糖、易溶于水、有甜味，在胃肠经转化酶作用转化成葡萄糖和果糖吸收，如蔗糖、乳糖、麦芽糖，乳糖具有不耐受性。

（3）低聚糖：又称寡糖，是3～10分子单糖，可溶于水，有一定甜味，分吸收与不吸收，如低聚果糖、大豆低聚糖等。

（4）多糖：由10个以上单糖分子缩合失水而成，难溶于水、甜味不明显，分淀粉与非淀粉，如淀粉、糖原等。

（二）碳水化合物功能

（1）主要是贮存/提供热能。每克葡萄糖在人体内氧化产生4kcal能量，人体需要能量的70%左右由糖提供。

（2）构成组织结构、生理活性物质。

（3）节约蛋白质作用。

（4）抗生酮作用。在脂肪供能过程中，需要碳水化合物参与，若碳水化合物不足时，脂肪代谢时中间产物酮体会增加，可导致人体酸中毒。

（5）解毒作用。糖与人体内葡萄糖醛酸结合为解毒剂。

（三）碳水化合物吸收代谢

（1）糖类经过消化成单糖后在小肠的空肠被细胞吸收。

（2）葡萄糖的有氧氧化是指在有氧条件下，被氧化成二氧化碳和水，并在氧化过程中以形成ATP方式储备较多的能量。

（3）葡萄糖的无氧酵解：机体处于相对缺氧（剧烈运动）时，葡萄糖分解成乳酸，产生较少能量。

四、膳食纤维（DF）

（一）膳食纤维种类

膳食纤维是一种多糖，分为可溶性膳食纤维与不可溶性膳食纤维，常用的大豆纤维兼具可溶性与不可溶性。

（1）可溶性膳食纤维是可溶水，形成类似凝胶物质，具有很强的黏性。在小肠内不能消化、在结肠可以被细菌酵解的一类非淀粉多糖，如菊糖、果胶等。

（2）不可溶性膳食纤维是不溶水，具可持水性，遇水体积变大，在小肠不能消化、在结肠中不能被酵解的一类非淀粉多糖，如纤维素、半纤维素和木质素等。

（二）膳食纤维功能

（1）吸水持水性改善胃肠功能。

（2）吸附有机物，可以降低胆固醇、控制血糖。

（3）发酵性，可以维持肠功能完整。

（4）吸附金属离子如重金属铅、镉等，使其排出体外。

（三）膳食纤维在体内的作用机制

（1）膳食纤维进入胃部，形成凝胶状的特质，具有黏性，可以减缓食物的排空速度，增加胃的饱腹感。

（2）膳食纤维进入小肠，可以吸附脂肪、胆固醇、糖，减缓这些物质的吸收速率。

（3）膳食纤维进入大肠，进行发酵，增加粪便重量和体积，缓解便秘，促进益生菌生长，维持肠道免疫。

五、维生素类

（一）维生素分类

维生素分为脂溶性与水溶性，脂溶性维生素有维生素 A、维生素 D、维生素 E 与维生素 K 等，水溶性维生素有维生素 C、维生素 B 族。

（二）维生素作用

（1）维生素 A：参与视觉形成；促进生长、发育；维持上皮细胞生长、分化；调节机体免疫功能；抗氧化/抑制肿瘤作用。

（2）维生素 D：维持血钙水平；促使骨、软骨及牙齿的矿化；促进钙、磷在肾小管的重吸收；免疫调节。

（3）维生素 E：抗氧化作用；促进蛋白质更新合成；预防衰老；调节血小板粘附力和聚集作用。

（4）维生素 K：与凝血有关；缺乏会出现新生儿血液性疾病；成人凝血障碍。

（5）维生素 C：抗氧化作用/清除自由基；羟化过程底物和酶的辅助因子；促进类固醇的代谢；改善铁、钙和叶酸的利用；参与合成神经递质。

（6）维生素 B1：作为辅酶参与碳水化合物的代谢，是机体物质和能量代谢过程中的关键因子，维持神经肌肉的正常功能，参与神经递质的合成和代谢。

（7）维生素 B2：参与体内生物氧化与能量代谢；参与维生素 B6 与烟酸的代谢；参与体内抗氧化系统。

（8）维生素 B9（叶酸）：机体细胞分裂、增殖必需物质，促进红细胞的生成和成熟，抗肿瘤作用，胎儿生长发育必需物质。

六、矿物质

矿物质特点：体内不能合成，可通过天然水途径获取，体内分布极不均匀，矿物质之间存在协同或拮抗作用，有些元素安全剂量范围较窄。

（一）矿物质分类

矿物质分为常量元素与微量元素。常量元素指含量大于体重的 0.01%，如钙、磷、镁等，微量元素指含量小于体重的 0.01%。如铁、锌等。

（二）矿物质作用

（1）钙：是构成骨骼和牙齿，促进细胞信息传递，参与血液凝固，调节酶活性，维持细胞膜的稳定性、内分泌及酸碱平衡调节作用等。

（2）磷：是构成骨骼和牙齿，它参与能量代谢，构成细胞成分及多种活性物质等。

（3）镁：是多种酶激活剂，它参与酶促反应，维持钠钾正常分布，促进骨骼生长和

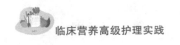

神经肌肉的兴奋性，促进胃肠道功能等。

（4）铁：是参与体内氧的运输和组织呼吸，它维持正常的造血功能，参与维持正常的免疫功能等。

（5）锌：是金属酶的组成成分或酶的激活剂，它促进生长发育，促进机体免疫功能，参与味觉形成等。

第三节　肠内营养制剂的选择

一、肠内营养制剂选择需要根据制剂的参数

（一）主要参数

（1）能量密度：与营养物质的含量有关，与制剂的液体量成反比。

（2）蛋白质含量：蛋白质含量以蛋白质能量占总能量的百分比表示，高氮制剂的蛋白质含量>20%。

（3）蛋白质来源：乳清蛋白、酪蛋白、大豆蛋白。对牛奶蛋白过敏者可选用大豆蛋白，对膳食蛋白过敏者，可选用氨基酸或短肽的要素制剂。

（二）次要参数

（1）渗透压：肠内营养制剂的渗透压主要取决于游离氨基酸和电解质的含量，故非要素型肠内营养制剂的渗透压较要素型低。非要素型肠内营养制剂基本均为等渗。制剂的渗透压与胃肠道耐受性密切相关，高渗制剂容易引起腹泻或其他胃肠道反应，等渗制剂一般耐受性良好。

（2）脂肪含量：以脂肪能量占总能量的百分比表示，分为标准型（>20%）、低脂肪型（5%~20%）和极低脂肪型（<5%）。显著吸收不良、严重胰腺外分泌不足或高脂血症的患者宜选用极低脂肪型制剂。

（3）脂肪来源：包括长链脂肪酸、中链脂肪酸或两者的混合物，吸收不良或有长链脂肪酸代谢异常的患者宜选用中链脂肪酸或两者的混合物为主。

（4）膳食纤维：膳食纤维含量，部分非要素制剂含膳食纤维，要素制剂均不含膳食纤维，膳食纤维对长期肠内营养支持治疗或易便秘者尤为重要。

二、肠内营养制剂选择需要根据患者的情况选择

（1）患者年龄：如婴儿不能耐受高张液体，予以母乳或接近母乳的配方，牛奶为佳。

（2）胃肠道状态：胃肠道功能正常选非要素型，胃肠道功能低下选要素型。

（3）乳糖耐受情况：不能耐受乳糖或其他双糖患者，避免有上述成分配方。

（4）脂肪吸收情况：脂肪吸收不良或乳糜胸腹水，由于其消化吸收长链甘油三脂（LCT）能力下降，主要使用中链甘油三脂（MCT），同时需补充长链甘油三脂（LCT）。

（5）患者的疾病与营养状况。

（6）喂养途径，包括口服与管饲。

（7）剂型和价格，液体制剂使用方便，粉剂使用时需按说明书预先冲调。不同剂型

价格相差大，应根据患者的实际需求选用为宜。

（8）对于有肝、肾、肺等脏器功能障碍，应选择相适应配方，以避免代谢并发症（见图5-1）。

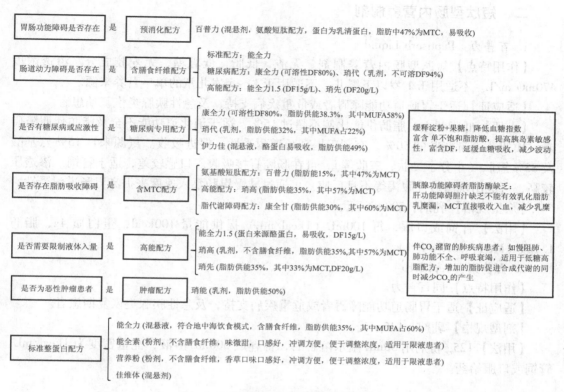

图5-1　肠内营养选择的简要流程图

第四节　常见肠内营养制剂

一、氨基酸型（要素型）肠内营养制剂

维沃：Vivonex

【作用特点】氨基酸型肠内营养制剂，无渣，低脂，不含乳糖及麦胶成分，易于吸收，粪便排出量少，对胰腺外分泌系统和肠管分泌刺激小。标准配制后渗透浓度630mOsm/L，10岁以下儿童尚无指征应用。

【适应证】胃肠功能障碍及重症代谢障碍，或急性胰腺炎恢复期患者。

【点评】脂肪含量低，适用于高脂血症性急性胰腺炎等脂肪代谢异常者。谷氨酰胺含量丰富，利用调节免疫及炎症，改善氮平衡及肠道细胞代谢。口感较差，适用管饲。渗透压较高，可能出现渗透性腹泻等不良反应，可通过减慢胃肠泵入速度来提高胃肠道耐受性。

【剂型规格】粉剂：80.4g/包。

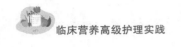

【用法】每包粉剂（80.4g）加入 250mL 温水配制 300mL 溶液（1kcal/mL），管饲或口服提供能量 300kcal，氨基酸 11.5g，脂肪 0.8g。

二、短肽型肠内营养制剂

1. 百普力：Peptisorb Liquid

【作用特点】短肽型肠内营养制剂。无渣，低脂，低乳糖，无麦胶成分。渗透浓度 470mOsm/L。不适用于 1 岁以下婴儿，不适用于 1～5 岁儿童的单一营养来源。

【适应证】适于胃肠道功能障碍者或危重疾病支持，及急性胰腺炎恢复期患者。

【点评】低脂配方，脂肪供能比例不超过 15%，适于消化道功能不全及脂肪代谢障碍者。MCT 占全部脂肪的 50%，有利于提高肠道耐受性，促进吸收。氮源来自 15% 氨基酸及 85% 短肽（小分子二肽、三肽等），可在肠腔直接吸收。口感较差，适于管饲。渗透压较高，可能出现渗透性腹泻等不良反应。可通过减慢胃肠泵入速度来提高胃肠道耐受性。

【剂型规格】乳剂：500mL/瓶。

【用法】管饲或口服，每 100mL（1kcal/mL）提供能量 100kcal，蛋白质 4g，脂肪 1.28g（MCT：LCT = 1:1）。

2. 百普素：Peptisorb

【作用特点】同百普力。

【适应证】适于胃肠道功能障碍者或危重疾病支持，及急性胰腺炎恢复期患者。

【剂型规格】乳剂：125g/袋。

【用法】125g 粉剂用 50mL 温水溶解后，稀释成 500mL 溶液，能量密度为 1kcal/mL，管饲或口服给药。

三、整蛋白型肠内营养制剂

（一）粉剂

1. 营养粉：Ensure

【作用特点】肠内营养制剂，营养素全面。少渣，不含乳糖及麦胶成分。标准配制后渗透压渗透浓度 321mOsm/L，渗透性腹泻等不良反应发生较少。除成人外，尚可应用于 4 岁以上儿童。长期应用可出现膳食纤维摄入不足。

【适应证】适用于经口摄食不足，存在胃肠道功能或部分胃肠道功能的患者。

【点评】碳水化合物供能比 54%，主要来源于水解玉米淀粉及蔗糖，蔗糖供能比超过 20%，血糖指数（GI）50 ± 8，不适用于糖尿病患者。

【剂型规格】粉剂：400g/罐。

【用法】每 55.8g（6 量勺）加入 200mL 温水可配制 250mL 溶液（1kcal/mL），管饲或口服提供能量 250kcal，蛋白质 9g，脂肪 9g，碳水化合物 34g。

2. 能全素：Nutrison

【作用特点】肠内营养制剂。

【适应证】适用于经口摄食不足，存在胃肠道功能或部分胃肠道功能的患者。

【点评】无渣配方，不含膳食纤维，可用于胃肠道术前营养支持。碳水化合物供能比低（48%），但主要来源于麦芽糊精，不建议广泛用于糖尿病患者。

【剂型规格】粉剂：320g/罐。

【用法】每43g（9量勺）加入200mL温水可配制200mL溶液（1kcal/mL），管饲或口服提供能量200kcal，蛋白质8g，脂肪7.8g，碳水化合物24.2g。

（二）混悬液

1. 能全力：Nutrison Multi Fibre ［肠内营养混悬液（TPF）］

【作用特点】肠内营养制剂，含大豆多糖纤维等六种纤维素成分，在应用过程中可减少腹泻的发生，不适用于需少渣肠内制剂的患者。可用于糖尿病患者。不适用于半乳糖血症患者及1岁以下儿童，慎用于1～6岁儿童。

【适应证】适用于经口摄食不足，存在胃肠道功能或部分胃肠道功能的患者。

【点评】含较高浓度的单不饱和脂肪酸（MUFA），应用于重症患者可有利于调节炎症及免疫状态。本品包括1.0kcal/mL及1.5kcal/mL两种剂型，较高能量密度的剂型（1.5kcal/mL）适用于需保证能量及蛋白质供给同时限制液体摄入的患者。

【剂型规格】混悬液：1.0kcal/mL及1.5kcal/mL，500mL/瓶。

【用法】管饲或口服。1.0kcal/mL制剂中，每500mL提供能量500kcal，蛋白质20g，脂肪19.5g，渗透压约300mOsm/L H_2O。1.5kcal/mL制剂中，每500mL提供能量750kcal，蛋白质30g，脂肪29.5g，渗透压约500mOsm/L H_2O。

2. 康全力：Diason

【作用特点】肠内营养制剂，碳水化合物供能比44.6%，以70%缓释淀粉和30%果糖为主，单不饱和脂肪酸（MUFA）的供能比例较高（26%），富含膳食纤维。较低能量密度（0.75kcal/mL）低渗透浓度225mOsm/L，低血糖指数（GI 17）。

【适应证】适用于有部分胃肠道功能而不能进食足量常规食物以满足机体营养需求、并且需要控制血糖水平的患者。

【点评】低GI配方，可应用于糖尿病患者。

【剂型规格】混悬液：500mL/瓶。

【用法】管饲或口服。每500mL提供能量375kcal，蛋白质16g，脂肪16g，碳水化合物42g。

3. 康全甘：Nutrison MCT ［肠内营养混悬液（TP－MCT）］

【作用特点】肠内营养制剂，含较高比例MCT，占脂肪总量60.5%，可快速消化吸收，直接氧化供能，减轻肝脏负担；含有较高浓度的胆碱可促进脂肪消化吸收利用。无渣，无膳食纤维，可适于术前营养支持。能量密度1.0kcal/mL。

【适应证】适用于肝胆功能障碍及胆盐缺乏、胰酶缺乏、淋巴转运异常等脂肪消化吸收不良患者。

【点评】高蛋白、高MCT、高胆碱配方。

【剂型规格】混悬液：500mL/瓶。

【用法】管饲或口服。每500mL提供能量500kcal，蛋白质25g，脂肪16.7g（MCT 10.1g），碳水化合物63g。

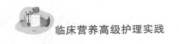

（三）乳液

1. 瑞代：Fresubin Diabetes

【作用特点】肠内营养制剂。碳水化合物来源于70%缓释淀粉（木薯淀粉及玉米淀粉）及30%果糖，功能比53%。含膳食纤维，低钠，低胆固醇，能量密度0.9kcal/mL。

【适应证】适用于有胃肠道功能或部分胃肠道功能的糖尿病及糖耐量异常患者。

【点评】经高温酸化处理后的木薯淀粉及玉米淀粉可聚集成脂类－淀粉复合物，降低淀粉酶水解和消化道吸收的速度从而降低餐后血糖水平，血糖指数较低。

【剂型规格】乳剂：500mL/瓶。

【用法】管饲或口服。每500mL提供能量450kcal，蛋白质17g，脂肪16g，渗透浓度约320mOsm/L。

2. 瑞能：Supportan

【作用特点】肠内营养制剂，低碳水化合物，高脂肪含量（供能比50%，1/3位MCT），高能量密度（1.3kcal/mL），$\omega-3$脂肪酸含量较高，含优质膳食纤维，低乳糖。

【适应证】适用于恶性肿瘤患者，以及对脂肪或$\omega-3$脂肪酸需要量增加的人群。

【点评】含丰富$\omega-3$脂肪酸及强化维生素A、C、E、锌、硒等微量元素，具有抗氧化，调节免疫及炎症状态的作用。高脂、低碳水化合物配方，有益于减少COPD患者的CO_2潴留。

【剂型规格】乳剂：200mL/瓶。

【用法】管饲或口服。每200mL提供能量260kcal，蛋白质11.7g，脂肪14.4g，渗透浓度约350mOsm/L。

3. 瑞素：Fresubin

【作用特点】肠内营养制剂，无渣，含MCT（提供11%的能量），低乳糖，低钠，低胆固醇，能量密度1.0kcal/mL。

【适应证】无膳食纤维，可适用于胃肠道管腔狭窄、肠瘘患者或结肠镜术前肠道准备者。

【剂型规格】乳剂：500mL/瓶。

【用法】管饲或口服。每500mL提供能量500kcal，蛋白质19g，脂肪17g，渗透浓度约250mOsm/L。

4. 瑞高：Fresubin 750 MCT

【作用特点】高能量高蛋白型浓缩营养配方，含较高比例的中链脂肪酸MCT（3.3g/100mL，提供近20%的能量）。谷氨酰胺和谷氨酸含量较高（1.44g/100mL），利于肠黏膜屏障维持。高能量密度（1.5kcal/mL）。无膳食纤维，无渣。

【适应证】适用于有高氮需求的高分解代谢患者如烧伤、感染、外科手术后患者，或需要高蛋白高能量摄入同时液体摄入量受限的患者。

【剂型规格】乳剂：500mL/瓶。

【用法】管饲或口服。每500mL提供能量750kcal，蛋白质37.5g，脂肪29g（MCT 16.5g），渗透浓度约300mOsm/L。

常见的市售肠内营养制剂的比较见表5-2。

表 5-2　常见的市售肠内营养制剂的比较

药品名称	肠内营养粉剂	肠内营养混悬液	肠内营养混悬液	肠内营养混悬液	肠内营养乳剂	肠内营养乳剂	肠内营养乳剂	肠内营养混悬液	肠内营养乳剂	肠内营养粉剂
缩写	AA	SP	TPF	TPF-DM	TPF-D	TPF-T	TP-HE	TP-MCT	TP	TP
商品名	维沃	百普力	能全力	康全力	瑞代	瑞能	瑞高	康全甘	瑞素	营养粉
规格（mL）	80.4g/袋	500	500	1000	500	200	500	500	500	400g/桶
生产厂家	雀巢	纽迪希亚	纽迪希亚	纽迪希亚	华瑞	华瑞	华瑞	纽迪希亚	华瑞	雅培
类型	氨基酸型	短肽型	整蛋白型	整蛋白型	整蛋白型	整蛋白型	整蛋白型	整蛋白型	整蛋白型	整蛋白型
渗透压（mOsm/L）	610	470	300	225	320	350	300		250	379
能量密度（cal/mL）	1	1	1.5	0.75	0.9	1.3	1.5	1	1	1.06
碳水化合物（g）	61.7	88	92.5	84	60	20.8	85	63	69	60.7
碳水化合物来源	麦芽糖糊精、食物淀粉	麦芽糊精	麦芽糊精	木薯淀粉和果糖					麦芽糊精	水解玉米淀粉、蔗糖
碳水化合物组成			糖7.5g 多糖83g 乳糖<0.185g		糖17.5g		糖5g 乳糖≤0.3g		糖2.5g 乳糖≤0.05g	
脂肪（g）	0.9	8.5	29.2	32	16	14.4	29	16.7	17	15
脂肪来源		植物油	植物油						植物油	玉米油
脂肪成分组成			饱和2.2g 多不饱和9.2g $\omega-6$：$\omega-3$=5:1		饱和2.5g 必需9.5g		饱和17.5g 多不饱和8g MCT16.5g	MCT10.1g	饱和8g 多不饱和6.5g MCT6g	

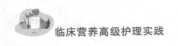
药品名称	肠内营养粉剂	肠内营养混悬液	肠内营养混悬液	肠内营养混悬液	肠内营养乳剂	肠内营养乳剂	肠内营养乳剂	肠内营养混悬液	肠内营养乳剂	肠内营养粉剂
亚油酸（g）	0.6									8.7
蛋白质（g）	11.5	20	30	32	17	11.7	37.5	25	19	15
蛋白质来源	水解乳清蛋白	酪蛋白						牛奶蛋白	酪蛋白	酪蛋白大豆蛋白
碳水化合物；脂肪；蛋白质		49%；35%；16%	44.6%；38.3%；17.1%	53%；32%；15%			45%；35%；20%	50%；30%；20%	55%；30%；15%	54%；31.8%；14.2%
膳食纤维（g）		7.5	15	7.5	2.6					

关键知识点

1. 肠内营养制剂定义、适应证、途径。
2. 肠内营养制剂常用分类：整蛋白、氨基酸、短肽型制剂。
3. 肠内营养制剂配方功效：蛋白质、脂肪、碳水化合物、膳食纤维。
4. 疾病特异性的肠内营养制剂选择。

第六章　营养支持治疗实施与监测

第一节　肠内营养实施

 学习目标

- 掌握肠内营养的适应证与禁忌证。
- 了解肠内营养的途径。
- 掌握肠内营养实施。
- 熟悉肠内营养实施评估与注意事项。

不管是肠内营养还是肠外营养，均应遵循营养筛查—评估—制订方案的营养诊疗流程。在运用相关营养筛查量表进行筛查后，确认患者存在营养风险或已存在营养不良，需要进行营养支持。同时详细收集和整理有关患者病史、体格检查、人体学测量、实验室检查等数据、其他测试进行进一步的营养评定，完成患者的能量及营养素需求预评估。接下来就是营养支持途径的确立，评估是否可经口进食，经口进食是否能满足生理需要，进一步评估胃肠功能确定是否使用肠内营养治疗，是鼻胃管还是鼻空肠管，是胃造瘘还是空肠造瘘，甚至启用肠外营养等。

如果患者胃肠道功能存在，但不能或不愿进食以满足自身营养需求时，就应考虑通过各种途径给予肠内营养。

一、肠内营养支持的适应证和禁忌证

【肠内营养适应证】

原则上，肠内营养的可行性取决于胃肠道的动力功能及消化吸收功能。但如果胃肠道功能受损，有时可给予特殊的肠内营养制剂，如肽类配方可以克服胃肠道的不耐受性，又可避免使用肠外营养。具体适应证如下：

（1）进食量不足：此类患者是胃肠功能正常、但营养摄入不足或不能摄入：

①经口进食困难：由严重溃疡炎症、手术、肿瘤等引起的咀嚼、吞咽障碍，或由神经系统疾病导致意识障碍或昏迷、严重恶心、呕吐、神经性厌食等引起的无法正常进食。

②经口进食量不能满足营养需要：因疾病导致营养素需求量增加，但进食量不足，如大面积烧伤、创伤、脓毒血症、甲亢等。

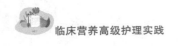

（2）消化吸收代谢障碍：肠内营养有利于肠道的代偿性增生与适应，可以防止肠道黏膜萎缩、改善肠黏膜屏障功能、防止菌群移位。

①消化道存在结构或功能上的病变：如炎症性肠病、短肠综合征、消化道瘘、吸收不良综合征、胃瘫、急性胰腺炎恢复期等，可以通过选择合理的途径来给部分有功能的肠道提供营养支持。

②胃肠功能基本正常，但伴有其他脏器功能不良：如肝肾衰竭、先天性氨基酸代谢缺陷病等，可以选择特殊疾病型的营养制剂。

③手术患者术前肠道准备及术后营养支持。

（3）其他：其他可引起营养风险或常伴营养不良的病症，如肿瘤放/化疗、慢性肾功能衰竭、糖尿病、慢性阻塞性肺疾病、心功能衰竭等。凡是预计短期内经口进食量无法满足目标需要量者，只要肠道能够耐受，都应该首选肠内营养支持。肠内营养还可作为肠外营养的补充或向正常饮食的过渡。

【肠内营养禁忌证】

肠内营养的绝对禁忌证是肠道完全性梗阻，下列情况不宜应用肠内营养：

（1）重症胰腺炎急性期。

（2）由于衰竭、感染等严重应激状态，存在血流动力不稳定患者。

（3）上消化道活动性出血且出血量大。

（4）手术后消化道麻痹所致的肠功能障碍，或者其他原因导致完全性肠梗阻、肠道缺血及胃肠蠕动严重减慢：易导致肠管过度扩张，肠道血运恶化，甚至肠坏死、肠穿孔。

（5）小肠广泛切除4～6周以内。

（6）无法经肠道给予营养，如严重烧伤、多发性创伤；高流量的小肠瘘。

（7）顽固性呕吐、腹膜炎、严重腹胀或腹腔间室综合征：易导致腹腔压力增加，返流及吸入性肺炎的发生率增加，呼吸循环功能进一步恶化。严重腹胀腹泻经一般处理无改善者。

（8）年龄小于3个月的婴儿。

（9）有可能增加机会性感染情况则为管饲相对禁忌证，如上颚——面部手术或抗肿瘤治疗。

（10）从伦理方面的考虑，如临终关怀。

下列情况应慎用肠内营养支持：

（1）严重吸收不良综合征及长期少食衰弱的患者。

（2）小肠缺乏足够吸收面积的肠瘘患者。

（3）严重代谢紊乱的患者。

（4）对适应证不确定的病例，可考虑短期试用。

二、肠内营养的实施

肠内营养的投给方法有口服和管饲。肠内营养的实施患者常不能或不愿口服，或口服量不能达到治疗剂量，因此 EN 的实施基本上均需经导管输入。目前喂养管放置技术包括鼻胃置管、鼻十二指肠/空肠置管、术中胃造口术、术中空肠造口术、经皮内窥镜胃造口术（PEG）和经皮内窥镜空肠造口术（PEJ/PEGJ）。近年来，国内开展空肠穿刺置管（NCJ）方法，可与手术同时进行，损伤小，简单易行。而 PEG 和 PEJ/PEGJ 可在床旁、非开腹手术完成。

营养液的输入应缓慢、匀速，常需用营养泵控制输注速度。为使肠道适应，初用时可稀释成 12% 溶液，以 50mL/h 速度输入，每 8～12h 后逐次增加浓度及加快速度，3～4d 后达到全量，即 24% 100mL/h，一天总液体量约 2000mL。营养液宜加温至接近体温。

【肠内营养支持的实施——口服途径】

由于经口服的肠内营养能刺激具有抗菌作用的唾液分泌，故优于管饲营养。口服营养制剂可提供患者所需的全部营养，更普遍的是在患者不愿进食或摄入不足时，作为饮食的补充。是否选择口服肠内营养制剂，主要取决于有无吞咽能力和食管、胃肠道是否梗阻。

研究显示术后补充口服营养制剂，可以减缓体重下降、提高肌肉强度和减少术后并发症。对那些本来就有营养不良的患者，出院后继续补充营养，有更好的长期效果。对股骨骨折所致的营养不良患者以及老年人也有好处。

此外，口服营养制剂不应替代或减少患者主动的正常饮食。营养制剂的口味仍是影响口服效果的重要问题。虽然使用口服营养剂会占用医务人员较多的时间，但却避免了使用管饲所发生的相关问题。

【肠内营养支持的实施——管饲途径】

肠内营养与肠外营养相比同样有效，但更符合生理，花费更低。根据患者原发病病程、需要肠内营养的持续时间以及喂养管的应用习惯，可决定实施肠内营养的途径。

1. 管饲适应证

应用鼻胃管和鼻肠管的适应证包括那些因神经或精神障碍所致的进食不足及因口咽、食管疾病而不能进食者。烧伤患者、某些胃肠道疾病、短肠及接受化放疗的患者也可以考虑使用。另外，此种方法亦可用于由全肠外营养过渡至肠外加肠内营养，以及由肠内营养过渡至自主经口进食时。

2. 管饲禁忌证

严重的胃肠功能障碍是管饲的禁忌证。当胃排空障碍时（常见于术后患者），通过直接插管至小肠喂饲可降低恶心、呕吐和急性胃扩张的风险。这种方法需要借助透视或内镜，将鼻饲管置入小肠（鼻十二指肠管、鼻空肠管）。

三、肠内营养的途径

肠内营养的途径很多，具体要看胃肠道的病理情况、预计应用管饲的持续时间和最适合的患者的途径而定，肠内营养置管可以分为无创置管和有创置管（图 6-1）。

无创置管（适用于短期即少于 4 周肠内营养支持）：鼻胃管、鼻十二指肠管和鼻空肠管。

有创置管（适用于需长期营养支持）：食管造口术、经皮内镜下胃造瘘（PEG）、经皮内镜下空肠造瘘（PEJ）、手术放造瘘管。

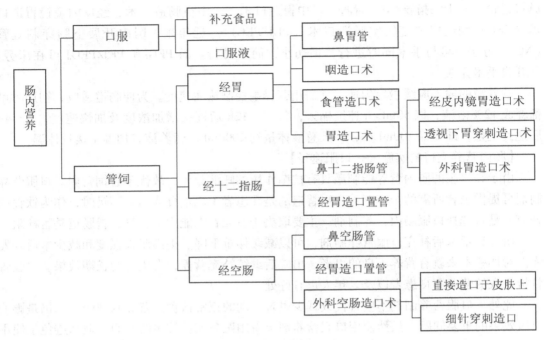

图 6 - 1　肠内营养的途径

四、肠内营养实施评估与注意事项

【喂养前评估内容】未进食时间、疾病类型、管道位置、胃肠道适应性、肠内营养给予方式及预期结果。

【管饲方式】

（1）推注法：连接管饲注射器，200～300mL/次，每日 4～5 次，缓慢推注。

（2）重力滴注：滴注管与胃管连接，靠重力缓慢滴注，每日 2～3 次。

（3）喂养泵滴注：滴注管嵌入营养泵内，连续营养泵滴注，可持续 16～24h。

【原则：把握好六个"度"】

（1）浓度：从低到高，渗透压小于 300mOm/L 有益于耐受。

（2）速度：从慢到快，泵输注速率空肠 20～100mL/h，胃 50～150mL/h。

（3）温度：38～40℃。

（4）洁净度：洗手器具及卫生，避免过度使用抗生素。

（5）适应度：根据胃肠功能，选择合适的剂型。

（6）角度：患者以半卧 35°～45°体位为宜，减少误吸或呕吐。

【管饲药物注意事项】

（1）不要将药物直接与肠内营养液混合。

（2）将所有药物分开压碎、溶解或稀释。

（3）用药前才将药物研碎。

（4）分别给药，前后用温开水 20mL 冲管。

（5）尽量用液体药物。

关键知识点

> 1. 肠内营养具有更符合生理、有利于维持肠道黏膜细胞结构和功能完整性、并发症少且价格低廉等优点，因此只要患者存在部分胃肠道消化吸收功能，就应尽可能考虑肠内营养。
>
> 2. 肠内营养支持途径的选择应具体视潜在病理情况、预计应用持续时间和患者偏好而定。
>
> 3. 注意肠内营养并发症：①胃肠功能障碍；②感染性并发症；③代谢性并发症；④机械性并发症。

第二节　肠外营养实施

 学习目标

- 掌握肠外营养的适应证与禁忌证。
- 掌握肠外营养输注常见并发症与预防。
- 了解肠外营养的配方与成分。
- 熟悉肠外营养实施评估监测与注意事项。

自 20 世纪 60 年代美国外科医生首先经中心静脉置管将肠外营养支持治疗应用于临床以来，世界各地大中型医院相继开展了这项技术和相关研究。随着医学水平的不断提高，肠外营养技术也逐步得到推广和深化。目前，这种有效的治疗手段已广泛应用于外科、内科、重症医学科、妇产科及儿科等临床科室。但是随着应用的日益广泛和研究的深入，也发现肠外营养治疗仍存在较多的不完善之处。

一、肠外营养的适应证

按疗效显著程度可将适应证分为以下几类：

（一）疗效显著的适应证

（1）胃肠道梗阻，如贲门癌、幽门梗阻、高位肠梗阻、新生儿胆道闭锁等。

（2）胃肠道吸收功能障碍

①广泛小肠切除术后（短肠综合征）：切除 70% 以上小肠的患者，短期内很难经胃肠道吸收充足的营养物质。而过早进行肠内营养输注也极易造成严重腹泻，导致电解质紊乱、营养不良以致死亡。因此在手术后应进行肠外营养，以避免营养不良的发生。通常来说，广泛小肠切除术后，剩余肠管会代偿性增生，增强对食物的消化吸收能力，满足机体的代谢需要，但这过程需 2～3 年。切除 70%～80% 小肠的患者，其胃肠功能最终可以代

偿，甚至过渡到正常饮食；但是超过80%小肠被切除者，其胃肠功能难以完全代偿，需要终生由肠外营养提供全部或者部分营养物质，补充胃肠道吸收功能的不足。

②小肠疾病：一些疾病可影响小肠的运动与吸收功能，如系统性红斑狼疮、硬皮病、其他类胶原血管病、口炎性腹泻、不宜手术的小肠缺血、多发肠瘘、广泛的不易手术切除的克罗恩病等。这些患者可依靠肠外营养治疗维持良好的营养状态，家庭肠外营养治疗的推广，可提高其生活质量。在心源性休克及其他低血压状态下，小肠灌注降低，可导致小肠蠕动功能减退，肠内营养可能引起坏死性小肠结肠炎，此时肠外营养更为优选。

③放射性肠炎：严重的放射性肠炎可导致小肠的纤维化和狭窄，使小肠消化吸收功能严重减退，且这种状况难以逆转。

④严重腹泻：各种病因导致的严重腹泻，在有条件恢复经口进食之前，均应给予肠外营养治疗。对于长期慢性的严重腹泻患者，可推广家庭肠外营养治疗。

⑤顽固呕吐：各种原因导致的长期顽固性呕吐，在呕吐原因未明及未能有效控制的情况下，需要肠外营养治疗维持患者的营养状况。如化疗引起的严重呕吐患者，持续时间较长，也应给予肠外营养。

（3）大剂量放化疗或接受骨髓移植患者。这类患者常因为治疗而产生恶心、呕吐、食欲不振及腹泻等导致摄入不足。肠外营养治疗可维持患者营养状况，使患者能够接受大剂量放化疗，而不受其胃肠道副作用的影响。

（4）严重营养不良伴胃肠道功能障碍。严重营养不良患者本身也可导致胃肠道萎缩、功能障碍，肠外营养治疗可更好地满足机体营养需要，同时保证胃肠道休息，逐步恢复再过渡到肠内营养。

（5）重症急性胰腺炎。重症急性胰腺炎治疗包括胃肠减压、消化道休息和抑制胰腺消化液分泌等。此类患者需要较长时间禁食，因此可尽早实施肠外营养治疗。由于特殊医学配方食品的发展，急性重症胰腺炎患者可留置鼻空肠管，在血流动力学稳定后在肠道内给予预消化，肠内营养制剂对胰腺的消化液分泌并无刺激，且不增加胃肠道负担，因此尽早开展肠内营养在重症急性胰腺炎患者逐渐成为主流治疗选择。

（6）严重的分解代谢状态，伴有或不伴有营养不良，而胃肠道5～7天得不到利用处于严重分解状态的患者。如大面积烧伤、严重复合伤、破伤风、大范围手术、脓毒血症等。由于处于强烈的应激状态，代谢旺盛，而消化道功能抑制。此时应用肠外营养治疗，对患者恢复、降低死亡率至关重要。

（二）疗效中度的适应证

（1）大的手术创伤及复合性外伤。大手术后预计胃肠道功能恢复需要约7天，应及时实施肠外营养治疗。包括全结肠切除术、全胃切除术、胰十二指肠切除术等，术后24～48小时开始肠外营养治疗，直至恢复正常饮食。

（2）中度应激。如中度手术或创伤、不超过50%体表面积烧伤、急性胰腺炎、神经系统外伤等，胃肠道功能恢复慢，可予肠外营养治疗。

（3）肠瘘。高位、高流量小肠瘘一方面食物可从瘘口流出，另一方面也导致大量消化液丢失，易造成消化吸收障碍、脱水和电解质紊乱。如伴发腹腔感染更进一步使机体耗竭。肠外营养治疗可提供充足的营养物质，使肠道休息，减少消化液的分泌和丢失，提高组织愈合能力。

（4）炎性肠病。肠外营养治疗可使临床症状明显改善，提高对药物治疗的敏感性。在炎性肠病活动期出现生长发育停滞的儿童，给予完全肠外营养后，能恢复正常的生长发育。

（5）妊娠剧吐或神经性厌食。短期的妊娠呕吐不需要营养治疗，但如呕吐持续超过5～7天，应给予肠外营养治疗。神经性厌食可引起严重营养不良，如同时肠道功能严重低下，可使用肠外营养治疗。

（6）大手术前准备或化疗前出现中度营养不良，且肠道不能接受充足的肠内营养者给予肠外营养治疗可有效地维持患者的营养状况，防止病情进一步恶化，提高手术和药物治疗的生存率。

（7）粘连性肠梗阻。术前的肠外营养可使肠道充分休息，有助于软化粘连带，缓解梗阻，或者减少手术时分离粘连的困难。

（三）无确定疗效的弱适应证

肠外营养治疗对此类患者无明确疗效，但也有可能带来部分益处，需根据临床情况而定。

（1）轻度应激及创伤的营养良好患者，其消化道功能短时间内可恢复，如小面积烧伤、轻型急性胰腺炎、局部软组织损伤等。

（2）器官移植术后恢复期。

二、肠外营养治疗的禁忌证

（1）胃肠道功能正常或者可适应肠内营养患者。

营养治疗优先考虑实行肠内营养，在评估胃肠道功能后，可进行肠内营养则尽早实施。此状态下肠外营养并无明显优势，而所有的肠外营养治疗患者都应该注意观察胃肠道功能恢复情况，及时安全地过渡到肠内营养。

（2）患者一般状况良好，预计肠内营养治疗实施不超过5天的患者。

（3）危急重患者，水电解质紊乱、血流动力学未平稳时。

（4）无明确治疗目的和治疗效果的。如多器官衰竭终末期，晚期肿瘤恶液质，各种治疗均无效果，肠外营养治疗也无明显益处。

三、肠外营养治疗的并发症及其防治

1. 机械性（导管相关）并发症

（1）空气栓塞：空气栓塞可发生在置管、输液及拔管过程中。空气栓塞的症状随吸入的空气量而异，少量者可无症状，严重者死亡率可达50%。空气栓塞在很大程度上是可以预防的，置管、输注和拔管时是关键点。

（2）静脉炎、血栓形成及栓塞：血栓静脉炎通常由输注高渗营养液引起的深静脉血栓形成。反复穿刺，长期输注静脉营养液或病情变化导致血液黏稠度增加等，也可导致深静脉血栓形成。一旦确诊血栓形成应立即拔管，并进行溶栓治疗。

（3）其他导管相关性并发症：多与操作不当有关。

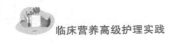

2. 感染性并发症

感染是肠外营养常见的并发症，包括局部感染和全身感染。局部感染主要见于导管穿刺点的皮肤，全身感染即导管败血症。肠外营养期间患者发生不明原因的发热、寒战，应首先考虑导管所致感染可能，应及时拔管，避免感染加重，并治疗。预防感染应注意做到以下几点：选择合适的穿刺部位，应易于护理、不影响活动；置管时严格遵守无菌操作；做好插管部位及导管护理；营养液配置要严格遵守无菌技术。

肠源性败血症：多见于长期 PN，尤其是危重患者，因肠黏膜萎缩、肠功能减退、肠菌移位，致使败血症发生率增加。防治方法包括早期肠内喂养、非营养性肠内喂养、提供益生元等。

3. 代谢性并发症

（1）糖代谢异常。

高血糖：较为常见。在感染、烧伤、手术等应激状态下，儿茶酚胺、胰高血糖素等激素大量分泌，同时还有胰岛素抵抗现象，易导致血糖升高，甚至出现高渗性非酮性昏迷。

防治方法：包括血糖监测、肠外营养中糖量逐步增加，使机体适应高糖状态，或者在早期应用胰岛素（按 4～8g 葡萄糖：1U 胰岛素）调控血糖于正常范围，<10mmol/L。

低血糖症：低血糖的发生常是由于突然中断高渗葡萄糖的输注所致，在停用 15～30 分钟即可出现低血糖的临床表现，严重者可导致休克。因此，在肠外营养治疗中不能任意突然停止葡萄糖供给；若需改变为无糖溶液时，应先使用等渗葡萄糖溶液作为过渡。

（2）脂代谢异常。

高脂血症：脂肪乳剂输入过快或者总量过多即可出现血清三酰甘油值升高或脂肪超载综合征。可引起发热、急性胃肠道溃疡、血小板减少、溶血或自身免疫性贫血、白细胞减少及肝脾肿大等表现。在接受脂肪乳 2 周以上的患者，应检测其脂肪廓清能力。当血清三酰甘油值 >4mmol/L 时，应暂停使用脂肪乳剂，直至廓清。

必需脂肪酸缺乏：婴幼儿体内必需脂肪酸贮量较少，短期无脂喂养即可发生必需脂肪酸缺乏。目前肠外营养多用脂肪乳剂，所含必需脂肪酸完全能满足机体的需要。

（3）其他并发症。

包括酸碱紊乱、微量元素缺乏、肝肾功能损害、胃肠道细菌移位等。对于需要接受肠外营养患者，应使用前检查肝肾功能，并在使用过程中监测血糖、肝肾功能、电解质、血常规、血气分析等的变化，防止代谢性并发症的发生。

四、肠外营养的停用指征

（1）肠功能恢复。

（2）经肠内营养能够满足患者对能量、氮量及营养素的需要量。

（3）出现肠外营养禁忌证时：

①肠外营养并发严重胆淤。

②高三酰甘油血症。

五、肠外营养的实施

（一）肠外营养输注途径与方法

肠外营养输注的静脉置管途径可分为周围静脉导管（PVC）与中心静脉导管（CVC）。中心静脉置管又可分为经外周穿刺置入中心静脉导管（PICC）、直接经皮穿刺中心静脉置管、隧道式中心静脉导管（CVTC）、输液港（Port）。选择何种输注途径，需考虑以下因素：患者以往静脉置管病史、静脉解剖走向、凝血功能、预计 PN 持续时间、护理环境、潜在疾病等。中心静脉置管（CVC）的应用越来越普遍，包括肠外营养液输注、血制品输注等。应用 CVC 可显著减少周围静脉穿刺次数。但不可避免地也会引起某些并发症。因此，必须由经培训的专门人员置管和维护，操作时必须严格遵守无菌操作规则。

1. 中心静脉途径

中心静脉因管径粗、血流速度快、血流量大，输入的液体很快被血液稀释，不能引起对血管壁的刺激，同时不受输液浓度、时间和 pH 的限制。对于胃肠道恢复时间长、机体能量需求增加以及有较多额外体液丢失的患者，优势更为明显。

中心静脉置管需要熟练的置管技术、严格的无菌条件，避免如气胸、导管败血症、高血糖等并发症发生。

2. 周围静脉途径

对于短期（不超过 10～14d）使用肠外营养或需要量不是很大的患者，可选择经周围静脉输注营养液。静脉炎是限制周围静脉输注的主要因素。需要注意更换输注部位、调整溶液 pH 值以及在液体中加入肝素、可的松以减少对血管内皮细胞的刺激。

3. 持续输注法

将营养液在 24 小时内均匀输入称为持续性输注法。由于对各种营养物质等量均匀输入，胰岛素分泌较为稳定，血糖波动不大。但持续的高胰岛素易促进脂肪合成，并使葡萄糖以糖原形式储存肝脏，出现脂肪肝和肝大。

4. 循环输注法

同时输注糖、氨基酸和脂肪的方法，使肠外营养输注时间由 24h 缩短至 12～18h，其优点是防止因持续输注所致的肝毒性，对于长期肠外营养患者来说，此方法患者可以白天活动，提高了生活质量。循环输注法应逐渐减少时间，以达到预期的输注时间；输注时间应逐渐变化，严密监测血糖；循环输注还必须保证液体的平衡，过多或过少都可导致不良后果。严重创伤、感染等代谢亢进患者不适合循环输注法。

【推荐意见】

（1）经周围静脉缓慢均匀输注能够耐受常规能量与蛋白质密度的肠外营养配方全合一溶液，但不建议连续输注时间超过 10～14d。

（2）经周围静脉输入出现 3 次以上静脉炎，考虑是药物所致，应采用 CVC 或 PICC 置管。

（3）成人患者中，需要综合考虑患者的病情、血管条件、可能需要的营养液输注天数、操作者资质与技术熟练程度，谨慎决定置管方式。

（4）中心静脉置管须严格按无菌操作规范进行。

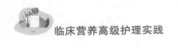

（5）预充抗生素或输液间歇期定期抗生素加肝素冲管是减少导管相关感染的有效手段。

（6）敷料一旦发生潮湿、松脱，需要及时更换。

（7）不推荐穿刺部位使用抗生素药膏，这样做反而增加真菌感染和耐药的发生，并可能破坏亚聚氨酯敷料。

（8）小剂量肝素可以有效预防导管堵塞。

（9）PICC 置管及置管后护理应由经专门培训、具有资质的护理人员进行。

（10）CVC 和 PICC 的体内最长保留时间尚无明确规定。但应当经常对穿刺部位进行监测，怀疑导管感染或其他相关并发症时，应立即拔除导管。

（二）肠外营养治疗的监测指标

患者在营养治疗期间应根据病情等对临床表现和实验室指标进行监测，见表 6－1。

表 6－1　肠外营养期间监测内容

项目		第 1 周	稳定后
摄入量	能量（kcal/(kg·d)）	qd	qd
	蛋白质（g/(kg·d)）	qd	qd
体液平衡	体重	qd～qod	biw～tiw
	水肿、脱水表现	qd	qd
	出入液量（胃肠减压、引流、尿量等）	qd	qd
其他临床体征	体温	依病情定	依病情定
	其他生命体征	依病情定	依病情定
	皮肤黄疸、淤点淤斑	qd	qd
实验室检查	血气分析	prn	prn
	血常规	biw～tiw	qw～biw
	血钠、钾、氯	biw（或调整用电解质用量后第 1d）	qw（或调整电解质用量后第 1d）
	血钙	q～biw	qw
	血磷、镁	q～qw	prn
	凝血功能	prn	prn
	肝功能	qw	qw～q2w
	肾功能	qw	qw～q2w
	血浆总三酰甘油，总胆固醇*	qw	prn
	血糖	按高血糖监测	按高血糖监测
	尿糖（无法监测血糖时）	按高血糖监测	按高血糖监测

*血脂测定标本采集前 6h 内，应暂停输注含脂肪乳剂营养液。

注：qd—每天；qod—隔天；biw—每周 2 次；tiw—每周 3 次；qw—每周；prn—必要时；

（三）肠外营养液组成和配制

1. 肠外营养液的组成及每天需要量

肠外营养液基本成分包括氨基酸、脂肪乳剂、糖类、维生素、电解质、微量元素。

（1）氨基酸。复方氨基酸注射液中必需氨基酸是制剂组成的基础，在人体合成蛋白质中起到主导作用。非必需氨基酸可选用的也有十几种，对营养生理效用也很重要，并提高了氨基酸制剂的效力。临床应用的有平衡型氨基酸制剂，如18AA、18AA－Ⅰ～Ⅴ；疾病适用型氨基酸制剂，如肝病适用型、肾病适用型、颅脑适用型、创伤适用型和肠黏膜营养型氨基酸制剂等。

肠外营养液中，成人氨基酸的供给量一般为 $0.1\sim0.2g$（氮）/（kg·d），非蛋白能量（kcal）：氮（g）达到（150～200）:1；严重应激状态、高蛋白质需要时（肝肾功能正常），非蛋白能量：氮可达到100:1。应尽可能选用所含氨基酸种类完整的平衡氨基酸溶液。对特殊疾病患者，根据其代谢特点选择适用的复方氨基酸溶液。

（2）脂肪乳剂。脂肪乳剂按其中三酰甘油所结合的脂肪酸长短分为长链脂肪乳剂（LCT）和中链脂肪乳剂（MCT）。将一定量的中链和长链脂肪乳剂进行物理混合形成的脂肪乳剂为混合型中/长链脂肪乳剂；也有通过化学反应随机结合和不同含量结合的结构型中/长链脂肪乳剂。临床常见使用的产品有：长链脂肪乳注射液、中/长链脂肪乳注射液、$\omega-3$ 鱼油脂肪乳注射液。

根据患者脂肪的耐受性，脂肪所提供的能量可占非蛋白能量的30%～50%。成人常用剂量为 $1.0\sim1.5g/$（kg·d）。10%制剂开始10min内输注速度应为20滴/min，然后逐渐增加，可以在4h以上输注500mL。20%者开始30min内输注速度同10%者，可以在8h以上输注500mL。最好能够24h均匀输注。

（3）糖类。糖类是营养治疗的重要热源之一，以葡萄糖最常用。

推荐成人葡萄糖的最大输注速度为 $4mg/$（kg·min），故应在临床中控制输注速度或同时使用胰岛素。根据肠外营养输注途径，决定"全合一"营养液中的输注浓度。经周围静脉输注，葡萄糖含量（质量分数）不超过10%。

（4）电解质。电解质应每天供给，推荐需要量见表6-2、表6-3。

表6-2 人体正常需要量和常用维持补液电解质含量

	液量/mL	Na^+/mmol	K^+/mmol
60kg成人生理需要量	2100～2400	80～120	40
复方糖电解质注射液	2000	100	40
5% GNS	2000	308	－
10% GS	2000		－

表 6 - 3　几种常用输液的电解质含量

	Na^+/(mmol/L)	K^+/(mmol/L)	Cl^-/(mmol/L)	Ca^{2+}/(mmol/L)	HCO_3^-/(mmol/L)
血浆	142	4	103	2.25	27
乳酸林格液	130	4	109	1.5	28
林格液	147	4	155	2.25	–
复方电解质输液	60	25	49	–	25

（5）维生素。肠外营养治疗时应根据需要补充多种维生素，包括 4 种脂溶性维生素和 9 种水溶性维生素。日常推荐维生素摄入量见表 6 - 4。

表 6 - 4　每天维生素推荐摄入量

维生素名称	单位	RNI，AI	UL
维生素 A（视黄醇）	μgRE	800，700	3000
维生素 D（维生素 D3）	μg	5	20
维生素 E（α - 生育酚）	mg	14 *	800（美国标准）
维生素 K1	mg	0.12	
维生素 B1（硫胺素）	mg	1.4，1.3	50
维生素 B2（核黄素）	mg	1.4，1.2	
维生素 B6（吡哆醇）	mg	1.2 *	100
尼克酸	mg	14，13	35
维生素 B12	μg	2.4 *	
叶酸	μg	400	1000
生物素	μg	30 *	
维生素 C	mg	100	1000
泛酸	mg	5.0 *	

* 为 AI 值；Δ 前后数值分别为男性、女性的需要量；1μgRE = 3.33U 维生素 A = 6μg，β - 胡萝卜素；1μg = 40U 维生素 D；

（6）微量元素。日常推荐微量元素摄入量见表 6 - 5，临床一般应用微量元素的混合制剂。

表 6 - 5　每天微量元素推荐摄入量

元素	单位	RNI，AI	UL
锌	mg（μmol）	15.5，11.5	45，37
铜	mg（μmol）	2.0 *	8.0
铁	mg（μmol）	15，20 *	50，50
锰	mg（μmol）	3.5 *（美国 AI 2.0～5.0）	

续上表

元素	单位	RNI, AI	UL
硒	μg（μmol）	50	400
铬	μg（μmol）	50 *	500
钼	μg（μmol）	60 *	350
碘	μg（μmol）	150	1000
氟	mg（μmol）	1.5 *	3.0

＊ 为 AI 值；Δ 前后数值分别为男性、女性的需要量。

2. 药物配伍禁忌

（1）胰岛素：通过添加胰岛素，能够有效控制大多数肠外营养治疗患者的血糖水平。

胰岛素加入输注袋内，因被输注袋吸附而丢失约 30%。因此，胰岛素宜在营养液输注前加入，以避免输注袋吸附而丧失活性。

（2）肝素：肝素具有抗凝作用，可减少静脉输注管道堵管发生率；并有促进肝脏蛋白酯酶活性的作用，可能具有减少 PN 相关胆淤发生率的潜在作用。

但是，药物配伍研究证实，在含钙的"全合一"肠外营养液中添加肝素，可导致脂肪乳剂颗粒破坏。因此，不建议在"全合一"营养液中常规添加肝素。

若通过"Y"型管同时输注"全合一"营养液和肝素，肝素浓度在 0.5～1U/mL，可最大化减少两者的接触时间，以降低营养液的稳定性影响。

3. 药物相容性

肠外营养液的稳定性受多种因素的影响，包括配置步骤、温度、pH 和渗透压等；各种营养素中，又以脂肪乳剂和维生素的稳定性最易受影响。

结晶氨基酸因其本身结构可接受或放出 H^+，形成正或负分子而具有缓冲能力。在高于氨基酸等电点的 pH 环境中，氨基酸分子带负电荷；反之，带正电荷。精氨酸、组氨酸均为带正电荷的氨基酸。

脂肪乳剂中的脂肪颗粒平均直径为 0.4μm，呈水包油状态，因表面带负电荷而相互排斥分离，当电位在 −30mV 时较为稳定，电位高于 −14mV 时可发生凝聚。

维生素 A、维生素 B2、维生素 B6 暴露于日光下很快分解，维生素 C 可与水溶液中的溶解氧反应而被氧化，若仅将水溶性维生素与葡萄糖（pH4.19～5.19）合用，易发生因 pH 下降而导致的氧化，故应避免。电解质溶液多呈酸性，含一价或二价阳离子。

现有的各种肠外营养制剂中，除脂肪乳剂、维他利匹特的 pH 略偏碱性外，其余多偏酸性，仅微量元素制剂酸度（pH1.5～2.5）。葡萄糖制剂随浓度递增，其 pH 变化不大，渗透压则随浓度增加而上升，但并不呈比例增加。每增加 10% 含量，渗透压增加 500～550mOsm/L。氨基酸制剂的渗透压因组分的不同，跨度较大（550～1150mOsm/L）；除个别电解质（如氯化钾）和维生素（如维他利匹特、水乐维他）外，多种维生素、电解质、微量元素的渗透压都较高（多在 2000～4000mOsm/L）。

"全合一"营养液配制后随贮存时间的延长或环境温度增高，溶液中的葡萄糖可发生部分降解，引起 pH 下降；维生素的效价也会随贮存时间的延长而衰退；溶液中脂肪颗粒的大小是衡量稳定性的重要指标，若氨基酸浓度过低，或渗透压过高，或阳离子过多，都

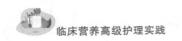
可能导致凝乳或分层；不建议在营养液中添加营养素之外的任何药物。

"全合一"的建议配制步骤：电解质、微量元素、水溶性维生素加入葡萄糖或氨基酸；磷酸盐加入另一瓶氨基酸；脂溶性维生素加入脂肪乳剂；上述 3 种有添加剂的溶液经 3L 输液袋混合时，宜先将葡萄糖与氨基酸混合，再与脂肪乳混合。

"全合一"混合液中应包含足量的氨基酸；葡萄糖的最终含量应小于 25%；一价阳离子浓度应小于 150mmol/L，二价阳离子浓度应小于 5mmol/L；用于周围静脉输注时渗透压应小于 850mOsm/L，经中心静脉输注时渗透压应小于 1200mOsm/L；总液量应在配制 24h 内输注完，建议现用现配或 4℃保存。配制过程中避免将电解质、微量元素液直接加入脂肪乳剂内，磷制剂和钙制剂未经充分稀释不能直接混合。

有关营养制剂间的相容性，除根据文献资料和常规经验外，避免在肠外营养液中加入其他药物，除非已经过配伍验证。除水溶性维生素外，其余营养成分冻干粉针剂型因其化学性质不稳定应避免加入，除非已经过配伍验证。

关键知识点

1. 肠外营养治疗时临床营养支持的重要组成部分，作为手术的辅助治疗能较快改善患者营养状况，促进免疫恢复，减少术后并发症。

2. 肠外营养常见并发症除机械性并发症、感染性并发症、代谢性并发症外，还应警惕长期禁食导致肠黏膜正常结构和功能遭破坏引发的胃肠道并发症。

3. 肠外营养制剂比普通输液制剂有更高的要求：pH 值应调整在人体血液缓冲能力范围内；适当的渗透压；无菌、无热原；微粒最大直径不超过 10mm；无毒性；相容性、稳定性良好；使用方便、安全。

第三节　肠内营养并发症与防护

 学习目标

- 掌握常见肠内营养并发症。
- 掌握常见肠内营养并发症后的预防和处理。

一、肠内营养常见并发症

肠内营养（enteral nutrition，EN）常见的并发症包括：腹泻、腹胀、恶心、呕吐等胃肠道不耐受症状。肠内营养最危险的并发症是误吸导致吸入性肺炎。此外，喂养量不足或过量，还会导致营养不良或再喂养综合征。最后，喂养管的堵塞、脱落与护理不当有关。在严格按照肠内营养适应证，规范操作，加强观察及动态监测，大多数并发症是可预防的。

1. 胃肠道并发症及防护

胃肠道并发症（gastrointestinal complication），为最常见的并发症，主要表现为恶心、呕吐、腹胀、腹泻、便秘、倾倒综合征等。

（1）恶心（nausea）和呕吐（vomiting）：由较多原因引起的，如与肠内营养配方及选择有关，营养制剂气味难闻；营养液输注速度过快、温度过低；营养制剂的高渗状态导致胃潴留；营养制剂中乳糖含量高，脂肪的比例和含量过高；患者对乳糖不耐受、胃肠道缺血、肠麻痹、胃十二指肠周围炎症均可导致。

为有效防止恶心和呕吐，用输液泵调控输注速度及控制营养制剂的浓度和温度很重要。①输注速度刚开始在胃内选择为50mL/h，在小肠内为25mL/h，以后每日增加25mL/h，宜从小量开始，6～7天内达到全量（1500kcal/d），某些药物应稀释后再输注，温度最好为30～40℃，可用加热器持续加热。②胆道和胰腺疾病患者应使用低脂的肠内营养制剂。③避免营养液污染变质，应现配现用，保持无菌，每天更换输注管、袋或瓶。④鼻饲前抬高床头30°～45°，检查胃内残留量，如胃内残留液大于100～150mL，应减慢或停止输注，并及时处理。⑤营养泵：应购买性能好的泵，并遵循制造商建议的泵的使用和维护，确保机构生物医学工程部门根据制造商的建议，定期测试泵是否继续满足准确性，以及警报是否发挥功能。

（2）腹泻：表现为排稀便或水样便，肠鸣音亢进、排便＞3次/天，其主要原因：全身情况的改变或乳糖酶的缺乏，影响肠道的吸收能力；营养制剂高渗、过浓或开始输注的速度太快，导致患者肠腔渗透压增加，阻碍水和电解质的吸收而导致腹泻；外源因素（营养制剂被污染产生细菌毒素，使用广谱抗生素及山梨糖醇的长期使用）和内源因素（肠腔内胆酸和脂肪酸的改变）。预防腹泻的发生，应选用无乳糖的营养制剂，并给患者口服胰酶，可以防止因缺乏乳糖酶和脂肪酶而导致的腹泻；含益生菌、小肽类及整蛋白的EN制剂也能预防腹泻发生；调整肠内营养制剂的浓度，改变营养制剂的渗透压；如果腹泻的原因一直未查清，且一直未能有效控制，应改用全肠外营养后再观察。不主张长期用止泻药，以免延误病情。

（3）腹胀、便秘：主要原因有肠道脱水，粪便干结，肠梗阻与肠麻痹。多发生在60岁以上的老人，年龄越大消化系统越趋于老化，消化道黏膜萎缩，胃肠功能减弱，加之长期卧床，食物排泄慢，产生胃肠道菌群失调，肠道积气造成腹胀。体格检查可见腹部膨隆，叩诊有鼓音。胃潴留患者可以监测胃残余量（gastric residual volume，GRV），GRV是反映胃肠道运动尤其是胃排空障碍的参数，当GRV＞200mL时可使用促胃动力药物如红霉素等改善患者的胃肠道消化吸收功能。腹胀的患者可给予热敷、按摩腹部，以增强胃肠蠕动，促进排气、排便，减轻腹胀。其次还可通过中频脉冲电治疗或针灸（1～2次/天，20min/次），同时给予胃肠动力药如维生素B1肌注，增强疗效。可经口服营养补充的患者鼓励进食纤维丰富的食物，保持大便通畅，鼓励患者多下床活动，建议每日运动6000步以上。鼻饲患者每次鼻饲前必须要回抽测定有无残留食物。

对于肠内营养患者，指导患者注意养成良好的排便习惯，嘱患者尽可能在每日早晨排便，因早餐后易引起胃一结肠反射，此时训练排便易建立条件反射，即使无便意，也应坚持每日去厕所蹲10～20min，日久便可建立定时排便的习惯，排便时要注意力集中，不要在厕所里看书报、抽烟或思考问题。嘱患者平时有便意时不要克制和忍耐，要立即去排便。为患者提供隐蔽的排便环境，在床上排便的患者要做好其心理护理，保护患者的隐私，处理好排泄音和臭味，便器的保温、舒适物品的应用都要适合患者。保持一定的活动量，适当地增加运动量，可促进直肠供血及肠蠕动，因而有利于排便。运动的内容和方法应根据性别和体力等情况综合考虑，如散步、跳绳等。卧床的患者先听诊有无肠鸣音，要定时给予腹部按摩，由护士操作或指导患者自己进行，按摩时可用双手示指、中指无名指重叠在腹部，按肠走行方向，由结肠向横结肠、降结肠至乙状结肠做顺时针环行按摩，每日 2～3 次，每次 15～20min，可起到刺激肠蠕动、帮助排便的作用。另外，做便秘医疗体操和便秘腹式呼吸运动也可帮助排便。护士应每天记录患者大便情况，通过临床分析判断排除手术及禁食异常情况等，超过三天无大便者应告知医生，遵医嘱使用开塞露纳肛或者使用通常便的药物如杜密克。

2. 代谢性并发症

（1）输入水分过多。常见于心、肾及肝功能不良患者，特别是老年人。为避免输入水分过多，应从小剂量、低速度开始，并加强监测。

（2）脱水。最常见的是高渗性脱水，气管切开、昏迷和虚弱的老年患者应用高渗和高蛋白肠内营养制剂更容易发生脱水。为避免患者发生高渗性脱水，对于需要手术治疗的重症患者，在围手术期应尽早给予肠内营养支持，不要一次性地应用高渗和高蛋白配方。脱水一旦发生，除适当地在肠内营养制剂中加入水分外，更重要的是监测血浆电解质。

（3）非酮性高渗性高血糖。主要发生在糖尿病急性发作期或过去有过隐性糖尿病的患者，营养制剂中葡萄糖的浓度太高、输入速率过快也可能发生，并可引起肝脂肪变性。以预防为主，选择适合糖尿病患者的营养制剂，可定时监测血糖，对接受肠内营养的高血糖或者糖尿病患者应 4～6h 监测血糖波动情况，一旦发生，用外源性胰岛素来控制血糖，遵医嘱予皮下注射胰岛素，待血糖稳定在 13.9mmol/L 以下后，记录评估后再重新给予肠内营养。予健康教育指导，告知患者高血糖可引起周围神经病变等及术后影响伤口愈合出现吻合口瘘等并发症。

（4）血浆电解质和微量元素失衡。如发生高/低钾血症、高/低钠血症、高/低磷血症等。最常见是高血钾，主要原因是营养制剂中钾含量过高，或者肾功能欠佳。还有患者会因用比较大剂量胰岛素，当大剂量胰岛素进入人体，会导致机体细胞内外的钾离子发生偏移，钾离子会随着血糖一起进入到组织的细胞内，而未及时补充营养制剂中的钾而引起低血钾。定期测定血中电解质的含量，观察患者有无焦虑、精神不安、软瘫不愿意下床活动。一旦发现，可遵医嘱口服或者静脉补充，比较容易纠正。

（5）肝功能异常。在给予肠内营养时，可出现肝脏毒性反应，转氨酶升高。而一停用肠内营养制剂，肝功能即可恢复正常。转氨酶升高为非特异性的，可能因营养制剂中的氨基酸进入肝内分解，对肝细胞产生毒性所致，也可能因大量的营养制剂吸收入肝后，激发肝内酶系统的活性所致。

二、感染并发症

（1）肺炎。营养制剂误吸肺中可引起吸入性肺炎，突然出现呼吸道炎症或呼吸功能衰竭。营养制剂的 pH 越低，对肺的损害越严重。若吸入的营养制剂有食物颗粒，则对肺的损害更严重。如果大量的肠内营养制剂突然吸入气管，可在几秒内发生急性肺水肿。老年人由于全身组织萎缩和退行性病变，出现吞咽障碍、咳嗽反射减弱、卧床胃肠功能减弱、吞咽肌力下降、食管肌松弛，更容易发生胃食管反流而误吸，肺炎一般发生率在1%左右，气切或插管患者可高达3%。发生率：鼻胃管＞胃造瘘＞空肠造瘘＞鼻胃管＞鼻腔肠管匀速＞推注。

预防吸入性肺炎的发生，可将床头抬高30°，使患者半卧位，每次输注前检查胃管或者鼻肠管等在消化道内，输注结束后，不要立即平卧位，维持原有半卧位30～60min，防止胃潴留和食管反流。护士应予患者及家属肠内营养知识宣教，告知并发症的防治与发生的后果及处理，取得积极配合。若胃内潴留液体超过150mL，应减慢速度，必要时停止滴注营养制剂，同时可对上腹围进行监测。原有呼吸道病变的患者，可以行空肠造口术，选择低渗性营养液。如果一旦发生误吸，应立即停止肠内营养，立即早期纠正患者缺氧状态给予吸氧同时将胃内容物吸出，立即从气管插管内吸出液体或者食物颗粒；即使小量误吸，也要鼓励患者自行咳出；如果食物颗粒进入气管，应立即进行气管镜检查并清除并拍胸片X线检查；用皮质激素消除肺水肿，适当用抗生素防治肺内感染。当患者拔除胃管或者鼻肠管经口进食时，一定要先对患者进行吞咽评估。

长时间留置鼻胃管也可导致细菌进入肺部引起感染，留置鼻胃管要求现开现用，严格按照流程操作，患者口腔如有异物及口腔溃疡、糜烂，应先予口腔护理按时更换鼻胃管及敷贴。观察患者有无突发寒战、高热、四肢颤抖，反复呈规律性发作，白细胞进行性增高，血及胃液培养可见致病菌如肺炎克雷伯氏菌生长。

（2）营养制剂及输送系统器械管道污染所致的感染。置管时可将咽喉部细菌带入胃内，因细菌在胃内繁殖，可导致肠炎、腹泻、胰腺和胰周甚至全身感染。可事先进行鼻咽部细菌培养以供及时监测。在配置和更换喂养管时也有可能污染营养制剂，要求每天更换输注管道，肠内营养液开启24小时后不可再使用，应及时丢弃。

三、机械性并发症

机械性并发症的发生主要与喂养管的大小、质量、置管位置有关。

（1）鼻部压疮：经鼻置管可引起鼻咽部和食管黏膜损伤，老年人和小孩患者皮肤薄，抵抗力弱，加上一些胶布黏性强极易发生鼻部压疮。胃管鼻肠管粗细不一，使用管腔直径太大，可直接压迫鼻黏膜、喉部及食管黏膜发生损伤。应每日更换胶布位置，更换胶布前观察患者鼻部皮肤有无压红，用酒精清洁胶布粘着部位，鼻部压红可用金霉素眼膏外涂。选择管径大小应适中，条件合适可选择符合喂养标准的硅胶管道。

（2）脱管：胃管鼻肠管完全脱出或者鼻肠管末端到胃腔。首先放置胃管或者鼻肠管应准确放入，鼻肠管应准确放入十二指肠或空肠，必要时可借助超声引导下或者X线下辅助，并双重妥善固定。护士向患者及陪护人员强调管道固定的重要性，不可自行拔管，有胶布松脱应及时告知护士重新固定，班班交班，每天检查固定情况，及时清除口鼻部的分泌物以防脱管。

（3）堵管：在喂养和给药期间，定期冲洗管道是减少堵管发生率的最佳方法。可以用饮用水或无菌水来冲洗给药、重组或稀释肠内喂养配方和稀释肠内给药药物。在成人患者中，在连续喂食期间或间歇性喂食前后，每小时冲洗一次最小体积为20mL水的喂食管；GRV测量后用30mL水冲洗管道。在新生儿和儿科患者中，以最小体积2～3mL灭菌水冲洗饲养管以防堵管。堵管的处理方法：①可以尝试先抽吸堵塞物；②尝试用温开水进行压力冲洗等；③如果水冲洗不能解决堵塞，可以用碳酸氢钠、尿激酶溶液冲洗，也可以缓解堵塞情况，使用一块未涂覆的胰酶溶液，压碎一块未涂覆的胰酶片和一块混合在 5mL 水中的 325mg 碳酸氢钠片，应将溶液引入堵塞处，并夹住给药管至少 30min。如果 30min 内未清除堵塞，应将溶液从管中取出；④用特制的导丝插入营养管进行疏通，但是注意操作要轻柔，避免粗暴，以防将喂养管刺破。这种方法起效迅速，但是在将导管疏通之后一定得注意喂养管要经常冲洗，预防其再次发生堵塞；⑤为了防止堵管和保证药物疗效，应尽量避免经导管给药；若给药，应掌握 5 条原则，即在给药前停止 EN，冲洗营养管，药物去胶囊，尽可能碾碎、溶解后用，不允许将不同的药片混用或将药物加入营养液中，每给一种药后都要冲洗导管。

（4）其他机械性并发症：由于管的压迫、创伤和反流易引起食管炎、食管溃疡和气管食管瘘；喂养管易位、因管质硬引起消化道穿孔、长期置鼻胃管后有时管道在胃内扭转不易拔出。胃造瘘管或者空肠管因管腔比较粗，需注意固定缝线有无脱落并画标记，检查造瘘管固定是否过松或过紧，过紧引起疼痛，腹壁胃壁缺血坏死，过松引起营养液外漏，导致皮炎、糜烂。注意周围皮肤有无红肿、出血、糜烂、分泌物，每日或隔日予造瘘口换药，用 Y 型纱块外贴，3M 胶布固定，外露导管 U 型固定在腹壁上，防止牵拉引起不适或疼痛。

四、精神心理并发症

因为管饲时患者不能从口腔进食和吞咽、食物，部分患者心理难以接受鼻胃管。置入鼻胃管后，患者常常感到口渴，味觉异常。有时还会张口呼吸，引起口干，流鼻涕，对这类患者，应计算 24h 出入量，预防体液不足，及时补充水分，鼓励用鼻呼吸，改进置管的方式和选择质量好的喂养管。在病情允许的情况下，鼓励患者进行嚼口香糖、多活动、泡脚等，以满足心理需求。多留意肿瘤患者焦虑心理，解释喂养管道留置的目的，待病情好转，医生评估后，可慢慢过渡到自行进食。为缓解患者心理焦虑可以给患者介绍同样置管予肠内营养成功的病例，鼓励患者多与同伴交流；科室还可以举办患者交流分享会、患者科普小讲座等丰富住院患者的生活。必要时通过住院患者焦虑自评量表（SAS），抑郁自评量表（SDS）先进行初步评估，重度焦虑抑郁患者应 24h 留陪人，一级护理及做好重点交接班并且请心理科会诊。

关键知识点

  1. 肠内营养并发症的发生不容忽视，防护措施是关键。

  2. 鼻肠管胃管管饲时要做到六个度：清洁度、舒适度、高度、浓度、速度、温度。

  3. 肠内营养实施过程中，护理人员应依据临床实践指南，遵循相关技术规范，加强预防措施的实施和落实，可有效降低并发症的发生。

第四节　喂养不耐受

- 掌握喂养不耐受的定义。
- 掌握喂养不耐受的评估方法。

一、喂养不耐受的定义

2016 年美国肠内与肠外营养学会明确，喂养不耐受（feeding intolerance，FI）的定义为在肠内营养（EN）过程中出现：①胃肠道不良反应的症状，包括呕吐或返流、腹胀、腹泻、胃肠道出血、肠鸣音消失、便秘、胃残余量≥500mL/24h 以及其他任何临床原因引起的对肠内营养液不耐受；②经过 72h EN，仍不能实现 83.68kJ 的能量供给目标；③因任何临床原因需停止 EN，符合其中 3 项中的 1 项或多项，可诊断为 FI。

二、喂养不耐受的评估方法

美国危重症患者肠内与肠外营养支持治疗指南中提出，喂养不耐受是重症监护患者进行肠内营养过程中最易出现的并发症，能否早期、准确地评估重症患者发生 FI 的风险，在降低 FI 的发生率及提高患者生存质量中具有重要作用。近年研究结果显示，发生 FI 的相关因素可能包括疾病因素、药物因素、机械通气、肠内营养制剂等方面。成人重症患者营养支持疗法提供与评定指南提出，建议对实施肠内营养的危重患者每天监测耐受性，以避免不恰当停用 EN。

1. 评估工具

国内研究者许磊开发了《重症患者肠内营养不耐受风险评估量表》，该量表由一般情况评估、患者病情评估、生化指标评估、肠道功能评估及治疗措施评估共 5 个维度构成，量表得 17 分作为诊断 FI 发生风险高低的敏感阈值，≥17 分为高风险，<17 分为低风险。该量表为临床提供了科学、客观的肠内营养喂养不耐受风险评估。

2. 胃残余量监测

早期研究认为，回抽监测胃残余量（GRV）是评估胃肠动力及喂养不耐受的重要方法，因操作简单、成本低、非侵入性等特点被广泛应用。尤其是注射器抽吸应用最为广泛，但该方法受患者体位、胃管长度、胃管前端位置、营养剂黏稠度等因素影响，其准确性受到质疑。另外，GRV 的临界值设置一直没有统一的标准。2009 年美国成人危重患者营养支持治疗提供和评估指南中指出 FI 的阈值为 250mL。胡延秋等构建的实践指南推荐 GRV 超过 200mL 时结合临床症状给予调整喂养方法或适当干预。2016 年营养治疗指南的指导意见是，不建议监测 GRV 作为对 ICU 患者 EN 日常护理的一部分，对于那些病房还在监测 GRV，应避免在缺乏其他喂养不耐受的证据时仅凭 GRV<500mL 就暂停 EN。

3. 胃肠道症状监测

胃肠道症状监测是指给予肠内营养后，根据患者出现的胃肠道不适症状（呕吐、腹胀、腹泻等）来判断患者是否出现了喂养不耐受，此种方法简单直观。有研究认为，79.3%～85%的临床护士通过监测胃肠道不适症状来评估FI。但是，对于颅脑损伤、昏迷、镇静镇痛及机械通气等无法沟通的患者，胃肠道不适症状不易被医护人员发现，并且胃肠不适症状的出现表明患者已经发生了FI，不能作为预防FI的最佳工具。该监测方法受患者疾病本身、药物等因素的影响，需结合其他方法共同监测。

（1）床旁超声监测。重症超声作为重症医学科重要的发展分支，近年在床边血流动力学监测、肺监测等评估和治疗中，得到越来越广泛的应用。床旁超声监测胃残余量法是通过胃窦大小及面积，参照年龄与胃窦面积对比表得出GRV，该方法优点在于能清晰、直观地判断胃内容物的容积区域，不受体位、鼻胃管等因素影响，接近生理真实值，但此方法需要依赖专业技术人员实施，可行性有待更多临床研究进一步证实。床旁超声监测胃窦运动指数法可通过胃窦单切面测定胃窦运动指数并及时调整营养供给方法来预防FI，该方法能减少返流及中断喂养的发生，更快达到目标喂养量，但受设备、技术要求等因素限制难以在临床普遍应用。

（2）腹内压监测。腹内压（intra-abdominal pressure，IAP）是指腹腔内的稳态压力，是临床诊断和治疗疾病的重要生理学参数之一。研究表明，IAP的变化与肠内营养耐受性密切相关，EN的输注速度可引起患者IAP的变化。腹内压监测可作为早期营养指标，以反映患者肠道功能情况。腹内压的监测方法分为直接测量法和间接测量法。直接测量法是指通过腹腔引流管，或者穿刺针连接传感器进行测压，测压的值比较准确，但是此方法有一定的创伤，大多数患者腹腔情况比较复杂，因此临床较少采用此方法。间接测量法是通过测量腹腔内脏器的压力来反映腹腔压力。其中膀胱内压可以客观地反映腹内压，具有操作简便、创伤小的优点，常常被临床所采用。其方法是患者平卧，在无菌操作的情况下，经尿道膀胱插入特制尿管，排空膀胱后调节三通，用20～50mL的无菌盐水经尿管注入膀胱内，然后夹住尿管，再调节三通使尿管和大气相通，以耻骨联合处为调零点，测得水柱的高度即为腹内压测量值。正常人腹内压接近正常大气压，为0～5mmHg（1mmHg=0.133kPa），危重症患者为5～7mmHg，腹内压≥12mmHg为腹腔高压。IAP可作为胃肠功能监测方法，操作简单，创伤小，并且能精准检测腹腔内压力变化。

肠内营养喂养不耐受在危重患者中比较常见，是造成患者病死率增加和住院时间延长的重要因素之一。临床护士在工作中应基于循证的护理方法，制订FI预防策略，执行规范的肠内营养护理操作流程，减少FI的发生。

关键知识点

1. 早期，准确评估重症患者喂养不耐受风险对降低喂养不耐受有重要意义，建议每日监测。

2. 喂养不耐受评估方法中《重症患者肠内营养不耐受风险评估量表》和腹内压监测结果科学、客观，其余胃残余量监测、胃肠道症状监测、床旁超声监测，各有优缺点。

第五节 肠外营养并发症与防护

学习目标

- 掌握肠外营养相关并发症的分类及表现。
- 掌握肠外营养相关并发症的预防和护理。

一、概述

肠外营养（parenteral nutrition，PN）又称静脉营养（intravenous nutrition，IVN），是通过胃肠外（静脉）途径为人体代谢需要提供基本营养素的营养支持疗法。主要适用于肠内营养不能满足人体代谢需求或不宜给予肠内营养的各类患者，也可与肠内营养联合应用。

肠外营养是临床营养支持的重要组成部分，已广泛应用于住院、家庭营养支持患者，其疗效已被临床充分肯定。但是，肠外营养尤其是长期肠外营养可导致一系列并发症，严重者可危及患者生命。肠外营养并发症主要包括：机械性并发症、导管性并发症及代谢性并发症，其中机械性并发症主要指置管过程中导致的置管损伤；导管性并发症包括导管堵塞、导管异位、导管断裂、静脉炎、静脉血栓形成、导管相关感染；代谢性并发症包括亚临床缺乏、急性并发症和慢性（长期）并发症。

二、肠外营养并发症及其防护

（一）机械性并发症

置管损伤。提供肠外营养的静脉通路包括外周静脉和中心静脉，置管损伤大多数发生在放置中心静脉导管过程中。一般选用的中心静脉包括颈内静脉、锁骨下静脉、经外周中心静脉导管（PICC），常见相关并发症有气胸、血胸、动脉损伤、神经损伤、胸导管损伤、空气或导管栓塞、静脉血栓形成等。

预防及护理：①置管过程严格遵守中心静脉导管操作规范。②必要时采用B超引导下穿刺，选择合适的体位。③中心静脉置管后应常规进行影像学检查，确定导管尖端位置正确。④发生气胸时，即刻拔针，重复穿刺应重新选择穿刺点，如患者胸痛持续或有呼吸困难，患者应绝对卧床休息，停止置管并摄X线胸片明确诊断；少量气胸，可在数日内自行吸收，重症者需反复穿刺抽气或放置胸腔闭式引流管予以引流。⑤若置管时刺破动脉，应立刻停止置管，加压止血，加压包扎。

（二）导管性并发症

（1）导管异位。主要临床表现为回抽无血液回流，冲管困难或不能冲管，异常的肩膀、胸部和背部的疼痛、水肿，患者感觉异常等。导管异位可导致脱管、堵管、深静脉血栓、静脉炎等一系列并发症。其原因与置管者的经验与技能、静脉选择、患者自身疾病因素（如胸腔积液）、颈部或手臂运动、高压注射等有关。

预防及护理：①置管者应熟练掌握置管操作流程，置管前充分评估患者病情与血管情况，选择合适通路。置管后进行 X 线确认在位。②每次使用前，应对导管的功能进行评估，抽回血确认导管在位，并观察患者的临床症状与体征。③当导管发生异位时应及时复位，无法复位则需更换导管或拔除导管，并且在新的位置上置入导管。

（2）导管堵塞。导管堵塞是长期留置导管最常见的非感染性并发症，相关文献报道其发生率高达 21.3%，临床中导管堵塞的主要表现为输注液体时有阻力或抽吸回血困难，其原因有血栓形成因素与非血栓因素。对于静脉营养液而言，其 pH > 6.6，则脂肪乳易产生磷酸钙沉淀，引起非血栓性堵管。另外，输注配伍禁忌药物、冲封管方法不正确也是导管堵塞常见原因。

预防及护理：①仔细观察导管有无扭曲、打折，解除扭曲和打折或调节患者体位，可解除非阻塞物堵管。②严格遵守药物配伍禁忌，合理安排输液顺序。③长期输入营养液时每 4h 用生理盐水 20mL 脉冲式冲管，每次输液前后用生理盐水 20mL 冲管。禁止使用 10mL 以下注射器进行正压注射、封管及溶栓。④发生堵管时，可应用 5000～10000U/mL 尿激酶或其他溶栓药物冲封管，若通管失败，应拔管。⑤若导管堵塞原因为脂肪乳剂堵塞，可使用 75% 乙醇或 0.1% 氢氧化钠清除。

（3）导管断裂。临床上采用的导管以硅胶导管居多，其质地柔软，如不合理使用会出现导管断裂现象。高压冲管、堵管后强行冲管、患者运动过度等都有可能导致导管断裂。

预防及护理：①使用 10mL 以上注射器执行各项推注操作，正确实施冲、封管技术。②指导患者正确维护及适当运动。③出现堵管时，按堵管相应准则进行溶栓，切不可强行冲管。④出现导管脱落或断裂时，应立刻通知医生，并安抚患者，根据患者的具体情况采取不同方法，修复或将断裂的导管拔除。

（4）静脉炎。外周静脉营养（PPN）最常见的并发症为静脉炎，由于外周静脉管径小、管壁薄、血流缓慢等特点，周围静脉不能耐受高浓度及大剂量的液体输注，随着肠外营养液渗透浓度增高，血栓性浅静脉炎的发生率随之增高。不同程度的静脉炎引起的输液相关性疼痛是临床上最为常见的影响患者 PN 耐受性的因素之一。

预防及护理：①严格把握外周静脉营养的适应证：（a）小于 1 周的短期肠外营养；（b）不能中心静脉置管时；（c）发生导管相关感染或败血症，避免中心静脉置管数天以防止中心静脉导管细菌定殖；（d）接受低渗透压营养液的短期治疗。②选用合适渗透浓度的肠外营养液，虽然目前尚未有一个明确的经 PPN 肠外营养液的安全渗透浓度范围，但是渗透浓度较低的肠外营养制剂可安全用于 PPN 广为临床接受。一般认为经 PPN 肠外营养液最终渗透浓度不宜超过 900mOsm/L，氨基酸浓度不宜超过 3%，葡萄糖浓度不宜超过 10%。③输液前评估留置针的情况，严格无菌操作，若有静脉炎早期症状，立即拔除。④出现静脉炎时，应用硫酸镁局部湿敷。

（5）静脉血栓形成。肠外营养时静脉内长期留置导管，可能导致静脉血栓形成。不同血管通路装置影响导管相关静脉血栓的发生率。

预防及护理：①静脉穿刺的熟练操作可降低静脉壁的损伤和发生血栓的危险性。②在置管前应对患者进行充分评估，患者存在凝血异常基因、怀孕或口服避孕药、低龄儿童和老人等是发生静脉血栓的危险因素。③指导患者采取预防血栓相关措施，如导管侧肢体尽早活动、适度的肢体锻炼、多饮水等。④观察患者有无肢体末端、肩膀、颈部或胸部的疼痛或水肿等静脉血栓临床表现，对导管相关静脉血栓有预防作用，但在肠外营养配方中加入肝素则无效。已形成静脉血栓应进行系统性的溶栓治疗，无效则考虑拔管。

（6）导管相关性感染。穿刺置管时没有遵循严格无菌技术、导管护理不当、营养液配制过程或输注过程受污染致细菌快速繁殖、导管放置时间过长及本身的异物反应作用和患者存在感染病灶等。

预防及护理：严格的无菌操作，在 PN 治疗过程中如出现高热、寒战，又找不到其他的感染病灶解释时，则应高度怀疑导管性败血症存在，此时不必等待血培养或导管培养结果，应立即拔除导管，同时做血培养和导管头端培养，可改用周围静脉途径进行营养支持数天。多数情况下，拔管后体温即很快恢复正常，一般不需使用抗生素。若发热不退，且血培养阳性，则需根据药物敏感试验选用抗生素。

（三）代谢性并发症

（1）亚临床缺乏。实施肠外营养时若未能给予平衡和足够的宏量和微量元素，会引起营养素缺乏，初期并不会有临床表现，但会导致生理机能减退、代谢水平降低等情况。亚临床缺乏预防与护理见表 6-6。

表 6-6　亚临床缺乏预防与护理

缺　乏	预防和护理
电解质缺乏：钾，镁，磷，钙	血、尿水平监测，防止缺乏
微量元素缺乏：铁，锌，铜，硒等	症状监测（皮肤改变，贫血，心功能），足量补充
维生素缺乏：维生素 B1、B2、B6、B12，维生素 C，叶酸，维生素 A，维生素 E	症状监测，足量补充
必需脂肪酸缺乏	在成人不常见，通常每周提供 1～2 次 20% 脂肪乳剂 500mL 已足够

（2）急性并发症。营养素缺乏及过度喂养，都会导致急性代谢性并发症，这些并发症与危及生命的功能紊乱有关，一旦发生将对患者的临床结局产生不利影响。在给予肠外营养期间，应考虑如下因素：

①每位患者的临床细节、营养和生化状况的评估；

②在肠外营养开始之前评估营养素的需求，纠正潜在的水、电解质紊乱；

③根据患者代谢情况制定合适的处方；

④测定血清和尿液中相关些参数的浓度，记录基线值用于比较。

急性并发症要做好预防和护理见表 6-7。

表 6-7　急性并发症预防与护理

急性并发症	预防和护理
水、电解质紊乱	合理监测和调整水、电解质供给，每日称重，定期进行生化监测
高血糖或低血糖	连续或循环 TPN 输注时，监测血糖，必要时应用胰岛素。观察是否有酮症酸中毒及低血糖症状，出现后予相应治疗及护理

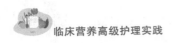

急性并发症	预防和护理
高血钙	定期进行生化监测，避免维生素D中毒，出现后予康复治疗
高甘油三酯血症	监测血脂和减少脂肪乳剂用量
肝脏脂肪变性	减少脂肪和碳水化合物摄入，避免过度营养周期性肠外营养支持

（3）慢性（长期）并发症。引起长期影响的原因有多种，如认识不足，将肠外营养当做是拯救生命的急救所需，而不是一种有效的辅助手段。在那些伴有严重营养不良、脏器功能衰竭的患者，过快的 PN 常导致再喂养综合征。肠外营养相关肝脏疾病发生（PNALD）常发生于短肠综合征、频繁的（导管）感染、小肠细菌过度生长、无任何肠内营养或过度喂养患者。慢性并发症预防和护理如表6-8所示。

表6-8 慢性并发症预防与护理

慢性并发症	预防和护理
肠外营养相关肝脏疾病	尽早刺激肠道（肠内营养），预防细菌过度生长
骨病	调整维生素D剂量，康复治疗，避免铝中毒，使用二磷酸盐，骨密度监测

关键知识点

1. 临床常见肠外营养并发症主要包括机械性并发症、导管性并发症、代谢性并发症等几大类。

2. 医护人员熟练地掌握操作技能、严密监测患者的治疗反应以及规范的护理，是减少并发症发生的有效方法。

3. 临床实施肠外营养过程中，应积极进行营养监测，并根据患者代谢需求而调整，尽可能避免或预防并发症发生。一旦发生，应积极处理，以确保患者肠外营养的实施安全有效。

第七章　不同疾病状态营养护理

第一节　危重患者的营养管理

 学习目标

- 了解危重患者营养代谢特点及风险评估方法。
- 掌握危重患者营养治疗时机及治疗方式。
- 掌握危重患者营养治疗期间的监测及护理。

一、概述

危重患者由于疾病原因、严重应激状态等因素导致机体处于高代谢状态，发生营养不良的风险较高，营养不良是增加患者住院时间、病死率和并发症的独立危险因素。因此，营养治疗是危重症患者治疗方案的重要组成部分。

二、营养代谢特点

能量消耗与代谢紊乱的程度、持续时间及危重症程度密切相关。应激状态下，机体的代谢改变实际上是全身炎症反应的一部分。脓毒症与全身炎症反应综合征（systemic inflammatory response syndrome，SIRS）时的明显代谢改变包括高分解代谢、伴有胰岛素抵抗的高糖血症、脂肪分解加速和净蛋白分解。由于应激状态下持续的分解代谢、卧床和营养摄入减少，导致体内无脂组织群的迅速消耗。营养支持不能完全阻止和逆转危重患者的分解代谢状态和人体组成的改变；对于补充的蛋白质的保存能力很差。适当的营养支持，可减少净蛋白的分解代谢，使蛋白质的合成增加。实际上，体内蛋白质的分解代谢仍难以得到控制。由于疾病及肠道内营养物质的缺乏，可导致肠黏膜萎缩。危重患者营养代谢特点为消耗增加，营养需求增加，营养摄入减少，导致营养不良，出现并发症，其结果使伤口愈合延迟、吸收不良、住院期延长、死亡率增加。

三、营养治疗

1. 风险评估

危重患者由于早期的液体复苏及患病后无脂组织的快速消耗，无论是体重还是 BMI 均不能准确反映营养不良状态。目前尚未有 ICU 患者营养风险或营养不良的"金标准"。

现有 ICU 危重患者的营养风险评估主要采用 APSEN 指南（2016）推荐的营养风险筛查 2002（NRS 2002）和 NUTRIC 重症患者的营养风险评分工具 NUTRIC SCORE 评分。不同营养风险筛查工具各有特点又有所限制。NRS 2002 应用范围较广，适用所有的住院患者，但对卧床、水肿、腹水等状态患者无法进行评估。NUTRIC 评分在重症监护病房应用较多，对严重感染、多发伤、外科大手术、神经危重症等患者均可应用，但由于患者病情危重且复杂多变，不同治疗时间段的评分结果有可能不同，该工具不能涵盖直接的营养信息。

对 ICU 危重患者营养不良常规评估内容应涵盖病史评估、体格检查、人体组成、肌肉含量与肌力评价等。在明确评估工具证实前，推荐使用常规临床方法评价 ICU 患者营养不良。

2. 治疗指征与方式

2018 成人 ICU 营养治疗指南指出，凡是收入 ICU 的重症患者均应考虑给予营养治疗，特别是收住 ICU 超过 48h 和存在营养不良的重症患者。能够经口进食的患者首选经口喂养的方式而非肠内或肠外营养。不能经口进食的重症患者需给予早期肠内营养。不能经口进食或肠内营养的重症患者，建议在 3～7d 内开始肠外营养。经胃喂养是重症患者首选的标准肠内营养方式，对经胃喂养不耐受且促动力药物无效的患者、存在高误吸风险的患者，建议使用幽门后喂养。

3. 治疗时机

只要肠道有功能，首选肠内营养。早期肠内营养建议在 48h 内开始，由此降低重症患者医源性营养不良的发生。对于休克未被控制、血流动力学和组织灌注目标尚未实现、未受控制且威胁生命的低氧血症、高乳酸血症或酸中毒患者，建议延迟肠内营养。一旦休克，则通过液体输注、升压药物和正性肌力药物得以控制、低氧血症处于稳定状态、代偿性或允许性高乳酸血症或酸中患者，建议开始低剂量肠内营养。

针对不能接受肠内营养的严重营养不良患者，应早期开始肠外营养并逐渐增加供给量。

4. 治疗方案

危重患者营养治疗方式包括口服营养、肠内营养和肠外营养。营养供给标准：等热量喂养指能量供给达到或接近预测目标。低热卡喂养指能量供给低于 70% 的预测目标。滋养型喂养指产生有益影响的最小营养摄入量。过度喂养指能量供给超过 110% 的预测目标。为避免过度喂养，不建议在早期给予全量肠内营养或肠外营养，一般在 3～7 天内达到全量。在尝试了各种改善肠内营养耐受性的方法后再考虑使用肠外营养。

肠内营养有利于维持重症患者免疫功能、屏障功能和肠道吸收功能，并且治疗费用相对较少。胃肠功能受损的患者，需接受肠外营养直至肠道功能恢复，当肠内营养不足以满足营养需求时，肠外营养有助于预防营养缺乏。营养供给时机、供给方式及热量和蛋白质的合理供给量是决定危重症患者营养治疗效果的几个重要因素。任何单一因素不能决定营养治疗效果，而是要素之间相互关联的综合影响决定治疗效果。

5. 营养治疗监测

人体测量：体重，水钠潴留或脂肪存积，表现为体重上升。上臂肌围（arm muscle

circumference，AMC），是评价总体蛋白储存的较可靠的指标。主要判断骨骼肌量变化，肱三头肌皮褶厚度，用于判断脂肪储存量。

免疫功能测定：迟发型过敏皮肤实验，了解免疫能力，白蛋白营养不良时反应减弱。总淋巴细胞计数，随着营养改善，总淋巴细胞逐渐恢复。肌酐/身高指数，收集24h尿测肌酐值，除以身高相应的理想肌酐值，可求出肌酐/身高指数，如≥90%为理想营养状况。

实验室监测：血糖（8.3mmol/L）、尿糖（+－－++）、血常规、电解质、血气、肝肾功、血脂。其他如体温、24h出入量、空气和导管、入口处皮肤创口细菌和真菌培养。

严密有效的临床监测是营养支持必不可少的部分。临床和生化指标应相互结合，形成一个整体，一旦发生变化，根据所出现的问题和并发症的严重程度，即刻进行调整，并能够及时了解疾病内在的病理变化、疾病本身或治疗引起的并发症进展，以及机体对营养支持的反应。

四、营养治疗期间护理

1. 肠内营养护理

肠内营养的护理包括喂养管护理、胃肠道耐受性监测、并发症观察和护理和健康教育。

（1）喂养管护理：重视患者喂养期间的体位管理，无禁忌证情况下，管饲前后0.5～1小时内保持床头抬高30°，有人工气道患者在管饲前应清除气道内分泌物并保持气囊压力在合理的范围内。每次喂养前需判断喂养管的位置是否正确，妥善固定防止脱出或移位。保持喂养管的通畅，喂养前后以温开水20～40mL冲洗管道，连续输注时每4～6h冲洗一次，注意药物不能与营养液同时输注。输注管道每24h更换，管道接头处保持无菌状态。营养液输注过程中的护理应符合相应护理常规。有胃造瘘或空肠造瘘按照护理常规给予患者相应护理措施。重症患者的肠内营养建议使用持续营养泵滴注而非顿服的方式，尤其是幽门后喂养。持续输注方式能使营养素吸收较好，胃肠不良反应少。

（2）胃肠道耐受性监测：胃肠道耐受性的监测应贯穿在肠内营养的全过程。重症患者存在喂养不耐受风险时的早期肠内营养应以较低输注速度开始，10～20mL/h，同时仔细观察腹部和胃肠道症状。如果原有症状缓解且无新发不适，缓慢增加肠内营养。如果出现不耐受或新发症状（如腹痛、腹胀、腹内压升高），肠内营养不能加量，应根据症状严重性及是否存在潜在凶险病变（如肠系膜缺血）决定是否继续慢速肠内营养或终止肠内营养。在肠内营养开始和逐渐增加期间，对存在严重腹部病变、低灌注或液体超负荷患者，建议肠内营养期间动态监测腹内压变化。

（3）并发症观察和护理：重症患者肠内营养期间的并发症包括胃肠道并发症、感染并发症、机械并发症、代谢并发症等。胃肠道并发症主要包括恶心、呕吐、腹痛、腹泻、腹胀、便秘、倾倒综合征。感染并发症主要包括吸入性肺炎、管饲污染、输液器械管道污染、造口旁皮肤污染等。机械并发症包括鼻咽及食管损伤、喂养管阻塞、喂养管拔出困难、造口并发症等。代谢并发症包括脱水、高血糖、低血糖、高血钾、低血钾、维生素及微量元素缺乏等。在肠内营养过程中，需进行周密的监测，切实做好各环节的护理工作，及时发现或避免并发症的发生。

（4）健康教育：肠内营养期间应加强对患者的健康宣教工作，提高患者对肠内营养的认知，积极引导患者表达营养期间的不适并及时解决，或使患者了解留置喂养管的重要性、知晓留置管道期间如何保护管道，预防非计划性拔管等不良事件的发生。

2. 肠外营养护理

肠外营养护理包括中心静脉导管护理、输液护理、患者监测和并发症的预防与护理等方面。

（1）中心静脉导管护理：重症患者的肠外营养途径建议选择中心静脉导管，尤其是持续使用血管活性药物患者应避免与肠外营养同一管道输注，建议选择至少双腔中心静脉导管。中心静脉导管留置和使用期间按照护理常规给予患者相应护理措施，应严格遵守无菌操作原则，防止发生导管相关性血流感染。当肠外营养结束、导管感染或堵塞时，应及时拔除导管。输注时采用密闭式输液系统，静脉导管与输液管道保持紧密连接，严防空气进入。导管留置期间应妥善固定，防止发生扭曲或脱出。

（2）输液护理：根据营养液的总量，计算出每小时输注速度，建议使用输液泵24h匀速输注。在输注过程中，严密观察患者的反应，包括有无口渴、多尿、昏迷等由于葡萄糖输注过多过快导致的高血糖临床表现，有无面色潮红、恶心呕吐、头痛、氨基酸过敏等症状。葡萄糖的输注速度一般为 $0.5g/(kg \cdot h)$。

（3）患者监测：肠外营养期间应准确记录患者24h出入量，危重患者记录每小时出入量。严密监测血糖、电解质水平、肝肾功能，在入住ICU或营养治疗开始时及开始的前2d，应至少每4h测量血糖1次，血糖超过10mmol/L时需要使用胰岛素控制血糖。再喂养低磷酸盐血症患者应每天测量2～3次电解质水平并及时补充。营养治疗期间定期评价肠外营养效果。

（4）并发症预防与护理：重症患者肠外营养期间应严密监测并预防肠外营养的并发症的发生，与中心静脉输液相关的并发症包括败血症、血栓性静脉炎、代谢性并发症及肝脏系统损害等，在护理过程中应严密观察患者病情变化与置管局部情况，及时发现并处理。

关键知识点

1. 危重症患者营养代谢改变的特点为能量消耗与需求增加。

2. 不同营养风险筛查工具各有优缺点，尚无评估ICU营养风险或营养不良金标准，推荐使用常规临床方法评估。

3. 重症患者均应考虑营养支持，尽早实施肠内营养（经口＞经胃），可耐受后再开始肠外营养。

4. 营养监测是必要的，方法包括液体平衡、血尿渗透压、血气分析检查、血糖、尿糖、血清电解质检查、肝功能检查、血脂测定、血常规检查。

5. 肠内营养的护理包括喂养管护理、胃肠道耐受性监测和并发症观察，肠外营养护理包括中心静脉导管护理、输液护理、患者监测和并发症的预防与护理。

第二节 肿瘤患者的营养管理

学习目标

- 掌握肿瘤患者的代谢和营养特点。
- 掌握肿瘤的营养支持原则。
- 掌握肿瘤及其治疗的常见不良反应、相关性营养问题的管理。

最新的全国癌症统计数据显示，2020 年我国新发肿瘤病例 457 万例，每天约有 1 万人被确诊肿瘤，发生率呈逐年上升的趋势，总人数居全球第一位。据中国抗癌协会肿瘤营养专业委员会 2019 年报告显示，我国住院恶性肿瘤患者中，重度营养不良发生率高达 58%，但是只有 30%～35% 的患者接受到营养管理。国内外研究表明，合理规范的营养管理，能够明显降低并发症发生率和疾病死亡率，缩短住院时间，可以节省患者 20% 左右的医疗花费。对肿瘤患者应实施全周期的营养管理，包括营养风险筛查、营养不良诊断、营养支持治疗、康复期营养管理及疗效监测等。

一、肿瘤患者的营养代谢特点

肿瘤患者营养代谢不同于普通人，与肿瘤本身的特点及抗肿瘤治疗对机体的影响有关。

1. 肿瘤引起的营养代谢特点

肿瘤患者中蛋白质 – 能量营养缺乏的发生率相对较高，这与肿瘤引起的机体代谢改变有关。其反应程度与肿瘤种类、发生部位、分期及个人体质等多因素有关。

（1）能量高代谢：肿瘤细胞是一种快速增殖的细胞，肿瘤患者由于能量消耗增加的同时伴随能量利用障碍，常处于高分解代谢状态。肿瘤患者能量消耗增加主要有两个原因：①肿瘤细胞在生长、增殖过程中需要大量的能量供应，以糖分为主，因此会导致患者机体长期处于高分解、高代谢的状态；②肿瘤生长过程中所产生的伴随物质，如细胞因子会影响机体营养物质的代谢，增加能量消耗。

（2）糖代谢紊乱：肿瘤组织的葡萄糖消耗量为正常组织的 7 倍，且主要为无氧代谢。葡萄糖通过无氧酵解仅产生 2 分子 ATP，乳酸被转运至肝脏再合成葡萄糖需要消耗 6 分子 ATP，此过程会损耗 4 分子 ATP。周而复始的恶性循环，导致机体无效代谢消耗 250～300kcal。

（3）蛋白质分解加速：肿瘤患者体内的蛋白质分解增加，合成功能下降。首先表现为骨骼肌内蛋白质分解增加伴合成减少，随后是内脏蛋白质的消耗加速。由于总体蛋白质的合成速度远远低于分解的速度，最终造成低蛋白血症，负氮平衡的发生。骨骼肌蛋白质的消耗增加是导致恶性肿瘤恶液质的主要原因。

（4）脂肪代谢紊乱：脂肪是肿瘤组织利用的另一种主要能源物质，肿瘤患者在体重下降之前就已经存在游离脂肪酸代谢增加的现象，游离脂肪酸不能充分氧化，导致临床表

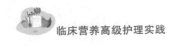

现为高脂血症。而脂肪动员增加，体内脂肪含量持续减少也是恶性肿瘤恶液质的特征之一。

（5）胃肠道功能改变：某些胃肠道恶性肿瘤可以直接造成患者胃肠道功能改变，患者手术、放化疗或心理应激等因素均可对胃肠消化吸收功能产生影响。

2. 抗肿瘤治疗对机体营养状况的影响

手术、放化疗等抗肿瘤治疗，不可避免地对机体营养状况产生影响。

（1）手术本身会导致营养需求增加，但术前长时间禁食、术后饮食摄入减少，再加上手术导致的疼痛、恶心、呕吐、焦虑、抑郁等，会导致患者营养状况下降。

（2）放疗不可避免地将放射视野聚集到部分口腔、咽、腮腺等正常组织，而这些均与患者进食关系密切。放疗在杀伤肿瘤细胞的同时也会对这些组织产生损伤，出现放射性黏膜炎、吞咽困难、疼痛、口干、口腔感染等，严重影响患者进食，使患者难以摄入足够的营养和体重维持。

（3）化疗的细胞毒性作用是其抗肿瘤的基础，但同时也干扰了正常细胞和DNA的复制，影响细胞代谢，易导致营养不良。此外，化疗相关不良反应如恶心、呕吐、食欲减退、味觉改变、消化道黏膜损伤、厌食、腹泻等影响进食，进而增加营养不良的发生率。

二、肿瘤患者营养的实施和管理

1. 营养管理的目标

肿瘤进展是一个动态发展的过程，根据肿瘤患者的不同阶段、营养管理的目标有所不同。

（1）早期肿瘤患者：这类患者的营养状况尚属正常，具备承受抗肿瘤治疗的能力。因此，营养管理的目标在于增加抗肿瘤治疗的效果，维持正常的能量摄入。

（2）进展期肿瘤患者：除了肿瘤引起的代谢异常导致患者营养不足外，抗肿瘤治疗过程也会出现相关并发症，进一步加重营养缺乏，影响抗肿瘤治疗的疗效。营养管理的目标在于改善患者的营养状况和增强免疫功能，减少并发症和毒副作用的发生，提高患者对治疗的耐受性，使抗肿瘤治疗得以继续。

（3）终末期肿瘤患者：这类患者全身状况较差，可能伴随恶液质，而且已经失去抗肿瘤治疗的机会。营养管理的目标在于减轻患者痛苦、调节肠道功能、延缓恶液质的进展及提高患者的生活质量。

2. 营养风险筛查和营养评估

所有肿瘤患者入院后应该常规进行营养筛查及评定，以了解患者的营养状况，筛选出具备营养治疗适应证的患者，及时给予治疗。为了客观评价营养治疗的疗效，需要在治疗过程中不断进行再评价，以便及时调整治疗方案。

临床上常用的营养筛查与评估工具包括：营养风险筛查 2002（nutritional risk screening 2002，NRS 2002）、主观整体评估（subjective globe assessment，SGA）、患者主观整体评估（patient-generated subjective global assessment，PG-SGA）、微型营养评估（mini nutritional assessment，MNA）、营养不良通用筛查工具（malnutrition universal screening tools，MUST）等。目前的证据一致推荐对肿瘤患者使用营养风险筛查工具 NRS 2002 和营养评估工具 PG-SGA。

3. 营养评定

通过对患者营养状态的多种指标进行综合评定，发现营养不良（营养不足）引起的并发症，估计营养需要量，制订营养治疗计划，评估营养治疗疗效等。目前常用的方法包括膳食摄入量评价、人体成分分析、身体活动评价和代谢模式评估。从肿瘤患者临床资料中收集相关的资料，如一般状况、饮食情况、身体测量指标和生化指标、肌肉功能测量、人体组成等并对此进行综合评定。

4. 营养支持治疗方法的选择

肿瘤患者营养不良的规范治疗遵循五阶梯治疗原则：首先选择营养教育，然后依次向上晋级选择口服营养补充（oral nutritional supplements，ONS）、全肠内营养（total enteral nutrition，TEN）、部分肠外营养（partial parenteral nutrition，PPN）、全肠外营养（total parenteral nutrition，TPN）。参照 ESPEN 指南建议，当下一阶梯不能满足 60% 目标能量需求 3～5d 时，应该选择上一阶梯。

5. 肿瘤患者的能量和蛋白质需求

（1）无营养不良的卧床与能自主活动的患者：能量供给建议分别为 20～25kcal/（kg·d）、25～30kcal/（kg·d），蛋白质供给量为 1.0～1.2g/（kg·d）。

（2）存在营养不良的患者：能量供给建议为 35～40kcal/（kg·d），蛋白质供给量为 1.2～1.5g/（kg·d）。

（3）严重营养消耗的患者：能量供给建议为 50～60kcal/（kg·d），蛋白质供给量为 1.5～2.0g/（kg·d）。

6. 营养治疗途径的选择

肿瘤患者营养治疗的途径包括肠内营养（口服、管饲）及肠外营养（静脉）。当肠胃道有功能且可以安全使用时，首选肠内营养支持途径（包括口服和管饲）。在正常进餐的间歇口服肠内营养补充剂，有助于手术、化疗、放疗患者的营养恢复。若经口进食不能满足机体的营养需要，可通过鼻胃/肠管、经皮内镜下胃/空肠造口等通路进行肠内营养支持；若肠道营养不能完全提供每日需求，需联合补充性肠外营养；若患者存在肠内营养的禁忌证，如短肠综合征、消化道出血、放射性肠炎、肠梗阻等疾病，则给予全肠外营养。因此，应根据不同的疾病状态，选择合理的营养支持途径。

7. 肿瘤患者及照护者的营养教育

营养教育（nutrition education）是营养干预的基本内容，是营养治疗的首选方法。肿瘤患者的营养教育遵循一般人群营养教育的基本原则，但更具针对性，其内容比一般人群营养教育更加丰富，包括以下几个方面，见图 7-1。肿瘤患者由于营养不良发生率更高、原因更加复杂、后果更为严重，因而更加需要接受长期的营养教育，以缩短住院时间，减少并发症，改善临床结局，进而提高生活质量，延长生存时间。

（1）回答患者及其亲属的问题。肿瘤是一种严重的消耗性疾病，其影响不仅仅表现在生理上，而且表现在心理上，由此衍生出的营养问题非常多、非常复杂。在实际工作中最为常见的问题包括：什么食物可以预防和治疗肿瘤？如何吃可以使患者快速康复？是否需要忌口？能否吸烟、喝酒？与肿瘤患者一起吃饭会被传染吗？鸡、鱼、肉可以吃吗？人参、冬虫夏草等保健品及补品可以吃吗？积极回答患者、家属及照护人的问题，为他们答疑解惑，澄清认识误区，传播科学知识，引导合理营养，是肿瘤患者营养教育的最基本、

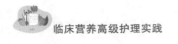

最重要的内容。

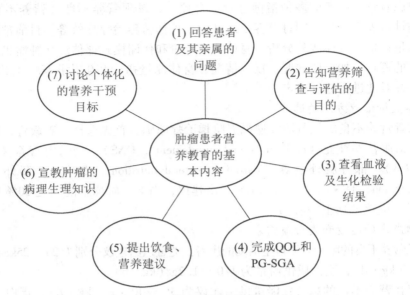

图7-1 肿瘤患者教育基本内容

（2）告知营养筛查和评估的目的。肿瘤患者的营养诊断包括营养筛查、营养评估和综合评价三级诊断，各级诊断的内容和目的是不一样的。营养筛查（一级诊断）的目的在于发现风险，有风险的患者要制订营养治疗计划，同时进一步实施营养评估；营养评估（二级诊断）的目的是发现营养不良并将营养不良进行分度，从而指导营养治疗。综合评价（三级诊断）的目的就是为了对营养不良的原因、类型及代谢情况进行分析。三级诊断的实施时机、采用方法、实施人员也都是不一样的，营养筛查和评估可以由护士和营养专科护士完成，综合评价需要医生实施。

（3）查看血液及生化检验结果。临床实验室检查、仪器检查是疾病和营养诊断不可或缺的基本手段，也是制定营养干预方案的重要依据，还是评价营养干预疗效的有效参数。营养专科护士可以帮助患者分析实验室检查的结果，解读异常结果。

（4）完成 QOL 和 PG-SGA。

（5）提出饮食、营养建议。肿瘤患者的营养误区比任何其他疾病都要多，其中最常见的误区是忌口、偏饮偏食、迷信素食、迷恋保健品，其后果只能是营养不良、生活质量下降、生存时间缩短。破除误区，传授科学的营养知识，提出合理饮食、营养的建议十分重要。

（6）宣教肿瘤的病理生理知识。

（7）讨论个体化的营养干预目标。通过膳食调查、营养评估、实验室及仪器检查结果，可以确定患者是否存在营养不良、是否需要营养干预，确定营养支持治疗的性质是补充还是替代，确定患者能量及营养素需要量，预测营养支持治疗疗程，从而根据患者的实际情况，选择合适的营养支持治疗途径。

（8）肿瘤患者营养随访管理。肿瘤患者由于生理和心理的问题以及营养不良的严重性，更加需要接受长期的营养教育，以维持健康的饮食习惯和良好的生活习惯。营养随访是了解营养治疗有效性和饮食摄入是否充足的重要方法，它同时还承担着一部分教育和干预的内容。护士作为多学科小组（包括医师、心理医师、护士和药剂师）的重要成员，通过给患者及家属以规范的营养教育和干预指导，对患者的预后有着积极的影响，对减少再入院和住院天数、提高生活质量等具有重要作用。

根据肿瘤患者的情况预先制订随访计划，建立随访档案，定期进行随访，可以采用电话随访、上门访视、微信随访、网络平台随访和门诊随访等多种方式。随访应该在固定的时间，由固定的营养支持治疗小组成员负责实施。出院后 1 个月内，建议每周随访一次；出院后 2～3 个月，建议每 2 周随访一次；出院后 3～6 个月，建议每月随访一次；出院 6 个月后，每 3 个月随访一次；出现任何问题不能自行解决时，随时随访或去医院就诊。

肿瘤患者常见不良反应的营养治疗（见表 7 - 1）。

表 7 - 1　肿瘤患者常见不良反应的饮食建议

症状	饮 食 建 议
厌食	①少量多餐，高能量饮食；避免低能量易产生饱胀感的食物； ②加强食物的香味与外观，促进食欲； ③利用醋、番茄酱、柠檬汁等调味料；或在食物中添加葱、蒜、香菜、八角、肉桂等佐料； ④健脾开胃的药饮食疗； ⑤增加活动量
吞咽困难	①尽量选择质软、细碎的食物，并以勾芡方式烹调或与肉汁、肉汤等同时进食； ②用食物搅拌机将食物打成泥状物； ③每天喝 6～8 杯流质食物，将流质食物调至适合吞咽的稠度； ④如无法从自然食物中获得足够营养，可以补充特殊医学用途配方食品或者管饲喂养
食欲不振	①少食多餐； ②经常变换食谱，改变烹调方法，注意食物色、香、味的调配； ③多选择维生素含量高的新鲜蔬菜和水果； ④餐前适度活动或食用少许开胃食物（如酸梅汤、果汁、碳水化合物饮品等）；山楂、莱菔子、鸡内金、白扁豆等有一定促进食欲作用； ⑤保持愉快的心情和轻松的就餐环境； ⑥若感觉疲劳，应休息片刻，待体力恢复后再进食； ⑦可选择高能量密度的特殊医学用途配方食品作为营养来源
便秘	①多喝水、新鲜果汁或菜汤，每天大于 2000mL； ②摄取高纤维食物，如蔬菜、水果、全谷类、坚果（如核桃、杏仁）、全麦面包等； ③多用植物油； ④禁食辣椒、葱、姜等；避免咖啡因； ⑤适量饮用决明子、芦荟汁等具有轻泻作用的饮料； ⑥放松紧张的情绪，养成良好的排便习惯； ⑦可多食用银耳汤、核桃黑芝麻糊、蜂蜜柚子茶、红薯粥、蜂蜜水等

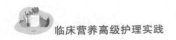
症状	饮 食 建 议
恶心、呕吐	①首先应该补充水分，如温的糖盐水或清淡、微凉的饮料，不宜急于大量进食； ②少食多餐，干稀分食，起床后及运动前吃一些较干的食物，如饼干、面包； ③食用偏酸味、咸味的食物，避免太甜、太油腻的食物； ④严重呕吐时，可经由医生处方，服用止吐剂； ⑤可以饮用姜汁橘皮饮、鲜藕汁等缓解症状
白细胞减少	①平衡饮食最重要； ②多选用富含蛋白质、维生素 B6、B12 的食物，如动物肝、肾、肉类、蛋黄、香菇等； ③增加有助于提升白细胞数量的食物，如黑木耳、黑鱼、香菇、黄鳝、鹌鹑、牛肉、羊肉、牛骨髓、花生、奶类、蛋类等； ④禁食辛辣刺激性食物；避免食用生、鲜食物，食物应加热后进食； ⑤必要时服用提升白细胞的药物
贫血	①多食用动物血、畜禽肉类，大枣、核桃、枸杞、桂圆、红豆、黑芝麻、花生、小米、菠菜、油菜、豆类等食物，以保证铁、维生素 B12、叶酸、蛋白质等的来源； ②多食用有助于铁吸收的维生素 C、有机酸、动物肉类等； ③忌用或少用抑制铁吸收的浓茶、咖啡、钙制剂、锌制剂和高磷食品
腹泻	①增加液体量的摄入，注意适时补充电解质； ②低脂低纤维素饮食，避免进食全谷类、坚果类、豆类、含不溶性纤维的蔬菜； ③适当给予益生菌
口腔炎症、黏膜炎	①选择柔软无刺激性食物，避免过咸、含酒精的刺激食物； ②高营养流质饮食； ③补充 B 族维生素、锌制品； ④苏打水漱口，保持口腔清洁
口腔干燥	①尝试酸味食物； ②口含冰块、山楂、青梅、无花果等； ③多进食柔软多汁的食物； ④每咬一次食物后饮水
体重下降	①少量多餐，选择高能量、高蛋白食物； ②两餐之间添加肠内营养制剂； ③用餐前一小时进行轻度活动刺激食欲； ④食物编排多样化

关键知识点

1. 由于能量消耗增加和能量利用障碍，肿瘤患者常处于高分解代谢状态。
2. 所有肿瘤患者入院后应该常规进行营养筛查及评定，以了解患者的营养状况，筛选出具备营养治疗适应证的患者，及时给予治疗。
3. 肿瘤患者营养不良的规范治疗遵循五阶梯治疗原则。

第三节　围手术期患者的营养管理

 学习目标

- 掌握围手术期概念。
- 熟悉围手术期患者营养代谢特点。
- 掌握围手术期患者营养筛查、评估与干预。

一、围手术期的概念

围手术期（peri-operation period）是围绕手术的一个全过程，从患者决定接受手术治疗开始，到手术治疗直至出院后居家康复，其中包含手术前、手术中及手术后的一段时间，具体是指从确定手术治疗时起，直到与这次手术有关的治疗基本结束为止。

二、手术患者营养代谢特点

外科患者由于疾病或手术治疗等原因，常常处于饥饿或感染、创伤等应激状况，此时机体会发生一系列代谢变化，以维持机体疾病状态下组织、器官功能以及生存所需。

（一）饥饿时的代谢变化

机体对饥饿的代谢反应是调节机体的能量需要。减少活动和降低基础代谢率，减少能量消耗，从而减少机体组成的分解。单纯饥饿引起的代谢改变与严重创伤或疾病诱发的代谢反应虽有所不同，但其反应的唯一目的均是维持生存。

（1）内分泌及代谢变化。为使机体更好地适应饥饿状态，许多内分泌物质参与了这一反应。其中主要有胰岛素、胰高糖素、生长激素、儿茶酚胺、甲状腺素、肾上腺皮质激素及抗利尿激素等。这些激素的变化直接影响机体的碳水化合物、蛋白质及脂肪等的代谢。

（2）饥饿时，血糖下降。为维持糖代谢恒定，胰岛素分泌立即减少，胰高糖素、生长激素、儿茶酚胺分泌增加，以加速糖原分解，使糖生成增加。随着饥饿时间延长，上述激素的变化可促使氨基酸的肌肉动员，肝糖异生增加，糖的生成由此增加，但已同时消耗了机体蛋白质。饥饿时，受内分泌的支配，体内脂肪水解增加，逐步成为机体的最主要能

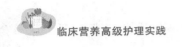

源。充分利用脂肪能源，尽量减少糖异生，即减少蛋白质的分解，是饥饿后期机体为生存的自身保护措施。反映在尿氮排出量的变化，初期约 8.5g/L，饥饿后期则减少至 2～4g/d。

（3）机体组成的改变。饥饿可导致机体组成的显著变化，包括水分丢失，大量脂肪分解。蛋白质不可避免地被分解，使组织、器官重量减轻，功能下降。这种变化涉及所有器官，例如肾浓缩能力消失，肝蛋白丢失，胃肠排空运动延迟，消化酶分泌减少，肠上皮细胞萎缩等。长期饥饿可使肺的通气及换气能力减弱，心脏萎缩、功能减退。最终可导致死亡。

（二）创伤、感染后的代谢变化

（1）神经、内分泌反应创伤等外周刺激传导至下丘脑，后者随即通过神经——内分泌发生一系列反应。此时交感神经系统兴奋，胰岛素分泌减少，肾上腺素、去甲肾上腺素、胰高糖素、促肾上腺皮质激素、肾上腺皮质激素及抗利尿激素分泌均增加，使体内营养素处于分解代谢增强、合成代谢降低的状态。

（2）机体代谢变化在抗利尿激素及醛固酮的作用下，水钠潴留，以保存血容量。创伤、感染可致水、电解质及酸碱平衡失调。交感神经所致的高代谢状态，使机体的静息能量消耗（REE）增加。能量消耗增加幅度比想象低，创伤、感染时视其严重程度 REE 可增加 20%～40% 不等，只有大面积烧伤的 REE 才会增加 50%～100%。通常的择期性手术，REE 仅增加约 10%。适量的能源提供是创伤、感染时合成代谢的必备条件。创伤时机体对糖的利用率下降，容易发生高血糖、糖尿。蛋白质分解增加，尿氮排出增加，出现负氮平衡。糖异生过程活跃，脂肪分解明显增加。

总而言之，外科患者应激状态下机体代谢变化的特征是：①静息能量消耗增加；②高血糖，伴胰岛素抵抗（insulin resistance）；③蛋白质分解加速，出现负氮平衡；④脂肪分解明显增加；⑤水、电解质及酸碱平衡失调，微量元素、维生素代谢紊乱。外科营养支持的目的是维持与改善机体器官、组织及细胞的代谢与功能，促进患者康复。

三、外科患者营养的需求

机体必需营养素：糖、蛋白质、脂肪、维生素、水和无机盐。

（1）糖：占总供能量的大部分，供给充足可降低体内蛋白质和脂肪的分解，稳定体内代谢平衡（100～150g/d）。注意：机体利用葡萄糖能力有限（5mg/（kg·min）），应激状态下还会下降，过快过多输入可能导致高血糖、肝损害、高渗性非酮症昏迷等。

（2）蛋白质：提供氮源，保证体内蛋白质和其他生物活性物质的合成（1.0～1.5g/（kg·d））。注意：①必须充分提供热量才能保证体内蛋白质的合成；②严重感染、损伤等应激状态下，须适当减少热量供给，增加蛋白质补给，进行代谢支持。③肾衰竭、氮质血症者必须控制蛋白质供给量。

（3）脂肪：在疾病等应激状态下为主要能量供应物质。脂肪乳用量：1～2g/（kg·d）；高代谢状态下还可以适当增加。

（4）其他：电解质（无机盐）、维生素、微量元素和水。

四、围术期全程营养管理

术前处理与术后康复紧密相关，完美的 ERAS 必须基于良好的术前准备和术后高质量康复。术前患者的体质与营养状况是关系到康复的两个要素，属于预康复范畴；术后能按计划实施全程营养管理技术，实施周密的营养筛查、评估、摄取充足的营养、给予合理的营养支持，能加速患者术后康复。因此，围手术期全程营养管理应包含术前筛查及评估、术前营养干预、术后早期肠内营养、实施口服营养补充、协助患者恢复正常饮食、出院后继续进行营养随访，特殊患者转介到专科营养护理门诊或者营养科门诊。

（一）营养筛查

进行营养风险筛查和评估，可评价患者目前的营养状态，预估在以后治疗过程中营养状态改变的趋势，目的在于提前干预，给予相应的营养支持以改善其营养及免疫状况，提高患者抵御手术应激的能力及减少手术风险。

围术期营养筛查是至关重要的，可以有效识别存在营养风险的患者。目前，关于围手术期患者营养风险筛查工具临床使用比较广泛的是由欧洲营养代谢学会推荐的 NRS2002，主要针对营养受损状况、疾病严重程度和年龄进行评分。当手术患者入院时，应用 NRS2002 评分，总评分≥3 分判断患者存在营养风险，要求术前制定营养支持计划，进行全面营养评估和实施围手术期全程营养干预措施；总评分小于 3 分者无风险，暂不需要营养支持，但要根据病情定期复筛查。

（二）围手术期营养评估

围术期营养评估是至关重要的，可以识别有营养不良风险的患者，营养评估方法通常从膳食调查、人体学测量指标、实验室指标和综合性评价 4 个方面评估患者的营养状况。人体学测量指标包括 BMI、上臂肌围、肱三头肌皮褶厚度和机体组成成分等。实验室指标包括血清白蛋白、前白蛋白、转铁蛋白等。目前，临床评估患者营养评定常用的工具有：患者主观整体评估（patient-generated subjective globe assessment，PG-SGA）、主观整体评估（subjective globe assessment，SGA）、微型营养评估（mini nutritional assessment，MNA）、营养不良通用筛查工具（malnutrition universal screening tools，MUST）、围手术期营养筛查工具（perioperative nutrition screen，PONS）等。

（三）围手术期营养支持方案

1. 术前营养管理

（1）术前患者能量和蛋白质需求

要求摄入目标能量为男性患者 30～35kcal/kg，女性患者 25～30kcal/kg。当机体处于围手术期应激状态时，蛋白质需要量极大升高，用于肝脏急性期蛋白质合成，这些合成的蛋白质参与免疫调节和伤口愈合。在预康复的理念下，推荐有营养风险并且没有肝肾损害及代谢异常的患者术前口服营养补充（oral nutritional supplements，ONS）强化蛋白质摄入，建议非肿瘤患者术前每餐保证≥18g 的蛋白摄入，肿瘤患者术前每餐≥25g 的蛋白质摄入以达到每天蛋白质需要量。

（2）术前营养支持途径的选择

营养筛查为低危营养风险患者，指导患者可进食高蛋白食物，如鸡蛋、鱼、瘦肉、虾、奶类、豆制品等。营养筛查为高危及以上营养风险的患者，此类患者可能因为胃纳差或者消化道不全梗阻等原因，蛋白质摄入目标低于机体需要量 1.2g/（kg·d），可指导患者每日加餐，保证一天 3 次口服营养制剂补充，以达到患者需要的目标能量。当患者不能通过口服营养制剂补充，可提前置入肠内营养管，开始管饲肠内营养，如果口服营养制剂补充和肠内营养支持都达不到患者每日目标能量和蛋白质需求时（实际摄入量＜推荐摄入量60%），建议术前进行肠外营养支持。

（3）术前营养支持的时间

围手术期营养不良患者术前使用 ONS≥7 天，营养不良患者在接受胃肠手术前给予持续 7～14 天肠外营养支持，部分重度营养不良患者，可酌情延长至 4 周。

（4）术前肠道准备

传统的机械性肠道准备会导致患者体液丢失甚至脱水以及水、电解质失衡，机械性肠道准备既往认为的作用是清除大肠内固体粪便，减少细菌含量，然而这种做法实际上并没有降低肠道中细菌的数量，反而液化了粪便，增加了手术溢出的风险。研究表明不进行术前肠道准备并不增加吻合口漏、手术部位感染、伤口感染的发生率，反而会导致患者出现水、电解质紊乱及肠道细菌移位。从加速康复外科角度出发，机械性肠道准备作为一种应激反应，容易导致患者脱水、电解质紊乱、酸碱失衡，进而提高了低血压发生率。因此不推荐为结肠癌手术患者常规进行术前肠道准备。

（5）术前禁食禁饮

2015 版《结直肠手术应用加速康复外科中国专家共识》中指出患者可在麻醉前 6h 前进食固体饮食，2h 前进食清流质食物；术前 12h 饮用 800mL、术前 2～3h 饮用 400mL 碳水化合物饮品。研究表明，接受术前营养支持后，一部分患者的血清白蛋白与前白蛋白水平显著上升，让患者在术前饮用碳水合化物液体，确保肠道内营养液充足；术前 6h 禁食，饮用大量葡萄糖电解质溶液；术前 3h 补充少量葡萄糖液体，避免术后引起电解质紊乱或脱水现象的发生。

2. 术中处理

（1）术中保温：研究发现，若发生术中低体温，容易导致凝血功能障碍、失血量上升、心律失常、术后切口感染率上升、分解代谢增加、患者免疫力下降等。常用的改善措施有：适当提高手术室温度，手术操作台使用保温技术（如暖风机），术中静脉输液要预热后输注，术中腹腔冲洗采用温热 0.9% 生理盐水，术后加盖厚棉被保暖等。这些不但可以减少术中出血，避免术后炎症反应的发生，还能使患者的心肺功能得到保护。保证术中温度适宜可减少应激反应，促进术后肠功能恢复，减少感染发生率，减少住院时间。

（2）控制性输液：患者液体平衡与预后密切相关，液体不足会导致组织缺氧、器官功能下降等不良后果，而液体超载会加重心脏负担，导致心功能不全、肺水肿等严重后果。研究显示，控制术中输液量可以使患者术后炎症发生率更低，恢复更快，能早期进食和下床走动，而采用标准输液治疗后切口感染和炎症反应发生率明显较高，术后身体功能恢复较慢。

3. 术后营养支持治疗

（1）减少留置胃管时间：对于结直肠癌手术患者，术后长期使用胃肠减压管会引发肺部感染，导致肠道蠕动功能恢复缓慢，患者康复时间长。研究认为，在结直肠癌手术中，如果没有出现明显的肠黏膜屏障问题，可以不按照常规流程使用胃肠减压管操作。因此，针对结直肠癌手术患者，从 ERAS 理念出发，如果术中使用了胃肠减压管，术后应及时移除。

（2）早期进食：传统的结直肠癌手术术后处置方式是禁食、禁水。胃肠道手术患者早期经口进食进水，或者给予肠道营养，既不增加胃肠道炎症风险，也不会造成术后吻合口漏，甚至可以在一定程度上加快肠道功能的恢复，缩短住院时间。术后早期进食、进水能够改善患者体内的氮平衡，促进肠胃蠕动，减少肠道菌群失调，避免出现严重水、电解质紊乱，促进患者全身功能尽快恢复，缩短住院时间。患者能进食后，指导患者进食顺序：从流质过渡到半流、软食、普食。术后未能进食时，应用静脉高营养或通过鼻肠管及空肠造瘘管进行肠内营养补充。

（3）术后营养支持途径的选择：术后患者经口摄入 > 60% 的营养目标量时，首选口服营养补充剂（400～600kcal/d）和蛋白粉营养辅助（1.2～1.5g/（kg·d）），以满足蛋白质及能量需要量；当经口摄入小于 60% 营养目标量时，需要通过管饲肠内营养补充；如果口服和管饲肠内营养仍无法达到 60% 蛋白质或者热卡的需要量大于 7 天时，则应启动肠外营养。当术后 5～7d 内经口服和（或）肠内无法满足能量需求时，预计营养治疗持续时间大于 7 天才能启动肠外营养。若出现喂养不耐受，如恶心、呕吐、腹胀腹痛，肛门排气排便减少，鼻胃管引流量明显增多，胃残余量 > 500mL，腹压高，腹部影像异常，则需要减少或者考虑暂停肠内营养。对于营养不良患者，术后需要 4 周或者更长时间的营养支持。

五、出院后营养管理及随访

当患者恢复半流饮食或者口服辅助营养制剂，不再需要肠外营养支持，伤口愈合良好，无感染迹象，能恢复日常基本生活能力，予协助办理出院，给患者制定可操作的、安全的、可量化的出院饮食指导。出院当天可将患者及家属转介到由营养专科护士主导的专科营养护理门诊，给予患者体质测量及个性化饮食指导，一对一的健康教育，制定个体化的出院前期和后期食谱，并指导患者定期复诊。

关键知识点

1. 围手术期患者常常处于饥饿或感染、创伤等应激状况，交感神经所致的高代谢状态，出现静息能量消耗增加；高血糖，伴胰岛素抵抗（insulin resistance）；蛋白质分解加速，出现负氮平衡；脂肪分解明显增加；水、电解质及酸碱平衡失调，微量元素、维生素代谢紊乱。

2. 所有外科手术患者入院后应该常规进行营养筛查及评定，以了解患者的营养状况，及时给予营养支持。

3. 术后营养支持首选肠内营养，肿瘤患者营养不良的规范治疗遵循五阶梯治疗原则。如果口服和管饲肠内营养仍无法达到 60% 蛋白质或者热卡的需要量 >7 天时，则应启动肠外营养。

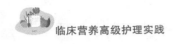

第四节　老年患者的营养管理

 学习目标

- 掌握老年患者的生理变化。
- 掌握老年患者营养标准。
- 掌握老年人膳食。

一、老年患者的生理变化

近年来，我国人口呈现快速老龄化的发展趋势。老年人因生理机能老化存在营养供给与消耗失衡，加之合并多种慢性疾病，容易发生营养不良。合理的营养支持策略可以延缓衰老，而做到合理的营养支持，应了解老年患者的生理改变。

（一）人体组成成分改变

（1）老年人随着年龄的增长，人体肌肉组织趋于减少而脂肪组织趋于增加，其改变程度与饮食习惯及运动有关。

（2）体内总水分随着年龄增长而减少。

（3）每千克体重所产生的基础代谢率随着年龄的增长而下降。组织中的其他蛋白部分也在减少，如结缔组织、胶原组织及其他蛋白质。老年人 75 岁以后由于胃纳减退，体脂会逐步减少。随着年龄的增长，骨密度降低，骨质疏松使骨折的发生率增加。

（二）器官功能改变

（1）消化系统功能降低，老年人牙齿松脱，影响咀嚼；消化液分泌减少，影响食物的消化吸收；肠蠕动减慢，食物在消化道内停留时间趋于延长。

（2）心血管、脑、肝、肾及免疫功能均降低，通过纠正营养不良可以提高免疫反应能力。

二、老年患者营养标准

（一）能量

能量来源于食物中的碳水化合物、蛋白质、脂肪。老年人的饮食应保持摄入能量与消耗量大致相同。住院患者每日能量需求达到预测的 BMR 的 1.3 倍即可维持体重，达到预测的 1.5～1.7 倍时可以增加体重，以维持标准体重为宜，还应考虑老年人的活动量大小。老年人基础代谢降低，体力活动减少，能量摄入量也相应减少，50 岁以后比青年人减少10%，60 岁以后减少20%，70 岁以后减少30%，平时有体力劳动的或参加体育活动的应该适当增加。

（二）碳水化合物

大多数食物中碳水化合物能提供45%～50%的每日所需能量。随着年龄的增加，老年人对碳水化合物的耐受力下降，因此尽量选择吸收缓慢的碳水化合物，并注意监测血糖。建议以淀粉为主食，多选择粗杂粮，不宜使用蔗糖等简单的碳水化合物。果糖易被吸收利用，但是果糖转变为脂肪能力小于葡萄糖，故老年人宜多吃水果、蜂蜜等含果糖较多的食品。应该多吃蔬菜、水果，增加膳食纤维的摄入，有利于增加肠蠕动，防止便秘。

（三）蛋白质

老年人的分解代谢大于合成代谢，蛋白质的合成差，对蛋白质消化、吸收能力减弱，蛋白质的实质摄入量不足，老年人的蛋白质应该是质优量足。在没有严重的肝、肾疾病时，膳食中蛋白质的摄入达到总能量 12%～15% 可以耐受。老年人每日的理想蛋白质摄入量为 1g/kg，而患病的老年人蛋白质摄入则应增加到 1～1.5g/kg，因老年人肝肾功能降低，过多的蛋白质可能会增加肝肾负担，故不必要摄入过多的蛋白质，应该选择生物利用率高、营养价值高的优质蛋白。每日摄入蛋、奶、鱼、肉等动物性食物，鱼类是老年人动物性蛋白质的最好来源之一，氨基酸模式较好，生物学价值高，营养全面。大豆及其制品也是老年人最佳的选择之一，品种多，选择性大，易消化。

（四）脂类

脂类能够提供给人体能量，还有保护脏器、维持体温、促进消化吸收的作用。由于老年人活动量较少，摄入脂肪后不易被分解，故应尽量少吃脂肪含量丰富的食物，要控制食用畜肉、动物内脏、动物脂肪、鱼卵、奶油等，以摄入的脂肪所供能量占膳食总能量的 20% 为宜，脂肪供能约 450kcal。植物油中含有较多不饱和脂肪酸，鱼类，尤以海洋鱼类含有多种脂类，适合老年人的脂肪需要。

（五）膳食纤维

膳食纤维有通便、防治肠道疾病、降低胆固醇、辅助治疗糖尿病等多种功效。可溶性膳食纤维，例如果胶，能被分解为短链脂肪酸，又如醋酸盐和丁酸盐，它们是结肠黏膜重要的营养底物。不溶性膳食纤维则能增加粪便的体积，防止老年人便秘。因此，应注意老年人的食物不应排除杂粮，特别是不应缺少新鲜的蔬菜、水果。

（六）维生素

维生素是维持机体生命活动不可缺少的营养物质。由于在疾病或创伤时一些维生素需要量增加，某些患者可能因此逐渐出现营养不良而需要额外的补充。

（1）维生素 A。维生素 A 的推荐摄入量为 800μgRE/d。胡萝卜素是我国居民膳食纤维维生素 A 的主要来源。应注意多食用红色、黄色、绿色的蔬菜。

（2）维生素 D。老年人户外活动少，由皮肤形成的维生素 D 含量降低，而且肝肾转化为活性 $1.25-(OH)_2$ 维生素 D 的能力下降，易出现维生素 D 缺乏而影响钙磷的吸收，造成骨骼钙化，出现骨质疏松症。老年人维生素 D 的推荐摄入量为 10μg/d。

（3）维生素 E。每日膳食维生素 E 的推荐摄入量为 30mg/d，但不应该超过 300mg/d，每摄入 1g 多饱和脂肪酸应摄入 0.6mg 的维生素 E。

（4）维生素 B1。老年人对维生素 B1 利用率降低，因此摄入量应达到 1.3mg/d，富含

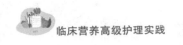

维生素 B1 的食物有肉类、豆类及各种粗粮。

（5）维生素 B2。维生素 B2 的推荐摄入量与维生素 B1 相同，为 1.3mg/d。

（6）维生素 C。维生素 C 可促进胶原蛋白的合成，保持毛细血管的弹性，减少脆性，防止老年人血管硬化，并可降低胆固醇、增强免疫力、抗氧化，因此老年人要摄入充足的维生素，其推荐摄入量为 130mg/d。

（七）矿物质

（1）钙。老年人对钙的吸收和利用率一般在 20% 左右，钙摄入不足使老年人出现钙的负平衡，导致骨质疏松，尤其是老年女性。钙的推荐摄入量为 800～1000mg/d。钙的补充不宜过多，每日摄入钙的总量不应超过 2g，应以食物钙为主，牛奶及奶制品是钙的最好来源，其次为大豆及其豆制品、海带、虾皮等。草酸影响钙的吸收，含草酸较高的食物不宜多食用。

（2）铁。老年人对铁的吸收利用能力下降，造血功能减退，血红蛋白含量减少，易出现缺铁性贫血。铁的推荐摄入量为 12mg/d，血红素铁吸收率在 20% 左右，大大高于植物中铁的吸收率，应选择血红素铁含量高的食物，如动物肝脏等，同时还应多食用富含维生素 C 的蔬菜、水果，以利于铁的吸收。

三、老年人膳食

（1）饮食多样化。食物要粗细搭配，摄入一定量粗粮、杂粮，其比精粮含有更多的维生素、矿物质和膳食纤维。多样化食物才能利用食物营养素互补作用达到全面营养目的。

（2）老年人胃肠功能减退，应该选择易消化的食物，以利于吸收利用，不要因为牙齿不好而减少或拒绝蔬菜和水果，可以把蔬菜切细、煮软，水果切细，使之容易咀嚼和消化。膳食纤维能增加肠蠕动，起到预防老年性便秘的作用，另外还能改善肠道菌群使食物易消化吸收。

（3）积极参加适度体力活动，保持能量平衡。老年人基础代谢下降，容易发生超重肥胖。肥胖将会增加非传染性慢性病的可能，老年人要积极参加适宜的体力活动或运动，改善其各种生理功能。

（4）每天饮用牛奶或食用奶制品。牛奶及制品是钙最好的食物来源，充足摄入可预防骨质疏松症和骨折。虽然豆浆在植物中含钙量较多，但远远不及牛奶，因此不建议豆浆代替牛奶。

（5）大豆或其制品。大豆不但蛋白质丰富，而且其丰富的大豆异黄酮和大豆皂甙对老年妇女尤其重要，可抑制体内脂质过氧化，减少骨丢失，增加冠状动脉血流量，预防和治疗心脑血管疾病和骨质疏松症。

（6）适量食用动物性食品。禽类和鱼类脂肪含量较低，较易消化，适宜老年人食用。

（7）饮食清淡、少盐。选择用油少的烹调方式如蒸、煮、炖，避免摄入过多的脂肪导致肥胖。少用各种含钠高的酱料，避免过多的钠摄入引起高血压。

四、老年衰弱、肌少症与营养

（一）肌少症及老年衰弱的概念

肌少症是一种老人综合征，是与年龄相关的肌肉质量减少，同时还要存在肌肉力量和/或躯体功能下降。肌少症严重危害老年人健康及功能，导致临床不良事件增加，如跌倒、再住院及死亡。衰弱是一种由于机体退行性改变和多种慢性疾病引起的机体易损性增加的综合征，以生理储备功能减弱、多系统失调，机体对应激和保持体内环境稳定的能力下降、对应激事件的易感性增加为特征。肌少症和衰弱综合征均以肌肉力量减弱和相应功能下降为主要特征。

（二）肌少症、老年衰弱与营养的关系

衰弱会导致营养不良，营养不良可影响免疫功能、药物疗效，可导致多系统功能减退，易发感染，进一步加重衰弱。营养缺乏及其导致的肌蛋白合成减少、肌肉组织的特殊变化也是肌少症发生和进展的重要原因。营养干预可以改善衰弱状态，促进肌肉蛋白的合成，由此可见，三者密不可分。营养状态对肌少症和衰弱有显著的影响，如活动减少、合成代谢抵抗、炎症、酸中毒和维生素 D 缺乏导致肌力下降或衰弱。及时的营养风险评估、尽早的营养干预，对改善衰弱、肌少症患者的生活质量有很大的帮助。老年衰弱、肌少症与营养既相互区别，又息息相关。它们最终将导致身体机能的下降、日常生活能力受损，增加跌倒、失能、住院率、死亡率等不良结局。

（三）干预措施

衰弱、肌少症均与增龄相关，在发病机制、临床表现上均有相似之处。有研究认为，肌少症是老年人功能减退的始动环节，随后出现衰弱等一系列老年问题，最终导致不良结局发生。衰弱发病与多种因素有关，营养状态及肌少症是关键因素，而肌少症与营养状态又息息相关，因此针对这两项关键因素进行干预及治疗护理有助于延缓这些老年病的进展，目前主要包括改变生活方式、运动、营养干预及药物治疗。

（1）要针对危险因素进行干预，对患者进行健康教育，改变不良生活方式。指导健康饮食，鼓励适当运动、戒烟限酒、体质量控制，控制和防治生物学的、社会经济的和环境的应激源，可延缓疾病的进展。

（2）针对衰弱、肌少症、营养不良老年人进行运动干预、力量和平衡训练，可以成功地增加肌肉力量和功能，使老年人运动功能得到改善，阻抗训练是最常见的运动干预。

（3）营养状态对肌少症和衰弱有显著的影响，如活动减少、合成代谢抵抗、炎症、酸中毒和维生素 D 缺乏导致肌力下降或衰弱等，因此营养干预显得尤为重要。营养干预的主要内容是强调足够的蛋白质和充足的能量摄取，建议老年人总蛋白质摄入量增加到 $1.2 \sim 1.5 g/(kg \cdot d)$。充足的蛋白质摄入，尤其是富含亮氨酸的饮食摄入可能增强肌肉强度。

（4）涉及衰弱、肌少症的药物治疗也在研究中。目前多种疾病可能与维生素 D 缺乏

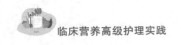

有关，包括肌少症、衰弱综合征在内。维生素 D 可改善肌力，改善神经肌肉的功能，联合钙剂更可以减少跌倒和骨折。因此，补充维生素 D 有益于预防肌少症。

关键知识点

1. 老年人营养不良类型大致可分为消瘦型、水肿型和混合型。

2. 多数情况下老年人营养支持首选肠内营养。对外科老年患者而言，大多数需肠内、肠外营养联合实施。

3. 老年人大多病情复杂、并存病多，无论选择何种营养支持方式，均应遵循个性化原则，以期达到减少并发症，促进康复。

第五节　放化疗患者的营养管理

 学习目标

- 了解放化疗患者的营养现状。
- 掌握放疗患者的营养管理。
- 掌握化疗患者的营养管理。
- 熟悉放化疗相关不良反应防治。
- 了解放化疗患者营养管理模式的临床应用。

一、概述

1. 放化疗患者的营养现状

从 20 世纪开始，全世界范围内恶性肿瘤的发病率迅速上升。到 21 世纪，恶性肿瘤已成为人类的主要健康问题、头号死亡原因，其病死率高、治疗花费贵、家庭影响大、心理影响恶劣是任何其他疾病所不能比拟的，严重威胁人民身心健康、经济发展、社会稳定及国家安全。

作为恶性肿瘤最主要的治疗手段，放射治疗和化学治疗（以下简称"放化疗"）对患者的营养状况具有正面和负面双向影响。放化疗可减少肿瘤负荷、缓解肿瘤压迫和梗阻，改善患者营养摄入和营养状况；但是，头颈部放疗所致的味觉敏感度降低、恶心、呕吐、放射性口腔黏膜炎和放射性口干等，胸部放疗所致的放射性食管炎，腹部、盆腔放疗所致的放射性肠炎、肠衰竭等，以及化疗引起的恶心、呕吐、食欲下降等均会影响营养物质摄入、消化、吸收和代谢等全过程，导致营养不良的发生或营养状况的恶化。肿瘤患者营养不良发生率及危害性也远高于所有其他疾病。

中国抗癌协会肿瘤营养专业委员会 2020 年发布了《常见恶性肿瘤营养状态与临床结

局相关性研究（Investigation on Nutrition Status and its Clinical Outcome of Common Cancers，INSCOC)》的最新研究结果，我国三级甲等医院住院肿瘤患者整体营养不良的发生率高达80%，而营养不良肿瘤患者的营养治疗率只有34%，前者显著高于发达国家和地区，后者显著低于发达国家和地区。考虑到我国更多的晚期肿瘤患者是在基层医院度过生命的最后时光，而INSCOC的研究中并没有包括这些医疗机构的患者，实际上我国肿瘤患者的营养不良发生率可能更高，营养治疗率可能更低。这提示我国肿瘤患者营养状况令人担忧，需要高度重视，积极应对。

2. 放化疗患者进行营养治疗的目的

放化疗是恶性肿瘤最主要的治疗手段，它可以改善患者营养摄入和营养状况，但是其不良反应会导致营养不良的发生或营养状况的恶化。营养不良会对恶性肿瘤放化疗患者造成不良影响，包括降低肿瘤细胞的放射敏感性、影响放疗摆位的精确性、增加了不良反应的发生、降低放化疗的耐受性、延长总住院时间等。恶性肿瘤放化疗患者进行规范、有效的营养治疗具有重要的意义，有利于保持患者体重，降低放疗不良反应，提高放疗的完成率和治疗疗效。故实施规范、有效的营养治疗对临床疾病的治疗及康复具有重要的意义，其营养治疗的目的包括如下几个方面：

（1）诊断和治疗患者放化疗前、中、后的营养不良。

（2）减少患者不良反应的发生，增强放化疗耐受性，减少放化疗非计划性中断次数，提高放疗完成率。

（3）增加肿瘤细胞对放疗的敏感性，提高放疗精确度，提高患者的近远期疗效。

（4）提高患者生活质量。

二、放化疗患者全程营养管理

肿瘤放化疗患者营养风险和营养不足发生率高，但营养支持率较低。营养支持又存在方式不合理、指征不明确等问题。以往我国临床肿瘤的营养管理中，临床医师及护士对肿瘤患者营养重视不够，鲜有规范的营养宣教及管理，许多肿瘤医院或肿瘤相关科室很少有专门的营养治疗小组，患者常处于严重营养不良的状态，可影响肿瘤患者的预后和对后续进一步治疗的耐受性及敏感性，严重降低患者的生活质量，影响到放化疗的进程。因此，我们应全程、动态、个性化对患者进行营养指导及干预，加强肿瘤放化疗患者的营养管理，强化临床医护的营养意识，让有营养风险和营养不足的患者得到合理的营养支持。

1. 放疗患者营养管理

（1）营养风险筛查和营养评估。欧洲临床营养和代谢学会（The European Society for Clinical Nutrition and Metabolism，ESPEN）及中华医学会肠外肠内营养学分会（Chinese Society for Parenteral and Enteral Nutrition，CSPEN）均推荐采用营养风险筛查2002（nutritional risk screening 2002，NRS 2002）筛查一般成年住院患者的营养风险。NRS2002总分≥3说明存在营养风险，需进一步进行营养评估。营养评估主要判断患者有无营养不良及其严重程度。常用的营养评估量表有SGA和PG-SGA等。SGA是美国肠外肠内营养学会（American Society for Parenteral and Enteral Nutrition，ASPEN）推荐的临床营养评估工具。PG-SGA是美国营养师协会及中国抗癌协会肿瘤营养与支持治疗专业委员会推荐用于肿瘤患者营养状况评估的首选方法。目前，尚无专门针对肿瘤放疗患者营养风险筛查和营养评估工具。《恶性肿瘤放疗患者肠内营养治疗专家共识》和《肿瘤放疗患者口服营养补充专家共识》均推荐：恶性肿瘤放疗患者营养风险筛查采用 NRS2002 量表，营养评估推荐采用 PG-SGA 量表。

（2）放疗患者"围放疗期"的全程营养管理。"围放疗期"是指从决定患者需要放疗开始至与这次放疗有关的治疗结束的全过程，包括放疗前、放疗中和放疗后 3 个阶段。恶性肿瘤放疗患者在"围放疗期"均需要进行全程营养管理，见图 7-2。

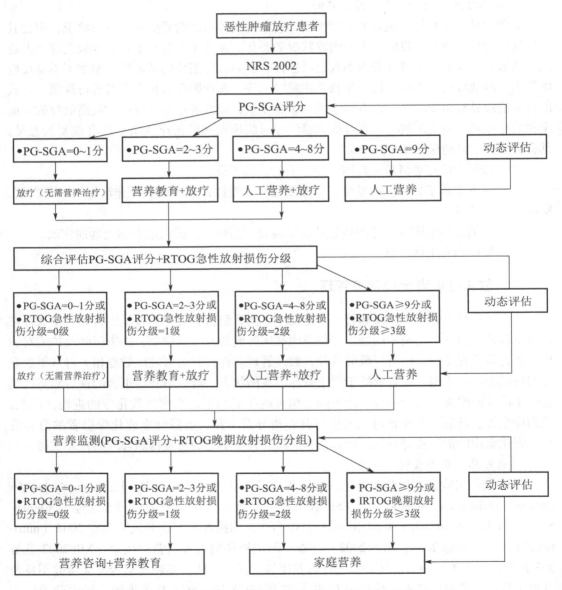

图 7-2 恶性肿瘤放疗患者"围放疗期"全程营养管理

①放疗前的营养治疗。恶性肿瘤放疗患者放疗前应该常规进行营养状况评估，根据 PG-SGA 评分选择营养治疗路径。无营养不良者（PG-SGA = 0～1 分），不需要营养治疗，直接进行放射治疗；可疑营养不良者（PG-SGA = 2～3 分），在营养教育的同时，实施放射治疗；中度营养不良者（PG-SGA = 4～8 分），在营养治疗的同时实施放射治疗；重度营养不良者（PG-SGA≥9 分），应该先进行营养治疗 1～2 周，然后再营养治疗同时进行放疗。

②放疗中的营养治疗。放疗过程中，患者的营养状况和放射性损伤分级会不断发生变化，需要在综合评估患者营养状况（PG-SGA 评分）和急性放射损伤（RTOG 分级）的基础上，选择营养治疗路径，并需定期进行评价和调整治疗方案。

③放疗后的营养治疗。放疗后部分患者由于肿瘤未完全消退或出现放疗远期并发症如头颈部放疗后口干、味觉改变，食管癌放疗后吞咽功能障碍、食道纤维化和狭窄等原因，可能导致营养风险和营养不良。因此，建议放疗患者在放疗后应进行定期随访，必要时给予家庭营养治疗（home nutrition，HN）。家庭营养是指患者在院外接受肠内或肠外营养治疗的方法，包括家庭肠内营养（home enteral nutrition，HEN）和家庭肠外营养（home parenteral nutrition，HPN）。家庭营养治疗要求医师为患者选择和建立适宜的营养途径、制定营养方案、监测营养并发症并对营养过程进行管理。

（3）恶性肿瘤放疗患者营养治疗的方式。恶性肿瘤放疗患者的营养治疗采用五阶梯治疗的原则：首先选择营养教育，然后依次向上晋级选择口服营养补充（oral nutritional supplements，ONS）、完全肠内营养（total enteral nutrition，TEN）、部分胃肠外营养（partial parenteral nutrition，PPN）、全肠外营养（total parenteral nutrition，TPN）。

① 营养教育。营养教育有助于丰富患者营养知识、科学平衡膳食、增加用餐次数、提高进食总量，从而增加患者能量、蛋白质及其他营养素的摄入。中国抗癌协会肿瘤营养与支持治疗专业委员会提出，肿瘤患者营养教育的基本内容应包括回答患者及其家属提出的问题；告知营养诊断目的；完成饮食、营养与功能评价；查看实验室及器械检查结果；提出饮食、营养建议，破除营养误区；宣传肿瘤的病理、生理知识；讨论个体化营养干预方案；告知营养干预可能遇到的问题及对策；预测营养干预效果；规划并实施营养随访十个方面。对于恶性肿瘤放疗患者的营养教育，一方面，通过教育让患者建立正确的营养观念，获得必要的营养知识；另一方面，让患者和家属认识到营养治疗对放疗的重要性，更好地配合临床医师和护士开展放疗和营养治疗。其中最核心的内容是纠正营养误区，明确地告知患者营养支持不但不会促进肿瘤生长，而且会提高机体的免疫力，抑制肿瘤生长。

②肠内营养。恶性肿瘤放疗患者肠内营养的途径选择遵循"四阶梯原则"。ONS 是肠胃功能正常放疗患者肠内营养治疗的首选途径，当下一阶梯无法满足患者营养需要（<60%目标需要量，3～5 天时）或无法实施时，依次向上晋级选择经鼻置管（nasogastric tube，NGT）、经皮内镜下胃/空肠造瘘术（percustanous endoscopic gastrostomy/jejunostomy，PEG/PEJ）、外科手术下胃/空肠造瘘，见图 7－3。

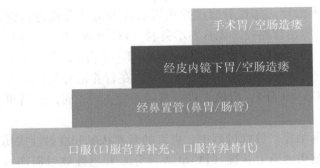

图 7 - 3　肠内营养模式四阶梯模式

③肠外营养。不推荐放疗患者常规使用肠外营养。ESPEN 指南推荐，当肿瘤患者肠内营养不充分或者不可实施时，应联合部分或全肠外营养。肠外营养开始的具体时机目前仍存在争议，不同的指南推荐意见也不一致。《成人补充性肠外营养中国专家共识》推荐，对于 NRS2002≥5 分或 NUTRIC≥6 分的高风险患者，如果肠内营养在 48～72 小时无法达到目标能量和蛋白质需要量的 60% 时，推荐立即给予肠外营养。而对于 NRS2002≤3 分或 NUTRIC≤5 分的低风险患者，如果肠内营养未能达到目标能量和蛋白质需要量的 60% 超过 7 天时，可启动肠外营养治疗。

④肠内营养与肠外营养的过渡。患者由长期饥饿或全肠外营养向肠内营养过渡的过程一定要循序渐进，密切观察，预防再喂养综合征的发生。再喂养前，应注意监测和先期纠正原已存在的水、电解质代谢紊乱。再喂养的初始阶段热氮供给量宜低：能量从 10～15kcal/（kg·d），蛋白质从 0.8～1.2g/（kg·d）起，在 5～7 天内逐步、缓慢地递增，直至达到预期或患者可耐受量。

2. 化疗患者症状管理

化疗所致的恶心、呕吐（chemotherapy-induced nausea and vomiting, CINV）是最常见的化疗不良反应，易造成代谢紊乱、营养失调及体重减轻，对患者的情感、社会和体力功能都会产生明显的负面影响，更是患者畏惧化疗、生活质量下降和依从性下降的重要原因之一，故如何对化疗患者进行恶心、呕吐的规范化管理，是保证患者维持体重、增加营养的重要途径。

（1）CINV 的概念及分类。CINV 是指由化疗药物引起或与化疗药物相关的恶心［以反胃和（或）急需呕吐为特征的状态］和呕吐（胃内容物经口吐出的一种反射动作）。按照发生时间，CINV 通常可分为急性、延迟性、预期性、爆发性及难治性 5 种类型。急性恶心呕吐一般发生在给药后数分钟至数小时，并在给药后 5～6h 达到高峰，但多在 24h 内缓解。延迟性恶心呕吐多在化疗 24h 之后发生，常见于顺铂、卡铂及环磷酰胺等化疗时，可持续数天，一般认为 2～5d。预期性恶心呕吐是指患者在前一次化疗时经历了难以控制的 CINV 之后，在下一次化疗开始之前即发生的恶心呕吐。爆发性呕吐是指即使进行了预防处理但仍出现的呕吐，并需要进行"解救性治疗"。难治性呕吐是指以往的化疗周期中使用预防性和（或）解救性止吐治疗失败，而在后续化疗周期中仍然出现呕吐。

在使用致恶心呕吐化疗（nauseogenic and emetogenic chemotherapy, NEC）时，CINV 是一种常见且令人畏惧的伴随症状，它是导致患者化疗依从性下降的主要原因，CINV 严重影响患者的生活质量及化疗的实施和疗效，若控制不佳，对临床工作和患者治疗均会带来严重影响。

（2）CINV 的全程管理。

①致恶心呕吐的化疗前管理（pre-NEC management）。临床医师在为患者制定化疗方案后，可根据静脉或口服化疗方案致吐风险等级（表 7-2），适当参考患者高危风险因素和既往 CINV 的发生情况，为患者制定预防性止吐方案。CINV 的疗前管理主要体现在急性恶心呕吐和延迟性恶心呕吐的预防上。

表 7-2 常用化疗药物的致吐风险分级

静脉给药		口服给药	
组别	药物	级别	药物
高度致吐风险（呕吐发生率 > 90%）	顺铂 AC 方案或含有 AC 的方案（阿霉素或表阿霉素 + 环磷酰胺） 卡铂（AUC ≥ 4） 环磷酰胺 ≥ 1500mg/m² 卡莫司汀 > 250mg/m²	阿霉素 > 60mg/m² 表阿霉素 > 90mg/m² 异环磷酰胺 ≥ 2g/m² 氮芥 氮烯咪胺（达卡巴嗪）	中 - 高度致吐风险（呕吐发生率 ≥ 30%）	六甲蜜胺 白消安（≥ 4mg/d） 环磷酰胺 [≥ 100mg/(m²·d)] 雌氮芥 依托泊苷 环己亚硝脲（单日） 米托坦 丙卡巴嗪（甲基苄肼） 替莫唑胺 [(> 75mg/(m²·d)] TAS - 102 长春瑞滨
中度致吐风险（呕吐发生率 30% ~ 90%）	阿米福汀 > 300mg/m² 苯达莫司汀 卡莫司汀 ≤ 250mg/m² 环磷酰胺 ≤ 1 500mg/m² 阿糖胞苷 200 > mg/m² 奥沙利铂* 甲氨蝶呤 ≥ 250mg/m² 卡铂（AUC < 4）	阿霉素 ≤ 60mg/m² 表阿霉素 ≤ 90mg/m² 伊达比星 异环磷酰胺 < 2g/m² 伊立替康 美法仑 更生霉素 柔红霉素		
低度致吐风险（呕吐发生率 10% ~ 90%）	T - DM1 阿米福汀 ≤ 300mg/m² 卡巴他赛 阿糖胞苷（低剂量）100% ~ 200mg/m² 多西他赛 阿霉素（脂质体） 艾立布林 依托泊苷 5 - 氟尿嘧啶 氟尿苷 吉西他滨 伊立替康（脂质体）	伊沙匹隆 甲氨蝶呤 50% ~ 250mg/m² 丝裂霉素 米托蒽醌 紫杉醇 白蛋白紫杉醇 培美曲塞喷司他丁 普拉曲沙 塞替派 拓扑替康	轻微 - 低度致吐风险（呕吐率发生率 < 30%）	白消安（< 4mg/d） 卡培他滨 苯丁酸氮芥 环磷酰胺 [< 100mg/(m²·d)] 氟达拉滨 羟基脲 美法仑 6 - 巯基嘌呤 甲氨蝶呤 替莫唑胺 [≤ 75mg/(m²·d)] 硫乌嘌呤 拓扑替康 雏甲酸

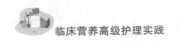

静脉给药			口服给药	
组别	药物		级别	药物
轻微致吐风险（呕吐发生率<10%）	门冬酰胺酶 博末霉素（平阳霉素） 克拉屈滨（2-氯脱氧腺苷） 阿糖胞苷<100mg/m²	长春瑞滨 地西他滨 右丙亚胺 氟达拉滨		

*奥沙利铂：作为消化道肿瘤化疗时为高度致吐风险。

②致恶心呕吐的化疗中管理（inter-NEC management）。即使按照指南推荐进行预防性止吐治疗，在接受高度或中度致吐风险的化疗方案时仍有约28%的患者未达到完全缓解，同时止吐药物本身也会产生一系列的不良反应。因此，致恶心呕吐化疗（特别是周期性给药的化疗）的治疗中管理也非常重要，主要体现在对于爆发性CINV和难治性CINV的处理上，对止吐药物不良反应的宣教和处理也很重要。

③致恶心呕吐的化疗后管理（post-NEC management）。研究显示，第1个周期经止吐治疗完全缓解的患者在后续的治疗过程中更不易出现恶心呕吐。因此临床医生应以患者为中心，立足于循证医学，根据第1个疗程化疗后患者出现CINV的情况，进行综合评估指导后续止吐方案的制定。在根据第1个疗程化疗后患者出现CINV的情况调整后续止吐方案前，临床医师需要如实记录患者在第1个疗程进行预防性止吐治疗后的治疗效果，包括出现恶心呕吐的分级，是否达到完全缓解、完全防护、全面控制，是否需要解救治疗。

3. 放化疗相关不良反应防治

1）放射性皮炎的防护

①放疗期间尽量着宽松衣物，减少受照射后的皮肤与衣物的摩擦，降低疼痛感。避免进入高温环境或低温刺激，使皮肤处在适度的环境温度中。

②在放化疗期间易并发低蛋白血症，需补充高蛋白、高维生素的无刺激性的温凉食物。当出现白细胞下降时，饮食上宜选择有补血效果的食物，同时多饮水。

③注意照射部位皮肤的清洁，可以使用中性肥皂清洗皮肤，在流水下冲洗，禁用碱性肥皂搓洗，不可用酒精、碘酒、化妆品等对皮肤有刺激的药物，禁贴胶布，外出时防止暴晒及风吹雨淋。

④放疗开始时，在患者睡前、放疗前1h、放疗后用三乙醇胺乳膏、赛肤润、芦荟膏、利肤宁等涂抹放射部位皮肤，每天观察局部皮肤反应。

⑤出现放射性皮炎时，处理如下：0/1级充分暴露，保持干燥；涂抹赛肤润、利肤宁、比亚宁、芦荟膏；2级暴露创面；避免涂抹油脂类、粉类制剂；局部喷洒金因肽、贯新克、康复新等；3级请造口组会诊；用0.9% NS或1/5000呋喃西林清洗，待干后外贴美皮康，3～5天更换，或根据渗液情况更换；4级严重者需要植皮治疗。

⑥放射性皮肤反应，照射区皮肤颜色会发红，随后转为褐色，甚至会蜕皮，这时不要用力搓揉照射区皮肤，新皮肤长出后，老皮肤会自行蜕掉，不要用力撕揭。

2）放疗后口干的防护

口干（xerostomia）是头颈部放射治疗后最常见的不良反应之一，是由于放射线损伤唾液腺，特别是浆液性腺泡组织为纤维组织所代替，导致唾液分泌量明显减少甚至消失。口腔干燥症是放疗后常见的并发症，目前主要以改进放疗方式、药物及颌下腺移位术等预防、减轻及治疗口干燥症均取得一定疗效，但临床上仍无完全有效的预防和治疗方法。

颌下腺放射敏感性低于腮腺，通常放疗后颌下腺提供残存唾液的大部分，研究证明将下颌下腺移位到颏下间隙能很好地保留下颌下腺功能，并且下颌下腺移位术预防鼻咽癌放疗后口干燥症的长期疗效较好，但是颌下腺移位术只能用于初治的鼻咽癌患者，且颈部 I 区无淋巴结转移者。

患者在治疗过程中少量多次饮水，多吃一些富含维生素的食物和水果，如蔬菜、梨、西瓜、草莓等。中医方剂、针灸和治疗鼻咽癌放疗后口干燥症有一定的疗效。内饮西洋参茶水：将 3g 西洋参和 2g 红茶洗净后，加 100g 清水煎煮，每天早晨饮用西洋参茶水 1 次；另外可用胖大海、麦冬、菊花冲泡服用，或口含乌梅、橄榄及咀嚼口水醇以缓解口干。

3）口腔黏膜炎的防护

放射性口腔黏膜炎是头颈部肿瘤放射治疗中较常见的急性反应，常在放射治疗 2～3 周后出现，随着放射治疗剂量的增加而加重，发生率为 100%。放射性口腔黏膜炎的发生和发展除了受口腔黏膜的照射面积、照射剂量、分割方式和是否配合化疗等因素的影响外，还与口腔护理、处置有着密切关系。

（1）预防：

①放疗开始前 1～2 周完成龋齿及其他牙齿疾病的治疗。

②刷牙使用软毛牙刷、含氟牙膏，次数不少于每天两次，牙刷使用前可先浸泡温水 5 分钟，并每 3 个月更换，感冒过后及时更换牙刷；如有义齿，每天取下清洗，睡时取出。

③进食前后要使用冷水、生理盐水、不含酒精的漱口水漱口，睡前要认真刷牙、漱口，每日漱口 5～6 次，尽量延长漱口液与口腔黏膜的接触时间，每次含漱时间不少于 3min，用鼓腮和吸吮交替动作漱口。

④严密观察口腔情况，重视口腔早期变化，每 2 周行口腔黏膜细菌、真菌检测，测口腔 pH 值（正常口腔 pH 值 6.6～7.1 之间），当 pH 值在 5.0～5.5 时不能有效抑制口腔中细菌。在酸性条件下容易出现白细胞溶解，释放出溶媒体酶，导致局部组织损伤，易发生口腔感染和溃疡。pH 值在 5.0～5.5 时可选用碱性漱口液，如 5% 碳酸氢钠注射液；pH 在 6.0～7.0 时选择朵贝尔溶液、生理盐水进行漱口，但如无条件进行口腔酸碱度检测时，可选择碱性漱口液进行漱口，如碳酸氢钠漱口，6 次/d 以上。

⑤每天至少一次使用镜子及手电筒自我检查口腔黏膜，检查牙齿或假牙是否干净且无残留齿垢。口腔黏膜检查包括：唇、嘴角、内颊、上下颚、牙龈、舌头等部位有无红肿、溃疡、白斑、舌苔等，出现放射性口腔黏膜炎时及时处理。

⑥每日饮水 3000mL 左右，可用金银花、菊花、麦冬泡水饮用。

⑦忌辛辣、油炸、刺激、粗糙、多刺、过冷、过热、过硬的食物，戒烟戒酒，避免口腔黏膜受不良刺激，进食时细嚼慢咽，勿使用牙签剔牙，可使用牙线。

⑧宜进食高热量、高蛋白、高维生素，质软、易消化的食物，如鱼、瘦肉、大豆及其制品、新鲜蔬菜、水果等，推荐每天吃至少 5 种以上的蔬菜。

⑨放疗日起口服复合维生素片（如善存）。

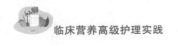

（2）护理：

①1级黏膜反应者继续执行上述措施，可使用生理盐水＋地塞米松＋庆大霉素雾化吸入，减轻水肿，缓解疼痛，预防感染。

②疼痛管理：2级或以上黏膜反应疼痛明显时，进食前可使用生理盐水＋维生素 B12＋利多卡因混合液含漱，减轻疼痛；4级黏膜反应应加强口腔护理4次/d，清除分泌物，漱口8～10次/d。

③营养管理：出现3、4级黏膜反应时，为了保证水、电解质的平衡和营养的供给，可食用奶类、蔬菜汁、果汁、鸡蛋羹、鱼粥，有条件时可将食物打成糊状，方便进食；静脉补充营养，必要时给予白蛋白、血浆；如疼痛严重影响进食或患者抗拒进食，尽早使用鼻胃管进行鼻饲饮食。每日监测体重，定期监测外周血、电解质、白蛋白、血浆、肌酐、尿素氮。

④预防感染：对于2级或以上黏膜反应，可使用生理盐水＋地塞米松＋庆大霉素或根据口腔 pH 值、咽拭子培养＋药敏结果选择合适的药物进行含漱和雾化；4级黏膜反应为防止感染可静脉滴注抗生素及抗真菌药物。

⑤药物使用：口腔黏膜出现溃疡时可选用金因肽、贯新克、康复新、喉风散等药物进行喷洒，对促进黏膜细胞修复、减轻疼痛有一定疗效；有研究表明，使用粒细胞－巨噬细胞集落刺激因子（GM－CSF）含漱，能有效预防和治疗放射性口腔炎的发生；另外有学者制作复方棒冰含服也证实利用口腔低温原理来防止口腔放疗后反应，原理为口腔含入冰块后，刺激可使口腔黏膜血管收缩，黏膜组织氧含量降低，对放射作用反应减弱，从而保护或减轻了放射对口腔黏膜的损伤。

4）骨髓抑制患者的饮食管理

肿瘤患者在进行放疗、化疗时，白细胞减少是很常见的不良反应，这时首先要保证各种营养成分的充分供给，进食富含优质蛋白质、多种维生素和微量元素的各类食品，以及一些滋补的药物和食物，如龟胶、阿胶、鱼鳞胶、蜂王浆、胎盘粉、炖猪蹄等。但由于放疗、化疗的患者往往同时伴有消化道反应，食欲不好，故应注意不要滋腻碍胃。

为防止或减轻骨髓抑制引起的白细胞、血小板等的下降，宜多食血肉之品如猪肉、牛肉、羊肉、禽肉、鱼类及枣、花生等，烹制上以煮、炖、蒸等方法为佳，能撇掉油的尽量撇掉。还可以选择含铁质较多的食品，如动物（鸡、鸭、猪、牛、羊等）的肝脏、腰子、心脏、蛋黄、瘦肉，蔬菜中的菠菜、芹菜、番茄，水果中的杏、桃、李、葡萄干、红枣、菠萝、杨梅和无花果等，以纠正肿瘤患者的缺铁性贫血。菌类中的香菇、蘑菇、猴头菇、木耳之类食品，已被发现其中富含多糖类，对提高人体的细胞免疫功能有很大功效，可以抑制或消灭癌细胞。食疗应以补养气血为主，如枣米粥、花生米炖骨头、党参红枣汤、红枣枸杞炖猪心等。

三、营养管理模式的临床应用

目前，国内学者探索不同的营养管理模式，如全程精细化营养管理、护士主导的多学科协作营养管理模式、医护药养一体化模式、健康管理 APP 的应用等，对鼻咽癌、食管癌、直肠癌、宫颈癌、乳腺癌等放化疗患者进行营养管理。

1. 全程精细化营养管理

全程营养精细化营养管理是指在患者整个治疗过程及出院后，根据个体主观整体营养状况评估量表（PG-SGA）评分、生化指标等情况，制定精确的个体膳食营养方案，确保患者营养均衡，从而改善患者组织代谢，促进康复，增强患者耐受力，减少不良事件的发生，延长患者生存期。

全程营养精细化管理重点在于全程和精细，体现多学科内容，要求医、护、患的共同参与。在整个治疗过程中，一方面给予营养方面知识的健康宣教，提高患者和家属对营养支持的重视和依从性，协同监管；再者，根据个体需要，建立营养档案，制定精确、合理的膳食营养方案，确保营养均衡，增强机体抗风险能力，降低放化疗的毒性反应；且在出院后通过微信等方式保持沟通，及时给予针对性的指导，根据个体情况和检查结果调整饮食方案。

2. 护士主导的多学科协作营养管理模式

护士主导的多学科团队（multi-disciplinary team，MDT）协作的营养管理，该团队应由主管医生、责任护士、营养师、药剂师、康复师、心理咨询师等多学科成员组成，且有主要负责人，负责过程监控及沟通协调工作。根据患者病情共同制订诊疗、护理、康复计划。首先，培训科室医护及其营养管理团队人员，增加医护人员的专业知识。其次，给予全程、个体化、动态的营养筛查及指导，包括以下内容：定期营养筛查和评估、动态营养监测、营养综合诊断、动态调整营养方案、预防和动态监测不良反应、患者营养方案执行监测等，最后，心理咨询师给予心理支持，康复师给予康复功能指导等。

3. 健康管理 APP 的应用

应用"互联网＋"技术，通过使用医学移动应用（medical mobile APP）对肿瘤放疗患者进行饮食管理，旨在为患者提供科学、个性化饮食指导及干预，强化患者依从性，保证其能量、蛋白质摄入量达标，饮食结构合理，使患者营养处于最佳状态，并促使其养成良好的饮食习惯，为接受放疗及疾病康复奠定基础，进而提高生活质量。

关键知识点

1. 恶性肿瘤放疗患者营养不良发生率高，对治疗的疗效和不良反应影响大，应常规进行营养风险筛查和营养评估。

2. 恶性肿瘤放疗患者营养风险筛查推荐采用 NRS2002，营养评估推荐采用 PG-SGA。

3. 不需要对所有恶性肿瘤放疗患者常规进行营养治疗，而是应该在综合评估患者的营养状况（PG-SGA）和放射损伤（RTOG 分级）的基础之上，进行及时和合理的营养治疗。

4. ONS 是恶性肿瘤放疗患者首选的营养治疗方式。不推荐放疗前常规预防性置入营养管。如果头颈部及胸部肿瘤放疗患者存在以下一种或多种情况时可以考虑预防性置入营养管：明显体重丢失（1 个月内 >5% 或者 6 个月内 >10%）、BMI < 18.5kg/m^2、严重吞咽梗阻或疼痛、严重厌食、头颈部肿瘤预期将发生严重放射性口腔或食管黏膜炎者。

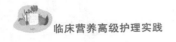
> 5. 对于管饲营养患者，首选 NGT。当 NGT 无法满足营养需求或患者需要长期人工喂养（>30d）或头颈部肿瘤放疗患者，可优先选择 PEG/PEJ。
>
> 6. 对于肠内营养可达到正常营养需要量的恶性肿瘤放疗患者，不推荐常规进行肠外营养治疗。当患者无法通过肠内营养（如严重放射性黏膜炎、放射性肠炎或肠衰竭）获得足够的营养需要时，则需联合部分肠外或全肠外营养。

第六节 肝病患者的营养管理

 学习目标

- 熟悉肝病患者营养代谢特点。
- 掌握肝病患者营养筛查方法。
- 掌握肝病患者营养评定方法。
- 掌握肝病患者营养支持治疗及随访管理。

一、肝病营养状况概述

肝病患者肝功能严重受损时，机体会出现复杂的营养和代谢功能紊乱及不同程度的蛋白质－能量营养不良（protein-energy malnutrition，PEM）。营养和代谢损害是终末期肝病患者的重要并发症之一，并能反过来影响肝病的发生、发展和预后，两者互为因果、形成恶性循环。终末期肝病患者常伴有严重的消化道症状，如恶心、呕吐、食欲下降等导致营养物质摄入不足是导致营养不良的重要原因之一。镁、锌等微量元素缺乏可导致味觉异常，影响食欲。自主神经障碍导致的胃轻瘫、肠蠕动延迟，可导致营养物质消化吸收延缓。肝脏解毒能力下降，大量代谢产物在体内的蓄积导致胃肠道功能紊乱，胃肠黏膜水肿及肠道菌群失调，严重影响营养物质的消化吸收。在胆汁淤积时，肠道内胆汁浓度不足可影响脂溶性维生素（维生素 A，D，E）的吸收。为警惕肝性脑病的限蛋白饮食、因腹水及周围水肿的限钠饮食以及住院期间相关检查（腹部超声或胃镜）的禁食要求，这些医源性饮食结构的改变也是导致营养物质摄入不足的因素之一。

关于肝病患者的能量代谢问题报道不一。有研究发现部分肝病患者会出现不明原因的高代谢状态，在疾病的早期及急性期阶段即可出现。肝衰竭患者高代谢状态发生率为 18%～34%。高代谢并不是终末期肝病患者的最佳代谢状态，高代谢状态患者更容易出现体质量下降、营养不良，具有更高的病死率，其发病机制目前尚不完全清楚。部分慢性肝衰竭患者基础代谢率较正常人下降，低代谢是机体自身调整的结果，这种低能量代谢状态可能是对机体保护的一种反应。若患者代谢状态由高代谢转为低代谢，则有利于机体功能的恢复，若持续高代谢状态且长时间得不到纠正，往往提示预后不良。

二、肝病患者营养筛查

终末期肝病患者常见营养不良，并且随着肝脏疾病病情的加重，营养不良发生率和严重程度增加。体重指数（body mass index，BMI）＜18.5kg/m² 的终末期肝病患者可诊断为营养不良，Child-Pugh C 级的肝硬化患者、肝衰竭患者为高营养不良风险人群，这部分患者直接进行详细营养评定以确定营养不良类型和程度；其他终末期肝病患者应进行营养筛查，经筛查有营养风险或营养不良风险的患者需进行详细营养评定，以确定营养不良类型和程度。肝病患者营养筛查工具主要包括以下几种：

（1）英国皇家自由医院营养优先工具（the royal free hospital-nutritional prioritizing tool，RFH – NPT）：

第一步：急性酒精性肝炎或正在经过管饲的患者直接评 6 分，定位高营养不良风险。

第二步：其余无体液潴留的患者根据 BMI 数值评 0～6 分，有体液潴留患者根据体液潴留对饮食的影响及体重变化情况评 1～7 分；

第三步：将前两步分数相加为总分，0 分为低风险，1 分为中等风险，2～7 分为高风险。

（2）肝病营养不良筛查工具（the liver disease undernutrition screening tool，LDUST）：

由 6 个针对患者的主观问题构成，包括进食情况、非自主体重减轻、脂肪和肌肉减少、水肿及活动能力下降。患者根据自身情况分别对 6 个问题选择 A、B 或 C，汇总得到 5 个或以上 A，认为目前无明确营养不良风险，若得到 2 个或以上 B 或 C，则认为有营养不良风险应进行营养评定。

（3）营养风险筛查工具（nutritional risk screenin 2002，NRS2002）：

该工具包括营养状态评分、疾病严重程度评分及年龄评分 3 部分，总分≥3 分认为有营养风险，建议进行营养支持以改善临床结局。近年来，NRS2002 在肝硬化、肝癌等肝病患者中得到了较为广泛的应用，是终末期肝病患者营养筛查可供选择的工具之一。

三、肝病患者营养评定

一旦患者经筛查存在营养不良风险或营养风险，即应对患者进行详细营养评定，以确定营养不良的类型和程度，从而为制定有针对性的营养支持方案提供依据，并且应在营养支持过程中动态评定，以评价营养支持疗效并判断预后。

营养不良的评定主要包含以下内容：人体成分评定、能量代谢检测、综合营养评定工具及膳食摄入评定等。

1. 人体成分评定指标

（1）终末期肝病患者经常存在水肿、胸腹水等体液潴留，使得 BMI 在应用中受到了一定限制。对于存在体液潴留的终末期肝病患者可以计算干体重 BMI（干体重/身高平方，kg/m²）。干体重（dry weight，DW）可以通过以下几种方法进行评估或计算：①出现体液

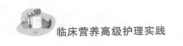

潴留前的体重；②穿刺引流之后的体重；③校正体重：根据临床判断的腹水严重程度减去一定量体重进行校正（轻度5%，中度10%，重度15%，如果存在外周水肿再减5%）。

（2）上臂围（arm circumference，AC）、三头肌皮褶厚度（triceps skin fold，TSF）和上臂肌围（arm muscle circumference，AMC）。TSF正常参考值男性为8.3mm，女性为15.3mm。AMC正常参考值男性为24.8cm，女性为21.0cm。实测值/正常值>90%为正常；80%～90%为轻度营养不良；60%～80%之间为中度营养不良；<60%为重度营养不良。

（3）实验室检测指标：白蛋白、前白蛋白、视黄醇结合蛋白等水平可以反映肝脏的合成能力，同时也是营养状态的敏感指标。虽然在终末期肝病患者输注氨基酸、白蛋白等制剂后会对相应指标产生影响，但是结合其他指标或观察动态变化，仍然对营养状态有较好的提示作用。

（4）肌量和肌肉功能评定：肌少症包含肌量减少和肌肉功能减退两方面内涵。目前常用的检测骨骼肌肌量的方法是通过CT或核磁共振扫描，选择第三腰椎（L3）水平肌肉面积总和与身高平方的比值计算L3骨骼肌指数（skeletal muscle index，SMI，cm^2/m^2）。肌量受年龄、性别、种族等多种因素影响，SMI用于诊断肝硬化患者肌量减少的界值尚未统一。目前应用较多的是来自一项基于肝移植等待患者的数据，建议男性$<50cm^2/m^2$，女性$<39cm^2/m^2$为营养不良（肌量减少）。

握力测定是评价肌肉功能的常用方法。我国2016年中华医学会骨质疏松和骨矿盐疾病分会发布的《肌少症共识》建议：静息状态下，优势手握力男性>25kg，女性>18kg为正常，可排除肌少症。

（5）生物电阻抗分析法（bioelectrical impedance analysis，BIA）：BIA是用于测量人体成分的常用方法，其原理是：生物组织在不同电流频率下具有不同的阻抗特性，通过测量人体不同部位的生物电阻抗可以推断人体的成分构成。一般可以测量体细胞数量（body cell mass，BCM）、体内总水分（total body water，TBW）、细胞外水分（extra cellular water，ECW）、体脂肪（total body fat，TBF）等指标。其中BCM是机体代谢活跃的参数，主要反映肌体肌肉成分，TBF主要反映能量贮存。这些指标相对客观精确，是终末期肝病患者，尤其是没有体液潴留患者评定人体成分的较好指标。相位角是采用原始数据电阻和容抗通过固定公式直接得出的一项评估营养状况的指标，所以受机体液体分布影响小。相位角越大，完整细胞膜越多，细胞功能越强。

（6）双能X线吸收法也是人体成分检测的经典方法之一，可以检测骨密度、脂肪组织和去脂肪组织等人体成分，从而判断营养状态。该方法准确性高，可重复性好，但是由于射线暴露、仪器设备精细昂贵等因素，目前更多应用在骨密度测量和骨质疏松的诊断，较少用于临床营养评估。

2. 能量代谢检测

人体总能量消耗（total energy expenditure，TEE）包括基础能量消耗（basic energy expenditure，BEE）、食物特殊动力作用消耗和体力活动能量消耗。疾病状态下的能量消耗还包括应激对代谢的影响。因此，患者能量需要＝BEE×活动系数×应激系数。基础代谢（BEE）是在餐后12～15h（一般在清晨睡醒时），全身肌肉放松，情绪和心理平静，周围环境舒适安静，温度在 22℃ 左右的特定条件下测定的能量消耗。静息能量消耗（resting energy expenditure，REE）是指在温度适宜和安静休息状态下的能量消耗，占总能量消耗的 60%～75%。REE 测得的能量消耗比 BEE 稍大，但是实际工作中，两者之值相差小于 10%，而 REE 相对容易测定，因此，这两个概念常相互替代。

能量代谢情况可以通过间接测热法（代谢车）进行测量。不能进行代谢车检测时，可以应用 HB（Harris-Benedict）等公式计算 BEE，再根据活动情况和应激情况计算总能量需求。HB 计算公式：女性：BEE（kcal/d）= 655.0955 + 9.463W + 1.8496H – 4.6756A；男性：BEE（kcal/d）= 66.4730 + 13.751W + 5.0033H – 6.7550A。其中，W = 体重（kg）；H = 身高（cm）；A = 年龄（岁）。代谢检测还可以检测呼吸商（respiratory quotient，RQ），各种营养物质在体内氧化时，在同一时间内二氧化碳产生量与耗氧量的比值（CO_2/O_2）称为呼吸商。RQ 反映了三大营养物质代谢供能情况。糖 RQ 为 1，蛋白质 RQ 为 0.80，脂肪 RQ 为 0.7，摄取混合食物时，呼吸商常在 0.85 左右。

3. **综合营养评定工具**

主观全面评定（subjective global assessment，SGA）是在临床营养评定中被广泛应用的评分工具。通过收集体重丢失情况、饮食摄入变化情况、身体功能状态、消化道症状等病史信息，以及体格检查测量 TSF、肌肉消耗情况、踝部水肿及腹水等共 8 方面内容，得到患者营养状态（无营养不良、轻 – 中度营养不良及重度营养不良）的诊断。英国皇家自由医院于 2006 年对 SGA 进行了改良，提出了 royal freeHospital-global assessment（RFH-GA），增加了体重指数、上臂肌围和进食情况，使评价结果更加客观。经 RFH-GA 诊断的严重营养不良，与肝移植术后感染发生、机械通气时间、ICU 时间及总住院时间均有相关性，故 RFH-GA 可用于终末期肝病预后判断及肝移植分配参考条件。

4. **膳食摄入评定**

临床营养膳食调查最常用的方法是 24h 膳食回顾法。24h 一般是指从最后一餐开始向前推 24h。食物量通常用家用量具、食物模型或食物图谱进行估计。具体询问获得信息的方式可以通过面对面询问、使用开放式表格或事先编码好的调查表、通过电话、录音机或计算机程序等进行。有条件的单位建议组建由临床医师、营养师、主管护士甚至临床药师参与的营养支持小组（nutrition support team，NST）评定患者营养状态并制定个体化营养支持方案。

肝硬化患者的营养筛查及评估方法见图 7 – 4。所有患者都应使用经过验证的、可接受的工具对营养不良进行快速筛查。当存在液体潴留时可选用肝脏特异性筛查工具 RFH-NPT。发现营养不良高风险的患者应进行详细的营养评估，在体液潴留的情况下，体质量应根据腹腔穿刺术后体质量或体液潴留前记录的体质量（如果有的话），或者根据腹水的严重程度减去重量百分比（轻度 5%，中度 10%，重度 15%）来校正；如果存在双足部水肿，则再减去 5%。

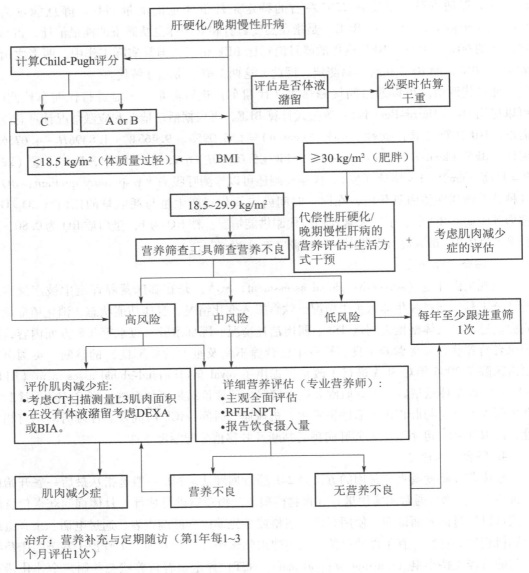

图 7 - 4 肝硬化患者的营养筛查及评估方法

四、肝硬化患者营养支持治疗及随访管理

根据有无主要并发症将肝硬化分为代偿期及失代偿期。代偿期肝硬化影像学、生物化学或血液学检查有肝细胞合成功能障碍或门静脉高压症证据，或组织学符合肝硬化诊断，但无食管胃底静脉曲张破裂出血、腹水或肝性脑病等症状或严重并发症；失代偿期肝硬化患者可以出现食管胃底静脉曲张破裂出血、肝性脑病、腹水等其他严重并发症。

1. 营养支持治疗目的及目标

营养支持治疗指经肠内或肠外途径为患者提供适宜的营养素的方法。其目的是使人体获得营养素保证新陈代谢正常进行，抵抗疾病侵袭进而改善患者的临床结局，包括降低感染性并发症发生率，减少住院时间等，使患者受益。对评定营养不良的肝硬化患者应给予营养支持治疗。肝硬化患者营养不良主要是蛋白质能量营养不良，营养支持治疗的首要目标是达到能量和蛋白质的目标摄入量。

2. 能量和蛋白质摄入

营养不良的肝硬化患者每日建议摄入能量 30～35kcal/（kg·d）或 1.3 倍 REE，以满足代谢需求。蛋白质摄入不足是肝硬化营养不良的重要因素。充足的蛋白质摄入避免了负氮平衡，对肝硬化患者预后有益。肝硬化患者摄入蛋白质 1.2～1.5g/（kg·d）以维持氮平衡，降低肌肉减少发生率。临床上普遍存在为预防肝性脑病发生或加重而限制蛋白质摄入的现象。最近研究显示，低蛋白质饮食及由此导致或加重的肌少症是肝硬化患者，包括经颈静脉肝内门体静脉分流术（transjugular intrahepatic portosystemic shunts，TIPS）术后患者发生肝性脑病的独立危险因素。关于蛋白质来源，植物蛋白耐受性优于动物蛋白，同时可以摄入丰富的膳食纤维，可通过调节肠道微生态和通便，来预防或减轻肝性脑病。轻度肝性脑病患者无需减少甚至禁止蛋白摄入，对于严重肝性脑病患者，可根据肝功能及肝性脑病等情况综合判断，酌情减少或短暂限制蛋白摄入，并尽早根据患者耐受情况逐渐增加蛋白质摄入至目标量。肝性脑病患者可以将每日蛋白质摄入总量分散到多次进餐（4～6次小餐）以改善耐受性。

3. 支链氨基酸制剂的应用

肝硬化患者的氨基酸失衡主要表现在支链氨基酸（branched chain amino acid，BCAA）水平降低，芳香族氨基酸（aromatic amino acids，AAA）水平升高，BCAA/AAA 比值下降。这种氨基酸失衡可能导致肝性脑病或其他神经系统发症，与终末期肝病不良预后相关。对经口摄入蛋白不能耐受的患者给予 BCAA 制剂 ［0.25g/（kg·d）］，或不能耐受动物蛋白的患者给予植物蛋白及 BCAA 制剂可以改善肝性脑病症状。

4. 维生素和微量元素

终末期肝病患者，由于肝功能损伤导致食物摄入减少、吸收不良、储备减少等原因，常存在维生素不足。B 族维生素缺乏在终末期肝病患者尤其是在酒精性肝病患者中常见。酒精性肝病患者维生素 B1 缺乏可出现 Wernicke 脑病。为预防 Wernicke 脑病，在酒精性肝病患者应用静脉葡萄糖进行营养支持前应给予补充维生素 B1。脂溶性维生素缺乏常见于胆汁淤积性肝病、酒精性肝病等。补充硒制剂可以通过降低免疫炎症反应等机制改善肝病病情，锌缺乏可能在肝性脑病发病中发挥作用。目前终末期肝病维生素和微量元素水平的确切情况、补充维生素和微量元素后对疾病预后的改善情况均缺乏高质量报告。但是推荐进食不足的肝硬化患者，尤其是可能或确定营养不良的患者，在有经验的营养师或医师的指导下，应用复合维生素制剂，同时注意补充多种微量元素。

5. 营养支持治疗途径选择

营养支持治疗途径选择的原则是：在胃肠功能允许情况下，患者获取能量和营养素的首要途径是经口饮食，经口饮食摄入的能量和营养素不能满足需求时，可给予口服营养补充剂（oral nutritional supplements，ONS），不宜经口进食或经口进食及口服营养补充仍不能满足需求时，可在充分评估消化道出血等风险情况下，经鼻胃管或鼻空肠管给予管饲肠内营养。经口摄入和肠内营养仍不能满足营养需求时，应给予肠外营养。

肝硬化患者长时间饥饿致肝糖原储备不足时，肌糖原动员和脂肪酸氧化增加进而导致肌肉减少。避免长时间空腹可以减少肝硬化患者肌肉消耗。夜间加餐可以改善氮平衡，提高生活质量。夜间加餐可选择以碳水化合物为主或富含 BCAA 的制剂，对预防骨骼肌减少、改善高氨血症等有积极作用。除夜间加餐外，日间推荐少食多餐，将每日摄入能量和蛋白质等营养素分至 4～6 次小餐，以避免长时间饥饿状态，可以促进蛋白质和能量吸收，有助于防止肌肉减少。

6. 营养随访管理

加强对肝硬化患者及家属应营养宣教：对大多数肝病患者，除酒精外，没有食物是绝对禁忌的，食物多样化、摄入充足的能量和蛋白质等多种营养素是非常重要的。食物的外观、口味、质地、温度，进食时情绪等均影响经口进食摄入量，鼓励患者家属根据患者个体饮食习惯调整，以促进饮食摄入和营养素的吸收；建议分餐至 4～6 餐，含夜间加餐，可酌情多摄入新鲜蔬菜和水果，减少食盐摄入。注意监测血糖、电解质等指标。避免为预防肝性脑病而禁止或限制蛋白质摄入；轻微肝性脑病患者可不减少蛋白质摄入量；严重肝性脑病患者可酌情减少或短暂限制蛋白质摄入，根据患者耐受情况，逐渐增加蛋白质摄入至目标量。肝性脑病患者或蛋白质不耐受患者可应用 BCAA 制剂改善肝性脑病症状。对肝硬化患者尤其是失代偿期患者定期监测营养状态，筛查营养不良风险或营养风险。有风险患者应进行详细营养评定以确定营养不良类型及程度。诊断营养不良的患者应给予营养支持治疗。

五、肝衰竭期患者营养支持治疗及随访管理

肝衰竭是多种因素引起的严重肝脏损害，导致合成、解毒、代谢和生物转化功能严重阻碍或失代偿，出现以黄疸、凝血功能障碍、肝肾综合征、肝性脑病、腹水等为主要表现的一组临床症候群。基于病史、起病特点及病情进展速度，肝衰竭可分为四类：急性肝衰竭（ALF）、亚急性肝衰竭（SALF）、慢加急性（亚急性）肝衰竭（ACLF 或 SACLF）和慢性肝衰竭（CLF）。

1. 营养支持治疗目标

对营养不良的肝衰竭患者应给予营养支持。肝衰竭患者营养支持的基本目标是摄入足够的能量和蛋白质。肝衰竭患者病情复杂危重，变化快，不同病因、不同病情阶段患者能量及营养代谢差异很大，有条件的单位尽可能应用间接能量测定法（代谢车）对代谢进行监测，无法进行代谢车测定的患者可应用 HB 公式计算基础能量消耗，推算总能量需求。能量摄入目标是 1.3 倍 REE，或 30～35kcal/（kg·d），每日蛋白质摄入 1.2～1.5g/（kg·d），应根据患者耐受情况，逐步增加能量和蛋白质摄入至目标值。低血糖在肝衰竭患者中常见并且与预后相关，应密切监测血糖水平，积极防治低血糖或高血糖。肝衰竭患者住院期间，建议定期评定患者营养状态，评价营养支持效果，必要时根据患者个体营养摄入情况、疾病情况等酌情调整营养支持方案。应注意在病情出现变化时，需再次评定患者营养状态，以确定营养因素在病情变化中的作用，必要时调整营养干预方案。

2. 营养支持治疗途径及方式

肝衰竭患者营养支持治疗首选途径是经口进食，必要时可以给予经口或经鼻胃管/空肠管管饲肠内营养，在肠内营养不能满足需求时，应给予肠外营养。建议肝衰竭患者肠外营养应用结构脂肪乳或中/长链脂肪乳≤1g/（kg·d），并且注意监测肝功能等。

肝衰竭患者普遍经口摄入营养素不足，可常规给予口服或静脉补充多种维生素和微量元素。

急性肝衰竭或慢加急性肝衰竭进展期患者由于肝功能严重异常、极度乏力、消化道症状明显、胃肠道功能不全、肝性脑病、腹水等多种原因，经口摄入能量和营养素通常难以达到理想目标。给予饮食指导，包括分餐及夜间加餐、补充维生素和微量元素等，监测患者能量及蛋白摄入，酌情调整营养支持方案，必要时给予肠内营养补充或肠外营养。

进展期肝衰竭患者由于肝细胞大量坏死，病情进展迅猛，常合并多脏器功能衰竭。治疗最重要的是稳定新陈代谢和生命体征，促进肝脏再生，预防或治疗脑水肿。急性肝衰竭时碳水化合物、脂肪和蛋白质代谢严重紊乱，蛋白质分解增多导致低蛋白血症和高氨血症，糖代谢受损常导致血糖异常和高乳酸血症。经评定有营养不良的急性肝衰竭患者应给予营养支持治疗，在发病早期没有明显营养不良表现的患者，应根据疾病情况及膳食摄入情况评估，预计在短期内可能出现营养不良的患者也应给予营养支持治疗。营养支持治疗时应根据患者耐受情况，低剂量开始，逐步增加能量和蛋白质摄入，密切监测血糖、血氨、乳酸、凝血等指标。

3. 营养随访管理

出院后门诊随访期间，建议动态评定患者营养状态，在病情出现变化时，需再次评定患者营养状态，以确定营养因素在病情变化中的作用，必要时调整营养支持治疗方案。出院后肝功能恢复患者随访管理可参照肝硬化患者随访管理方案。

关键知识点

1. 对于 BMI < 18.5kg/m^2、Child-Pugh C 级的肝硬化或肝功能衰竭患者，直接进行详细营养评定以确定营养不良类型和程度；对于其他终末期患者应进行营养筛查。

2. 应用 BMI 对终末期患者进行营养评定时，应考虑是否存在体液潴留，必要时可应用"干体质量"估算 BMI。

3. 轻度肝性脑病患者，无需减少或禁止蛋白质摄入；对于严重肝性脑病患者，可根据肝功能和肝性脑病等情况进行综合判断，酌情减少或短暂限制蛋白质摄入，并尽早根据患者耐受情况逐渐增加蛋白质摄入至目标量。建议肝性脑病患者将每日蛋白质摄入总量分散至多次进餐（4～6 次少量进餐），以改善耐受性。

4. 肝硬化患者除夜间加餐外，日间加餐，少食多餐，将每日摄入能量和蛋白质等营养素分至 4～6 次少量进餐，避免长时间处于饥饿状态，可以促进蛋白质和能量吸收，防止肌肉减少症的发生。在预计空腹时间 >10h 时，可给予静脉输入葡萄糖以维持代谢需求。预计 3 天不能进食者，应给予全肠外营养支持。

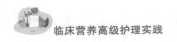

第七节　肾病患者的营养管理

 学习目标

- 掌握慢性肾脏病的概念。
- 了解慢性肾脏病营养不良。
- 掌握慢性肾脏病的营养管理。
- 熟悉慢性肾脏病护理门诊的建立及管理。

一、慢性肾脏病的定义

慢性肾脏病（chronic kidney disease，CKD）是指由各种原因引起的慢性肾脏结构和功能障碍（肾脏损害病史大于 3 个月），包括肾小球滤过率（GFR）正常和不正常的病理损伤，血液或尿液成分异常，及影像学检查异常，或不明原因 GFR 下降 [<60mL/（min·1.73m^2）] 超过 3 个月。目前国际公认的 CKD 分期依据美国肾脏病基金会制定的指南分为 1～5 期，见表 7-3。目前我国慢性肾脏病的发病率约为 10.8%，而患者对疾病的知晓率仅 12.5%，CKD 的高患病率、低认知度及终末期肾病的透析治疗或肾移植均使得患者及其家庭、政府都背负了沉重的经济负担。因此，有效预防和延缓 CKD 进展的需求迫在眉睫。

表 7-3　慢性肾脏病的分期

分期	特征	GFR 水平 [mL/（min·1.73m^2）]
CKD1 期	GFR 正常或升高	≥90
CKD2 期	GFR 轻度降低	60～89
CKD3a 期	GFR 轻度到中度降低	45～59
CKD3b 期	GFR 中度到重度降低	30～44
CKD4 期	GFR 重度降低	15～29
CKD5 期	终末期肾病（ESRD）	<15 或透析

二、慢性肾脏病营养不良

（一）CKD 营养不良的定义及监测

营养不良是 CKD 常见并发症，是 CKD 发生、进展以及心血管事件与死亡的危险因素。CKD 进展中发生的蛋白代谢异常，尤其是肌肉蛋白质合成和分解异常是导致患者营养不良的重要因素。国际肾脏病与代谢学会提出蛋白质能量消耗（protein-energy wasting，PEW）的概念，指机体摄入不足、丢失增多或需要量增加，从而导致体内蛋白质和能量储备下降，不能满足机体的代谢需求，进而引起的一种营养缺乏状态，临床上表现为体重下降、进行性骨骼肌消耗和皮下脂肪减少等。PEW 诊断标准从以下四个方面制定（见表7-4）：生化指标、非预期的体重降低、肌肉量丢失、饮食蛋白质和（或）热量摄入不足，尤其是骨骼肌消耗情况，满足 3 项（每项至少满足 1 条）即可诊断 PEW。

表 7-4　蛋白质能量消耗诊断标准

项目	诊断标准
生化指标	白蛋白 <38g/L，前白蛋白 <300mg/L，总胆固醇 <2.59mmol/L
肌肉量减少	肌肉量丢失：3 个月内 >5% 或半年内 >10% 上臂肌围下降：>参照人群上臂围中位数 10%
体重变化	BMI <22kg/m^2（65 岁以下），<23kg/m^2（65 岁以上） 非预期体重下降：3 个月内 >5% 或半年内 >10% 体脂百分比 <10%
饮食不足	蛋白质摄入不足［DPI <0.8g/(kg·d)］至少 2 个月 能量摄入不足［DEI <25kJ/(kg·d)］至少 2 个月

据统计，我国 CKD 患者营养不良的患病率为 22.5%～58.5%，透析患者的营养不良患病率更高。因此，关注 CKD 患者营养问题，将营养治疗贯穿于整个 CKD 治疗过程，对提高 CKD 整体诊治水平、延缓疾病进展、改善患者预后以及减少医疗费用支出具有重要的意义。

CKD 患者应注意监测蛋白质摄入量、能量摄入量，特别是开始营养治疗的患者，以此可判断患者营养治疗的依从性。可通过计算蛋白分解代谢率（PCR）、3 日饮食记录等方法了解患者实际蛋白质和能量的摄入情况，还要根据患者疾病状况实施个体化营养指导，建议营养治疗初期每 2～4 周监测 1 次；稳定期建议每 3 个月监测 1 次。

（二）CKD 营养评估

CKD 营养评估应根据患者实验室检查（如生化指标、蛋白尿等情况）、肾功能情况，结合人体测量、饮食调查及主观综合营养评估（SGA）的结果，全面评估患者的营养状况，并通过定期监测，制定和调整营养治疗方案。

（1）人体测量：可根据患者体质指数（BMI）、上臂肌围、肱三头肌皮褶厚度、握力等评估患者营养状况。注意在评估体重时，应注意关注患者的体重变化及各种原因导致的水肿。

（2）饮食调查：通过饮食记录或饮食日记掌握 CKD 患者的膳食摄入情况。指导患者记录每日每餐摄入食物的种类及摄入量，可较为准确地了解患者的饮食习惯及估算各种营养素的摄入情况。推荐使用三日饮食记录法进行饮食调查，门诊时也可选择一日饮食记录法结合对患者日常饮食习惯的调查评估患者的饮食情况。

（3）实验室指标：需关注血清白蛋白、前白蛋白、胆固醇、甘油三酯、血清电解质及尿蛋白等实验室指标的变化，这些指标也是 CKD 营养评价的重要部分。

（4）综合营养评定工具：SGA 作为临床营养评价工具已得到广泛认可，K/DOQI 推荐使用 SGA 为 CKD 5 期患者进行营养评估；营养不良炎症评分法（MIS）是在 SGA 的基础，增加了 BMI、总铁结合力和血清白蛋白等指标评估营养状况和炎症反应。K/DOQI 推荐使用 MIS 对维持性血液透析患者或肾移植受者进行营养评估。

（5）人体成分分析：生物电阻抗分析法（BIA）包括肌肉组织指数、脂肪组织指数、肌肉组织含量、脂肪组织含量、干体重、水肿指数、相位角及容量负荷等指标。测量数据可用于 CKD 患者营养状况的评估。

（6）炎症指标：CKD 患者处于慢性炎症状态环境，会导致蛋白质分解代谢增加、厌食或食欲下降，对机体营养状况造成影响。可定期测定血清 C 反映蛋白（CRP）、高敏 C 反应蛋白（hs－CRP）、白细胞介素 6（IL－6）水平，动态评估患者的营养状况。

三、慢性肾脏病的营养管理

营养管理是 CKD 治疗中重要的组成部分，来自美国国家肾脏基金会（National Kidney Foundation，NKF）的肾脏病预后质量倡议（Kidney Disease Outcomes Quality Initiative，KDOQI）发布了《KDOQI 慢性肾病营养临床实践指南 2020 更新版》，提出了 CKD 患者的营养管理主要是饮食管理而不是所有可能的营养干预。

限蛋白饮食是 CKD 患者饮食管理中的一个重要环节，合理的低蛋白饮食的主要目的是在降低 CKD 患者机体内积聚的过多代谢废物，同时维持一个相对良好的营养状态，并尽可能改善尿毒症的有关症状。

在中国，2005 年由全国肾脏病和糖尿病界组成的专家小组讨论修订了《慢性肾脏病蛋白营养治疗共识》，指出 CKD 患者限制蛋白饮食的同时加用 α 酮酸制剂，可作为有效延缓 CKD 进展的重要治疗手段。2017 年 8 月颁布的《慢性肾脏病患者膳食指导》卫生行业标准（WS/T 557—2017）（以下简称行业标准），详细地介绍了慢性肾脏病的膳食指导原则和实施方法。2021 年，肾脏病学专家组制定了《中国慢性肾脏病营养治疗临床实践指南》，为慢性肾脏病营养管理的临床实践提供了指导性意见。

1. CKD 患者饮食指导原则

在适当限制蛋白质摄入的同时保证充足的能量摄入，防止营养不良发生；食物的选择应多样性、个体化，平衡膳食；合理计划餐次和蛋白质、能量配比；应根据患者生活方式、CKD 分期及营养状况、经济条件等进行个体化膳食安排和个体化营养教育。

2. CKD 患者能量摄入量

CKD 患者保持充足的能量摄入对于预防 PEW 非常必要。建议根据患者年龄、性别、体重、活动量、饮食习惯、合并疾病及应激状况等因素个体化调整热量的摄入，以维持正常的营养状况。

CKD1～2 期患者：能量摄入以达到和维持目标体重为准，当体重下降或出现其他营养不良表现时，适当调整能量供给，对于肥胖的 CKD1～2 期糖尿病患者建议减少热量摄入至 1500kcal/d。目标体重可以参考国际推荐适用于东方人的标准体重计算方法：

（男性）标准体重 =（身高（cm）－100）×0.9（kg）

（女性）标准体重 =（身高（cm）－100）×0.9（kg）－2.5（kg）

CKD3～5 期患者：在限制蛋白质摄入量的同时，建议非透析患者每日热量摄入为 30

～35kcal/kg，如 CKD 合并有糖尿病的患者建议摄入全谷类、纤维素、新鲜水果、蔬菜等低糖食物以保证充足的热量，但需要注意电解质如血磷、血钾的变化。推荐选择低升血糖指数的食物，尤其是藕粉、粉条等低蛋白主食。

肾移植患者：移植术后早期推荐能量摄入 30～35kcal/（kg·d），稳定阶段推荐能量摄入为 25～30kcal/（kg·d）。

3. CKD 患者蛋白质摄入量

指南建议根据 CKD 分期、代谢状态、有无糖尿病、蛋白尿情况、是否透析等推荐蛋白质摄入量，CKD 患者低蛋白饮食时应同时补充复方 α 酮酸制剂 0.12g/（kg·d），并保证摄入的蛋白质应在 50% 以上为优质蛋白。优质蛋白指的是蛋白质中所含的必需氨基酸种类齐全、数量充足、比例适当、容易被人体吸收的蛋白质，如动物来源的蛋白质（如肉、蛋、鱼、乳类等）和大豆蛋白。

CKD1～2 期患者：应避免高蛋白质摄入（≥1.3g/（kg·d）），建议蛋白质摄入量为 0.8g/（kg·d），不推荐蛋白质摄入≤0.6g/（kg·d），如伴有大量蛋白尿的 CKD 患者建议蛋白质摄入量为 0.7g/（kg·d），同时补充复方 α 酮酸制剂。

CKD3～5 期非透析患者：推荐代谢稳定的非糖尿病 CKD 患者蛋白质摄入量为 0.6g/（kg·d）或极低蛋白饮食 0.3g/（kg·d），如合并有糖尿病的 CKD 患者蛋白质摄入量为 0.6g/（kg·d）。

血液透析及腹膜透析患者：推荐蛋白质摄入量为 1.0～1.2g/（kg·d），腹膜透析有残余肾功能的患者推荐摄入蛋白质 0.8～1.0g/（kg·d）。

肾移植患者：肾脏移植术后患者应根据肾小球滤过率的变化适当调整蛋白摄入量。移植术后 3 个月内推荐高蛋白饮食，蛋白质摄入量 1.4g/（kg·d），移植术后大于 3 个月推荐限制蛋白/低蛋白饮食，蛋白摄入量 0.6～0.8g/（kg·d）为宜，同时补充复方 α 酮酸制剂 0.12g/（kg·d）。

4. 电解质的摄入量

应根据患者实际情况给予个体化建议。

钠的摄入：CKD 患者应注意限制钠的摄入，控制在每日 2000～2300mg/d（食盐 5～6g/d），以利于控制容量和降低血压。

钾的摄入：CKD 患者均应注意监测血钾变化，以保证血钾在正常范围。CKD3～5 期的患者更要警惕高血钾的发生，需个体化调整饮食中钾的摄入，必要时口服降钾药物。血液透析患者应控制高钾食物摄入，保持血钾在正常范围，而腹膜透析患者如发生低钾血症，应及时补充含钾丰富的食物，密切监测血钾变化，及时调整饮食。

钙的摄入：建议 CKD3～4 患者（未服用活性维生素 D）元素钙的摄入量 800～1000mg/d，以维持钙平衡，其中包括食物来源的钙、钙片和含钙的磷结合剂药物等。因血钙紊乱（尤其是高钙血症）会明显增加 CKD 患者心血管事件及死亡风险，2019 年中国 CKD 矿物质和骨异常诊治指南建议成人 CKD 3～5 期患者，尽可能避免高钙血症。

磷的摄入：CKD3～5 期非透析患者应限制饮食中磷的摄入以维持血磷在正常范围。患者进行限磷饮食治疗时，可通过强化教育和个性化饮食指导来实现降低血磷，其中较为

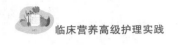

重要的方面应考虑摄入磷的食物来源，应选择磷/蛋白比值低、磷吸收率低的食物，减少加工类食物摄入，因其中含有大量磷酸盐添加剂为吸收率高的无机磷。另外，患者有营养不良、低磷血症时应适当增加磷的摄入量。如肾移植患者术后常并发低磷血症，应补充含磷丰富的食物或药物。

5. 液体的摄入

因受到个体和环境因素的影响，应不断评估 CKD 患者的容量状态。

当 CKD 患者出现少尿或合并严重心血管疾病、水肿时需严格限制液体摄入量，应结合患者尿量、透析超滤量、病情等综合制定摄入液体量，以维持出入量平衡。

6. 维生素及微量元素的摄入

CKD3～5 期非透析患者可补充维生素 D，纠正和改善矿物质骨代谢异常，出现贫血时补充含铁量丰富的食物。对于长期饮食摄入不足或者透析患者，可补充多种维生素，以预防或治疗微量营养素缺乏症。但指南不推荐常规给 CKD 患者补充硒和锌。

7. 营养补充剂

目前 KDOQI 指南建议 CKD 患者如果通过饮食咨询指导后仍不能获得足够的能量和蛋白质时，建议进行至少为期 3 个月的口服营养补充剂（oral nutritional supplement，ONS）支持，如仍不能满足营养需求，可实行肠内营养管饲，ONS 和肠内管饲无效则实行全肠外营养（TPN），以补充所需能量及蛋白质。同时推荐 CKD 患者使用长链 Ω－3 多不饱和脂肪酸（LCn－3PUFA）降低血清甘油三酯水平。临床使用营养补充剂时应考虑患者肾功能分期、营养状况、有无合并症及电解质情况，并定期监测，动态调整营养治疗方案。

在进行肾病患者营养管理的过程中，除了掌握肾病患者的膳食指导原则外，还需要充分评估患者的饮食习惯和耐受性，尽可能听取患者的意愿，使其积极参与营养方案的制定，提高治疗依从性。

四、慢性肾脏病营养护理门诊的建立与管理

护理门诊（nurse-led clinics，NLCs）是一种高级护理实践模式，它是以护士为主导的、正式的、有组织的卫生保健服务提供形式，以满足就诊患者及其家庭在护理方面的健康需求，NLCs 充分体现了护士作为护理者、教育者、指导者、咨询者、协作者和研究者的角色。护理门诊与医疗门诊不同，护士较少依赖于药物的使用，而是根据患者及其家庭的需要提供整体护理服务。

在国内，专科护理门诊的运行模式主要有以下几种：一种是由护士开设的独立护理门诊，如伤口造口门诊等；另一种为医护协作护理门诊，由专科医生和专科护士与患者及家属共同组成，通过团队合作共同完成患者的治疗，并采取多形式、多途径引导和教育患者及家属，主动参与疾病的治疗和护理，如腹膜透析护理门诊等。

1. CKD 营养护理门诊的建立

开设 CKD 营养护理门诊是肾脏病患者及社会的需求。CKD 患者对疾病及健康知识的需求增长、人们的健康意识增强及慢病管理和长期照护的需求，使得以肾病饮食指导、营

养管理及长期照护为主要需求的营养护理门诊得以建立和发展，这也是专科护理人员解读国家《关于实施健康中国行动的意见》，落实《健康中国行动 2019—2030 年》的体现。

开设 CKD 营养护理门诊之前的准备。护理管理者需明确服务对象及出诊内容和时间、出诊地点、诊室设置要求等，根据相关法律法规及医院执业范围确定出诊护士的非药物处方权限范围，包括护士可操作执行的专科治疗护理项目、评估工具、必需耗材等。确立之后管理者应获得科室的支持，向相关主管部门提交开设专科护理门诊的申请报告，进行行政审批流程，包括医务科、护理部、财务科、信息科、门诊办等。

2. CKD 营养护理门诊的管理

明确 CKD 营养护理门诊的工作目标。开设 CKD 营养护理门诊最重要的目标是提高非透析 CKD 患者对肾病饮食相关知识的认知，延缓 CKD 进展，使患者获益；其次，护士通过开设专科护理门诊也有利于护士确立专科护理发展方向，促进专科护理的发展，提高医院和科室在患者和同行中的知名度，同时收获社会效益。

出诊护理人员的资质、团队的建立。开设 CKD 营养护理门诊前应争取医院护理部与科室的支持，选派优秀的护理人员进行 CKD 慢病管理的培训，有条件的医院可培养专职护士。出诊护士应在肾病专科工作 5 年或以上，具有护师以上职称，热爱护理专业及具备爱岗奉献精神，需经过营养学及肾病营养相关知识的培训，争取获得公共营养师或注册营养师资质，或者获得营养专科护士资质；与肾病专科医生建立医护合作团队，必要时进行多学科会诊，有条件时可建立肾病医生、护士与临床药师、营养师的合作团队，共同对肾病患者进行长期管理。

建立 CKD 营养护理门诊工作流程与制度，包括建立 CKD 护理门诊工作制度及内容、工作职责、患者复诊及随访工作流程、肾科医护间转诊流程等，以便于医护间沟通及护理团队进行同质化工作和管理。

建立标准化的患者教育资源。制备统一的标准化患者健教手册及课程安排，通过讲座、一对一交流、微课、网课教育、线下小组患教 + 线上交流等形式开展患者教育，病房和门诊可统一使用，使患者在本中心获得统一的健康教育及疾病相关知识。

收集患者资料，建立规范的病案资料并进行归档管理。开设 CKD 营养护理门诊初期，就应该建立规范的患者病案资料，这不仅便于患者管理和长期随访，也利于为专科护理人员开展后续的慢病管理及开展护理科研提供资料。营养护理门诊的患者病案资料应包括患者基本信息、疾病相关资料、实验室及影像学资料等，还要有营养评估资料及记录，患者每次就诊的数据及护士随访情况均应登记在患者专属病案档案，有条件的医院可充分利用信息化管理技术如慢病管理信息化平台进行患者管理，将大大提高护士工作效率，也有利于建立大数据和进行质量监控。

开设 CKD 营养护理门诊的建议。为便于同质化管理，护理团队应明确工作流程和内容；严格遵循"以患者为中心"的工作目标，强调对患者进行个体化营养指导；明确护士工作职责，严格护士执业范围；遵守法律法规，保障医疗安全；聚焦护理专业和肾病学科发展，专科门诊护士应重视个案管理及个案收集，为日后开展护理科研和成果积累奠定坚实基础。

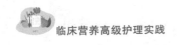
专科护理门诊作为高级护理实践的新兴领域，已成为医院提高护理服务质量的重要举措。CKD 营养护理门诊是帮助 CKD 患者解决出院后问题的平台，是患者日常获取营养健康指导的重要方式，是为医护合作共同管理 CKD 患者提供整合性医疗护理服务的途径；同时开设 CKD 营养护理门诊也是提高肾病专科护士自我价值感和护理专业价值的重要举措。

关键知识点

1. 研究表明低蛋白饮食加复方 α 酮酸制剂的益处有：①减轻氮质血症，改善代谢性酸中毒；②补充必需氨基酸，改善蛋白质代谢；③减轻胰岛素抵抗，改善糖代谢；④提高脂酶活性，改善脂代谢；⑤降低高血磷，改善低血钙；⑥减少蛋白尿排泄，延缓 CKD 进展；⑦改善免疫功能。

2. 实施低蛋白饮食治疗时，必须对患者治疗依从性及营养状况进行密切监测，加强宣教，预防营养不良发生。

第八节　糖尿病患者的营养管理

 学习目标

- 熟悉营养管理对糖尿病的重要性和糖尿病患者营养代谢特点。
- 掌握食物交换分、血糖生成指数和血糖负荷的概念。
- 掌握 2 型糖尿病、1 型糖尿病、妊娠糖尿病患者的营养管理。

一、糖尿病概述

1. 流行病学特点

随着生活水平的提高，食物品种丰富多样，人们进食的热量增多；同时，由于生活方式的改变，从原来的步行、走楼梯，发展到目前的开车、乘电梯等，人们的运动量较前明显减少，再加之吸烟、饮酒增多，超重和肥胖率明显增高，《中国居民营养与慢性病状况报告（2020 年）》调查数据显示我国有超过一半的成年居民超重或肥胖，使我国糖尿病患病率也在不断上升，2015 年至 2017 年达到 11.2%。糖尿患者群中，2 型糖尿病（T2DM）占 90% 以上，1 型糖尿病（T1DM）和其他类型糖尿病少见，男性高于女性（分别为 12.1% 和 10.3%）。2010 年至 2013 年调查发现，1 型糖尿病发病率为 1.01/10 万人年。在新发 1 型糖尿病中，20 岁以上患者占 65.3%。

2. 糖尿病的诊断、分型和发病机制

依据静脉血浆葡萄糖检测结果诊断糖尿病。糖代谢状态分类见表 7-5。

表7-5 糖代谢状态分类（世界卫生组织1999年）

糖代谢状态	静脉血浆葡萄糖/（mmol/L）	
	空腹血糖	糖负荷后2h血糖
正常血糖	<6.1	<7.8
空腹血糖受损	≥6.1，<7.0	<7.8
糖耐量异常	<7.0	≥7.8，11.1
糖尿病	≥7.0	≥11.1

采用WHO（1999年）的糖尿病病因学分型体系，根据病因学证据将糖尿病分为4种类型，包括2型糖尿病（T2DM）、1型糖尿病（T1DM）、妊娠期糖尿病（GDM）和特殊类型糖尿病。1型糖尿病从病因方面分为免疫介导型T1DM和特发性T1DM，从年龄方面分为儿童青少年T1DM和成人T1DM。妊娠期糖尿病（gestational diabetes mellitus，GDM）指妊娠期发生的糖代谢异常。妊娠合并糖尿病包括孕前糖尿病（pre-gestational diabetes mellitus，PGDM）和妊娠期糖尿病（GDM）。

糖尿病的病因目前尚不完全明确，与遗传、自身免疫、环境因素有关。环境因素包括不良的生活方式，如长期吸烟、高糖高脂饮食、体力活动少、生活压力大和精神持续紧张、心理负担重等。

3. 营养管理对糖尿病的重要性

随着生活水平的提高、生活方式的改变、人口老龄化，糖尿病已成为发达国家中继心血管病和肿瘤之后的第三大疾病。糖尿病及其并发症的发生，严重影响人们的生活质量，由此带来的医疗费用逐年增加，给社会和家庭带来沉重的经济负担，并严重威胁人们的健康和生命，因此要做好糖尿病的预防和治疗。糖尿病治疗措施包括饮食、运动、自我监测、药物和宣传教育"五驾马车"，其中饮食治疗是糖尿病治疗的基石。通过营养管理，可促进并维持患者健康的饮食习惯，选择合适的食物，改善整体健康；达到并维持合理体重，使血糖、血压、血脂达标以延缓并发症的发生；提供营养均衡的膳食。研究发现，通过营养管理可以使成人1型和2型糖尿病患者的糖化血红蛋白（HbA1C）分别下降1.0%～1.9%和0.3%～2.0%，对于儿童糖尿病也有助于血糖达标。

二、糖尿病患者营养代谢特点与需求

1. 糖尿病总的代谢特点

糖尿病是由于胰岛素分泌和（或）作用缺陷引起的以慢性高血糖为特征的代谢性疾病，长期碳水化合物、蛋白质、脂肪代谢异常可引起多系统的损害导致各种慢性并发症。

（1）碳水化合物代谢异常。患糖尿病时，因为胰岛素/胰高血糖素比值降低，糖酵解、糖原合成及生脂作用等途径不易启动，使血糖的去路受阻，而肝糖原分解和糖异生加强，使血糖的来源增加，加重了高血糖。由于胰岛素/胰高血糖素比值降低，血糖的去路受阻，而糖异生作用不断进行，肝脏失去了缓冲血糖水平的能力，因此饱食时造成高血糖。由于糖尿病患者的胰岛素分泌不足，糖的利用减少，能量不足，使体内蛋白质降解加快，这样为糖异生又提供了大量原料，可进一步促进糖异生作用，结果使患者在饥饿状态

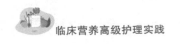

下，血中葡萄糖浓度仍持续升高。

（2）蛋白质代谢异常。患糖尿病时，由于胰岛素缺乏，摄入的热量、葡萄糖不能充分利用并产生能量，表现为热量不足；同时，胰岛素的缺乏会影响蛋白质的合成代谢，使合成代谢受阻，而分解代谢加强，成糖氨基酸增多，可使血糖进一步增高；在可利用的热量不足、蛋白质消耗增多的情况下，呈现负平衡，使糖尿病患者日渐消瘦和衰弱，抗病能力下降，易并发各种感染性疾病。

（3）脂质代谢异常。血清脂质水平的正常维持，与脂质代谢环节中的各种因素有关，如载脂蛋白的作用、细胞脂蛋白受体数量及活性、参与脂蛋白代谢酶的作用、胆固醇转运蛋白（CETP）的功能等。在糖尿病患者，尤其是2型糖尿病患者，存在着高胰岛素血症、胰岛素抵抗和代谢综合征等，可引起脂质代谢紊乱。血脂的异常是糖尿病的一个重要的危险因素，参与了糖尿病、动脉硬化及其并发症的发生。

2. 各种类型糖尿病的代谢特点

（1）2型糖尿病：发病主要与胰岛素分泌缺陷和胰岛素抵抗有关。一部分患者以胰岛素抵抗为主，多表现为肥胖，因存在胰岛素抵抗对胰岛素的敏感性降低，血中胰岛素增高以代偿其胰岛素抵抗，但相对患者的高血糖而言，胰岛素分泌仍相对不足。饮食治疗和口服降糖药多有效，随着病情进展，需要补充外源性胰岛素。

（2）1型糖尿病：主要见于儿童或35岁以下的青年成人。主要特点是胰岛功能缺陷，其β细胞破坏，胰岛素分泌绝对不足，使体内的葡萄糖不能很好地利用并产生能量，造成高血糖和机体的负平衡。患者明显消瘦和营养不良，如不应用胰岛素治疗或中断治疗，可导致糖尿病酮症酸中毒和高渗性昏迷等急性并发症的发生，甚至危及生命。

（3）妊娠期糖尿病：发病增加与怀孕有直接关系。胎盘激素对胰岛素有拮抗作用，使得胰岛素降血糖的能力下降。虽然孕妇胰岛细胞会努力分泌更多的胰岛素，但一旦不能维持糖代谢的平衡，就会导致糖代谢紊乱。临床中孕妇的血糖异常主要发生在妊娠中晚期，在这段时间胰岛素的拮抗作用逐渐增强，极易导致孕妇发生酮症酸中毒。

3. 糖尿病患者的营养需求

为使患者血糖、血压、血脂、体重等各项指标尽快达标，预防糖尿病急、慢性并发症，必须要做好糖尿病患者的营养管理：合理控制每日摄入总热量，选用复合碳水化合物，增加可溶性膳食纤维摄入，控制脂肪和胆固醇摄入，选用优质蛋白，提供丰富维生素和矿物质，并形成合理的进餐制度。

四、各种类型糖尿病患者的营养管理

1. 糖尿病营养管理的目标

（1）成人1型和2型糖尿病的营养管理目标包括：促进并维持健康饮食习惯，强调选择合适的食物，改善整体健康；达到并维持合理体重，尽快使血糖、血压、血脂达标及延缓并发症的发生；选择营养均衡的膳食，并能够改变不良饮食行为。

（2）儿童青少年糖尿病的营养管理目标：既能使患者血糖控制良好，又要保证不同生长阶段的生理需要，同时也要考虑到儿童心理因素、食欲和口味的需求。

（3）妊娠期糖尿病的营养管理目标：使糖尿病孕妇的血糖控制在正常范围，保证孕妇和胎儿的合理营养摄入，减少母儿并发症的发生。

2. 营养管理常用术语

（1）食物交换分。食物交换分是指将食物按照来源、性质分成四大类（八小类），同类食物所含的碳水化合物、蛋白质、脂肪相近，每个食物交换分的能量约为90kcal（表7-6）。

表7-6 四大类食物的划分及营养成分含量

组别	类别	每份重量 /g	热量 /kcal	碳水化合物/g	脂肪 /g	蛋白质 /g	主要营养素
谷薯组	谷薯类	25	90	20	0	2	碳水化合物、膳食纤维
蔬果组	蔬菜类	500	90	17	0	5	无机盐、维生素、膳食纤维
	水果类	200	90	21	0	1	无机盐、维生素、膳食纤维
肉蛋组	大豆类	25	90	4	4	9	蛋白质
	奶类	160	90	6	5	5	蛋白质
	肉蛋类	50	90	0	6	9	脂肪、蛋白质
油脂组	硬果类	15	90	2	7	4	脂肪
	油脂类	10	90	0	10	0	脂肪

注：1kcal = 4.18kJ。

（2）血糖生成指数（glycemic index，GI）。GI是指含50g碳水化合物的食物与相当量的葡萄糖在餐后2h的血糖反应水平百分比值，通常把葡萄糖的GI定义为100。

GI反映了食物与葡萄糖相比升高血糖的速度。GI > 70为高GI食物，GI < 55为低GI食物（表7-7）。

表7-7 常见食物的GI值分组（葡萄糖的GI为100）

GI分组	常见食物
GI < 30	菠菜、圆白菜、菜花、茄子、苦瓜、芦笋、海带、白萝卜、四季豆、番茄、柳橙、草莓
30 ≤ GI < 40	鲜奶、鸡蛋、豌豆、豆腐、樱桃、苹果、梨、奇异果
40 ≤ GI < 55	全麦面包、瘦猪肉、牛肉、鸡肉、羊肉、香肠、火腿、虾、牡蛎、桃、芒果、哈密瓜
55 ≤ GI ≤ 70	糙米饭、荞麦面、玉米、燕麦、芒果、香蕉、葡萄、菠萝、南瓜、芋头
GI > 70	白米、馒头、吐司、土豆、红薯、山药、红萝卜、肥肠、猪肚、牛肚、西瓜、荔枝

（3）血糖负荷（glycemic load，GL）。GL反映实际摄入碳水化合物的量。GL = GI × 碳水化合物的重量（g）/100。

GL > 20为高GL食物，GL在10～20之间为中GL食物，GL < 10为低GL食物。GL值越高，提示使用相应重量的食物升高血糖越明显。

影响餐后血糖最重要的因素还是碳水化合物摄入量，因此必须在严格控制碳水化合物摄入的基础上应用GI/GL指导食物的选择。

3. 各膳食营养因素

为达到各种类型糖尿病患者的营养管理目标，需根据各种类型糖尿病的代谢特点合理分配每日总热量及各种营养素的占比,做到均衡饮食及种类多样化。

(1)能量。成人糖尿病患者标准体重=身高(cm)-105,每日摄入总能量=标准体重×能量系数。能量系数需根据患者身高、体重、性别、年龄、活动量、应激状况等进行调整(表7-8)。当实际能量摄入与推荐能量摄入存在较大差距时,应逐步调整使实际摄入量达到推荐摄入量。不推荐长期接受极低能量(<800kcal/d)的营养治疗。

表7-8　不同身体活动水平的成人糖尿病患者每日总能量摄入 [(kcal)/kg 标准体重]

身体活动水平	体重过低	正常体重	超重或肥胖
重(如搬运工)	45～50	40	35
中(如体育老师)	40	30～35	30
轻(如坐式工作)	35	25～30	20～25
休息状态(如卧床)	25～30	20～25	15～20

儿童青少年糖尿病患者全天摄入总能量=1000+年龄×(70～100),公式中系数结合年龄选择:<3岁按100,3～6岁按90,7～10岁按80,>10岁按70。再根据儿童的营养状况、体力活动量及应激状况调整能量。0～12个月婴儿能量推荐量为80～90kcal/(kg·d)(表7-9)。

表7-9　不同年龄段儿童青少年推荐每日营养素摄入量

年龄/岁	总能量/kcal	碳水化合物/g	脂肪/g	蛋白质/g
1～3	1000～1300	120～180	30～50	35～45
4～8	1400～1600	170～220	40～60	45～60
9～13	1600～1800	200～250	50～70	60～70
14～18	1800～2000	220～280	55～80	70～80

注:1kcal=4.18kJ。

妊娠合并糖尿病患者每日总能量根据妊娠前不同体重指数和妊娠期的体重增长量而定。妊娠早期不低于1500kcal/d,妊娠晚期不低于1800kcal/d。少量多餐,定时定量进餐。早、中、晚三餐的能量占总能量的10%～15%、30%、30%,每次加餐占5%～10%(表7-10)。

表7-10　基于妊娠前体重指数推荐的孕妇每日能量摄入量及妊娠期体重增长标准

妊娠前体重指数/(kg/m²)	能量系数/(kcal/kg 理想体重)	平均能量/(kcal/d)	妊娠期体重增长值/kg	妊娠中晚期每周体重增长值/kg 均数	妊娠中晚期每周体重增长值/kg 范围
<18.5	35～40	2000～2300	12.5～18.0	0.51	0.44～0.58
18.5～24.9	30～35	1800～2100	11.5～16.0	0.42	0.35～0.50
≥25.0	25～30	1500～1800	7.0～11.5	0.28	0.23～0.33

注:平均能量(kcal/d)=能量系数(kcal/kg)×理想体重(kg),理想体重(kg)=身高(cm)-105。身材过高或过矮根据情况调整摄入总能量。妊娠中、晚期在上述基础上平均依次增加200kcal/d。多胎妊娠者,应在单胎基础上每日增加200kcal能量。

（2）碳水化合物。碳水化合物分为单糖（如葡萄糖、果糖）、双糖（如蔗糖、麦芽糖、乳糖）和多糖（如淀粉、膳食纤维、糖原）。多糖相对消化时间长，应作为碳水化合物的主要组成，食物来源有谷类、薯类、根茎类蔬菜和豆类。

选择低 GI 主食减少血糖波动，如未经加工的全谷、粗杂粮、豆类以及麸皮、豆渣等。减少精加工谷类摄入，全谷类应占总谷类的 1/2 以上。增加膳食纤维的摄入量，富含膳食纤维的食物有燕麦片、荞麦面等粗杂粮、全谷类以及新鲜蔬菜、水果、豆类、薯类、藻类。

严格控制蔗糖、果糖制品（如玉米糖浆）的摄入。喜食甜食的患者可适当摄入木糖醇（能量 1kcal/d）或非营养性甜味剂，如甜菊糖、糖精、阿斯巴甜、甜蜜素等。各种糖尿病患者碳水化合物摄入要求如表 7-11 所示。

表 7-11　各种糖尿病患者碳水化合物摄入要求

类型	供能比	膳食纤维摄入量	注意事项
成人 T2DM	50%～65%	>14g/1000kcal/d	餐后血糖控制不佳的患者适当降低碳水化合物的供能比
成人 T1DM	50%～60%	12～14g/1000kcal/d	每天碳水化合物总量不低于150g；对于自我管理能力较差、糖尿病知识欠缺的 1 型糖尿病患者，推荐每天固定种类和数量的碳水化合物，以减少血糖波动
儿童青少年 DM	50%～55%	14g/1000kcal/d（≥1 岁）	膳食纤维摄入最低为（年龄 +5）g
妊娠合并 DM	50%～60%	25～30g/d	每日碳水化合物总量不低于150g；摄入不足，可能导致酮症，对孕妇和胎儿产生不利影响

（3）脂肪。烹调用油 <25g/d。限制摄入含饱和脂肪酸为主的动物油脂（如牛油、猪油）、红肉类、椰奶、全脂奶制品。限制含反式脂肪酸的人造奶油、冰激凌、奶茶、糕点、饼干等。橄榄油、茶籽油、菜籽油等植物油及山核桃、大杏仁、蚕蛹、鸭油等含单不饱和脂肪酸，可适量摄入，不能过量摄入。适当增加 $\omega-3$ 脂肪酸摄入，如多脂海鱼、坚果、绿叶蔬菜等及橄榄油、茶籽油、沙棘油、紫苏油等。推荐每周吃 1～2 次 80～120g 深海鱼（油炸鱼除外），以提供 $n-3$ 多不饱和脂肪酸。每日胆固醇摄入量 <300mg（约一个蛋黄的胆固醇含量）。合并高脂血症者，胆固醇摄入量 <200mg，增加 $n-3$ 多不饱和脂肪酸和膳食纤维的摄入。植物固醇（植物油类、豆类、坚果类）可抑制肠道胆固醇的吸收，推荐 5 岁以上血脂异常的儿童青少年糖尿病患者适量食用（表 7-12）。

表 7-12　各种糖尿病患者脂肪摄入要求

类型	供能比	注意事项
成人 T2DM	20%～30%	如果是优质脂肪（如单不饱和脂肪酸和 $n-3$ 多不饱和脂肪酸），脂肪供能比可提高到35%
成人 T1DM	20%～30%	

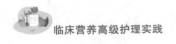

续上表

类型	供能比	注意事项
儿童青少年 DM	25%～35%	推荐单不饱和脂肪酸在总能量中占比为10%～20%，多不饱和脂肪酸摄入量不超过10%。限制摄入饱和脂肪酸和反式脂肪酸，占比应少于总能量的10%
妊娠合并 DM	25%～30%	饱和脂肪酸摄入量不超过总能量的7%，单不饱和脂肪酸占脂肪供能的1/3以上

（4）蛋白质。蛋白质包括植物蛋白和动物蛋白。植物蛋白包含在谷薯类、大豆类、蔬菜、水果和坚果中。动物蛋白包含在肉蛋类和奶制品中。其中鱼肉、瘦肉和奶制品等动物蛋白和植物蛋白如大豆、豆荚和扁豆等属于优质蛋白。有显性蛋白尿或肾小球滤过率下降的糖尿病患者，蛋白质摄入量控制在 0.8g/（kg·d）。肾小球滤过率＜60mL/min/1.73m^2 时，限制蛋白质摄入为 0.6g/（kg·d）。各种糖尿病患者蛋白质摄入要求如表7-13 所示。

表7-13 各种糖尿病患者蛋白质摄入要求

类型	供能比	注意事项
肾功能正常的成人 T2DM	15%～20%	优质蛋白占总蛋白的一半以上
肾功能正常的成人 T1DM	10%～15%	最多不超过20%
肾功能正常的儿童青少年 DM	不超过总能量的25%	优质蛋白占总蛋白的1/3～1/2
肾功能正常的妊娠合并 DM	15%～20%	

（5）饮酒。不推荐糖尿病患者饮酒，若饮酒应限量，每周不超过2次，成年女性每次酒精量不超过 15g，成年男性每次酒精量不超过 25g（一个酒精单位为10g，即啤酒285mL，红酒 100mL，白酒 30mL）。孕妇和乳母避免饮酒。合并高尿酸血症患者避免饮用啤酒和烈性酒。

（6）无机盐、维生素和微量元素。不伴心、肾并发症的成人糖尿病患者，每日食盐量控制在6g 以内。伴心衰、水肿的成人糖尿病患者，每日食盐的摄入量限制在3g/d。儿童青少年糖尿病患者食盐推荐量：1～3 岁：2.5g/d；4～8 岁：3g/d；≥9 岁：3.8g/d，摄入高限6g/d。限制摄入含盐量高的食物，如味精、鸡精、酱油、蚝油、咸菜、酱菜、调味酱等。

成人糖尿病患者可根据营养评估结果短期、适量补充 B 族维生素、维生素 C、维生素 D 及锌、镁、铁等微量元素，不缺乏不补充。长期服用二甲双胍应防止维生素 B12 缺乏。妊娠期维生素 A、B6、B12、C、D，及铁、叶酸、钙、钾、磷、锌、核黄素、硒、硫营养粉、生物素、烟酸等各种维生素和矿物质的需要量增加，因此在妊娠前和妊娠早期补充含0.4～1.0mg 叶酸的多种维生素补充剂，并在妊娠期有计划地增加富含维生素 B6、钙、钾、铁、锌、铜的食物，如瘦肉、家禽、鱼、虾、奶制品、新鲜水果和蔬菜等。

关键知识点

1. 糖尿病医学营养治疗的原则是促进患者血糖、血压、血脂达标以延缓并发症发生。

2. 为有效控制血糖，膳食摄入中碳水化合物、蛋白质、脂肪三大营养物质的搭配要合理，避免碳水化合物摄入过多或不足。

3. 主食要粗细粮搭配，注意进餐顺序，减慢进餐速度。

4. 合并高脂血症、高血压、高尿酸血症、肾病时，注意饮食方面要做出相应的调整。

第九节　孕期营养管理

 学习目标

- 掌握孕期生理特征及变化。
- 掌握孕期能量摄入、营养素需求及推荐摄入情况。
- 掌握孕期特殊营养素补充。
- 掌握孕期不同阶段营养管理特点。

孕期是指从受精卵在子宫着床到胎儿娩出的时间段，孕期合理营养不仅是胎儿生长发育的重要保障，也有助于预防妊娠期贫血、妊娠期糖尿病等妊娠并发症，对母亲及胎儿有着重要意义。良好的营养状况能有效预防不良妊娠结局，并促进母子双方的健康。

（一）孕期的生理特点

妊娠期间，为适应和满足胎体在宫内生长发育的需求，母体自身会发生一系列的生理性变化，主要表现在以下几个方面。

1. 内分泌系统

（1）人绒毛膜促性腺激素（human chorionic gonadotropin，HCG）：受精卵着床后 HCG 水平开始升高，在妊娠第 8～9 周分泌达到顶峰，第 10 周后开始下降。其主要生理作用，一是刺激母体黄体孕酮分泌；二是通过降低淋巴细胞的活力，防止母体对胎体的排斥反应。

（2）人绒毛膜生长素（human chorionic somatomammotropin，HCS）：HCS 是胎盘产生的一种糖蛋白，其主要生理作用是降低母体对葡萄糖的利用并使更多的葡萄糖通过胎盘转运至胎儿；促进脂肪分解，使血中游离脂肪酸增多；促进蛋白质和 DNA 的合成。

（3）雌激素：胎盘分泌的雌激素主要包括雌酮、雌二醇和雌三醇。雌二醇刺激母体垂体生长激素细胞转化为催乳素细胞，为分泌乳汁做准备；此外，还调节碳水化合物和脂类代谢，促进母体骨骼更新。雌三醇的主要生理作用是通过促进前列腺素的产生而增加子

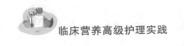

宫和胎盘之间的血流量，并可促进母体乳房发育。

（4）孕酮（progesterone）：孕酮能松弛胃肠道平滑肌细胞，导致孕期胃肠功能改变，还使子宫的平滑肌细胞松弛，以便于胚胎在子宫内着床。此外，孕酮还促进乳腺发育并在妊娠期阻止乳汁分泌。

（5）甲状腺激素：甲状腺激素能增加的增加，孕期可出现极轻微的甲状腺功能亢进，以适应孕期体内合成代谢的增加；孕晚期基础代谢率升高 15%～20%。

2. 血液系统

（1）血容量：妊娠第 6～8 周时，血容量开始增加，至第 32～34 周时达顶峰，血容量比妊娠前增加 35%～40%，并一直维持至分娩。血容量的增加包括血浆容积和红细胞数量的增加，使血液相对稀释，容易导致生理性贫血。

（2）血浆总蛋白：由于血液稀释，妊娠早期血浆总蛋白就开始下降，至妊娠晚期由约 70g/L 降至 60g/L，主要是因为白蛋白水平从 40g/L 降至 25g/L 所致。

3. 肾脏

妊娠期间，为了排出母体和胎儿代谢所产生的含氮或其他废物，导致肾脏负担加重。肾小球滤过率增加约 50%，肾血浆流量增加约 75%，尿中的蛋白质代谢产物尿素、尿酸、肌酸和肌酐等排泄增多。

4. 消化系统

妊娠期妇女受高水平雌激素的影响，牙龈肥厚，易患牙龈炎和牙龈出血。孕酮分泌增加可引起胃肠平滑肌张力下降，贲门括约肌松弛，消化液分泌量减少，胃排空时间延长，肠蠕动减弱等，易出现恶心、呕吐、反酸、消化不良、便秘等妊娠反应。此外，由于胆囊排空时间延长，胆道平滑肌松弛，胆汁变黏稠、淤积，易诱发胆结石。消化系统功能的上述改变，延长了食物在肠道内停留时间，使一些营养素如钙、铁、叶酸和维生素等的吸收都有所增加。

5. 体重

妊娠期母体的体重发生明显变化，平均增重约 12kg，妊娠期体重增长包括两部分：一是妊娠的产物，如胎儿、羊水和胎盘；二是母体组织的增长，如血液和细胞外液的增加，子宫和乳腺的增大以及为泌乳而储备的脂肪和其他营养物质。

孕前体重以及妊娠期体重增长是母婴健康的一项关键指标。孕前 BMI 越高，妊娠并发症及不良妊娠结局发生率越高，孕前肥胖可能增加子代先天畸形的风险，且与子代成年后肥胖及代谢综合征相关。孕前消瘦会使胎儿生长受限，低出生体重儿或早产儿的风险增加；低出生体重儿与成年期的心血管疾病、糖尿病等慢性病有关；所以，备孕妇女需调整体重至适宜水平，避免肥胖或消瘦。

（二）孕期的营养需要

1. 能量

适宜的能量对孕妇机体及正在发育的胎儿都很重要。孕妇除了维持自身所需能量外，还要负担胎儿的生长发育以及胎盘和母体组织增长所需要的能量。妊娠早期孕妇的基础代谢率并无明显变化，到妊娠中期时逐渐升高，妊娠晚期基础代谢增高 15%～20%。中国营养学会建议膳食能量需要量（EER）（轻身体活动水平）妊娠早期不增加，妊娠中、晚期在非孕妇女能量 EER 基础上每日分别增加 300～450kcal；由于地区、民族以及气候、生活习惯、劳动强度等的不同，对能量需要和供给也会不同，一般建议根据体重增减来调整。

2. 蛋白质

孕妇必须摄入足够数量的蛋白质以满足自身及胎儿生长发育的需要。足月胎儿体内含蛋白质 400～800g，加上胎盘及孕妇自身有关组织增长的需要，共需蛋白质约 900g，这些蛋白质需不断从食物中获得。孕妇蛋白质推荐摄入量（RNI）为：妊娠早期不增加，妊娠中期和妊娠晚期分别增加 15g/d 和 30g/d，妊娠期膳食中优质蛋白质至少占蛋白质总量的 1/3。

3. 脂类

妊娠过程中孕妇平均需储存 2～4kg 脂肪，胎儿储存的脂肪可为其体重的 5%～15%。脂类是胎儿神经系统的重要组成部分，脑细胞在增殖、生长过程中需要一定量的必需脂肪酸。但孕妇血脂较平时升高，脂肪摄入总量不宜过多。中国营养学会推荐妊娠期膳食脂肪的供能百分比为 20%～30%。

4. 矿物质

（1）钙：妊娠期对钙的需要量显著增加，胎儿从母体摄取大量的钙以供生长发育的需要。当妊娠妇女钙摄入量轻度或短暂性不足时，母体血清钙浓度降低，继而甲状旁腺激素的合成和分泌增加，加速母体骨骼和牙齿中钙盐的溶出，维持正常的血钙浓度，满足胎儿对钙的需要量；当缺钙严重或长期缺钙时，血钙浓度下降，母亲可发生小腿抽筋或手足抽搐，严重时导致骨质软化症，胎儿也可发生先天性佝偻病。胎儿约需储存 30g 钙，以满足骨骼和牙齿生长发育的需要。因此，孕妇应增加含钙丰富的食物的摄入，膳食中摄入不足时亦可适当补充一些钙制剂。妊娠期膳食钙 RNI 在非孕妇女 800mg/d 的基础上：妊娠早期不增加，妊娠中期和妊娠晚期均增加 200mg/d。

（2）铁：妊娠期对铁的需要量显著增加：①由于妊娠期母体生理性贫血，需额外补充铁；②身体还要储存相当数量的铁，以补偿分娩时由于失血造成铁的损失；③胎儿肝脏内也需要储存一部分铁，以供出生后 6 个月之内婴儿对铁的需要。因此，妊娠期膳食铁摄入量不足，除易导致孕妇的缺铁性贫血外，还可减少胎儿铁的储备，使婴儿较早出现缺铁。妊娠早期缺铁还与早产及低出生体重有关。妊娠期应注意补充一定量动物肝、血、瘦肉等食物，必要时可在医生指导下加服铁剂。

（3）锌：妊娠期妇女摄入充足量的锌有利于胎儿发育和预防先天性缺陷。胎儿对锌的需要在妊娠末期最高，此时胎盘主动转运锌量每日为 0.6～0.8mg。血浆锌水平一般在妊娠早期就开始下降，直至妊娠结束，比非妊娠妇女低约 35%，故在妊娠期应增加锌的摄入量。近年来的流行病学调查表明，胎儿畸形发生率的增加与妊娠期锌营养不良及血清锌浓度降低有关。妊娠期膳食锌 RNI 在非孕妇女 7.5mg/d 基础上整个妊娠期均增加 2mg/d。

（4）碘：妊娠期妇女碘缺乏可能导致胎儿甲状腺功能低下，从而引起以生长发育迟缓、认知能力降低为特征的呆小症。通过纠正妊娠早期妇女碘缺乏就可以预防。妊娠中期基础代谢率开始增高，甲状腺素分泌增加导致碘的需要量增加。

5. 维生素

（1）维生素 A：妊娠期妇女缺乏维生素 A 与胎儿宫内发育迟缓、低出生体重及早产有关。但妊娠早期增加维生素 A 摄入应注意不要过量，因为大剂量维生素 A 可能导致自发性流产和胎儿先天畸形。中国营养学会及世界卫生组织（WHO）均建议孕妇通过摄取富含类胡萝卜素的食物来补充维生素 A。

（2）维生素 D：维生素 D 可促进钙的吸收和钙在骨骼中的沉积。故妊娠期对维生素 D 的需要量增加，这一时期缺乏维生素 D 与孕妇骨质软化症及新生儿低钙血症和手足抽搐有关；但过量也可导致婴儿发生高钙血症而产生维生素 D 中毒。

（3）B 族维生素：维生素 B1 与能量代谢有关。妊娠期缺乏或亚临床缺乏维生素 B1 时孕妇可能不出现明显的脚气病症状，而新生儿却有明显脚气病表现。维生素 B1 缺乏也可影响胃肠道功能，尤其在妊娠早期由于早孕反应使食物摄入减少，易引起维生素 B1 缺乏，从而导致胃肠功能下降，进一步加重早孕反应。维生素 B2 也与能量代谢有关。妊娠期维生素 B2 缺乏与胎儿生长发育迟缓、缺铁性贫血有关。临床上常用维生素 B6 辅助治疗早孕反应；维生素 B6 与叶酸、维生素 B12 联用可预防妊娠高血压。

（4）叶酸缺乏可影响胚胎细胞增殖、分化，增加神经管畸形及流产的风险，备孕妇女应从准备怀孕前 3 个月开始每天补充，并持续整个妊娠期。

（三）孕期营养对母体和胎儿的影响

1. 妊娠期营养不良对母体的影响

（1）营养性贫血：包括缺铁性贫血和缺乏叶酸、维生素 B12 引起的巨幼红细胞贫血。妊娠期贫血以缺铁性贫血为主，在妊娠末期患病率最高。主要原因是膳食铁摄入不足；来源于植物性食物的膳食铁吸收利用率差；母体和胎儿对铁的需要量增加；某些其他因素引起的失血等。轻度贫血对孕妇影响不大，重度贫血时，可因心肌缺氧导致贫血性心脏病；胎盘缺氧易发生妊娠高血压综合征或妊娠高血压综合征性心脏病；贫血还会降低孕产妇抵抗力，易并发产褥感染，甚至危及生命。

（2）骨质软化症：缺乏维生素 D 可影响钙的吸收，导致血钙浓度下降。为了满足胎儿生长发育所需要的钙，必须动用母体骨骼钙，结果使母体骨钙不足，引起脊柱、骨盆骨质软化，骨盆变形，重者甚至造成难产。此外，妇女生育年龄多集中在 25～32 岁，该时期正值骨密度峰值形成期，妊娠期若钙摄入量低，可能对母亲骨密度造成影响，而且这种影响是永久性的。

（3）营养不良性水肿：妊娠期蛋白质严重摄入不足可致营养不良性水肿。蛋白质缺乏轻者仅出现下肢水肿，严重者可出现全身水肿。此外，维生素 B1 严重缺乏者亦可引起水肿。

（4）妊娠合并症：妊娠期营养与妊娠合并症有关。孕妇营养不良，如贫血、低蛋白血症、缺钙以及 BMI > 24 均是妊娠高血压综合征的易患因素。

2. 妊娠期营养不良对胎儿健康的影响

（1）胎儿生长发育迟缓：妊娠期，尤其是中晚期的能量、蛋白质和其他营养素摄入不足，易使胎儿生长发育迟缓，生产出低体重儿。而胎儿生长发育迟缓与成年期的许多慢性病有关，如心脑血管疾病、高脂血症、糖尿病等。

（2）先天性畸形（congenital malformation，CM）：妊娠早期妇女因某些微量元素、维生素摄入不足或摄入过量，常可导致各种各样的先天畸形儿。例如叶酸缺乏可能导致神经管畸形（neural tube defect），主要表现为无脑儿和脊柱裂；维生素 A 缺乏或过多可能导致无眼、小头等先天畸形。

（3）脑发育受损：胎儿脑细胞数的快速增殖期是从妊娠后期至出生后 1 年左右，随后脑细胞数量不再增加而只是细胞体积增大。因此，妊娠期的营养状况，尤其是妊娠后期母体蛋白质和能量的摄入量是否充足，直接关系到胎儿的脑发育，影响智力发育。

（4）低出生体重（low birth weight，LBW）：低出生体重是指新生儿出生体重小于2500g。LBW 婴儿围产期死亡率为正常婴儿的 4～6 倍，不仅影响婴幼儿期的生长发育，还可影响儿童期和青春期的体能与智能发育。低出生体重与成年后慢性病（如心血管疾病、糖尿病等）的发生率增加有关。

（5）巨大儿：巨大儿是指新生儿出生体重大于4000g。我国一些大中城市巨大儿发生率呈逐渐上升趋势，有些地区已达8%左右。有研究表明，妊娠后期血糖升高可引起巨大儿。孕妇盲目进食或进补，可能造成能量与某些营养素摄入过多，妊娠期增重过多，也可导致胎儿生长过度。巨大儿不仅在分娩中易造成产伤，给分娩带来困难，还和婴儿成年后慢性病（如肥胖、高血压和糖尿病）的发生密切相关。

（四）孕期的合理膳食原则

妊娠期膳食应随着妊娠期妇女的生理变化和胎体生长发育的状况而进行合理调配。中国营养学会根据备孕期妇女营养需要提出的膳食指南在一般人群膳食指南基础上增加三条关键推荐：①调整孕前体重至适宜水平；②常吃含铁丰富的食物，选用碘盐，孕前 3 个月开始补充叶酸；③禁烟酒，保持健康生活方式。妊娠期妇女膳食指南在一般人群膳食指南基础上增加五条关键推荐：①补充叶酸，常吃含铁丰富的食物，选用碘盐；②孕吐严重者，可少量多餐，保证摄入含必要量碳水化合物的食物；③妊娠中、晚期适量增加奶、鱼、禽、蛋、瘦肉的摄入；④适量身体活动，维持妊娠期适宜增重；⑤禁酒，愉快孕育新生命，积极准备母乳喂养。

（五）孕期的不同阶段营养管理

1. 妊娠早期的合理膳食

妊娠早期的营养需要与孕前没有太大差别。但由于处于胚胎组织的分化增殖和主要器官系统的形成阶段，胎儿对环境因素（包括营养因素）在内的影响极为敏感，营养不当就会导致胎儿营养缺乏而发生胎儿畸形如心脏畸形、无脑儿或脊柱裂等。另外此时大多数孕妇会发生恶心、呕吐、食欲下降等妊娠反应，使孕妇的饮食习惯发生改变，并影响营养素的摄入。

孕早期应维持孕前平衡膳食。如果早孕反应严重，可少食多餐，选择清淡或适口的膳食，保证摄入含必要量碳水化合物的食物，以预防酮血症对胎儿神经系统的损害。

【建议】

怀孕早期无明显早孕反应者可继续保持孕前平衡膳食，孕吐较明显或食欲不佳的孕妇不必过分强调平衡膳食，可根据个人的饮食嗜好和口味选用清淡适口、容易消化的食物，少食多餐，尽可能多地摄入食物，特别是富含碳水化合物的谷、薯类食物。

进餐的时间地点也可依个人的反应特点而异，可清晨醒来起床前吃，也可在临睡前进食。应对早孕反应可尝试以下饮食措施：

（1）早晨可进食干性食品如馒头、面包干、饼干、鸡蛋等。

（2）避免油炸及油腻食物和甜品，以防止胃液逆流而刺激食管黏膜。

（3）可适当补充维生素 B1、B2、B6 及 C 等以减轻早孕反应的症状。孕吐严重影响孕妇进食时，为保证脑组织对葡萄糖的需要，预防酮症酸中毒对胎儿的危害，每天必需摄取至少 130g 碳水化合物。应首选富含碳水化合物、易消化的粮谷类食物，如米、面、烤面包、烤馒头片、饼干等。各种糕点、薯类、根茎类蔬菜和一些水果中也含有较多碳水化合物，可根据孕妇的口味选用。食糖、蜂蜜的主要成分为简单碳水化合物，易于吸收，进食少或孕吐严重时食用可迅速补充身体需要的碳水化合物。必要时应寻求医师帮助。

叶酸对预防神经管畸形和高同型半胱氨酸血症、促进红细胞成熟和血红蛋白合成极为重要。孕期叶酸应达到 600μgDFE/d，而富含叶酸的食物有动物肝、蛋类、豆类、酵母、绿叶蔬菜、水果及坚果类。因天然食物中存在的叶酸生物利用率较低，合成的叶酸稳定性好，生物利用率高，除常吃含叶酸丰富的食物外，还应补充叶酸 400μgDFE/d。

铁是孕期重要的要素，为预防早产、流产，满足孕期血红蛋白合成增加和胎儿铁储备的需要，孕期应常吃含铁丰富的食物，铁缺乏严重者可在医师指导下适量补铁。

碘是合成甲状腺素的原料，是调节新陈代谢和促进蛋白质合成的必需微量元素，除选用碘盐外，每周还应摄入 1～2 次含碘丰富的海产品。

【关键】

（1）均衡饮食，少食多餐，清淡饮食，适口，易于消化。

（2）吃富含叶酸、铁丰富的食物，补充叶酸 400μg/d，选用碘盐。

（3）戒烟禁酒，远离吸烟环境，避免二手烟。

（4）适度运动，愉悦心情，充足睡眠。

（5）饮水量≥1500mL。

2. 妊娠中、晚期的合理膳食

妊娠中、晚期是胎儿生长发育及大脑发育迅速的阶段，母体自身也开始储存脂肪、蛋白质等，同时缺钙、缺铁等现象亦增多。在怀孕第 4 个月起，妊娠反应开始消失或减轻，食欲好转，必须增加能量和各种营养素摄入，要做到全面多样，荤素搭配，如牛奶、鸡蛋、动物肝脏、瘦肉、鱼虾类、豆制品、新鲜蔬菜水果等，保证胎儿的正常生长。

自孕中期开始，胎儿生长速率加快，应在孕前膳食的基础上，增加奶类 200g/d，动物性食物（鱼、禽、蛋、瘦肉）孕中期增加 50g/d、孕晚期增加 125g/d，以满足对优质蛋白质、维生素 A、钙、铁等营养素和能量增加的需要。建议每周食用 2～3 次鱼类，以提供对胎儿脑发育有重要作用的 n-3 长链多不饱和脂肪酸。孕中、晚期每日食物建议量见图 7-5。

妊娠过程中由于消化功能下降，抵抗力减弱，易发生腹泻或便秘，因此应尽量食用新鲜和易消化的食物。为防止孕妇便秘，可多选用含膳食纤维丰富的蔬菜、水果及薯类。妊娠晚期若出现水肿，应限食含钠盐多的食物。

【关键】

（1）适当增加鱼、禽、蛋、瘦肉等优质蛋白质的来源，鱼类尤其是深海鱼类含有较多 DHA，对胎儿大脑和视网膜发育有益，每周最好食用 2～3 次深海鱼类。

（2）适当增加奶类的摄入：奶类富含蛋白质，也是钙的良好来源。从妊娠中期开始，每日应至少摄入 250～500g 奶制品以及补充 600mg 的钙。

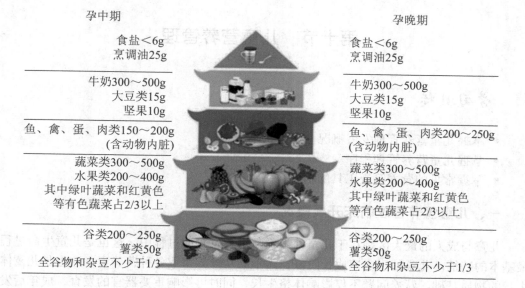

图7-5 孕中、晚期每日食物建议量

（3）适当增加碘的摄入：孕期碘的推荐摄入量230μg/d，孕妇除坚持选用加碘盐外，每周还应摄入1～2次含碘丰富的海产品如海带、紫菜等。

（4）常吃含铁丰富的食物：孕妇是缺铁性贫血的高发人群，给予胎儿铁储备的需要，孕中期开始要增加铁的摄入，每日增加20～50g红肉，每周吃1～2次动物内脏或血液。有指征时可额外补充铁剂。

（5）适量身体活动，维持体重的适宜增长，每日进行不少于30分钟的中等强度的身体活动，如散步、体操、游泳等，有利于体重适宜增长和自然分娩。

（6）禁烟戒酒，少吃刺激性食物。

（六）孕期体重管理

（1）根据不同的孕前BMI选择相应的体重监测图。

（2）早晨称得空腹体重，体重增长（kg）=空腹体重－孕前体重。

（3）用笔在相应的孕期（周）与体重增长（kg）的交点画一个点，每1～2周画一次，体重增长异常要及时干预处理。

关键知识点

1. 母亲营养不良对胎儿的不利影响与血容量不足、母亲营养素储存不足、母亲胎儿间的物质交换率降低和胎盘发育异常等相关。

2. 孕期主要由碳水化合物提供60%～75%能量、脂肪提供25%～30%能量，对不饱和脂肪酸需求增大，平均蛋白质需求量在每日基本需求量基础上再加30g蛋白质。

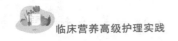

第十节　儿童营养管理

　学习目标

- 掌握儿童营养管理发展概况、内容及临床意义。
- 掌握儿童营养管理程序。
- 掌握常见的营养筛查工具的临床应用。

一、儿童营养管理临床开展概况

儿童与成人的最大区别在于儿童处于不断生长发育的过程中，这也是儿童生命过程中最基本的特征。儿童处于迅速成长阶段，需不断从外界摄取各种营养素，这也是儿童体格生长的物质基础。营养问题不仅影响体格生长，同时可影响重要器官的发育，成年后发生糖尿病、动脉粥样硬化、高血压等代谢性综合征以及其他慢性疾病的概率也将增加。

营养不良和营养过剩都属于营养性疾病，临床表现为低体重、消瘦、生长迟缓、各类维生素缺乏性疾病、贫血、佝偻病、食物过敏及肥胖。研究显示，合理规范的营养管理可以促进疾病康复，改善临床结局，有些疾病的营养支持甚至是拯救生命的重要措施。中国属于发展中国家，经济和社会生活快速变化，面临营养不足和营养过剩的双重挑战，防治任务艰巨，需要开展综合体系的防治。

我国的儿科临床营养发展起步较晚，相关领域人才的培养相对落后，营养师培养工作虽 20 世纪已有开展，但尚未形成规模及体系，缺乏针对儿科临床营养系统的、成熟的教材。近年随着小儿外科、小儿消化科、新生儿科、小儿重症医学科等学科的发展，临床营养学应用越来越受到重视，儿科营养得到了快速发展。多家儿童医学中心、儿童专科等开设和建立临床营养科，组建营养支持团队（nutrition support team，NST），广泛开展住院患儿营养筛查、营养评估和营养干预为体系的营养管理。

二、儿童营养支持团队的建立

儿童因其病理生理的特殊性，对能量和营养素成分的要求更高。当患儿存在营养风险或营养不良时，需提供合理的营养监控和营养支持，同时又需要考虑到脏器功能对能量、营养素和液体供给量的耐受度；推荐建立一个训练有素的，具有专业技能、多学科的营养管理团队或部门（即营养支持团队 NST），对患者进行系统的营养状况识别、营养支持方案的制定与实施以及并发症的监管等，以使患者获得全方位的营养管理。

NST 的人员构成通常包括医师、护士、营养师、药剂师、管理人员等。其主要的工作职责和范围包括：规范营养支持工作，建立和制定适合本医疗机构的营养支持工作制度与程序；负责对全部患者进行营养风险的筛查、对存在营养风险的患儿进行会诊和全面的营养评价；控制营养支持质量，对接受营养支持的患者进行监测与评价，及时调整营养支持方案及处理并发症；承担对医护工作者进行营养支持知识的教育与培训；进行营养支持的研究与探索；拓展营养支持工作范畴，开展家庭支持计划、技术教育、患者随访监测；开设营养门诊，提供咨询等。

　　护士是营养支持团队的重要组成人员。在营养支持的过程中，承担护理工作进行营养监测，促进营养支持的实施（静脉导管的建立、喂饲导管置入、维护）及喂养耐受情况观察监测等，同时担负对患儿、家属以及其他护士进行宣教并提供咨询服务的职责。

三、儿童营养管理程序

　　营养筛查（nutrition screening）、营养评定（nutrition assessment）与营养干预（nutrition therapy）是临床儿童营养干预的3个关键步骤。

（一）营养筛查

　　营养筛查是营养管理的第一步，临床营养支持应该建立在对患儿营养风险客观评价的基础之上。欧洲肠内肠外营养学会（European Society for Panrenteral and Enteral Nutrition，ESPEN）推荐对所有住院患儿进行营养风险筛查。通过快速简单的调查，发现患儿是否存在营养风险，并将结果量化为监测指标，根据其风险程度高低采取不同的处理方式。通过营养筛查，可以早期发现住院期间营养不良以及有恶化可能的患儿，有利于给予及时全面的营养评估以尽早进行合理的营养干预。在患儿入院的24小时内完成营养筛查，目前常用的筛查工具主要有住院儿童应用改良儿科营养不良风险筛查工具（pediatric nutritional screening score for hospitalized children，PNSS）、儿科营养筛查工具（pediatric nutritional screening tool，PNST）、Yorkhill 儿科营养不良评分（pediatric Yorkhill malnutrition score，PYMS）、营养状况和生长发育风险筛查工具（screening tool for risk on nutritional status and status and growth）、儿科营养不良评估筛查工具（screening tool for the assessment of malnutrition in pediatrics，STAMP）、儿科主观全面营养风险（subjective global nutritional risk assessment，SGNA）等。

（二）营养评定

　　营养评定指通过与特定疾病适应证相关的客观测量数据来确定儿童营养状态及能量需求，据此可提供充分营养治疗并对其进行监测。临床营养评定通常需要多学科联合完成，包括医师、营养师及护士等。

　　营养评定可以明确患儿是否存在蛋白能量营养不良（protein energy malnutrition，PEM）或可能发生 PEM，明确营养不良程度、发生营养不良相关并发症的风险，并监测营养支持是否充分。营养评定包括总体评估饮食、用药史及体征；疾病严重程度及营养不良风险评估；机体成分评估；营养素平衡测定；实验室检查。临床常用营养评估技术见表7-14。

表7-14　临床常用营养评估技术

评估方法	评定指标	临床应用
人体学测量	经典人体学测量指体重、身长及头围测量；其他包括肢体周长、皮褶厚度	年龄及性别特异性人体学测量参数适用广、国际通用，不同人群及疾病有相应参考值
生物电阻抗分析	机体成分、机体水分、去脂肪质量估算	无创操作，简单安全，床旁完成。有研究显示敏感性高于人体学测量，目前尚无新生儿及幼儿的分析公式

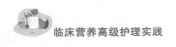

续上表

评估方法	评定指标	临床应用
双能 X 线吸光测定法	骨骼质量 BM、脂肪质量 FM、去脂肪质量 FFM	射线暴露低，数分钟内精确测量婴儿及儿童机体成分，机体水分异常患儿偏差较大，有便携设备
间接测热法	估算 24 小时能量消耗及呼吸商	准确监测能量需求，可用于机械通气患儿，受代谢状态、发热、活动等影响，良好的营养治疗随访工具，设备昂贵
肌肉功能测试	握力、呼吸肌力量、特殊肌肉电刺激反应	营养不足时骨骼肌功能迅速改变，无统一测量设备，需患儿配合，受肌松药物等影响

（三）营养干预

良好的营养状态可以帮助儿童预防急慢性疾病，只有当提供的能量摄入超过能量消耗，达到能量正平衡时，躯体才可能得到生长。如果能量供给不足，将影响正常发育，如果能量摄入过量，亦称为过渡喂养，会导致肥胖，造成肝、肾、心、肺等脏器功能负担。因遗传、代谢的不同，儿童对营养的需要有很大的个体差异。参考美国肠外肠内营养学会（American Society for Parenteral and Enteral Nutrition，ASPEN）专家共识中的儿童营养不良分级标准，结合北美儿科胃肠病、肝病及营养学会（the North American Society for Pediatric Gastroenterology，Hepatology and Nutrition，NASPGHAN）2006 年对住院患儿的营养干预指引，建议营养干预指征如下：①经口喂养困难；②消瘦；③生长迟缓；④1 种及以上营养素缺乏。营养干预的目标是：①安全、愉悦的营养摄入达到能量和营养摄入要求；②蛋白质和微量元素、维生素 D 摄入达到年龄推荐量；③TSF 达到 10%～25% 的百分位；④体重在儿童特殊生长曲线的第 20 百分位以上。

1. 能量需要

儿童总能量消耗包括基础代谢率、食物的热效应、生长所需、活动消耗和排泄消耗五个方面。研究认为基础代谢占 50%，排泄消耗占 10%，生长和活动所需占 32%～35%，食物的热效应占 7%～8%。上述各分项总和即能量总需要量，主要依据年龄、体重和生长发育速度等来估计。中国营养学会规定的婴儿能量平均需要量为 80～90kcal/（kg·d），1 岁后每 3 岁减去 10kcal，至 15 岁时为 60kcal/（kg·d）左右，成人为 25～30kcal/（kg·d）。上述方法都根据正常儿童能量需要总量平均数来计算，但体重相仿的健康儿童能量需要总量可以相差很多，瘦弱的比肥胖的要高。同时要注意三种主要功能营养素比例合适，一般蛋白质功能占能量的 12%～15%、脂肪功能占能量的 30%～32%、碳水化合物功能占能量的 50%～60% 较为合适。

2. 营养素的需要

根据中国营养学会的营养素分类方法，营养素包括能量、宏量营养素、微量营养素、其他膳食成分等。蛋白质、脂类、碳水化合物三类为供能营养素，维生素、矿物质、水、膳食纤维虽不供能，但参与体内各种生理生化活动，调节代谢。中国营养学会于 2010 年 9 月启动对《中国居民膳食营养素参考摄入量 2000 版》修订，于 2014 年 6 月完成并公布了数据。对于儿童营养素,采用适宜摄入量(adequate intake,AI)来代替推荐摄入量。

3. 健康指导

护士应向患儿及家属讲解营养风险或营养不良的相关知识。鼓励家属参与营养护理计划,并指导孩子科学饮食,向其说明目前营养状况及预期目标。根据病情为患儿制订饮食计划,并教会家属执行且对饮食进行调整,加强营养的摄入。参照《中国居民平衡膳食宝塔》指导患儿改善饮食结构,平衡膳食。指导优质蛋白饮食:鱼、肉、蛋、奶、豆。教会家属防误吸的方法和注意事项,以综合提高患儿身体素质,加强对患儿的护理,注意食具的清洁卫生,防止肠道感染的发生。

4. 营养治疗疗效评价

动态监测营养治疗前、营养治疗过程中及治疗后的各营养指标变化情况。建议4周为一个疗程。营养治疗后不同参数对治疗发生反应的时间不一致,因此,评价(复查)的间隔时间也不相同。根据反应时间长短分为三类:①速反应参数:实验室检查、摄食量、体能等,每1~2周检测1次。②中速反应参数:人体学测量(体重、小腿围)、人体成分分析、影像学检查、肿瘤病灶体积、肿瘤代谢活性、生活质量及心理变化,每4~12周复查一次。③慢速反应参数:生存时间,每年评估一次。

5. 随访

已确诊营养不良患者(仍需接受肠内营养者),出院后应定期到医院营养门诊或接受电话营养随访,至少每3个月一次,需要随访的患者由营养专科护士/营养联络护士或转介营养门诊进行随访。(对儿童进行身高(身长)、体重、皮下脂肪的测量、评价和登记情况,了解儿童的情况,针对具体的情况和营养不良的常见原因对患儿进行护理及对家长进行指导,必要时作进一步治疗。)

6. 儿童营养管理流程

儿童营养管理流程见图7-6。

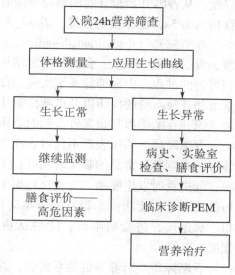

图7-6　儿童营养管理流程

关键知识点

1. 目前儿科患者营养(不良)评估工具种类很多,但存在主观、繁琐、费时或缺乏统一标准等缺点。

2. 儿科患者中很多慢性疾病都与继发性营养不良相关,营养治疗的目的在于预防营养不良,而不是等到出现并造成损害再进行干预。

3. 营养干预途径取决于疾病本身、个体情况和患者需要。

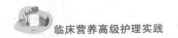
第十一节　吞咽障碍

学习目标

● 掌握吞咽障碍的概念、临床表现。
● 掌握吞咽障碍的常用筛查与评估方法。

一、吞咽障碍概述

吞咽（swallowing）：是指人体从外界经口摄入食物并经咽腔、食管传输到达胃的过程。根据食物通过的部位一般可分为口腔期、咽期、食管期，口腔期又分为口腔准备期和口腔推送期。正常情况下，吞咽的过程是一气呵成的，极为迅速，每个期之间没有明显的界线，从吞咽开始至食物到贲门所需时间与食物的性状有关，液体食物约需 3～5s，糊状食物约需 5s，固体食物较慢，需 6～8s，通常不超过 15s。

吞咽障碍（deglutition disorders，swallowing disorders，dysphagia）是指由于下颌、双唇、舌、软腭、咽喉、食管等器官结构和（或）功能受损，不能安全有效地把食物输送到胃内的过程。中枢神经系统疾病、食管疾病、头颈部肿瘤术后、风湿免疫性疾病、消化系统和呼吸系统的疾病以及口咽部放化疗和手术后的患者均可出现吞咽障碍，我们应该清楚认识到吞咽障碍只是某种疾病的临床症状之一。

吞咽障碍的临床表现不仅可表现为明显的进食问题，也可表现为一些非特异性症状和体征。吞咽障碍常见的临床表现有：①流涎，低头明显；②饮水呛咳，吞咽时或吞咽后咳嗽；③进食时发生哽咽，有食物粘附于咽喉内的感觉；④吞咽后口腔食物残留，在吞咽时可能会有疼痛症状；⑤频发的清嗓动作，进食费力、进食量减少、进食时间延长；⑥有口、鼻返流，进食后呕吐；⑦说话声音沙哑、便湿；⑧反复发热、肺部感染；⑨隐性误吸。

吞咽障碍与营养不良关系密切，吞咽功能受损使食物、液体的吞咽效率低下，误吸风险增加，社交活动受限，经口摄食欲望逐渐丧失，进而导致营养不良和（或）脱水。吞咽障碍还会导致如误吸、吸入性肺炎等并发症，以及由此导致的患者心理和社会交往障碍，这些并发症使吞咽障碍严重程度增加，延长患者住院时间，恶化疾病的转归，影响患者的生活质量，甚至导致死亡。

二、吞咽障碍筛查与评估

吞咽障碍的筛查与评估方法多种多样，整个流程建议由筛查开始，并作为常规工作。由经过培训的工作人员在患者入院 24 小时内进食或饮水前进行筛查，初步判断是否存在吞咽障碍，对于明确有或高度怀疑者，均需进行进一步的评估。

吞咽障碍筛查的目的是识别出吞咽障碍的高危人群，可以间接了解到患者吞咽障碍风险以及由此导致的症状和体征，可主要由护理人员完成。吞咽障碍的筛查与评估方法包括量表法、检查法和仪器检测，量表法主要是进食评估问卷调查工具－10（eating assessment tool－10，EAT－10），检查法有反复唾液吞咽试验、洼田饮水试验、容积－黏度测试等，仪器检测常见的有吞咽造影检查、软管喉内镜吞咽检查、咽腔测压等。如果筛查结果显示患者无吞咽异常，方可正常经口进食；如果筛查结果可疑或异常，应进一步请言语治疗师、营养师进行全面评估，并制定吞咽、营养康复治疗方案（图7－7）。

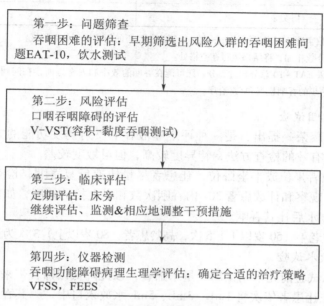

图7－7 吞咽障碍筛查与评估流程

1. 进食评估调查工具－10（EAT－10）

有助于识别误吸的征兆和隐性误吸以及异常吞咽的体征，它有 10 项吞咽障碍相关问题，每项评分分为 4 个等级，0 分无障碍，4 分严重障碍，让患者回答所经历的 10 个问题中一般总分在 3 分以上视为吞咽功能异常。如表 7－15 所示。

表 7－15　进食评估调查工具－10

项目	没有	轻度	中度	重度	严重
1. 我的吞咽问题已经使我体重减轻	0	1	2	3	4
2. 我的吞咽问题影响到我在外就餐	0	1	2	3	4
3. 吞咽液体费力	0	1	2	3	4
4. 吞咽固体食物费力	0	1	2	3	4
5. 吞咽药片（丸）费力	0	1	2	3	4
6. 吞咽时有疼痛	0	1	2	3	4
7. 我的吞咽问题影响到我享用食物时的快感	0	1	2	3	4
8. 我吞咽时有食物卡在喉咙里的感觉	0	1	2	3	4

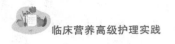

续上表

项目	没有	轻度	中度	重度	严重
9. 我吃东西时会咳嗽	0	1	2	3	4
10. 我吞咽时感到紧张	0	1	2	3	4
得分：					

A. 说明：将每项的数字选项写在后面的方框内，回答您所经历的问题处于什么程度？

B. 得分：将各题的分数相加，将结果填写在空格处。

C. 结果与建议：如果 EAT-10 总分超过 3 分，您可能在吞咽的效率和安全方面存在问题。建议您带着 EAT-10 的评分结果就诊，做进一步的吞咽检查和/或治疗。

2. 反复唾液吞咽试验

由日本学者才藤荣一提出，是一种评定唾液吞咽反射诱发功能的方法，评估误吸风险，是一种安全、有效的检查方法，特异度较高，但灵敏度较差。

（1）方法：患者坐位或半坐卧位，让患者尽量快速反复吞咽，检查者手指位于受试者喉结及舌骨处，观察和计数患者 30s 内吞咽次数和喉上抬的幅度，如难于启动吞咽，可在舌面上注入 1mL 水后让其吞咽。

（2）结果：中老年（50 岁以上）5 次，高龄患者（80 岁以上）3 次为正常，否则为异常。

3. 改良洼田饮水试验

是在洼田饮水试验前先采用饮用少量水筛查，以此降低因筛查带来的误吸风险。

（1）方法：先让患者依次将 1mL、3mL、5mL 水放入口中，嘱其吞咽，像平常喝水一样喝下，如无问题，再让患者同前方法喝下 30mL 水，然后观察和记录饮水时间、有无呛咳、饮水后声音变化、患者反应、血氧饱和度变化情况等。

（2）评价标准：

Ⅰa：可一次 5s 内喝完，无呛咳；

Ⅰb：可一次 5s 以上喝完，无呛咳；

Ⅱ级：分两次以上喝完，无呛咳；

Ⅲ级：能一次喝完，但有呛咳；

Ⅳ级：分两次以上喝完，且有呛咳；

Ⅴ级：常常呛住，难以全部喝完。

（3）诊断标准：

正常：Ⅰa 级

可疑：Ⅰb-Ⅱ级

异常：分级在Ⅲ、Ⅳ、Ⅴ

4. 改良容积黏度吞咽测试

改良容积黏度吞咽测试（volume-viscosity swallow test，VVST）是通过吞咽障碍安全性和有效性的相关指标观察，判断患者经口进食有无风险。通过不同容积、稠度测试，从吞咽安全、有效性两方面进行吞咽障碍筛查，同时测试出比较适合吞咽的容积和稠度。

使用增稠剂将液体调成不同稠度（低稠 1% 或水，中稠 2%，高稠 3%），首先给患者吞咽 3mL 中稠（2%）液体，观察安全性受损指标，如吞咽过程安全，则依次吞咽 5mL、

10mL 中稠（2%）液体；如在吞咽任何容积液体时存在安全问题，则进入吞咽 3mL 高稠（3%）液体环节；上一步安全吞咽，则让患者依次吞咽 3mL、5mL、10mL 低稠（1%）或水，观察吞咽过程，在分别吞咽三种不同体积低稠（1%）或水时，一旦出现吞咽困难情况，则停止该稠度液体，进入高稠（3%）吞咽评估环节；如吞咽安全，则同样也需进入下一步，让患者依次吞咽 3mL、5mL、10mL 高稠（3%），观察吞咽过程，在分别吞咽三种不同体积高稠（3%）时一旦出现吞咽困难情况，则需停止吞咽病结束试验；如吞咽安全则结束试验，见图 7-8、表 7-16。

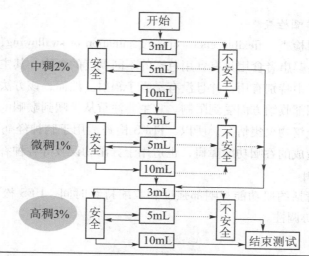

安全性指标：咳嗽、音质改变、血氧饱和度下降(下降幅度>3%～4%)
有效性指标：食物外溢、口腔残留、分次吞咽、启动延迟

图 7-8 改良容积黏度测试流程图

表 7-16 改良容积-黏度测试（V-VST）表格

不同稠度		中稠（2%）			低稠（1%）			高稠（3%）		
不同容积		3mL	5mL	10mL	3mL	5mL	10mL	3mL	5mL	10mL
安全性受损相关指标	咳嗽									
	音质改变									
	血氧饱和度下降									
有效性受损相关指标	唇部闭合不全									
	口腔残留									
	咽部残留									

5. 吞咽造影检查

吞咽造影检查（video fluoroscopic swallowing study，VFSS）也称为改良钡剂研究，是唯一可以评估和分析整个吞咽过程的研究，被认为是吞咽障碍检查的"理想方法"和诊断的"金标准"。通过指导患者在不同姿势下（尤其是改变头部的位置）进食，以观察何种姿势更适合患者；当患者出现吞咽障碍时，可随时给予辅助手段或指导患者使用合适的

代偿性手段以帮助其完成吞咽过程。凡是存在口咽期吞咽功能障碍的患者均为吞咽造影检查的适应证。它可以展示口腔和眼部运动动态细节，确定了吸气或穿透的存在，评估吞咽速度，并评估了姿势变化及其对吸气/穿透的影响。它的优点是可以了解受检者的吞咽功能状况，区分误吸与渗漏，评价误吸严重程度，发现隐性误吸。但操作具有放射性，且不能反映咽腔横断面体积，缺乏中、下咽的分析数据，不能区分神经肌肉源性疾病与其他疾病，不能发现咽喉处是否有唾液残留，不能定量分析咽肌收缩力等生物力学指标，不能反映咽部感觉功能。

6. 软管喉内镜吞咽检查

软管喉内镜吞咽检查（flexible endoscopic examination of swallowing，FEES）使用软管喉内镜来观察喉咽，嘱患者食用具有食用色素的不同稠度的食物。其主要优点是可在床边进行，这在住院患者中特别有用，并且没有暴露于辐射。然而，该方法在口腔和食道阶段评估中，以及评估咽部收缩方面受到限制。它主要注重从鼻咽到喉咽的功能成像，能更好地反映解剖结构及分泌物聚集情况。所以，FEES 检查适用于脑神经病变、手术后或外伤及解剖结构异常所造成的吞咽功能障碍，也适用于分泌物误吸等各种吞咽障碍患者。

7. 咽腔测压监测

可评估上下食管括约肌功能、咽部强度和收缩持续时间、UES 松弛的完整性，咽部收缩与 UES 松弛的协调性。

关键知识点

1. 吞咽障碍为不能安全有效地把食物输送到胃内的过程，只是某种疾病的临床症状之一。

2. 吞咽障碍有多种并发症，比如误吸、吸入性肺炎、营养不良、脱水等，这些并发症的发生会延长患者的住院时间，恶化疾病的转归。

3. 由临床护士进行吞咽障碍的筛查，对于存在吞咽障碍的患者，可进一步由言语治疗师、营养师进行全面评估，并共同制定吞咽、营养康复治疗方案。

4. 吞咽障碍筛查与评估方法多种多样，目前临床上常用的包括量表法、检查法、仪器评估等。

第十二节　吞咽障碍患者的营养管理

学习目标

- 掌握吞咽障碍营养管理的重要性，与多学科团队管理的必要性。

- 掌握吞咽障碍患者营养支持的途径及其选择的考量。
- 熟悉吞咽障碍患者食品分级。
- 了解吞咽障碍食品调配技术。
- 熟悉吞咽障碍患者喂食技巧。
- 掌握常见口腔护理工具的临床应用。
- 熟悉间歇置管的概念和分类。

一、吞咽障碍患者的营养管理

在吞咽障碍的治疗中，不能忽视合理营养的重要性。营养状况对康复有重要的影响，特别是那些与经口进食伴随的社会心理、自尊以及总体生活质量等相关的因素。吞咽障碍的治疗不仅要求治疗小组确保吞咽安全，更重要的是，不管吞咽障碍如何治疗，患者要得到合理的营养，包括营养方式的选择及营养成分的制订，同时注重患者进食的生理体验；此外，如果未能获得合理营养，将会导致营养不良。这是在吞咽障碍恢复过程中常见的一个主要并发症，应采取合理的营养，保障患者营养与水分摄取，改善他们的生活质量。

住院患者营养不良或医源性营养不良，是目前临床营养面临的主要问题。住院患者营养不良的发生率在30%～55%。伴有吞咽障碍的患者营养不良发病率更高，会降低机体抵抗力，使患者的体力、耐力降低，并发症发生率和疾病死亡率增加，住院时间延长，最终导致医疗成本和费用的进一步提高。一个全面的吞咽障碍治疗方案的制定，需要由一个营养小组参与。营养小组应包括医生、护士、营养师、语言治疗师、作业治疗师、物理治疗师、家属及患者等。主管医生是营养小组的负责人和协调人，根据患者的病情综合各部门的意见提出营养的最终方案。护士是首先接触患者也是与患者联系最紧密的人，首先需要对患者的营养进行筛查和初步评估，能够选择适当的热量和营养成分，检测患者当前的营养状况和持续的营养需要；另外，根据医嘱执行管饲、治疗性经口喂食、食物调配等操作，语言治疗师需要对吞咽功能进行全面的评估和康复治疗，与营养师及医生讨论决定患者的进食的方式、食物的种类、一口量等参数，对于有条件经口进食的患者进行初期的喂食训练。物理治疗师与作业治疗师在营养管理中的作用不容忽视。特别是伴有吞咽障碍的患者往往还存在肢体运动障碍、体力耐力问题、认知功能等问题需要提供帮助。

有条件的医院，营养师可与病房医护人员一起或单独对患者进行全面的营养评估。把评估限定在治疗调整阶段患者的特殊需要上。营养师也应与其他康复小组成员密切合作，根据所需的营养要求、胃肠道情况、吞咽功能等因素，提供肠内营养物的选择、数量和时间，以确保适当的能量需求，并确保食物和补品的选择不干扰其他因素，如心脏病和糖尿病等。肠内营养不足时保证肠外营养的合理应用。国内大部分医院的实况是营养师缺乏，对于复杂病例需要求助于专业的营养科医生，而一般的营养计划多由普通医生替代。

营养支持是一个系统工程，需要营养小组的紧密协作。基本流程包括筛查、评估、营养支持三步。结合专科疾病特点，紧密的多学科团队协作是患者营养管理必不可少的重要环节。

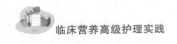

二、营养支持治疗的途径和方法

营养支持途径有肠内营养（EN）、肠外营养（PN）和肠内联合肠外营养支持。这里介绍前两者。

（一）肠内营养

长期禁食会造成肠上皮绒毛萎缩、肠黏膜萎缩变薄，致使肠黏膜完整性及通透性受到影响，进而导致肠屏障功能受损，发生细菌移位等危害。肠内营养（enter nutrition，EN）可为肠黏膜提供营养物质、刺激肠道激素和消化液的分泌、增加肠黏膜血流、维持肠道菌群平衡，刺激肠黏膜上皮组织的修复与增殖，从而维护肠屏障功能，具有经济、安全、简便、并发症发生率低且符合人体生理的特点，因此，对于胃肠道功能完整的患者进行营养支持时应尽可能首选肠内营养。肠内营养又包括经口饮食、口服营养补充（oral nutritional supplements，ONS）和管饲喂养。

1. 经口饮食

经口饮食是患者首选的营养摄入途径。对于吞咽障碍程度较轻、无明显误吸、无大量残留的患者，可以选择易咀嚼、吞咽或经质构改变的食物。有关食物的改性与选择详见第七章相关内容。此外，吞咽障碍患者还应合理安排餐次，少食多餐，以一日三正餐为主，酌情增加 2 ~ 3 次加餐。

2. 口服营养补充（ONS）

ONS 是指在饮食的基础上经口摄入营养补充剂，以弥补日常饮食的不足，从而保证足够的能量和营养素的供给。相较于管饲途径，ONS 更接近于患者自然的进食过程，具有更好的依从性，是作为日常饮食外营养补充的首选手段。大量的临床研究也表明，ONS 可以缩短住院时间、节约医疗费用，减少 30d 再次入院风险，被视为一项可改善结局的具有成本效益的干预方法。因此，当患者日常饮食摄入量达不到目标需求量的 60% 时，建议选择 ONS 作为额外的营养补充。

ONS 至少达到每日 1680 ~ 2510kJ，一般在两餐间补充，持续时间因人而异，推荐 ONS 不应少于 1 个月。部分对固体食物进食困难的患者，可将 ONS 作为代餐来提供机体所需营养素的供给。ONS 制剂可以是肠内营养剂、营养素组件（单一或多种宏量营养素和/或维生素、矿物质），但其配制的性状要符合吞咽障碍的食物质构要求，增加稠度，改变性状，达到食物符合吞咽障碍患者需求。

3. 管饲喂养

因昏迷、认知功能障碍或吞咽障碍不能经口摄食的患者，应予以管饲喂养。对于吞咽障碍患者，如果采取食物性状改进和代偿性方法，能够减少误吸并保证足够量的营养摄入，则可以经口进食。若每日经口能量摄入不足目标量 60% 时，亦应给予管饲喂养或间歇经口管饲。

临床上应根据疾病情况、喂养时间长短、患者精神状态及胃肠道功能选择管饲的途径。鼻胃管是最常用的肠内营养管饲途径，具有无创、简便、经济等优点。推荐用于短时间（<4周）且无胃食管反流风险的患者。其缺点是鼻咽部刺激、溃疡形成、易脱出和反流性肺炎等。当患者存在胃排空障碍或存在胃食管反流风险时，可置十二指肠或空肠管。间歇插管注食技术即将营养管置入食管上段或胃内，通过该管路注入水和营养物质，注入完毕后拔出注食管，这是一种创新性营养供给方法，包括经口/经鼻至食道间歇置管法，经口、经鼻至胃间歇置管法。此方法适合脑损伤、口腔占位病变术后食管及胃的功能基本不受影响的吞咽障碍患者。早在1995年，日舟桥等报道了在重度身心障碍患儿中应用导管经口注食法可减少咽腔绿脓杆菌的数量，降低患儿死亡率。1994年才藤等评价了间歇性经管摄食法（intermittent tube feeding，ITF），认为该方法在吞咽障碍患者中具有不可低估的疗效。我国最早见于2006郭君发表的间歇口腔胃管法在吞咽障碍患者中的应用。在进食过程的食管期，食物沿食管下行至胃，这是由食管肌肉的蠕动实现的。蠕动是由食团刺激了软腭、咽部和食管等处的感受器，传入冲动通过延髓中枢，再向食管发出传出冲动所引起。食团吞咽后由咽腔进入食管上端，食管肌肉即发生波形蠕动，使食团沿食管下行至胃。食管的蠕动波长2～4厘米，其速度为每秒2～5厘米。所以成年人自吞咽开始至蠕动波到达食管末端约需9秒。食物在食管内移动的速度，以流体最快，糊状食物较慢，固体最慢。水在食管中只需1秒钟便到达食管下端。间歇插管技术模仿人类正常进食节律，与人体正常进食节律吻合，通过正常进食通道，向上刺激大脑脑干及皮层生物反馈，促进神经反馈机制重建，促进吞咽反馈机制重建，促进吞咽动作再学习，促进吞咽器官功能恢复，进食协调性及时序性训练相吻合。不但改善患者机体营养，又自插自拔，操作简单易掌握，材料便宜易购置。而且达到吞咽训练作用，改善患者外观，满足患者社交需求，增强患者疾病恢复自信心，提高患者生活质量。若预期管饲时间超过4周的患者，建议使用经皮内镜胃造瘘（percutaneous endoscopic gastrostomy，PEG）。

（二）肠外营养

1. 适应证及输注方式

患者存在肠道不耐受、因各种原因不能进行肠内营养（消化道出血、严重消化吸收障碍、顽固性呕吐、严重应激状态等）或肠内营养不能达到目标量60%时，可选用部分肠外营养或全肠外营养。肠内联合肠外营养，两者提供的能量比例没有一个固定值，主要取决于肠内营养的耐受情况，肠内营养耐受越好，需要PPN提供的能量就越少，反之则越多。当肠道完全不能使用的情况下，TPN是维持患者生存的唯一营养来源。

短期（1周内）PN可通过外周静脉输注，若需长期输注时，则建议采用经外周中心静脉置管（peripherally inserted central catheter，PICC）、经皮穿刺中心静脉置管（central venous catheter，CVC）或输液港（port-cath），其中中心静脉置管是较长时间肠外营养的输注途径。

2. 肠外营养治疗存在的问题及对策

（1）肠外营养液单瓶输注：单输脂肪乳剂容易发生心悸、胸闷、发热等不良反应，而且由于没有同时输入含氮物质而不可能促进蛋白质的合成，肉毒碱不足者还会影响脂肪代谢。氨基酸液单瓶输入，由于缺乏能量，其中相当一部分氨基酸液将被作为能量物质消

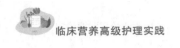

耗而不能合成蛋白质，且氨基酸溶液渗透压高，较易发生代谢性并发症。

（2）白蛋白的滥用：白蛋白的滥用在临床上非常普遍，白蛋白是机体的重要组成成分，血白蛋白水平是评估患者营养状态的指标之一，但人体白蛋白制剂不应该作为营养支持时的营养剂。为促进体内蛋白质的合成，应该采用肠内营养或肠外营养。

（3）肠屏障功能应引起高度重视：尽管 TPN 能达到改善、维持患者营养状态之目的，但其伴随存在的肠屏障功能减退会带来许多问题。长期 TPN 后肠道缺乏食物的刺激，常规 TPN 液中又不含肠道所必需的成分谷氨酰胺，以致肠黏膜萎缩，屏障功能受损，最后导致肠内细菌及内毒素移位，为保护肠屏障功能，最佳方案就是将 TPN 改为肠内营养支持。食物的直接刺激可有效地预防肠黏膜萎缩。

（4）肠外营养液最合理的方式：是使用"全合一"，即将各种营养物质包括脂肪乳、氨基酸、葡萄糖、多种维生素及微量元素等科学地混合配制于同一容器内，同时输注给患者。"全合一"营养液符合人体生理吸收模式，营养物质能被充分利用，使患者在不能摄入和吸收但又要承受严重创伤或复杂手术后，仍能维持良好的营养状况。

三、吞咽障碍患者食物选择与调配

《中国吞咽障碍患者膳食营养专家共识（2019 版）》结合国人的膳食习惯，根据食物的性状和形状，将食物分为液体食物和固体食物两类，共 6 级（图 7-9）。吞咽障碍患者的食物性状的选择应根据临床评估和仪器评估的结果确定，可根据吞咽障碍影响吞咽器官的部位，选择适当食物并进行合理配制，不同质地的食物根据需要，可调制成不同性状。除了进行食物调配外，治疗性进口进食需根据患者的吞咽功能状况，确定喂食处方，根据临床筛查、临床评估及吞咽造影检查，制订适合患者的进食处方。治疗性进口进食是指采取相应的措施直接经口进食。措施包括进食环境选择、食物选择及调配、餐具选择、一口量及食团入口位置、进食体位及姿势调整等，进食时需注意进食前后患者处置，做好观察与记录。

（一）吞咽障碍食品分级

1. 液体食物分级标准

1 级：低稠；特点：进食方式可以用"吸"表达。2 级：中稠；特点：进食方式可以用"喝"表达。3 级：高稠；特点：进食方式可以用"吃"表达。

2. 固体食物分级标准

（1）吞咽训练专用食品是吞咽障碍者的吞咽评价和训练的推荐食物形态，同时也是吞咽造影或吞咽喉镜下最容易咽下的候选检查食物。可通过添加食品功能调整剂制作。

（2）细泥样（4 级）食物适合不能咀嚼但有意识将舌头推向上腭有运送食物能力的患者。各种食物加入食品功能调整剂后加工后的各种肉类、蔬菜、粥等搅拌后的糊状食物或冻状食物等。

（3）细馅样（5 级）食物适合于通过舌头与上下腭可以压碎的食物，可以通过舌头运送的食物。粥、各种软食及加入食品功能调整剂搅拌后制成的食品。

食物分级——中国标准

液体: 微稠
　　　中稠
　　　高稠

固体: 训练用食品
　　　细泥型
　　　细馅型
　　　软食型

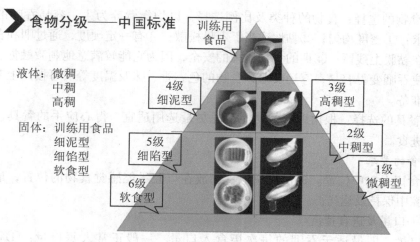

图 7 - 9　食物的分级图

（二）吞咽障碍食品调配

1. 软食的调配

（1）适合人群: 轻度咀嚼障碍的患者（老人）。

（2）食物特征: 食物细软、不散、不黏; 容易咀嚼或用牙龈咀嚼。

（3）调配方法: 将热的食材、高汤（均为70℃）和半固化食物调节剂（以舒食素 U 为例）一起放入搅拌机, 搅拌至均匀; 倒入容器中即可成软食。添加黄原胶类等辅助食品添加剂为: 300g 的食物（其中固体和液体的比例为 1:2）添加 3g（一条）的舒食素 U。

2. 半流质的调配

（1）适合人群: 中度咀嚼或吞咽障碍的患者。

（2）食物特征: 食物湿润有形状, 即使没有牙齿也可用舌压碎, 且容易形成食团, 在咽部不会分散, 容易吞咽。

（3）调配方法: 为保障吞咽障碍患者安全进食流质, 将流质添加增稠剂。增稠剂的应用不仅是治疗, 也是评估的重要工具, 如吞咽造影下试食不同类型的食物, 也是患者经口进食食物的依据。

3. 糊状食物的调配

（1）适合人群: 明显咀嚼或吞咽障碍患者。

（2）食物特征: 食物成啫喱状或果冻状, 无需咀嚼, 易吞咽; 通过咽和食管时易变形且很少在口腔内残留。

（3）食物调配（以粥为例）: 改变食物的感官性状, 进而使糊状食物成形。将每日所需食物混合, 以 140mL 液体（菜汤或水）+ 相应容积食物（1:1）为 1 份, 加 1.5 袋增稠剂（6.4g/袋）, 用搅拌机搅碎成相应稠度食物。根据少量多餐原则, 每餐 <300mL, 每天总量分多餐完成进食。调配后食物特点: 可以改善搅拌粗纤维食物的口感, 使搅拌后的食物更顺滑, 增加患者的依从性, 减少口腔残留且不受温度影响。

（三）治疗性经口进食

1. 进食准备

（1）进食环境: 应尽可能尊重患者的饮食文化。

（2）食物的选择：食物的种类及比例选择，以均衡营养为主。容易吞咽的食物应符合以下要求：①密度均匀；②黏性适当、不易松散；③有一定硬度，通过咽和食管时易变形且很少在黏膜上残留；④稠的食物比稀的安全，因为它能较满意地刺激触觉、压觉和唾液分泌，使吞咽变得容易；⑤还要兼顾食物的色、香、味及温度等。可按照上节内容进行食物调配准备。

（3）餐具的选择：根据患者的功能情况尽量选用适宜、得心应手的餐具，有利于顺利地完成进食。

2. 进食的要求

（1）食团在口中位置。进食时应把食物放在口腔最能感觉食物的位置，最适宜促进食物在口腔中保持及运送。

（2）一口量及进食速度。

①一口量，即最适于吞咽的每次摄食入口量。一般正常人每口量：①稀液体 5～20mL；②果酱或布丁 5～7mL；③浓稠泥状食物 3～5mL；④肉团平均为 2mL。先以少量试之（稀液体 1～4mL），推荐依据吞咽功能评估确定一口量。

②进食速度。为减少误咽的危险，应调整合适的进食速度，前一口吞咽完成后再进食下一口，避免两次食物重叠入口的现象。

3. 进食体位与姿势

研究证明，对于不同类型吞咽障碍患者，吞咽姿势（swallow postures）的改变可改善或消除吞咽时的误吸症状。开始训练时应选择既有代偿作用且又安全的体位，具体包括躯干姿势（坐位姿势与半坐位姿势）和头部姿势（低头吞咽、转头吞咽、侧头吞咽、仰头吞咽、从仰头到点头吞咽、空吞咽与交互吞咽）等。

4. 进食前后处置

进食后，口腔及咽如有残留物会有异物感，正常人能反射性咳出及清除。而吞咽障碍患者因为口腔及咽感觉、反射性差，进食后残留在口腔及咽的食物容易随呼吸进入呼吸道；环咽肌功能障碍患者唾液无法进入食管，通常容易流入呼吸道，导致进食后潜在肺部感染。

1）口腔与咽的清洁。进食前后口腔与咽的清洁对于吞咽障碍患者预防肺部感染是一项重要措施，因此，进食后口腔护理至关重要。

2）进食记录。为了详细了解患者进食前后情况，观察跟进进食效果，应对吞咽障碍者进食情况进行记录，由护士或负责吞咽的治疗师逐项给家属或陪护讲解记录的内容，要求每餐记录，以备主管医师或上级医生查房时查看。通过这些真实、客观的记录，了解患者进食的动态变化，通过对所记录信息的分析，有助于医生、护士、治疗师更精准实施个体化治疗方案，达到患者安全有效进食。

3）并发症护理及注意事项。

（1）并发症护理。

①口腔护理。口腔护理（oral care）是指根据患者病情、治疗、口腔卫生、自理能力状况，由护士指导、协助或实施的口腔清洁的过程。吞咽障碍患者、危重患者、生活不能自理的患者，经口或鼻气管插管、经鼻或口胃肠置管（包括鼻饲和引流）、气管套管或口腔手术、放疗或化疗后的患者，都面临现存或潜在的口腔溃疡、出血、清除口腔食物及残留物的能力下降、感染等导致患者口腔卫生健康面临重大的挑战，甚至引起营养摄入减少

和吸入性肺炎的增加。英国、加拿大、澳大利亚等国家的脑卒中管理指南指出，对于脑卒中患者，特别是伴吞咽障碍的患者，普遍误吸风险高，牙龈炎等口腔疾病患病率也高，因此，口腔护理在吞咽障碍患者中尤为重要，是一种改善和维持口腔卫生适宜有效的治疗措施。多位学者调查结果显示，我国患者口腔护理实践呈现多样化，且部分口腔护理行为缺乏有效的循证支持和指导。王乾贝整合了现有脑卒中住院患者口腔护理的最佳证据，以此制订口腔护理管理策略，提高口腔护理质量，改善了脑卒中住院患者的口腔健康水平。首先建议使用改良版 Beck 口腔评分表（modified beck oral assessment scale，MBOAS）进行口腔评估，对患者的唇、牙龈和口腔黏膜、舌、牙齿、唾液 5 个项目进行口腔卫生状况和功能状态的评估，每个项目用 1～4 分计分，口腔卫生总分为 5～20 分，得分越高，表示口腔卫生状况越差。量表得分为 5～10 分者，每日评估 1 次；得分为 11～15 分者，每日评估 2 次；得分为 16～20 分者，每班评估 1 次。根据评估情况选择口腔护理液及工具与方法。传统选择率最多的是生理盐水（73.5%），其次是氯己定（56.8%），尚没有证据支持某一种口腔护理液优于其他口腔护理液，研究仅证明使用氯己定能降低呼吸机相关肺炎（ventilator associated pneumonia，VAP）发生率。口腔护理用物常见的有负压吸引牙刷、软毛牙刷、电动牙刷、牙线等根据患者评估进行准备。负压冲洗式刷牙法适用于洼田饮水试验 3 级以上吞咽障碍者或重症患者（昏迷、气管插管、气管切开）。一名护士操作，用冲吸式口护吸痰管的进水腔在冲洗口腔后及时通过吸水腔吸走，硅胶刷毛在口腔内不断刷洗。清除口腔污垢，清洁舌苔，提高口腔清洁度，防止刷牙时误吸，预防口腔和肺部感染，按摩牙龈，促进血液循环，增加组织的抵抗力。

②防止误吸。误吸是较严重的并发症之一，衰弱、年老或昏迷的患者，有食管反流者尤易发生液体饮食反流，吸入气管。鼻饲时抬高床头 30°，注意鼻胃管输注速度。病情允许时取半卧位，头偏向腱侧。鼻饲后 30min 不要翻身和搬动患者的体位是预防误吸的关键。监测胃潴留量，鼻胃管出口作一标记，吸痰时动作应轻柔，尽量减少刺激。确保鼻胃管位置正确，鼻饲前检查。一旦发生误吸，患者出现呼吸困难等，应立即停止鼻饲，保持呼吸道通畅，取右侧卧位，吸出口鼻内反流物。

③防止脱水。脱水可由腹泻、尿糖或者摄水不足引起，护理中应逐渐增加饮食的浓度与量，并经常监测电解质变化及尿素氮的水平，严格记录患者出入量。

④预防腹泻。腹泻是最常见的并发症，发生率可高达 62%，通常发生于鼻饲开始使用高渗性饮食，胃肠道分泌大量水以稀释溶液的浓度，肠道蠕动加速，易产生腹泻。控制每次鼻饲量，少量多餐。鼻饲液当日配制，容器消毒。也可配合加入抗痉挛和收敛药物，可控制腹泻。此外，肠道感染也可引起腹泻。

⑤防止便秘。应加强饮食指导，及时增加青菜和水果的量，促进胃排空。早期鼻饲能够保证患者水分及粗纤维素食物的摄入，配合腹部顺时针按摩（即升结肠－横结肠－降结肠－乙状结肠），每日 2～3 次，每次 10～20 回。必要时遵医嘱予缓泻剂、胃动力药或给予灌肠。

⑥预防脱管、堵管。脱管多因患者烦躁时自行拔除或翻身时不慎脱落，护理中应采用细孔、柔软、稳定性好的鼻胃管，采用适合的固定方式，胶布固定者，定时更换胶布，保证有效固定；躁动患者给予必要的约束。食物应制作精细、喂药时药片应研碎溶解后注入，每次输注完毕后应立即冲洗鼻胃管，避免堵塞。

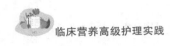

⑦预防恶心呕吐。鼻饲输注的速度过快与量过大易引起恶心、呕吐，可减慢输注速度，液体量以递增的方式输入，溶液温度保持在40℃左右，以减少对胃肠的刺激。

⑧避免胃潴留和腹胀。患者因为胃肠蠕动慢，并有输入的营养液潴留于胃肠内，每次输注溶液前先抽吸，以了解胃是否已排空，进食4h后，可从鼻胃管自胃腔抽出食物则提示有胃潴留，需延长输注间隔，少量多餐，且单次鼻饲量不应高于200mL，可加服胃动力药，促进胃排空。必要时可给予保护胃黏膜药。

⑨预防高血糖与低血糖。高血糖与大量鼻饲高渗糖饮食有关，护理中应正确掌握血糖、尿糖测量方法，以免高血糖加重病情。低血糖多发生于长期鼻饲饮食而突然停止者，为避免发生低血糖，应缓慢停用要素饮食，或者同时补充其他形式糖。

（2）注意事项。

①一个原则：即个体化，根据每一位患者的实际情况选择合适的营养制剂及其量、输注途径及其方法。

②两个不耐受：胃不耐受及肠不耐受，前者多与胃动力有关，后者多与使用方法不当有关。

③三个表现：上，即上消化道表现，如恶心、呕吐；中，即腹部，观察腹痛、腹胀、肠鸣音；下，即下消化道表现，如腹泻、便秘、大便次数、性质与形状。

④四个问题：即误吸、反流、腹胀、腹泻。

⑤六个度：输注速度、液体温度、液体浓度、耐受程度（总量）及坡度（患者体位，30°～45°）、清洁度。

关键知识点

1. 强调吞咽障碍营养管理的重要性与多学科团队管理的必要性。
2. 吞咽障碍患者营养支持的途径及其选择的考量。
3. 吞咽障碍患者食品分级及吞咽障碍食品调配技术。
4. 吞咽障碍患者喂食技巧与并发症预防和处理。
5. 重视吞咽障碍患者口腔护理及常见口腔护理工具的临床应用。
6. 间歇置管技术临床应用。

第十三节　口服营养补充

学习目标

- 掌握口服营养补充概念。
- 熟悉口服营养补充剂。
- 掌握口服营养补充的临床应用。

一、口服营养补充的概述

口服营养补充（oral nutritional supplements，ONS）是以特殊医疗为目的，经口摄入一般食物以外的口服营养补充剂，以达到改善营养状况，改善临床结局的目的。

适应人群：ONS 适用于经口营养摄入不足、消化吸收障碍的患者，除外昏迷、中枢性吞咽障碍、严重的口腔咽喉黏膜炎以及喂养受到局限（如能量密度不高、无法持续性喂养）等情况。

ONS 的优点：符合生理，方便快捷，无创安全，经济，依从性好，能改善临床结局、提高生活质量，并且在降低再次入院率方面有显著效果。ONS 不仅能有效地防治营养不良，还能够节省社会和医疗系统的成本。

启用时机：当膳食提供的能量、蛋白质等营养素在目标需求量的 50%～75% 时，提供口服营养补充剂作为额外的营养补充。

使用方法：服用方法为小口啜服或者餐间补充，也可以作为一段时间内的饮食替代。推荐 3＋3 模式，在 7:00、12:00、18:00 吃正餐，而在 9:00—9:30、15:00—15:30、20:00—20:30，这 3 个时间段服用口服营养制剂。根据患者缺失量，将口服营养制剂平均分为 3 等份，在上述 3 个时间段服用。在刚开始服用口服营养补充剂时宜慢服，半个小时喝完 150mL 或者 200mL，饮用时可以适当加热，以 40～50℃ 为宜。需要注意的是每天通过 ONS 提供的能量应为 400～600kcal，才能更好地发挥 ONS 的作用。在临床实践中，ONS 可以单独进行，也可联合其他营养治疗手段使用。中国肿瘤营养治疗指南（2020）推荐：慢性消耗性疾病患者、高龄老年人、荷瘤患者终生口服营养补充。

二、口服营养补充剂

口服营养补充剂特指用于口服营养补充的各种制剂，即特殊医学用途食品（food for special medical purposes，FSMP）。通常是液态食品、粉末状、半固体或者零食条，可以根据其实际应用分为以下三类：

①全营养素标准食物（nutritionally complete standard foods）：这类口服营养补充剂主要针对已经存在营养不良或者可能发生营养不良的患者，由于长期营养素缺乏，或者有疾病导致的营养素需求增加或营养素吸收不良；主要面对广泛意义上的因为食物摄入不足导致营养不良的患者而非针对某一类型的特殊患者，因此，诸如肿瘤患者、炎症性肠病患者、短肠综合征患者、运动神经元疾病患者、囊性纤维化患者、创伤和中风患者都囊括在内。

②特殊疾病的全营养素标准食物（nutritionally complete foods for specific diseases）：这一类口服营养补充剂主要针对特殊疾病患者设计，例如肾脏病、肝病、胃肠道疾病、呼吸系统疾病以及重症患者等。特殊疾病患者往往需要增加、减少或者消除食物中某一种或者某一类特殊营养素的补充剂。在此类情况下，ONS 除了管理疾病本身以外，还要提供机体所需的其他营养素。

③非全营养素食物（nutritionally incomplete foods）：此类口服营养补充剂无法单独使用成为患者的唯一营养来源，因为不论是从营养素的种类和（或）营养素的含量上均无法满足患者的实际需求。这些食物可以是标准的或为特定的疾病患者准备的，也可以针对

那些无法正常获得他们所需要的正常饮食的患者，使用方法为与一定量的正常食品结合使用或作为能量或营养素的补充摄入。

口服营养补充剂是肠内营养补充剂的一个组成部分，通常整蛋白型制剂比要素型制剂口味更好，目前市场上 ONS 在口味上的发展在西方国家较为完善，富含多种口味，随着越来越多不同种类及口味的口服营养品在国内上市，根据不同人的口味提供更多的选择，以改善患者的依从性。

三、ONS 的管理和实施

建立一个专业的营养支持小组（nutrition support team，NST）对 ONS 成功实施具有重要作用。研究显示，NST 能明显改善患者的营养状态，缩短住院时间，降低并发症发生率，改善患者的预后。NST 是由医生、护士、营养师、药师等组成的多学科团队，也可包括理疗师和语言治疗师等其他专业学者。NST 的任务主要是从事营养筛查、营养评定以及 ONS 方案的制定、实施、监督、调整以及何时停止 ONS 等工作。NST 应注意定期监督患者对医嘱的执行力，ONS 实施后也应定期进行营养不良或营养不良风险以及饮食量等项目的评估，从而调整 ONS 配方和决定 ONS 停止时间等营养支持方案。具体临床 ONS 的实践流程见图 7-10。

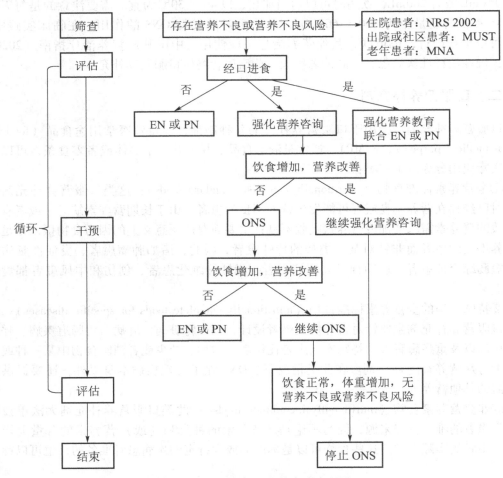

图 7-10　临床 ONS 的实践流程图

四、ONS 在各类疾病中的临床应用

20 世纪 70 年代，商品化的 ONS 制剂首先应用于临床。过去 ONS 在临床的实际应用率较低，这些年伴随着临床营养教育的普及以及工作的推动，大大地提升了 ONS 的使用率。许多研究和 Meta 分析均证实了医院和社区医疗下营养不良人群普遍可以从 ONS 中获得包括营养、功能、临床和经济学方面的获益。ONS 是最为简便的营养治疗方式，被广泛应用于肿瘤、肝病、肾病、COPD、艾滋病等慢性消耗性疾病患者的营养补充。不同的慢性疾病对 ONS 的选择不尽相同。临床上，糖尿病患者选择 ONS 应尽量减少餐后血糖的上升；肿瘤患者需要高蛋白 ONS 来维持和减少瘦体组织群的丢失；非透析的慢性肾脏病患者需要低蛋白和低磷 ONS，避免其对肾脏造成的负担；而透析患者则需要高蛋白和低磷 ONS 来补偿透析后机体蛋白质的丢失；慢性心脏病患者则需要能量加强型 ONS，避免过多的液体量摄入。

（一）ONS 在肿瘤患者中的应用

肿瘤患者营养不良的原因及发生机制很复杂，有肿瘤本身的因素和肿瘤治疗的影响，而厌食和营养物质摄入不足则是肿瘤患者营养不良的主要原因。肿瘤患者营养不良发生率较高，营养不良及机体消耗是恶性肿瘤患者常见的致死因素。多项研究为癌症患者使用 ONS 提供证据，是推荐的首要肠内营养支持方式。现有的多数临床研究结果显示，ONS 能改善肿瘤患者的营养状态，提高肿瘤患者放化疗等治疗的耐受性，甚至延长肿瘤患者的生存期，改善生活质量。对于晚期肿瘤恶液质患者，纠正营养不良后体能多数有所改善，因此实际临床中可对患者进行饮食咨询建议及添加口服营养补充剂，以改善其生活质量。但这些措施并不能改变其生存期及预后结果，并且恶液质患者往往存在进食困难问题，ONS 在该类患者中的效果还有待验证。

《中国肿瘤营养治疗指南 2020》对 ONS 的推荐意见：

（1）在饮食指导基础上给予的 ONS 比单纯的饮食指导对患者更有益。经强化营养教育和咨询指导后，通过经口摄食仍然不能达到目标营养摄入量的患者，推荐使用 ONS。

（2）ONS 仅可以改善有营养不良和营养风险的肿瘤患者的生活质量。ONS 对存在营养不良和处于营养不良风险的患者是有益的。ONS 对住院、社区和家居患者均有益，BMI ＜18.5 的患者比 BMI ＞20kg/m² 的患者获益更多。

（3）ONS 是胃肠功能正常肿瘤患者接受肠内营养的首选途径。

（4）口服鱼油可以改善进展期肿瘤患者食欲、进食量、瘦体组织和体重。强化鱼油的 ONS 或者胶囊对于姑息治疗的肿瘤患者的生存率和生活质量没有明确的作用。

（5）富含鱼油的高蛋白 ONS 可以减少肿瘤放化疗患者的瘦体组织损失，改善某一阶段的生活质量。

（6）ONS BCAA 制剂可以维持肝癌患者血清白蛋白水平，减少腹水和水肿的发生率。

（7）高蛋白型 ONS 剂可以让患者特别是老年患者受益。

（8）ONS 可以降低患者，特别是 65 岁以上老年患者的再入院率。

（9）不论是 ONS 还是管饲营养，与没有营养治疗的常规治疗相比，均不能显著降低放疗/化疗/手术患者的死亡率。

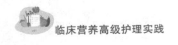

（10）ONS 可以显著增加放疗患者饮食摄入量。ONS 对于放疗患者体重有显著的改善。

（二）ONS 在围手术期患者中的应用

外科手术患者营养不良发生率较高，主要原因是疾病、手术创伤应激以及围手术期禁食等造成较长时间无法正常进食或进食不足。能量及蛋白质的摄入不足可引起机体分解代谢增加，自身组织消耗，体质量丢失，术后并发症增加，器官功能降低，病死率增加。ONS 是围术期增加能量和营养素摄入的一种有效方式，现有的加速康复外科（ERAS）指南和专家共识均推荐将 ONS 和经口进食的配合作为术后营养支持的主要途径。对于术前需要肠道准备且有营养不良患者，可以采用无渣标准的全营养配方替代传统的机械肠道准备，既有助于维持营养状况又可以保持术中的肠道清洁，亦不增加手术风险，并能有效促进术后肠道功能恢复，改善患者术后营养状况。术后早期 ONS 营养支持应谨慎地进行，根据患者的耐受性调整使用剂量，初期少食多餐，逐渐增加用量，应用时间应该至患者能够恢复正常饮食，即通过膳食摄入可以达到机体日常营养摄入推荐量时再停用。

对于围手术期患者，《成人口服营养补充专家共识》推荐意见：

推荐 1a：存在营养风险或营养不良且能够经口进食的手术患者，围手术期应用 ONS。

推荐 1b：预计围手术期不能正常进食超过 5～7d，或口服进食少于推荐目标量热卡和蛋白质的 60% 时，术前应给予 ONS。

推荐 1c：术前 ONS 可以维持或改善新辅助放、化疗患者的营养状况，有助于手术的进行和术后的康复。

推荐 1d：术后早期恢复经口进食不能满足机体营养需求患者，推荐实施 ONS 支持，以增加热卡及蛋白质的摄入量。

推荐 2a：术前 ONS 至少使用 10～14d，非限期手术患者推荐使用 ONS 直至相关营养指标得以改善或可以满足手术条件为止。

推荐 2b：术后 ONS 应用至患者能够恢复正常饮食，通过日常膳食摄入达到机体营养物质的目标量时再停用。

推荐 3：ONS 的推荐剂量为饮食加 ONS 达到推荐机体日常能量及蛋白质需要量，或除日常饮食外 ONS 至少达到 1673.6～2510.4kJ（400～600kcal/d）。

推荐 4：重度营养不良患者、大手术创伤患者以及需要进行术后辅助放化疗的恶性肿瘤患者，推荐出院后继续 ONS 2 周至数月。

最新研究总结了围手术期患者口服营养补充的最佳证据：

1.（适应证）营养不良或存在营养不良风险、围手术期禁食时间＞5d、经口摄入量减少或摄入量达不到推荐摄入量的 50% 且时间＞7d 的患者应尽早开始营养干预，干预方式首选口服营养补充。

2.（推荐剂量）除每天日常饮食外，口服营养补充剂量应达到 1674.4～3 767.4kJ/d。

3.（健康宣教）医护人员应指导患者自行配制并服用口服营养补充，加强患者营养宣教，从而增强患者的依从性。

4.（术前营养）推荐有适应证的患者接受术前口服营养补充至少 7d，推荐在门诊就诊时开始实施口服营养补充。

5. 无营养不良或轻中度营养不良的患者，不建议延迟手术进行营养干预。

6. 重度营养不良患者可推迟手术 10～14d 进行营养干预，首选口服营养补充。

7. 术前口服营养补充可选择免疫营养制剂或高蛋白制剂（2～3 次/d，每次至少 18g 蛋白质）。

8. 推荐患者术前口服 12.5% 碳水化合物，一般术前 10h 给予 800mL，术前 2h 给予 400mL。

9. （术后营养）推荐术后患者早期恢复经口进食（<24h），早期接受口服营养补充。

10. 建议所有大手术后的患者都采用术后高蛋白口服营养补充，以满足热量和蛋白质的需求，特别是既往营养不良、老年及肌少症患者。

11. 营养不良的癌症患者在接受大型癌症手术后，应在围手术期或术后给予免疫营养制剂。

12. 推荐在患者恢复日常饮食且摄入量满足机体营养需求时停止口服营养补充。

13. （减重手术）推荐减重手术后患者早期经口进食。

14. 为了预防微量营养素缺乏症，患者应在减重手术后每天补充维生素和矿物质。

15. （出院后营养）经口进食不能满足日常所需能量的患者出院前应进行营养状况再评估，必要时，出院后应继续进行营养支持。

16. 重度营养不良、进行 4 级手术后的患者及术后需要放化疗的癌症患者，推荐出院后继续进行口服营养补充干预 2 周至数月。

（三）ONS 在慢性病患者中的应用

慢性疾病患者群营养不良或营养不良风险的发生率较高。减少慢性疾病患者瘦体组织群和脂肪含量的丢失，改善患者的营养状态，对慢性疾病的原发病治疗以及改善患者的预后具有积极作用。有研究结果显示，正在透析的慢性肾脏病（CKD）患者使用肾病专用型 ONS 6 个月后，血清白蛋白含量明显升高，营养状态明显改善，红细胞生成素的使用也明显减少。有研究对 10322 例使用 ONS 和 368097 例未使用 ONS 的慢性阻塞性肺疾病（COPD）患者进行回顾性分析，结果显示，与非 ONS 组比，ONS 组患者住院时间明显缩短，住院费用明显减少，30d 再住院率明显降低。对于糖尿病患者，现有的研究显示，糖尿病专用型 ONS 在改善机体营养状态的同时，能较好地维持血糖的稳定。对于慢性肝病、炎性肠病以及慢性非传染性疾病等其他慢性疾病患者，许多研究结果显示，合理应用 ONS 均能有效增加患者体质量，改善营养状态和组织器官功能，甚至减少并发症发生率和再住院率，缩短住院时间，改善患者的机体功能和生活质量。一些研究显示，血液透析患者使用高蛋白型 ONS 持续 2 个月，透析的充分性较对照组明显提高。ONS 在慢性疾病中的应用应注意个体化，根据不同疾病需要和特点选择相应的 ONS 来改善机体的营养状态，维护组织器官功能。

对于慢性病患者，《成人口服营养补充专家共识》推荐意见：

推荐 1：慢性疾病存在营养不良或营养不良风险时，应选择合适的 ONS 或疾病专用型 ONS 进行营养补充。ONS 能增加营养不良或营养风险的慢性疾病患者的体质量，减少瘦组织群和脂肪含量的丢失，改善机体的营养状态。

推荐 2a：炎性肠病患者应使用 ONS 减少肠道炎性反应的持续活化。

推荐 2b：糖尿病患者应用糖尿病专用型 ONS 对血糖无明显影响。

推荐 3：慢性阻塞性肺疾病患者使用 ONS 应采取多次少量的方式来避免餐后呼吸困难

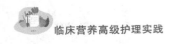

和腹胀的发生。

（四）ONS 在老年人群中的应用

老年人在生理、代谢及功能上发生一系列改变，机体组成及器官功能以及对能量、各种营养物质、体液的需要量均发生变化，同时老年人常伴有糖尿病、高血压、冠心病、慢阻肺及慢性肾功能不全等各种慢性疾病，存在潜在的脏器功能不全、机体生理储备不足、对应激的反应性下降，从而造成身体、精神、心理和（或）社会功能受限。老年人由于咀嚼功能差、消化吸收功能减退及进食量少等原因，容易发生营养缺乏，营养风险更大，营养不良的发生率更高。此外，老年人维生素及微量元素缺乏症的发生率也很高。多数 RCT 和系统评价的研究结果显示，ONS 能增加老年患者体质量，减少瘦体组织群的丢失，改善机体的营养状态；同时能补充机体所需的维生素及微量营养素，避免维生素 B12、叶酸和维生素 D 等维生素及微量营养素的缺乏。

对于老年人群，《成人口服营养补充专家共识》推荐意见：

推荐 1：存在营养不良或营养不良风险的老年患者，应给予 ONS 来增加机体的能量和蛋白质摄入量，改善机体的营养状态，增加握力等机体功能，改善生活质量。

推荐 2：ONS 能增加老年患者体质量和瘦体组织群含量，减少维生素及微量营养素的缺乏，改善机体的营养状态。

推荐 3a：老年痴呆患者应给予 ONS 来改善机体的营养状态，增加能量和蛋白质的摄入量，减少营养不良的发生。

推荐 3b：髋部骨折和骨科手术的老年患者应给予 ONS，ONS 能降低老年手术患者围手术期并发症发生率和病死率，节省医疗费用，具有较高的经济效益。

推荐 3c：蛋白质含量高的 ONS，可减少老年患者压疮的发生率。

五、影响 ONS 实施的因素

ONS 的成功实施依赖于患者的可接受性及依从性，有效的 ONS 依托于长期充足剂量的 ONS 摄入，将影响因素归纳为三大类，包括 ONS 产品本身、患者个人情况和患者环境因素；进一步细分为：营养素、口味、能量密度、ONS 容量、黏度、个体消化机制、年龄、患者病情、摄入时间、社会疏离感、鼓励措施等。研究发现，小剂量、高能量密度的 ONS 能够促进营养摄入。

ONS 在实施过程中，患者可能出现不良反应：①口味单一，一些患者无法耐受；②腹胀、腹泻、不适导致进食量减少，以致达不到机体的能量需要。

对策：ONS 应遵循循序渐进的原则逐渐加量，啜饮、分次口服或加入日常饮食中，逐渐递增到目标量。对适应性较差者，在 ONS 之前可尝试应用米汤或面汤进行调适，以提高对 ONS 的耐受性。总之，ONS 实施前及实施过程中给予患者及家属充分的指导非常重要，指导内容包括用量、制剂冲调和饮用方法等，以减少不良反应的发生。根据目前的研究综合来看，无论是长期还是短期使用 ONS 的非肿瘤患者，以牛奶为基础配方的低容量高能量 ONS、适量不饱和脂肪酸、不断变化 ONS 的口味、液体形态的 ONS、对患者的护理和指导均能提高 ONS 依从性。而对于肿瘤患者，特别是消化道肿瘤放疗患者，如何增强 ONS 口味，降低金属感和减少味觉阈值提升带来的不适感则需要特别注意。因此，对于 ONS 本身的开发任重而道远，根据目前研究的结果，满足不同人群的需求，改善患者的营养状况具有重要的现实意义。

附：提高口服营养补充依从性临床管理实践的专家共识

推荐1：ONS 的适用人群，包括营养不良或营养风险住院患者、接受手术或放化疗治疗的恶性肿瘤患者、能量和蛋白质摄入量较低的慢性病患者、需要高能量饮食者、咀嚼和吞咽障碍者、虚弱或食欲不振的老年人等。

推荐2：营养支持小组在规范临床营养治疗的实施、改善患者营养状况及临床结局、节省医疗支出等方面发挥重要作用。（证据等级：4b）

推荐3：在综合性医院应建立由多学科成员构成的营养支持小组，制定标准化管理流程，包括规范化的营养筛查与评估、治疗实施、监测与护理等，为患者提供连续性营养治疗的管理。

推荐4：医疗机构应注重加强对医护人员所具备的与营养治疗相关知识的评估，并通过组织多样化培训，提高医护人员实施营养评估与管理的能力以及普及营养相关知识的传播能力。

推荐4：在 ONS 使用前，应对患者实施全面营养状况评估，通过评估帮助患者识别现存或潜在的营养问题，提高患者及其照护者对于接受 ONS 治疗重要性的认知。

推荐5：采用合适的筛查和评估工具识别有营养风险或营养不良人群。对于住院患者推荐使用营养风险筛查量表（NRS 2002）；对于老年患者推荐使用微型营养评定量表（MNA）；对于门诊及社区患者推荐使用营养不良通用筛查工具（MUST）；对于肿瘤患者推荐采用 PG-SGA。（证据等级：5b）

推荐6：在制定 ONS 治疗计划前，应对患者实施综合评估，内容包括：疾病状况、营养状况、饮食摄入情况、胃肠道功能、心理状况、吞咽功能、咀嚼状况、口腔黏膜状况、对 ONS 的认知和态度、经济状况、社会支持状况等。

推荐8：实施 ONS 治疗前，应根据患者的疾病与营养状况，给予营养相关知识的教育，以帮助患者树立正确的认知，合理制定个性化营养治疗目标。（证据等级：5b）

推荐9：在明确营养治疗目标后，应在医、护、患有效沟通基础上，结合患者意愿，建立由患者主动参与制定个体化 ONS 治疗方案的机制。

推荐10：对接受 ONS 治疗的患者及其照护者应加强营养相关知识教育，内容应包括：ONS 的目的及意义，制剂使用的目标量，制剂配置的浓度，温度与方法，制剂的饮用方法，不良反应的预防及处理方法等。（证据等级：5c）

推荐11：对接受 ONS 治疗的患者及其照护者进行营养相关知识教育时，应提供清晰、标准的教育资料，同时应考虑个体性别、年龄、文化背景、心理状况、生长发育阶段、机体对营养状况需求、认知等的差异，采用个性化、通俗易懂且易于操作的教育方法与途径。（证据等级：5b）

推荐12：患者服用 ONS 时，应根据个体的耐受情况，遵循从小剂量、低浓度开始的循序渐进原则，服用时可采取啜饮、少量多次口服、将 ONS 加入日常食物中等方法，逐步增加 ONS 的摄入量，直至达到目标摄入量。（证据等级：5b）

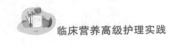
推荐 13：ONS 服用者，出现不耐受现象时，在积极对症治疗前提下，建议适当调整 ONS 的剂量与浓度，如仍不缓解，应考虑更换制剂种类。（证据等级：5b）

推荐 14：经评估不存在高误吸风险的吞咽困难者，需服用 ONS 时，建议在 ONS 制剂中加入增稠剂，以减少误吸的发生。

推荐 15：有消化系统症状（如恶心、呕吐、食欲减退）者需服用 ONS 时，建议先给予药物对症治疗（如止吐药、增强食欲药等）以改善症状，有助于增加 ONS 的摄入量。（证据等级：5b）

推荐 16：有口腔黏膜炎者需服用 ONS 时，建议服用冷藏后的 ONS 制剂或先局部使用表面麻醉剂，再服用 ONS 制剂，以减轻因 ONS 刺激黏膜所致的疼痛感。（证据等级：5b）

推荐 17：IBD 者需服用 ONS 时，应基于对疾病阶段（活动期或缓解期）和病变部位充分评估的基础上，制定个体化 ONS 治疗方案，必要时可辅助使用其他药物（如消化酶、微生态制剂等），以缓解患者不适感，提高其对 ONS 的耐受性。（证据等级：5b）

推荐 18：为提高 ONS 服用者对治疗接受度，应依据个人的饮食习惯和喜好，选择符合其口味的制剂及采用适宜的服用方式。必要时可在 ONS 中添加安全的调味剂。（证据等级：5b）

推荐 19：定期对 ONS 服用者进行评估（表 1），加强其对 ONS 治疗计划落实情况的督查。（证据等级：5b）

推荐 20：定期对 ONS 服用者摄入能量的达标情况及营养状况进行评估，并根据评估结果及时调整 ONS 治疗计划。对于出院患者，建议患者到医院进行原发病复查时，同时复查营养状况指标，最好至营养门诊进行随诊。

推荐 21：鼓励 ONS 服用者通过日记或表格的形式记录每日 ONS 服用情况，记录内容包括 ONS 服用时间及量、不良反应及可能的原因、饮食情况等。

推荐 22：鼓励 ONS 服用者及其照护者主动参与 ONS 治疗计划的制定和实施，并鼓励照护者加强对 ONS 服用者治疗计划落实情况的监督与管理。

关键知识点

1. ONS 具有简便、易行及符合生理等优点，是肠内营养疗法的首选。

2. ONS 的应用应注意个体化。根据不同的疾病需要和特点选择相应的 ONS 制剂来改善机体的营养状态，维护组织器官功能。

3. 通过多学科合作的 NST 小组在营养筛查、评定、干预及监督等多个环节规范实施 ONS，进行全程管理及动态调整，同时促进患者及家属的密切配合以提高 ONS 的疗效。

第八章　院外营养管理

第一节　家庭营养管理

 学习目标

- 了解家庭营养管理的定义和目的。
- 掌握家庭营养管理的模式。
- 掌握家庭营养管理的补充营养方法。
- 掌握家庭肠内营养的实施。
- 掌握家庭肠外营养的实施。

一、家庭营养概述

（一）定义

家庭营养（home nutrition）：在专业营养支持小组的指导下，病情相对平稳的患者在家中接受营养支持，包括肠内营养或肠外营养。

家庭营养治疗的目的：维持或改善膳食摄入；减轻代谢紊乱；维持骨骼肌肌量和体能状态；降低抗肿瘤治疗过程中剂量减低或治疗中断的风险；改善生活质量。

（1）家庭肠内营养（home enteral nutrition，HEN）：家庭肠内营养是指在专业的营养支持小组指导下，在家庭内实施肠内营养支持。其适用于胃肠功能基本正常，但不能经口进食或口服饮食不能满足营养需要，并且病情允许在家庭内接受肠内营养支持的患者。家庭肠内营养具有费用低廉、易于实施的优点，但实施过程中必须规范操作，以确保安全。

（2）家庭肠外营养（home parenteral nutrition，HPN）：是指在专业营养支持小组的指导下，让某些病情相对平稳，需要长期或较长期依赖肠外营养的特殊患者在家中实施肠外营养。HPN 包括全肠外营养和部分补充性肠外营养两类，HPN 是无法正常进食或肠内营养障碍患者的基本生命支持治疗。临床上实施 HPN 的对象主要为短肠综合征、炎症性肠病、肠瘘、肠系膜血栓性疾病、放射性肠炎、恶性梗阻或消化道部分性梗阻，以及各种原因所致的营养不良或营养素缺乏等病例的患者。

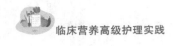

二、家庭营养管理的模式

（一）HCH营养管理模式

2015年，中国抗癌协会肿瘤营养与支持治疗专业委员会首次提出了一种分级管理、H级联动、无缝连接、双向流动的营养管理模式，即医院－社区－家庭（hospital，community，home，HCH）营养管理模式。该模式对营养管理内容、营养管理范围、营养管理对象及营养管理目的四个核心问题进行了延伸和扩展。营养管理的内容由单纯的临床营养治疗延伸为个体和群体营养预防；营养管理范围由医院延伸到社区和家庭；营养管理对象由患者扩展为患者、患者家属及居民；营养管理目的由单纯的治疗疾病扩展为预防和减少疾病。多项研究证实HCH模式可以改善出院患者的营养状态。在该模式中，医院在患者的营养管理中发挥核心作用，通过营养支持小组，提供精准营养治疗，而社区通过建立个体化的健康档案，每1～3个月为癌症或慢病患者提供营养咨询，进行营养筛查和评估，实现营养治疗的第1阶梯——营养宣教和饮食指导。家庭是实现患者营养自我管理的场所，从4个方面实现居家个体的营养自我管理，包括保持健康的生活方式、ONS、营养记录（包括每周记录自身的体重，每日记录自己的摄食量、大小便情况、饮食情况或ONS后的不适症状和不良反应）、运动等。

（二）H2H营养管理模式

H2H（hospital to home）营养管理模式是由四川华西医院营养科在国内首次提出的一种连续的、个体化的营养管理模式，即把患者的营养治疗从医院扩展到院外，将单一的治疗方式丰富为形式多样的治疗方式，以患者为中心，参与人员包括临床营养师、专科医生和护士、患者家属等，以减少再入院的可能。H2H模式目前被应用于鼻咽癌、胃肠道肿瘤的营养管理中，并取得了良好的效果。H2H营养管理模式主张在医院建立营养支持小组（nutrition support team，NST），国内NST概念在2006年由CSPEN提出，基于多学科合作的NST，制定个体化的营养治疗方案，定期进行病案讨论，根据患者最新病情调整方案，具体操作和实施由临床营养师来执行完成，定期评价治疗效果，随访检测至患者出院。在家庭中，营养管理内容包括评估摄入量是否充足、体重的变化、营养治疗的效果等多方面。具体流程包括首先建立家庭营养支持小组；其次，对于病情较轻的患者，要求定期营养门诊随访，医务人员和患者保持定期、规律的接触，促进患者遵从营养师的营养医嘱/建议；最后，利用网络平台、智能手机APP、远程媒体等信息化方式，实现营养师、社区、患者/家属之间的及时反馈、互动沟通，以便及早发现问题。

三、家庭肠内营养的实施

（一）病例的选择

家庭肠内营养HEN管理的患者需满足以下条件：
（1）不能经口摄入足够需求的营养素，营养状态不佳，胃肠道有吸收营养素的功能。
（2）原发疾病稳定，不必继续住院治疗。
（3）有持续管饲3～4周或更长时间的必要。

（4）有合适的管饲投给途径（长期经胃造口或空肠造口喂养，短期经鼻胃/鼻十二指肠喂养）。

（5）住院期内管饲已得到良好的效果，无难以处理的并发症。

（6）患者及其家属在出院前经适当训练，能熟练掌握膳食的配制、保存、投给方法及并发症的预防与处理方法等。

（7）患者及其家属愿意继续管饲。

（8）医院能够随访患者，或患者离医院较近，一旦出现情况能及时到医院治疗。

（9）管饲的膳食与用器的供给有保证。

（二）开展 HEN 的基本条件

1. 家庭环境

家庭环境包括家庭室内适宜的温度、湿度、通风、噪声强度、采光和装饰等。这些条件的变化对患者身心恢复、治疗效果都有着密切关系。

（1）温度：适宜的室内温度为 18～20℃。在适宜的温度中，患者可以感到轻松、舒适、安宁并减少身体消耗。室温过高影响患者体热的散发，干扰消化和呼吸功能，使患者烦躁，影响体力的恢复；室温过低则使患者缩手缩脚，缺乏活力，并易着凉。室内应备有温度计，以便观察室温变化。在冬季，除供暖外，可以为患者增添衣物；在夏季，有条件的可用空调，或在室内地面洒水、放冰块降温，用风扇时注意勿对患者直吹。

（2）湿度：适宜的室内湿度为 50%～60%。室内应有湿度计，以便观察。湿度过高时影响蒸发，抑制出汗，使患者感到潮湿、憋闷；湿度过低时空气干燥，使人体蒸发增加水分丢失，可引起干渴、咽痛、鼻出血等症状。因此，在湿度低时，夏季可在地上洒水，冬季可在暖气片或火炉上放水槽；湿度过高时可通风换气或使用吸潮器。

（3）通风：通风换气可调节室内的温湿度，新鲜空气可以增加患者的舒适感。污浊的空气中氧气不足，会使人烦躁、疲乏、头晕和食欲缺乏等。在冬季，通风时可根据温差和风力适当掌握，一般开窗 30min 即可。开窗时应注意不使对流风直吹患者，尤其是老年患者，以防着凉感冒。

（4）噪声强度：凡是环境中产生不协调的声响，使人烦躁，都称为噪声。机体长时间接触噪声，会受到不良影响。噪声超过 60dB 时，对环境就会产生一定干扰，使人感到不安，若噪声大于 90 dB 且作用时间较长，就会引起头晕、头痛、耳鸣、心悸、失眠、食欲缺乏、恶心等症状。患者适应噪声的能力更弱，少许声响即可影响患者的情绪，使之感到厌倦、不安、烦躁，影响其休息和睡眠，导致病情加重。因此，室内及周围环境要保持安静，避免或减少噪声。悦耳动听的乐曲，对人体能起到有益的作用。可根据患者的爱好，定时播送音乐节目，以活跃室内气氛，调剂患者生活，提高治疗效果。

（5）采光：天然的光照给患者在视觉上带来舒适、欢快和明朗的感觉，对康复有利。适量的日光照射可以改善皮肤和组织器官的营养状态，使人增加食欲。尤其在冬季，照射部位血管扩张，血流增加，温度升高，使人感到舒适愉快。另外，日光中的紫外线有强大的杀菌作用，散射时能减弱细菌和病毒的活力，直射可杀死细菌和病毒。因此，室内应经常开启门窗，使阳光直接射入，但应避免大面积的强光直接照射患者面部。

（6）装饰：室内应整洁美观，陈设简单，有利于打扫。室内应适当摆放一些花卉，还应定期更换鲜花、盆景，给患者以美的享受，有利于增进患者战胜疾病的信心。

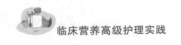

2. 卫生条件

（1）进食条件卫生：人体生理学告诉我们，人的食欲往往受精神、进食环境和菜肴之色香味形等感官性状的影响，如果精神愉快、情绪好，进餐环境整洁优美、清新悦目，那么进餐者就会食欲旺盛。

（2）日常清洁卫生：包括地面、桌面、座椅、墙壁、门窗和玻璃等。勿在患者滴注营养液时清扫地面、打扫房间。

（3）餐具的洗涤和消毒：洗涤餐具要先去除食具上的食物残渣，然后以 45～50℃热碱水浸洗，热碱水温度不能太高。若水太烫，则残留在碗盘内的食物会因蛋白质凝固变性而沾在食具表面，不易彻底洗去，水太烫时也不便在水里用手操作；如果水温太低，则食具上的油污不易洗去。碱水洗后应用清水再冲洗 1 次，最后进行消毒。

餐具经洗净后再进行消毒，目的是杀灭餐具上残留的细菌。消毒的方法有很多，常用的餐具消毒方法有加热消毒法和化学药物消毒法。①煮沸消毒：将洗净后的餐具放入开水中煮沸 3～5min 后取出，在清洁的碗柜内保存或用洁净的纱布遮盖备用。此种方法消毒效果可靠且方便，很适合家庭使用。②蒸汽消毒：用密封的水箱（用笼、屉代替也可），木箱的一端连着气管，消毒时将洗刷干净的食具或小型家具放在木箱内，盖严后通蒸汽 5～10min，即可达到消毒目的。此法的优点是温度高、效果好，杀菌力强，比较方便。③漂白粉溶液消毒：用 5g 新鲜漂白粉溶解在 1kg 水中，含量（质量分数）为 0.5%，将洗净的餐具、用具放在溶液中浸泡 5～10min，即可达到消毒目的。漂白粉消毒液必须现配现用。④新洁尔灭消毒：新洁尔灭可使菌体蛋白质凝固并阻碍细菌代谢作用而起到杀菌作用。一般餐具的消毒含量为 0.01%～0.02%，浸泡消毒时间为 3～5min。⑤过氧乙酸消毒：一般用 0.2%～0.3% 的过氧乙酸为食具消毒。它对细菌细胞、芽胞、真菌和病毒等均有较强的杀灭效果。市售的过氧乙酸含量为 20%。若配制含量为 0.2% 的过氧乙酸溶液，则每千克水中应加 10mL 药液。过氧乙酸溶液必须现配现用，稀释液一般只能保存 3 天。浓的过氧乙酸有腐蚀性和刺激性，不能接触皮肤、衣服和金属，应注意保管和使用。配制时应先加水，再倒入过氧乙酸，以减少对容器的腐蚀作用。使用化学消毒液进行浸泡消毒时，要将容器的水倒干净，以防每次浸泡带进的水将消毒液稀释。

（三）家庭肠内营养的技术指导

1. 建立健全家庭营养护理小组、营养专科护士及专职化管理体系

ESPEN 指南推荐 HEN 应该由包括医生、营养专科护士、药剂师等组成的多学科营养支持小组（nutrition support team，NST）进行标准化管理和协调。NST 可以提高患者的生存质量，降低并发症发生的概率，提高患者的成本收益，证据推荐等级为 B 级。HEN 的护理过程比较复杂，需要进行严格的监测，防止严重并发症的发生，如吸入性肺炎、导管脱位或断裂等。这就要求医院成立营养支持小组及专业的营养专科护士对 HEN 患者实施专职化的管理。建立 NST 以及完整的临床营养专科护士体系，在 HEN 的管理中发挥宣教、评估、随访与监测等作用。

2. HEN 实施前实施风险评估、营养筛查及标准化评估

HEN 实施前应进行营养风险评估，了解患者基本营养状况，以便于后续个体化的肠内营养方案的实施。由于 NRS 2002 评分量表简洁且易于操作，并被证实筛查出营养不良风险患者的敏感性为 96.4%，特异性为 76%，已经被常规推荐使用。NRS 2002 中涉及患

者 BMI、近期体质变化、基础疾病、年龄以及患者近期膳食摄入情况。BMI 和实验室检查指标如前白蛋白、白蛋白、C 反应蛋白以及血沉等也是患者营养评估中必不可少的。另外，研究证实，采用生物电阻抗等方法进行机体组成测定在慢病患者营养评估中的作用日益突出，肠内营养方案实施前对患者进行身体成分评估可以客观全面地了解患者营养状态以及身体液体负荷的状况，指导后续的营养方案。

HEN 配方：应选用价格较低廉的配剂，不宜过于昂贵。营养素供给要充足、平衡、适当。蛋白质、脂肪、糖类之间要配比合理，无机盐、电解质及维生素要满足生理需要。为了达到营养要求，应混合多种食物。液体总量要适当，补充足量水分，防止液体进量不足。已放置胃造口喂养管及小肠功能正常的患者可采用匀浆膳或非要素膳。肠内喂养虽可采用非要素膳，但以要素膳为佳。家庭肠内营养患者的能量需要为：$(1.2 \sim 1.3) \times$ 基础能量消耗；蛋白质需要量为：$0.5 \sim 1.0g/(kg \cdot d)$。需要增加热量或蛋白质的患者，可采用组件加入。患者可任意饮水或饮料。

3. 制定 HEN 安全输注、操作流程及规范化实施方案

肠内营养护理评级指标中，肠内营养的安全输注、操作流程规范化管理均占据了较高的权重比例。HEN 的规范化管理应该包括 NST 的建立，开设肠内营养护理门诊，实施前的评估，喂养的方法、部位、浓度，肠内营养泵的使用护理，HEN 并发症的预防以及简单的护理，等等。通过制定一系列的 HEN 护理实践路径，可保证 HEN 的安全输注，从而保证患者达到目标营养量以改善营养状况，为后续的手术治疗做准备。

4. 做好健康教育

①住院期间健康教育。在患者住院实施营养支持期间，针对不同病情、不同营养支持途径、不同营养制剂对患者和家属进行个体化的指导。对留置鼻胃（肠）管患者，教会其及其家属更换鼻贴，在鼻贴松动或潮湿的情况下及时更换。患者在更换体位、打喷嚏或咳嗽时，注意保护导管，防止脱出，防止鼻肠管打折和扭曲。对留置 PEGJ 的患者，教会其及其家属对管口周围皮肤和导管进行消毒换药，方法是每天将外垫片松开，转动固定栓和导管，以预防皮肤损伤，同时轻轻地将导管推进，再拉出 $1 \sim 2cm$，重新固定，促进胃组织血液循环，防止内垫包埋综合征。教会患者做高举平台法固定，注意不要牵拉，在导管与皮肤触收处做好标记，以及时发现导管脱出；一旦导管脱出，应及时与医师或专科护士联系，以便妥善处理。告知患者冲洗管道时间，输注短肽制剂 4h 冲管一次，整蛋白制剂 2h 冲管一次。让患者和家属学会固定导管、冲洗管道、管饲给药、导管周围皮肤护理等，知晓营养支持重要性，同时引导患者家属积极参与营养支持护理，掌握一些基本操作技术，为出院后开展家庭营养支持做好充足的准备。

②出院前健康教育。出院前，再次对患者和家属进行健康教育。出院前专科护士对患者或家属进行检查提问，考核换药和 EN 输注过程，其能熟练独立操作方可批准其出院。强化患者和家属对营养支持重要性的认识，同时让患者和家属参与出院后家庭营养护理和体能锻炼计划的制定，告知患者进行体能锻炼的作用和意义。专科护士根据患者的情况制定体能锻炼计划，并定期进行电话随访，随时掌握情况。出院前向患者发放家庭营养支持宣传册，主要内容包括营养支持常见问题及处理方式。

③实施前指导。营养液污染是导致腹泻和 EN 不耐受的常见原因之一。操作前要使用七步洗手法，对营养膳食的贮存容器及操作环境要及时做清洁、消毒处理。营养液要现配

现用，打开后不使用时要置于冰箱冷藏，并注明日期，超24h应丢弃；输注连接导管每天更换1次，减少污染的机会。在输注前确认喂养管在位通畅，输注前注意观察EN的质量，有无异物、沉淀等，营养液使用前要摇匀。未打开的营养液应放置于阴凉、干燥处保存。

5. 选择合适患者的HEN途径、制剂及个性化应用

肠内营养包含口服与管饲两种途径，口服肠内营养常常因营养制剂口感差，造成患者恶心、呕吐、腹胀等消化道症状而难以达成营养目标，患者对口服肠内营养耐受性较差。管饲肠内营养是临床常用途径，包括鼻胃管、鼻肠管、经皮内镜下胃造口管/空肠造口管（PEG/J）等。绝大部分患者HEN使用鼻胃管进行肠内营养支持治疗，尤其是消化道功能正常且喂养时间<6周的患者。鼻饲期间应该选择合适的营养液，从低浓度（20～30mL/h）开始进行，视患者耐受情况调整，患者床头保持抬高30°～40°，每2～4h用20mL温水冲管一次防止堵管。鼻胃管喂养期间应该严格监测患者的胃残余量，但是目前国内外对于监测胃残余量的时间以及标准尚无统一的界定。有研究显示，对于肠内营养患者，胃残余量的临界值设定在500mL，每24h随机监测一次更有利于提高患者营养达标率。若患者存在胃排空障碍以及幽门或者十二指肠狭窄，则推荐使用鼻肠管进行营养支持，但由于鼻肠管相对更细，在管饲期间应注意防止堵管。关于输注方式，有研究显示，应用肠内营养泵比间断输注更能提高患者的胃肠功能耐受能力，有利于降低肠内营养并发症的发生风险。

肠内营养制剂分为要素型、非要素型、组件型三类。患者合并症较多，如肠瘘、肠梗阻等，使得患者肠道吸收面积减少，胃肠道功能低下，应优先选择要素膳食。患者的肠内营养中合理添加益生菌能有效调节炎症因子。另外，谷氨酰胺对于肠道黏膜保护可能具有重要作用。

6. 监测与随访

监测应由患者本人、家属、医师共同完成。HEN尽管相对安全，但如果没有有效的监测和及时的处理，仍存在安全问题。HEN营养支持小组应主动定期监测与随访，使患者及家属尽可能实施治疗方案，并指导他们观察体重变化、褥疮情况、营养液和水分输注情况等，不要等到患者出现严重不适时才与医师联系。居家情况下，有效的营养状态评估方法是监测每天的摄食量及体重变化。

对病情平稳的患者临床监测只需每1～2个月称量体重以了解体重的变化，观察患者对营养液是否耐受（是否出现腹泻、呕吐、恶心、腹胀、腹痛等症状）。对一些病情较复杂的患者，要注意其液体的摄入量，并进行实验室检查以了解机体的内环境改变及营养状态的改变。

患者、家属与医师之间经常保持联系是保证治疗方案顺利进行所必需的。HEN开始时医师需要每天与患者通电话进行随访，以后每周、每月进行1次，稳定的患者可每季度或半年随访1次。HEN并发症少且无严重并发症，安全可靠，可控性好，能够有效地改善和维持患者营养状况，提高生活质量，减少医疗费用。

7. 并发症的防治

（1）机械性并发症：包括导管移位、堵塞、断裂。应教会患者和家属判断导管是否移位的方法，如测量导管的体外长度、进行灌食前的抽吸检查等，出现强烈咳嗽、呕吐等现象，应及时向营养小组报告。自行配制的营养膳食要充分搅拌、过滤，药物要碾碎再灌注，喂饲前后用 30mL 温开水冲管，防止堵塞。不能疏通时，用温开水交替进行压力冲洗和负压抽吸，同时用手反复捏挤体外管道部分并调整患者体位，或用碳酸类饮料反复抽吸，有利于凝块松脱。

（2）胃肠道症状：呕吐、腹痛、腹泻。营养液配制过程中，应注意卫生，现配现用，4℃冰箱内存放不应超过 48h，室温存放不应超过 24h，防止污染。掌握好输注速度和温度。出现胃肠道症状时可对症用药。

（四）经口进食营养的实施

1. 经口营养现存问题

一方面国内外目前对出院患者家庭营养管理重点关注在肠内营养和肠外营养，而对经口途径补充营养的关注度尚不高。目前针对肿瘤患者的各类指南和共识中涉及肿瘤患者家庭营养管理的视角多聚焦于肠外和肠内营养治疗，居家患者经口营养管理往往被忽视，尚缺乏有关经口营养实践方面的指南或共识。

另一方面随着"互联网＋"在医学领域中的应用，网络随访逐渐应用于出院患者营养管理，并在研究中取得了一定的效果。有研究证实，通过团队和微信公众号开展随访，可以有效改善患者营养状况。有的微信平台设置饮食知识、活动知识、在线问答、护胃知识、病友交流模板开展延续性的营养照护。综上，经口营养治疗可以改善居家患者的营养状态。经口营养治疗在形式上多采用电话随访、门诊、微信公众号，在内容上涉及营养状况评估、干预的效果评估、患者问题解答等。然而，对居家患者经口营养实践方案的研究系统分析发现，目前经口营养方案的制定多依赖于各个组织机构医护人员的经验，大部分方案缺乏对经口营养干预直接效应量，即能量和蛋白质摄入达标量的考量。此外，目前缺乏针对患者在居家状态下经口营养会出现哪些问题和需求的系统报道，因此在构建居家患者经口营养方案时，有必要了解其经口营养存在的问题和需求。

2. 居家经口营养管理方案

居家经口营养应该遵循以下几个原则：

①保持健康体重，保证能量摄入充足。许多肿瘤患者会出现体重减轻的现象，这是由于肿瘤会影响代谢，消耗大量的能量，但是也不排除部分患者出现体重增加的情况，比如受激素类药物的作用，患者身体会更容易囤积脂肪和水分。如果患者的体重下降，可以遵照下面的建议，来阻止体重下降。如果患者出现体重增加，建议患者和医生或临床营养师进行沟通，了解体重增加的原因。不建议患者在没有专业人士监督的情况下尝试减肥节食。在治疗肿瘤期间，保证充足的能量和营养摄入是更为关键的。

②食物多样，多吃新鲜蔬菜和水果。《中国居民膳食指南》建议，食物要多样化，每天食物种类要达到 12 种以上，每周 25 种以上。新鲜的蔬菜和水果是维生素、矿物质、膳食纤维和植物化学物的重要来源。应选择颜色蔬菜，每天最好食用 300～500g，且深色蔬菜要占一半。建议每天摄入 200～350g 新鲜水果，应注意果汁不能代替鲜果。

③优质蛋白食物摄入要充足。优质蛋白食物包括鱼、禽、蛋、瘦肉、坚果、奶及奶制品等。鱼、禽、蛋和瘦肉可提供人体所需要的优质蛋白质、维生素 A、B 族维生素等，奶类和大豆类富含钙、优质蛋白质和 B 族维生素。适量的优质脂肪也更符合肿瘤患者的能量利用方式。坚持每天一个鸡蛋，把坚果、酸奶、奶酪等高蛋白食物当作零食。

④正确处理和保存食物。注意食物的安全卫生，正确处理和保存食物。处理食物之前

一定要记得用肥皂或洗手液洗手。生食和熟食要分开处理存放。熟食放在危险温度下（5～60℃）超过2小时就不要再直接食用，超过4小时就不要再放回冰箱，应直接丢弃。

⑤保持适当运动。除了营养治疗和参与随访外，患者也应维持或逐步提高体力活动水平。规律运动可以维持或改善肿瘤患者的有氧代谢能力、肌肉强度、生活质量，并有助于患者减少疲劳和焦虑。患者应在力所能及的范围内增加运动量，即使不能出门，也不要过长时间久坐卧床，可做些简单的、力所能及的动作来增加每日活动量。

五、家庭肠外营养的实施

（一）HPN 的适应证与禁忌证

对病情已稳定，可以出院继续治疗但不能通过胃肠道吸收或充分吸收营养以满足机体需要的患者，都可以考虑实施 HPN。其适应情况包括以下几种：患者病情稳定，能起床活动和生活能基本自理，但不能或不能完全经口摄食满足营养需求和维持液体平衡，需肠外营养支持；患者和家属均渴望和要求能出院在家中继续治疗；经有关医护人员共同认真评估患者和具体负责照料患者的家属或指定人员的精神状态、智力、学习能力及对实施 HPN 的积极性和主动性，预计通过一段时间的专门教育和培训后，能学会和掌握进行 HPN 的基本技术操作；患者的家庭居住条件较好，可安排出小室经改装和清洁、消毒后配制静脉输注的营养液，或已联系好医院能配制和提供患者所需的全合一混合营养液；经评估后估计恶性肿瘤患者能存活 3 个月以上。

HPN 并非适用于上述所有患者，3 类患者应予排除：预计生存期较短，有多器官功能障碍或肿瘤出现肝肺等重要脏器转移等；进行 HPN 有较大风险：病情波动，基础状况差，生活无法自理等；患有艾滋病。

（二）HPN 的实施

1. HPN 患者及有关人员的培训

安全的 HPN 需要医护人员、患者及其家庭成员的共同参与来完成。患者准备出院前，应由医院营养支持小组医护人员对患者和负责实施 HPN 的家属或指定人员进行 HPN 技术和相关知识的专门教育和培训，内容包括无菌概念、无菌操作基本规程、静脉输液技术、静脉留置导管护理、肝素封管、输液泵的使用及全合一营养液的配制等。患者、患者家属和指定人员应在医护人员监督下反复实践 HPN 的全部实际操作过程，做到准确、熟练掌握，直到医护人员评估完全合格为止。

2. 营养液及输注途径

①营养液。对 HPN 患者根据其每日的液体丢失量加上呼吸道、皮肤的失水量初步估算每日液体和电解质的补给量。由于患者的疾病与基础状况不同，需根据实际情况拟进行个体化营养方案。所补充营养成分为糖类、脂肪、氨基酸，其中供能物质主要为糖类及脂肪，以补充必需的氨基酸为主，应用富含 $\Omega-3,6$（推荐比为 $4:1\sim1:1$）的中长链脂肪酸，这样可降低短期 PN 的肝脏相关并发症发生率，也可减少炎症对器官的损害。应用全合一混合营养液的，可由患者或指定的委托人在家中配制，若无条件配制，也可委托医院配制所需的营养液。所有营养液配成全合一后，需注意有无沉淀物析出；营养液应在 24h 内输完，暂不输用的营养液置于 4℃ 冰箱内保存。过长时间放置会破坏液体平衡性，也

可能导致维生素 C 氧化、维生素 B1 降解等。需注意的是，电解质可加入全合一营养液中，但药物不可加入。

②输注途径：动静脉瘘，此法易导致血栓形成和发生感染，现今除非是已具有这种动静脉分流的尿毒症患者外，一般均不采用。中心静脉置管通过穿刺或切开上腔静脉或下腔静脉的大分支血管（锁骨下静脉、颈内静脉、头静脉、股静脉、大隐静脉等）向近心端插入导管（CVC），使其头端达上腔静脉，末端连接肝素帽。有文献报道，选用皮下埋藏全植入式导管（输液港），导管血管外段和末端在插管成功后接上一个注射鼓，使二者均埋于皮下，输液时只需经皮穿刺，使针头进入注射鼓即可进行，患者无体表导管末端，故不存在导管皮肤伤口护理问题；导管损裂、移位和感染的可能性大大减少。输液量较少的患者，还可以经周围静脉插入中心静脉导管（PICC），其操作简单安全、并发症少，穿刺成功率高，已逐渐应用于 PN 患者，尤其适用于 HPN 患者。

③输注方式。营养液输注除可采用 24 小时持续滴注外，也可进行间歇性、周期性输注。多数患者选择在夜间滴注营养液 8～12 小时的方式。其优点是白天可停止输液，每次输液结束封管后可不受限制地完全自由活动，缺点是夜间输液会引起排尿次数增加而影响睡眠。

④HPN 患者的监测和管理。HPN 患者应认真做好自我监测，包括体温、出入水量、体重及症状等记录，并定期复诊。HPN 初期患者每 1～3 个月回原医院复诊随访，病情稳定的长期 HPN 患者可延长至 3～6 个月复诊 1 次，复诊内容主要是复查血常规、血糖、电解质、甘油三酯、胆固醇、微量元素、肝功能等。医院营养小组成员对 HPN 患者进行定期家访或电话询问，了解病情及 HPN 实施情况，也可由患者居住的社区医院负责，患者可通过电话随时与医院营养小组成员联系、咨询或要求帮助。

3. HPN 的并发症及处理

HPN 患者多数实施长期或较长期肠外营养治疗，并在家中由患者本人或指定人员实施各项操作，易引起各种并发症。据文献报道，HPN 并发症发生率并不比住院肠外营养高，关键在于实施者应严格按照各项规程进行操作，如能认真地护理，即可减少并发症的发生。

①导管相关并发症。HPN 导管相关并发症包括置管并发症、导管相关感染和导管破裂、脱出等物理损伤。置管并发症与临床操作及穿刺部位有关，常见的有导管异位、心律失常、气胸、血胸、动脉内置管等，均可通过临床检查和 X 线检查诊断。多数并发症容易处理，但是有些严重并发症如血胸、气胸等需要外科积极干预。导管相关感染是在 HPN 支持过程中最常见、最易发生的并发症，国外文献报道其发生率为 0.14～0.92 次/（人·年），最常见的病原菌为凝固酶阴性葡萄球菌，国内报道约为 11 次/（人·1000d）。患者进行 HPN 时，一旦出现寒战、体温升高，要及时与医师联系，在排除其他感染的可能性后，应立即住院拔除导管，根据导管尖端及血培养结果进行药物抗感染治疗。导管破裂、脱出等在日常护理中一经发现，入院后更换导管即可。

②HPN 相关肝病。长期 PN 患者常见无症状的肝酶升高，部分患者可出现高血压、脑病、腹水、胃肠出血、肝纤维化等症状，晚期可发展为肝硬化和肝衰竭。患者需定期检查生化常规，一旦发现碱性磷酸酶高于正常值 1.5 倍，γ-谷氨酰转移酶高于正常值 3 倍，胆红素 <3g/L，伴门冬氨酸转氨酶、丙氨酸转氨酶轻度增高，可基本诊断。根据患者具体情况选用以下措施：补充熊去氧胆酸等利胆药物，减少胆汁淤积；使用富含 Ω-3,6 的

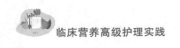

中长链脂肪酸、橄榄油等；适当应用抗生素调整肠道菌群；调整 PN 剂量，糖脂比不应低于 3:2，且每日输注脂质不应超过 1g/kg。

③代谢并发症。患者需定期监测水、电解质、血糖和微量元素指标，一旦出现异常，应对营养液的配方进行及时调整。必要时可停用 PN，待纠正后，再恢复 PN 支持。

④代谢性骨病。一旦出现低热、骨痛、骨折、血钙磷异常等症状，可进行双能 X 线吸收法骨密度仪或 CT 检查明确诊断，必要时进行骨组织活检。ESPEN 提出，补充帕米膦酸 30mg/3 个月或唑来膦酸 5mg/年有助于防治骨病。长期使用胰高血糖素样肽 2 可降低骨的重吸收，有望治疗骨质疏松症。

⑤脱发。部分 HPN 患者有脱发症状，给患者的日常生活带来困扰，降低生活质量。病因主要有以下 3 种：严重的氨基酸、脂肪酸、能量物质缺乏；微量元素缺乏，缺铁性贫血患者常并发脱发，而缺锌、硒等微量元素经证实亦可导致脱发；维生素缺乏，很多代谢酶需要维生素，缺少必需的维生素会导致脱发。定期的检查及随访可有效预防这一问题。

⑥血管栓塞。尽管血管栓塞发生率很低，近几年已少见报道，但是一旦发生，后果不堪设想。所以在平时操作中应小心仔细，防止空气漏入形成空气栓塞；对患者和家属应进行及时宣教，使其充分重视对导管的护理，杜绝栓塞的发生。

4. HPN 的总结与展望

HPN 不仅可改善患者的生活质量，避免长期住院，且节省医疗费用，有明显的社会效益。HPN 患者一般 5 年生存率可达 75%，且国内有持续 HPN 16 年，并在治疗期间正常受孕、娩出正常婴儿的报道，充分显示了长期 HPN 的疗效和价值。我国 HPN 与世界发达国家相比仍有明显差距，具体表现在缺乏统一的登记、管理系统，且各地经济发展不均衡、医疗水平差异较大，对 HPN 的认识有限，限制了 HPN 在我国的普及和规范使用。相信随着医疗卫生保健事业的发展，HPN 会逐步完善，造福更多患者。

关键知识点

1. 家庭营养治疗的目的：维持或改善膳食摄入；减轻代谢紊乱；维持骨骼肌肌量和体能状态；降低抗肿瘤治疗过程中剂量减低或治疗中断的风险；改善生活质量。

2. 家庭营养管理的模式：HCH 营养管理模式及 H2H 营养管理模式。

3. 家庭营养管理的方式：居家经口营养、居家肠内营养和居家肠外营养。三种营养方式具有适应证与禁忌证一定实施规程，应注意并发症的防治。

4. 家庭营养实施：制定规范的家庭营养管理流程；建立合格的家庭营养管理团队；进行家庭营养治疗对象的营养筛查及评估；对患者及其家属进行健康教育；落实家庭营养治疗的监测及随访；进行并发症的观察与处理。

第二节　"互联网＋"家庭营养实践

互联网医疗是指以互联网为载体、以信息化技术为手段，与传统医疗行业融合的一种医疗服务新业态。2019 年，《国务院办公厅关于促进"互联网＋医疗健康"发展的意见》明确提出发展"互联网＋"医疗服务，建立"互联网＋护理服务"网络平台，推进人工智能应用服务。下面以中山大学肿瘤防治中心为例，阐述如何进行"互联网＋家庭营养"实践。

一、建立"互联网＋护理服务"网络平台

1. 开发"互联网＋护理服务"平台

中山大学肿瘤防治中心由护理部牵头，联合信息科、财务科、法务部、医保办、网络技术公司、医务处开发"互联网＋护理服务"平台；将平台整合至"中肿掌上就医 APP"；平台与医院电子病历系统和信息系统对接，可提取患者在医院就诊的相关信息和在平台上下单留存的相关档案；APP 设有护理服务项目、价格、服务人员介绍、健康资讯及服务评价等内容。

2. 组建"互联网＋护理服务"专科团队

提供"互联网＋护理服务"的人员有严格的准入条件，包括：

（1）取得《中华人民共和国执业护士证书》，在全国护士电子系统中备案；

（2）至少具备 5 年及以上临床护理经验；

（3）具备护理师及以上职称；

（4）执业期间无违反相关法律法规，无不良执业行为记录；

（5）参加"互联网＋护理服务"岗前培训并考核合格。

准入原则：严格把控服务资质，确保医疗安全和服务质量，特别强调操作规范性和同质性。

3. 确立服务项目、确定服务价格和支付机制

从刚性需求、安全系数、居家环境等综合方面考虑，确立了开展 26 项肿瘤专科护理服务，其中家庭营养是最重要的一项。由护理部牵头，六大部门共同协作，探讨制定"互联网＋护理服务知情同意书"，明确"互联网＋护理服务"条款、价格、支付等内容。

4. 保障护士人身安全

为"互利网＋护理服务"从业护士提供从业保障；购买责任险、医疗意外险和人身意外险；手机 APP 医护端有实时定位，有"一键报警"功能。

5. 护理服务风险控制

从源头把控护理服务风险，对住院治疗的患者进行严格筛选；平台接单对下单患者进行首次评估；护士接单对下单患者进行二次评估。

二、基于"互联网＋护理服务"平台，开展家庭营养实践

自 2019 年起，中山大学肿瘤防治中心建立了家庭肠内营养管理团队，利用"互联网

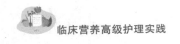

+护理服务"平台，与医生共同协作，对出院行家庭营养支持的肿瘤患者进行系统的管理。通过营养专科护士的多模式随访，动态调整、制定个体化营养方案，使肿瘤患者营养状况得到有效改善，在家庭营养实施过程中积累了不少有价值的经验。

1. 成立家庭营养管理团队

成立标准化家庭营养管理团队，由多学科人才共同组成，包括医生、护士、营养师、药剂师。由团队筛选具有家庭肠内营养适应证的患者，团队的医生掌握排除标准。

2. 平台推送宣教资料

通过 APP 平台向患者普及相关营养基础知识，通过文章、视频等的推送，让患者及家属了解营养治疗的目的、意义、方式、方法等内容，督促患者关注自身健康管理，促进患者养成健康的膳食行为习惯，提高患者对营养治疗的依从性；进行家庭营养治疗护理知识推送，如对患者的家庭营养治疗方案的注意事项、管路护理流程、相关设备使用方法、并发症及可能发生的各种急症预防措施、突发事件应急处理等，提高安全治疗系数。

3. 家庭营养支持的评估

对适合家庭肠内营养支持的患者应定期进行全面评估，评估内容包括四个方面：

（1）疾病的评估：原发疾病治疗情况和一般情况，如生命体征、机体内环境、水电解质酸碱平衡；是否合并高血压、糖尿病等基础病，及时了解患者肝、肾、心、肺功能等。

（2）营养状况的评估：通过身体测量（如身高、体重），计算体质指数，了解患者营养状况；通过回顾性膳食调查、实验室检查、体格检查，全面评估营养状况；通过血液学指标，了解患者的血液学营养指标；通过人体成分分析仪监测，准确获得患者身体肌肉、脂肪、水分、蛋白质等指标。

（3）胃肠道功能的评估：详细了解胃肠道手术史，解剖结构的改变（如手术切除的部位、切除肠管的长度及剩余胃肠道的消化吸收功能）。

（4）营养处方的评估：了解患者营养处方的制剂类型，有针对性地指导家属掌握相关技术。

4. 制定家庭营养计划：确定营养需求目标、方案

（1）计算出患者目标需要量及蛋白质需要量：一般康复期营养方案建议：能量为 25～35kcal/（kg·d），蛋白质 1.0～1.5g/（kg·d）。

（2）选择营养支持方式：对于适合家庭营养支持的患者，必须根据患者的实际情况，综合评估后决定需要实施何种营养支持方式，并在治疗过程中适时调整。肠内营养途径包括口服、管饲（鼻饲导管、鼻肠管、造瘘导管等）。

（3）选择适合患者的肠内营养制剂：根据患者的病情、需求，了解患者的耐受程度，决定选用要素型、标准配方制剂或特殊配方的肠内营养制剂。

（4）选择合适的喂养方式：有定时推注、重力滴注和营养泵滴注三种方式。每种方式都有优缺点，需要考虑输注时间、活动的方便性、费用及并发症的预防等。有误吸风险的老人和儿童、胃肠功能障碍患者建议采用重力滴注；持续滴注和夜间输注的患者建议采用泵滴注；对年轻、活动多、胃肠功能正常的患者可以采用定时推注。

5. 实施家庭营养上门服务

（1）准备物品：营养包（体脂秤）、各型号注射器、小剪刀、手消毒液、鼻贴脸贴、

手电筒、3M 胶布、棉签、营养泵、垃圾袋、肠内营养袋。

（2）配置营养液：教育照顾者操作。

①家属准备好带有刻度的杯子或盆、筷子或打蛋器、营养粉、42℃左右的温水、漏勺，按比例把温水和营养粉加入杯子或盆里，用筷子或打蛋器充分搅拌，使其充分溶解，用漏勺过滤营养液。

②配置用具每次使用完需消毒；营养液需现配现用，若配置好的营养制剂未用完，注明开启日期/配置时间，存放于空调室温下（23～25℃）/4℃以下的冰箱内，使用时取出，冰箱取出需复温至常温，24 小时内用完。

（3）营养泵的安装及使用：正确安装营养泵，正确调试各参数，排除故障等。

（4）完成服务、书写记录：手机 APP 书写护理文书，包括患者整体评估、居家环境安全性评估、居家营养评估及护理。

6. 家庭营养支持的监测和随访

当患者出院进行家庭营养支持治疗时，监测营养支持治疗效果的随访工作应该同步进行，目的在于确保治疗的有效性及安全性，改善患者生活质量。可以采用电话随访、上门访视、微信随访、网络访视平台随访、门诊随访等多种方式。

中山大学肿瘤防治中心家庭营养支持团队充分利用了互联网及上门访视相结合、门诊随访作为补充的多模式随访。在家中第一次实施家庭营养时，指导患者家属在 APP 下单，护士上门给予指导和帮助，并且根据患者和照护者的技术掌握情况决定是否再上门访视。后期的随访以网络为主，开放式平台可以了解、反馈、解决各种问题。当患者出现任何不能解决的不适感和并发症，可以通过 APP 下单请护士上门为其解决。营养专科护士的门诊随访，主要用于调整营养支持方案，处理并发症及宣教指导等。

（1）摄食情况：通过手机终端调查肿瘤患者每天进餐次数以及摄入食物的种类、数量等内容，并结合定期复查的生化检查结果，由系统监测并进行实时分析后自动生成综合报告，判断营养膳食的数量和能量是否适合，并提出改进措施。

（2）营养状况评价：基本指标为：体重、体成分、水合状态；实验室检查为：白蛋白、前白蛋白。

（3）了解患者及家属营养知识－态度－行为（KAP）。

（4）定期评估生活质量：建议使用特定问卷评估。

7. 并发症的处理（详见第六章第三节"肠内营养并发症与防护"）

通过利用"互联网＋护理服务"网络平台，制定安全、有效、便捷的家庭肠内管理模式，实现对恶性肿瘤患者的营养监测、管理，降低肠内营养并发症发生率，提升患者诊疗效果。

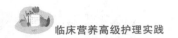

第九章 临床营养护理管理

第一节 临床营养护理模式构建

 学习目标

- 了解临床营养护理模式构建的基本内涵。
- 熟悉临床营养护理模式的内涵与运用。
- 掌握临床营养护理小组组建。
- 了解营养护理培训方法和技巧。
- 了解临床营养护理质量指标建立与应用。

一、住院患者营养状况

营养风险是指与营养因素有关而出现不良临床结局的风险，营养不良指能量、蛋白质和其他营养素缺乏或过剩（或失衡）的营养状况。住院患者的营养状况不容乐观，普遍存在营养风险或营养不良问题。大量研究表明，营养状况是影响患者临床结局的危险因素，营养不良可增加并发症发生率、延长住院时间、增加住院费用等。临床营养支持治疗已成为治疗疾病、促进患者康复的重要手段。临床营养治疗的实施需要多学科的合作，护理团队在其中占据非常重要的地位；目前临床护理人员临床营养知识和技能缺乏，规范、有效的临床营养护理模式也有待研究，难以顺应临床需求。

二、项目背景

中山大学附属第三医院临床营养护理项目起始于 2013 年国家重点专科建设项目——临床营养护理，作为建设子项目之一，自 2014 年 9 月开始在院内构建基于护士主导的住院患者营养护理模式，历经"三阶段 五步骤"（图 9-1），完成院内临床营养护理模式构建工作，并进行院内外经验分享与学术交流，推动临床营养护理专科发展。

项目自 2014 年成立临床营养护理小组以来，打造了全院层面的临床营养护理团队，实行以护士为主导的临床营养护理模式，及时筛查有风险患者并给予合理营养干预，改善了患者临床结局。现将该院历经 7 年来的实践经验进行概述。

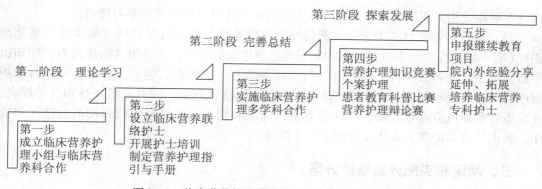

图9-1 临床营养护理模式构建"三阶段 五步骤"

三、组建临床营养护理小组

由护理部牵头组建临床营养护理小组，下设核心管理组、教育培训组、质控组和营养联络护士组，小组成员共60余人，核心管理组、教育培训组和质控组成员为小组核心人员。①核心管理组：成员包括组长1名、副组长1名和秘书1名。组长负责整个项目的组织管理，把握小组工作方向。副组长协助组长完成项目管理，负责制定临床营养护理相关指引和规范、培训和质控的统筹安排与监督。秘书负责协助统筹安排与落实项目管理的各项工作及各层次护士之间的联络与沟通，秘书同时为教育培训组成员。②教育培训组：由8名护理专家（来自重症科、外科、内科、妇产科、感染科等）组成，制定培训方案，以及开展各级护士临床营养理论和技能的培训和考核，负责每期培训活动的具体策划与实施、培训微信群管理，关注并发布国内外营养护理的前沿信息，分享学习资源，发布各种课题或成果申报信息，发布学习班或学术会议通知等。③质控组：负责定期到各科室进行质量检查，了解各病区临床营养护理实施过程中的问题和困难，将检查结果反馈给核心管理组和教育培训组，并指导进行持续性的质量改进。④营养联络护士组：由各个科室推荐1名营养联络员并上报护理部审核，基本要求为：具备3年及以上临床经验、本科及以上学历、护师及以上职称。联络护士定期参加营养小组举办的营养培训课程和考核，并回病区传达学习内容和培训病区护士。

四、前期准备工作

（1）现状调查：通过问卷调查、半结构访谈等方式了解护士临床营养知识、态度和行为，以及学习的需求。在查阅文献的基础上，自行设计"护士临床营养护理知识知信行问卷"对162名不同级别护士进行现状调查，调查内容包括营养知识、营养态度和营养行为。另外，调查护士学习需求、期望的培训形式、期望的培训效果、对培训的建议等。

（2）制定指引和规范：制定临床营养护理工作制度、指引、标准和流程等。小组成员通过查阅国内外文献，编写"住院患者临床营养护理指引""住院患者临床营养护理工作制度""住院患者营养护理流程图""肠内营养护理指引""肠外营养护理指引""营养护理操作流程""住院患者吞咽障碍筛查护理指引""住院患者吞咽筛查护理工作制度"

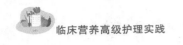

以及吞咽筛查相关表格和技术指引等，下发给临床科室为护士提供学习资料。

（3）制定培训教材：①选取欧洲肠外肠内营养学会继续教育教材《临床营养基础知识》（第 4 版）作为基本教材，编印并下发给小组成员学习。②编印《临床营养护理知识手册》并下发给各临床科室供护理人员查阅和学习。手册内容包括：护士在临床营养护理中的角色定位和职责、营养基础知识、中国居民膳食指南、营养风险筛查和营养评定、住院患者营养风险筛查流程、肠内营养支持途径和维护、常见肠内营养制剂的选择和应用、肠内外营养护理、人体成分测定和分析等。

五、制定和实施分级培训方案

院内搭建营养支持小组、专科护士、营养联络护士和病区护士四级管理架构，搭建基于营养基础知识及专科专病营养知识理论架构，对临床护士进行多形式、多方位的分层级培训。

1. 分级培训

（1）小组核心成员：采用外派学习、自学等方式进行临床营养护理核心理论与技术、临床营养护理高级护理实践、营养教育与质量控制管理等内容的学习，如选派成员去南京军区总院进修学习，参加广东省健康管理学会举办的 2019 年首届"临床营养专科护士培训班"，参加全国各级临床营养相关的学习班或学术会议等。

（2）营养联络护士：由教育培训组以蔡威主编的《临床营养基础知识》为教材，科学、系统地对营养联络护士进行规范化培训。内容包括：营养基础知识、营养风险筛查与评定、营养支持技术、营养治疗疗效评价、营养制剂选择、肠内外营养输注和护理、特殊疾病营养（重症、老年、肿瘤、围手术期、吞咽障碍等）、临床营养技能、营养指南分享等。培训方式采用理论授课与临床实践相结合的模式，将工作坊、护理查房、个案病例讨论等多种形式贯穿于整个培训过程中，以增强学员的理性和感性认识。对联络护士进行理论考核及技能考核，理论培训 48 学时，技能培训 10 学时；考核形式包括过程评价（培训参与程度）和终末评价（理论考核及技能考核）。

从各病区营养联络护士中选派优秀护士参加由广东省健康管理学会举办的首届"临床营养专科护士培训班"，选派学员顺利完成培训班学习并取得结业证书，通过理论授课、技能操作示范、临床实践及专科工作坊等形式进行临床营养护理知识和技能、教育与科研等内容的培训，共 160 学时。

（3）病区护士：病区护士根据临床营养护理小组下发的资料自学营养相关知识；营养联络护士定期参加营养小组举行的培训，负责培训各病区的护士，并对本病区护士进行知识和技能考核。

（4）营养专科护士：

①构建临床营养专科护士核心能力指标体系。基于文献查询、研究小组讨论拟定临床营养专科护士核心能力评价指标初稿，2019 年 7—8 月采用德尔菲法对 18 名专家进行两轮咨询，完成指标筛选与修改、确定指标权重；最终形成临床营养专科护士核心能力评价指标，包括一级指标 5 项（临床营养专业能力、职业人文特质、指导与协作能力、领导与管理能力、专业发展能力），二级指标 14 项，三级指标 72 项，为临床营养专科护士的培养和评价提供参考依据。

②营养专科护士培训。2019 年至今，项目组依托广东省健康管理学会护理与健康促进专委会，已举办三届广东省"临床营养专科护士培训班"，主要负责设计课程和安排临床实践。以项目小组前期构建的临床营养专科护士核心能力体系为目标导向设计培训方案，采用理论授课与临床实践相结合的方式分阶段完成培训目标，培训总时间为 12 周，其中理论培训 4 周，临床实践培训 8 周，为临床科室培养和输送具备临床营养护理高级实践经验的护理人才，惠及更多需要帮助的住院患者，提升本地区域医院专科护士的临床营养护理水平，为改善患者临床结局提供专业营养支持的保障。

2. 培训形式

（1）多形式培训方式：培训方式主要采用理论授课与临床实践相结合的模式，将工作坊、护理查房、个案病例讨论等多种形式贯穿于整个培训过程中，一方面拓展了护士知识面，另一方面提高了护士的临床思维与决策能力，帮助其解决临床护理中的实际问题。

（2）多形式学习途径：①组建培训微信群，解答疑难、分享成功或疑难个案、推送营养护理前沿信息、发布学习班或学术会议信息等。②推荐营养相关公众号（如"临床营养网""肠内营养视界"等）给临床护士学习。③在院内开展公共营养师培训项目，鼓励各科室派护士参加，并对取得公共营养师证书者给予奖励。④定期举办工作坊、护理查房、病例讨论等，提高护士临床思维与护理决策能力，提升护士专科护理能力。⑤项目组制作营养护理系列讲堂，内容包括：中国居民膳食指南解读、人体需要的营养素、营养不良和营养评定、营养风险筛查 2002（nutrition risk screening 2002，NRS 2002）解读、肠内营养输注方式及并发症预防、肠内营养制剂的选择与应用、肠内营养耐受性评估、营养治疗五阶梯与 ONS、围手术期营养管理、肿瘤化疗患者的营养管理、食欲尺与简明膳食自评工具的运用、膳食调查与食物交换份，并通过线上学习平台推送给全院护士，为全院同质化的营养护理打下坚实的基础。⑥举办学习分享会：定期组织护士学习和汇报，如疑难个案分享、前沿文献分享、研究项目开展汇报、基金申报分享、外出学习见闻和体会分享等，提升护士的专业能力和学术能力。

（3）举办多形式比赛：院内定期举办营养护理相关的比赛，如举办营养护理知识竞赛、营养护理个案比赛、营养患教比赛、营养与吞咽特需美食制作大比拼等。通过举办多形式的比赛，激发护士学习热情，增进护士对营养护理的认识。

六、实施以护士为主导的临床营养护理模式

构建基于护士主导的临床营养护理模式，即"入院患者营养筛查—评估—干预—评价"体系，并组建"四位一体"临床营养管理团队，包括临床医师、临床护士、营养医师和康复治疗师。临床医生负责患者疾病诊断、治疗和病情评估；营养师负责营养评定、营养方案的制定；康复治疗师负责患者康复需求的评估和专业指导；责任护士负责营养筛查、营养评估、营养方案实施与营养监测、营养管理团队的沟通协调等。构建护士主导的临床营养护理模式，护士全程参与住院患者营养管理"筛查—评估—干预—评价"，在国内处于领先水平。

将营养风险筛查和营养干预作为住院患者入院的常规工作，构建住院患者营养护理模式。教育培训组负责培训各病区营养联络员；营养联络员经培训后充当各专科主要角色，做好科内培训。按照住院患者营养筛查指引和流程，由责任护士对住院患者进行营养风险

筛查（入院48h内完成），患者NRS2002评分小于3分（无营养风险）则每周复评，将NRS2002评分≥3分的患者（有营养风险）报告医生，由医护一体化责任组进行饮食营养评估和营养干预，做好营养评价，密切跟进患者营养改善状况。必要时建议医师请营养科和康复科会诊，协调解决患者的营养问题和制定干预方案。对出院患者可通过电话、微信或护理门诊等形式随访进行院外营养指导。初步构建基于护士主导对住院患者开展营养风险筛查的营养护理模式，即"入院患者营养风险筛查—评估—干预—评价"体系。

七、构建临床营养护理敏感质量指标，持续改进质量

1. 临床营养护理敏感质量指标体系构建

（1）基于循证法和焦点小组讨论法初步构建临床营养护理质量敏感性指标

质控小组采用文献回顾法查阅国内外文献，采用约翰霍普金斯证据等级与质量评定法对文献进行质量评价，选取质量等级较高的指标；接着通过焦点小组讨论法筛选并将提取出来的指标按照"结构—过程—结果"三维进行分类，组成指标库。

（2）运用德尔菲法初步建立临床营养护理质量敏感性指标体系

制定专家咨询问卷，再对问卷进行预调查形成最终问卷，实施两轮专家咨询；整理数据，结合专家的意见和建议，对指标进行完善。

（3）确定指标体系的权重关系

运用层次分析法专用软件yaahp及统计软件spss对初步形成的指标体系进行权重的计算，对各级指标及各指标的重要程度做进一步的分析，形成权重合理的指标体系。

2. 临床营养护理敏感质量指标的临床验证

选取10个质量指标进行临床验证（入院营养风险筛查正确率、营养筛查阳性患者营养护理措施落实率、胃肠功能评估正确率、肠内营养管饲患者体位管理正确率、营养泵使用正确率、营养液配制正确率、肠外营养输注正确率、患者/家属饮食营养知识知晓率、护士营养护理知识知晓率、住院患者营养护理管理满意度），效果良好。

八、项目延伸与拓展

（1）延续护理。建立出院患者随访机制，通过微信/电话/公众号等线上形式或护理门诊等平台完成动态营养评估与干预，定期发送疾病治疗、营养护理知识，增进患者的治疗护理依从性。在此基础上进一步探索家庭营养支持干预模式，包括人员资质、仪器设备、安全管理、患者教育等。

（2）营养护理门诊。开设多个营养相关护理门诊：吞咽护理门诊、卒中护理门诊、胃肠护理门诊、孕妇营养门诊、慢性肾病护理门诊和减重降糖MDT门诊，助力解决患者在综合治疗各时期出现的营养、心理、生活方式、康复等健康照护问题，为患者提供全程营养支持和指导。

（3）项目拓展。2017年3月，在临床营养护理基础上，构建以护士为主导的综合医院吞咽障碍筛查与多学科干预模式，为患者提供个体化的吞咽障碍筛查、评估与治疗方案，有效改善患者的临床结局，提高护士专业能力和促进专科护理发展。

九、成效

1. 护士知识水平

护士营养知识、态度和行为水平得到了提高，详见表9-1。

表9-1　项目实施前后全院护士营养知识知信行水平的比较 $(\bar{X} \pm s)$

时间	n	营养知识	营养态度	营养行为
实施前	1234	66.60 ± 9.72	72.38 ± 5.55	66.87 ± 6.83
实施后	1257	85.06 ± 7.85	92.50 ± 5.10	88.76 ± 7.60
t 值		-15.520	-11.128	-12.238
P 值		<0.001	<0.001	<0.001

2. 推广应用情况

本项目共发表营养相关论文90篇，其中SCI收录1篇、中文核心期刊收录22篇，获批实用新型专利15项，成功申请营养护理相关基金11项，参与ONS口服依从性专家共识和指南编写项目1项。项目组核心成员在营养相关学会团体任职10余人次，参加国内外学术交流50余人次，学术辐射推广4000余人。

举办4期省级/国家级继续教育项目"临床营养护理基本理论与技能新进展学习班"、3期"肠内营养置管培训班"，率先于广东省内承办"临床营养专科护士培训"项目共3期，作为承办单位已培养专科护士155人，共接收来自中华护理学会等组织10批次共100余名临床营养专科护士参加临床实践，培养肠内营养盲插置管护士近300人。

3. 社会效益：延伸临床服务，提升区域辐射力

（1）全院患者（除急诊、孕产妇）的营养风险筛查率为100%。

（2）全院住院患者营养风险发生率逐年下降至13.4%。

（3）开设8个营养相关护理门诊。

（4）获作为中华护理学会、省级学会共4个学会的营养专科护士实践基地。

（5）培养三届临床营养专科护士155人，培养肠内营养置管护士300余人。

（6）项目辐射至广东、广西、湖南、福建厦门、四川、云南、浙江温州、河南等省市地区近100家医疗单位。

（7）获2018年广东省护理学会护理管理创新"一等奖"、2019年中国护理管理创新"卓越奖"、2019年广东省护理学会护理管理创新"特等奖"。

关键知识点

1. 临床营养小组构建对患者的营养管理是十分必要的。

2. 临床营养护理模式构建包括制定指引和规范、设置联络员、护士培训、营养护理实施和质量改进等。

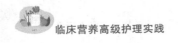

第二节　临床营养专科护士核心能力评价

 学习目标

- 了解护士核心能力相关概念。
- 熟悉临床营养专科护士核心能力框架与指标。
- 熟悉临床营养专科护士核心能力评价工具及使用方法。

一、概念

1. 专科护士

专科护士最早起源于美国，分为初级专科护士（specialty nurse，SN）和高级实践护士（advanced practice nurse，APN）两个层级。SN 是指经过系统的理论和实践培训后，通过考核认证获得专科资格证书，精通某特定护理领域专业知识和技能的注册护士；APN 是指可以独立或协作开展医疗保健决策、记录病史、体格检查、开具处方、提供治疗等工作的注册护士，包括临床护理专家（clinical nurse specialist，CNS）、高级执业护士（advanced nurse practitioner，ANP）、执业护士（nurse practitioner，NP）等 8 种头衔。目前国内外对专科护士定义尚未统一，但均认为专科护士应具有熟练的专科知识和高超的专科技能，能够为患者提供高质量的护理服务，并取得了相应资格认证；而营养专科护士是在临床营养护理领域为患者提供高质量的营养管理与护理服务的专科护士。

2. 护士核心能力

2003 年，国际护士协会（International Council of Nurses，ICN）将护士核心能力（nursing core competency，NCC）定义为：护士为患者提供安全及符合伦理要求的服务时所需要的知识、技巧、判断力和个人特质。国内学者认为护士核心能力是指在护理活动中，护士为患者提供优质护理服务必须具备的知识、技术及价值观或其他资质要求；强调护士核心能力是建立在护理职责基础之上的知识、技能、态度和价值观的综合优势，是护理教育着重培养的、护理专业人员必须具备的能力。

二、专科护士核心能力组成框架

国际护士协会首次提出通科护士核心能力架构，并希望通过 NCC 来推进护理专业的全球化进程。随后英国皇家护理学院、澳大利亚护理和助产士联合会、苏格兰护士和助产士理事会等相继出台各自的专科护士核心能力框架。美国重症护理协会（American Association of Critical-Care Nurses，AACN）提出 APN 应具备的核心能力有：满足临床护理实践所需能力、建立和维持专业关系的能力、承担教育/辅导任务所需能力、促进专业发展的能力、管理和协调医疗保健服务机构的能力、监督及保证专业服务质量的能力。Hamric 提出的高级护理实践模式是国内外认可程度较高，且在 APN 的教育与培养、角色发展与评价及临床护理实践等领域得到广泛应用的理论模型之一。该模型中 APN 的核心能力共有 7 项，分别是直接临床实践能力、指导和教育能力、提供咨询的能力、科研能力、领导力、合作能力和伦理决策能力，其中直接临床实践能力是 7 项核心能力中最重要的一项，也是 APN 的首要特点。国内刘明等人根据我国护理专科发展特色，将国际护士核心能力架构进行了本土化，强调核心能力是护士在临床实践中将知识、技能和态度有机结合的能力水平，构建出我国护士核心能力框架，包括评判性思维/科研、临床护理、教育/咨询、人际关系（沟通）、领导（管理）、法律/伦理实践、专业发展（自主学习）；后修订为直接临床实践、临床咨询与指导、临床领导、临床伦理决策、临床研究与自我发展。

①直接临床实践能力：应用整体护理观的能力、与患者建立良好合作关系的能力、专家层次的临床思维和高技术含量的操作能力、应用研究的证据指导临床实践的能力，以及采用灵活的方法进行疾病和健康管理的能力。

②临床咨询与指导能力：完善护理教育策略，提供健康教育和指导；与接受咨询者建立和谐、互相尊重和接纳的关系；准确及清晰地表达对个案及健康问题的专家意见；掌握护理咨询程序、护理专科知识及人际沟通技巧。

③临床领导能力：具有临床跨专业合作、协调及专业领导的能力，善于运用观察力、管理人力资源及其时间分配，具有自信心和承担风险的能力；具有出色的人际交往、合作及自我反思的能力；具有能力协调互补、解决专业在临床遇到的矛盾；具有领导统筹健康服务的能力。

④临床伦理决策能力：对临床涉及的伦理矛盾及伦理冲突具有敏感性，在处理临床矛盾时能应用伦理决策的模式；熟练地运用沟通技巧和选择恰当策略，以促进临床的伦理决策；指导其他人员进行伦理决策；通过机制改革解决伦理实践中存在的障碍和局限性。

⑤临床研究能力：在实践中解释和利用研究成果，评价护理临床实践效益，具备一定科研能力，研究护理专科领域问题和参与他人合作研究；具有先进、科学和合理的服务能力。

⑥自我发展能力：具备对护理学科的敬业精神、高度的责任心和科学道德；不断提升自我学习能力和养成终身学习的习惯；坚守职业操守，不断评估个人表现及服务效果；实施多元化护理和体现自我价值。

三、临床营养专科护士核心能力现状

由于医疗体制及国情存在差异性，不同国家或地区对于护士核心能力的认识程度也不尽相同，但普遍认可不同专科及层次的护士所需具备的核心能力有普遍性与特殊性。国外研究者对临床营养专科护士核心能力的研究在不断深入，已形成较为成熟的护士核心能力的培养和管理体系，如核心能力的框架和评价方式、绩效考核方式、资质认证等。在国外，大部分临床营养专科护士达到高级实践护士级别，具有高学历、高认知与高技能，来自美国肠外和肠内营养学会（American Society for Parenteral and Enteral Nutrition，ASPEN）对其护士成员的调查数据显示，38%的营养护理专家（NNS）拥有硕士学位，18%甚至具备了博士学位，且国外营养专科护士咨询能力和伦理决策能力具有显著的优势。

而国内培养的临床营养专科护士大部分为初级专科护士，核心能力侧重于发展直接临床实践能力，尤其是专业知识和技能，而忽略了管理、协调、研究与循证等方面能力的发展。鉴于当今医疗信息与医疗服务的复杂性增加及医学专业分科不断细化，专科护士不仅需要为患者提供专业的咨询服务，同时也需要与其他专业人员交流、增强跨学科的合作，以满足患者多样化的护理需求，尤其是营养专科面向所有专科患者，更具有跨专业服务的特质；同时，由于医疗环境的快速变迁、护患关系日益复杂，专科护士所面临复杂伦理问题的机会显著增加，远超出其他护士在护理实践中的可预期程度。另外，专科的发展离不开教学与科学研究，实施教育指导能力、开展科学研究能力和持续自我发展能力在护士核

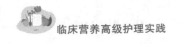

心能力中占有重要比重，应作为高级实践护士的培养方向。因此，结合专科护理特点围绕临床实践能力为中心、兼顾各项专科护理能力均衡发展的模式，将是我国营养专科护理人才培养与评价的可行策略。

四、临床营养专科护士核心能力评价体系

临床营养专科护士核心能力是指营养专科护士在护理实践中所具备的直接临床实践、临床咨询与指导、临床领导、临床伦理决策、临床研究与自我发展等多方面的能力水平。

1. 国外临床营养专科护士核心能力评价体系

英国肠外肠内营养协会（British Association of Parenteral and Enteral，BAPEN）创立的国家护士营养小组（National Nurses Nutrition Group，NNNG）于2010年发布了"营养护士专家的能力框架"。ASPEN的护士部门出版了"营养支持和全科护士的营养护理实践和专业表现标准"。其中对直接护理实践能力方面均强调应具备以下能力：在临床护理活动的营养筛查、评估和护理计划领域具有识别有营养风险的患者；独立或协作分析营养和液体需求，确定潜在的患者营养教育需求和自我管理营养疗法；选择、放置或修复肠内或肠外通路装置，以预防、监测和/或解决装置相关问题；与其他团队成员一起推荐与获取途径相适应的营养支持疗法配方、给药方式和给药率等；为医疗保健专业人员、患者及其家属和护理人员提供持续的教育和支持；参与接受肠内和肠外喂养的患者的护理或管理。另外，提出临床营养护理专科护士在进一步的专业发展过程中，应加强以下六项额外的核心能力：专家指导、咨询、研究技能、临床、专业领导和道德决策技能。可见，临床营养专科护士不仅仅是高级临床实践的践行者，也同时集教育者、咨询专家研究者、领导者等角色为一体，在营养护理专业领域中发挥多个角色的影响力。

总体上，国外护理专业组织构建的专科护士核心能力评价体系较多关注临床实践能力、循证与科研能力、教育能力、咨询能力以及伦理决策能力，且注重全面培养，但所构建的评价体系多以框架或纲领呈现，缺少各维度下的详细指标且未关注指标权重。

2. 国内临床营养专科护士核心能力评价体系

国内专科护士核心能力测评指标的研究在危重症、急诊、糖尿病、骨科、介入专科、血液净化专科等不同专科领域都已经得到开展，形成了各个专科领域专科护士的核心能力评价体系或专科护士资格认证体系，但具体的评价方法尚未形成规范、统一的体系，且大部分专科护士评价体系侧重于直接临床实践能力的"专业知识和技能"指标权重与分值，过度强调专业知识与技能，研究的过程严谨，指标详细可操作性强，却较少获得学术专业组织的支持与认可。

黄师菊团队基于Hamric高级护理实践模式、国际营养护士专家的能力框架以及国内营养专科护士培养现状，通过2轮德尔菲专家咨询，于国内领先构建了临床营养专科护士核心能力评价指标体系，体系科学、合理、全面，可靠性高、专科特色强。其中包含一级指标5项，二级指标14项，三级指标72项，并对每项指标进行权重分析与排序。其中一级指标包含临床营养专业能力、职业人文特质、指导与协作能力、领导与管理能力、专业发展能力五大方面，权重排序为：临床营养专业能力＞领导与管理能力＞职业人文特质＞指导与协作能力＞专业发展能力；二级指标包括：专科基础知识与技能、专科专业知识与技能、评判性思维与实践能力、职业认同感、人文关怀能力、职业心理素质、自我调适能力、指导能力、沟通协作能力、领导组织能力、健康管理能力、学习能力、教学能力与科

研能力。该体系对营养专科护士核心能力的具体标准与实践能力进行了界定，三级指标具体内容详见表9-2。

表9-2　临床营养专科护士核心能力评价指标

一级指标	二级指标	三级指标
I 临床营养专业能力	1. 专科基础知识与技能	01 了解消化道解剖、肠屏障及肠道病理生理
		02 熟悉膳食营养素参考摄入量及营养素与疾病改善关系
		03 掌握中国居民膳食指南及居民膳食宝塔内容
		04 熟悉临床营养与公共营养的区别
		05 熟悉医院膳食管理
		06 掌握营养风险、营养不良概论
		07 了解间接能量代谢测定原理及方法
		08 熟悉营养评定人体学测量方法
		09 掌握五阶梯营养支持模式
		10 熟悉肠内、肠外营养支持适应证与禁忌证
		11 熟悉肠内、肠外营养制剂的作用与不良反应
		12 掌握营养风险筛查工具的使用及选择
		13 掌握综合营养评定工具的使用及选择
		14 掌握人体成分分析仪测定原理、方法及报告分析
		15 正确解读营养相关指标及检查结果
	2. 专科基础知识与技能	16 熟悉肿瘤患者营养支持护理与管理
		17 熟悉重症患者营养支持护理与管理
		18 熟悉围手术期患者的营养支持护理与管理
		19 熟悉消化道疾病患者营养支持护理与管理
		20 熟悉神经系统疾病患者营养支持护理与管理
		21 熟悉放化疗患者营养支持护理与管理
		22 熟悉创伤/烧伤患者营养支持护理与管理
		23 熟悉肾脏疾病患者营养支持护理与管理
		24 熟悉糖尿病患者营养支持护理与管理
		25 熟悉精神心理疾病患者营养支持护理与管理
		26 熟悉吞咽障碍患者的营养支持护理与管理
		27 熟悉老年患者的营养支持护理与管理
		28 熟悉特殊人群（婴幼儿、儿童、孕产妇）营养支持护理与管理
		29 掌握匀浆膳的制作
		30 掌握肠内、肠外营养液的配置

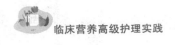

一级指标	二级指标	三级指标
Ⅰ临床营养专业能力	2. 专科基础知识与技能	31 熟悉肠内、肠外营养支持技术
		32 掌握肠内、肠外营养输注操作流程
		33 熟悉肠内、肠外营养输注途径的选择策略
		34 熟悉肠内、肠外营养制剂的临床选择与使用
		35 掌握肠内营养支持通道的建立与使用，如胃管、鼻肠管置管等
		36 掌握营养输注相关仪器设备的使用，包括肠内营养泵、输液泵等
		37 掌握吞咽障碍筛查工具 EAT-10、反复唾液吞咽试验、洼田饮水试验的使用
		38 掌握营养相关健康教育方法与技能
		39 掌握肠内营养并发症的观察与防护
		40 掌握肠外营养并发症的观察与防护
	3. 评判性思维与实践能力	41 能评估、预见患者存在的营养风险，采取及时有效的护理措施
		42 能协同为患者选择合适的营养支持方式及途径
		43 能动态、全面评估患者营养护理问题，敏锐观察患者病情变化
		44 能有效应对营养护理工作中常见的意外和突发事件
		45 能利用各种资源、寻求多种途径和方法循证处理复杂疑难的营养护理问题
		46 能有效、持续评价营养护理计划和措施，依据病情进行修改和调整
Ⅱ. 职业人文特质	1. 职业认同感	47 爱岗敬业，勤恳工作，认为营养护理工作能够促进健康、预防疾病，并认为护士是一种高尚的职业
		48 有为营养护理职业奉献的精神，有正确的人生观、世界观、价值观、道德观
	2. 人文关怀能力	49 树立人文关怀理念，以真心、细心、耐心的人文关怀态度实施营养护理
		50 以患者为中心，理解、尊重患者及家属，在知情同意的基础上提供营养护理服务，并给予情感支持
	3. 职业心理素质	51 拥有健康的职业人格，包括正确的职业观、良好的职业性格等
		52 有慎独素养，责任心强，社会能力强，积极乐观
	4. 自我调适能力	53 能迅速适应不同工作环境
		54 具有良好的自我调适能力，能在工作中保持自我情绪控制

续上表

一级指标	二级指标	三级指标
Ⅲ. 指导与协作能力	1. 指导能力	55 为患者及家属提供营养相关的咨询支持，促进患者康复
		56 能为其他医护工作者提供专业的营养护理信息与经验指导
	2. 沟通协作能力	57 沟通、协调患者、家属及其他照护者，参与评价营养治疗方案，共同协作制订营养支持决策
		58 加强与其他健康护理团队的合作，共同促进患者临床结局的改善
Ⅳ. 领导与管理能力	1. 领导组织能力	59 协助制订营养支持相关规范，完善营养护理相关管理制度及质量管理流程，确保护理过程安全有效
		60 维护和管理营养专科护理队伍，为临床护理提供技术支持
		61 能用原因分析、品管圈等质量管理工具进行质量控制，对护理工作进行有效监督和反馈，及时识别和改进营养护理管理过程中缺陷
	2. 健康管理能力	62 擅于鼓励患者及家属参与营养护理计划的制订与实施，提高营养自我管理能力
		63 能全程完整进行营养个案管理，包括制订营养护理计划、提供个体化的营养指导与有效的心理护理等
Ⅴ. 专业发展能力	1. 学习能力	64 能不断学习营养护理新知识、技能，追踪国内外临床营养支持相关研究进展，提高专业水平
		65 能够明确自身优势，并寻找与专科发展需求相适应的学习方法和内容
		66 能合理规划个人在营养护理方面的发展，积极把握学习晋升机会
	2. 教学能力	67 掌握教育学相关理论，能够制订合理的教学目标和恰当的教学计划，应用多种教学方法开展营养相关理论及技能教学活动，并对教学效果进行有效评价
		68 能够将营养相关理论与临床护理实践相结合，进行启发性及循证教学
		69 能够将营养专科发展新动态、新技术应用于教学活动中
	3. 科研能力	70 具备较好的科研思维，能够敏锐发现营养护理过程中的科研证据，并开展循证营养护理实践
		71 具备文献检索阅读能力、掌握基本的统计学知识，能够规范设计、研究营养相关课题并撰写论文
		72 能够改进或革新营养护理方法或仪器

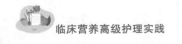

五、营养专科护士核心能力评价方法

营养专科护士核心能力测评方法主要包括专科理论知识考核、临床实践领域考核和个人综合能力考核。

1. 专科理论知识考核

专科理论知识考核主要采用考核试卷的方法，评价专科护理专业相关理论知识，涵盖临床营养历史和发展、消化道解剖、肠屏障和肠道病理生理学、营养学基础知识、营养风险筛查、营养不良概论和营养评定、营养支持途径的选择与通路维护、肠内营养制剂的选择、肠内和肠外营养规范化管理、特殊疾病营养支持与护理、吞咽障碍与营养、居家营养护理、临床营养指南和专家共识、临床营养支持小组建立和建设方法、营养护士工作实践经验、高级护理理论、营养护理教育与科研方法等。

2. 临床实践领域考核

临床实践领域考核内容主要包括专科技能考核、教学小讲课考核、护理查房考核、个案护理考核、科研能力考核等，在不同的实习阶段完成。专科技能考核主要包括鼻胃管置管、鼻肠管置管、BMI 的测量与计算、能量计算、匀浆膳配置、肠内外营养液配制、肠内营养泵使用、肠内外营养输注操作、中心静脉置管换药等，考核方式多采用在临床病患中完成操作，教师根据评分表完成评价。近年来，客观结构化临床考试（objective structured clinical examination，OSCE）是在专科护师技能考核中应用较广泛且灵活的考核方式，能综合、客观检验护士的多项技能的掌握情况。教学小讲课考核是要求专科护士完成一次营养支持相关内容的小讲课，以 PPT 汇报的形式展现。护理查房考核是指专科护士在临床实践基地主持营养护理查房。个案护理考核指专科护士需在临床实践阶段完成个案，跟踪存在营养问题的个案，通过实施营养治疗措施、护理干预，总结护理经验，书写个案护理病历（包括病历摘要、护理计划、护理措施实施记录和效果评价），并以 PPT 的形式进行护理心得汇报。科研能力考核指营养专科护士需在实习过程中立足于临床实践需求，通过阅读文献与书籍，以临床营养护理为主题，提出护理研究课题，并初步完成研究设计，书写开题报告，并以 PPT 的形式进行开题汇报。

3. 个人综合能力考核

黄师菊团队根据临床营养专科护士核心能力评价体系，编制了《临床营养专科护士核心能力自评量表》，采用该量表对营养专科护士的个人综合能力进行评价，可结合自评与他评进行综合评价。该量表包括 30 个条目，分为临床营养专业能力、职业人文特质、指导与协作能力、领导与管理能力、专业发展能力五个维度，分别含 19 个、2 个、3 个、3 个、3 个条目，每个条目评价结果从"完全不具备"到"完全具备"的得分设置为 1～5 分，总分 30～150 分，分数越高代表能力越强。已证实该评分表的可靠性较高，具有良好的结构效度，cronbach's $\alpha = 0.936$，KMO $= 0.707$，Bartlett 的球形度检验显著性 < 0.001。

关键知识点

> 1. 临床营养专科护士核心能力包含临床营养专业能力、职业人文特质、指导与协作能力、领导与管理能力、专业发展能力五大方面，应均衡发展。
>
> 2. 对营养专科护士的能力评价应以核心能力框架为依据，结合多种形式不同时间段进行综合评价，以切实促进护士能力发展。

第三节　营养专科护士临床实践教学管理

 学习目标

- 了解营养专科护士临床实践教学管理。
- 熟悉临床教学路径表的设计与使用。
- 掌握营养专科护士的临床实践教学方法。

一、专科护士临床教学管理架构

由护理部牵头将专科护士临床教学纳入"医院护理管理委员会－教育与科研分会"的统一管理，设立"临床护理教学管理制度""临床护理带教老师资格认定方案"和"临床护理教学基地建设管理办法""专科护士临床教学管理规定"等制度和规范，以保证专科护士实践培训基地的规范化建设及运行。设立临床营养护理小组，由来自营养科、重症科、外科、内科、神经康复科、感染科、妇产科的临床营养护理专家和护理骨干组成，负责整个项目的工作组织与管理，制订临床营养护理教学相关指引和规范，制订临床营养护理专科培训方案，负责临床营养专科护士实践培训，并监督各环节教学工作开展与实施。

二、专科护士临床教学管理规定

1. 专科护士临床教学的组织管理

专科护士临床教学属医院临床护理教学工作的一部分，在"医院护理管理委员会—教育与科研分会—实习与进修组"的组织架构下，统一进行管理。

2. 专科护士临床实践招生

专科护士临床实践招生由护理部负责。护理部收到专科护士培训主办单位的临床实践联系函后，根据相应专业进行审核，满足相应专业带教条件的，由护理部统一安排至相关专科进行实践。不允许未经护理部同意，科室自行接收专科护士开展临床实践。

3. 专科护士临床实践基地管理

鼓励符合各级专科护士培训基地申报条件的科室积极申报专科护士培训基地。获得专科护士培训基地资格的科室在护理部备案。培训基地根据主办单位及护理部要求制定教学

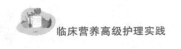

计划，选派符合各专业带教资质要求的执业护士担任带教老师，并保证充足的带教时间，按时完成培训任务。定期召开专科护士教学座谈会，听取意见，持续改进教学质量。

4. 专科护士临床实践基地要求

（1）根据医院"专科护士临床教学管理规定"和学员实践手册的要求，结合专科实际情况制定具体的带教计划，带教老师尽可能提供条件，保证学员完成实践任务。

（2）各专科设临床导师，实行一对一或一对二带教，确保临床实践的带教质量。

（3）按培训计划组织教学活动，指导学员进行患者教育/个案护理/业务查房/科研课题开题等教学活动，并做好记录。

（4）对学员进行安全管理，保证学员安全、顺利、圆满地完成临床实践任务。

（5）在实践手册要求的基础上，增加具有专科特色的专科项目教学培训，对培训情况进行记录签名。

5. 对专科护士临床实践的要求

专科护士进入临床实践前，需将执业证书复印件提交至护理部备案。

实践期间，需遵循医院、护理部和科室的规章制度及操作规程。必须在带教老师的指导下进行临床实践，不得独立从事各项医疗工作。

实践期间，需保持良好的医德医风，严格遵守劳动纪律，由科室根据劳动法要求及实践要求排班，如遇特殊情况需请事假，三天以内由培训基地护士长审批，三天以上需由主办单位批准。未经同意擅自离院者视为旷工，将终止实习。

三、临床营养专科护士培训对象

临床营养专科护士培训项目招生面向全国各级医院普通外科、心胸外科、神经内外科、康复医学科、呼吸危重症医学科、肿瘤与放疗科、心血管科、重症监护室、妇产儿科、临床营养科、老年科与全科医学科、健康管理科、社区等与营养护理密切相关的临床护理人员，以及致力开展营养护理管理的管理者。学员录取标准为：具有临床工作3年以上（含3年，护理硕士研究生毕业者可适当放宽），大专学历以上（含大专），年龄≤40岁，平时工作表现优良，身体素质好，具有良好沟通能力的注册护士。学员由医院推荐报名，择优录取。

四、临床营养专科护士培训项目师资建设

（一）理论培训阶段师资队伍

采用院校合作的方式，邀请来自省内外三甲医院临床营养资深专家以及知名院校营养学资深的大学教师、医疗、护理临床营养和药学等专家，所有授课老师以高级职称教师为主，均具有丰富的临床经验与教学经验。

（二）实践培训阶段师资队伍

由单位营养护理项目负责人为基地带教总负责人，遴选3名总带教老师分别负责临床带教、管理带教与科研带教，实施临床导师和全程导师相互助教的"双导师制"带教，并且确定各层级带教老师的职责，并对临床带教老师进行专科护理操作技能、仪器使用、培训方案等规范培训与考核，以保证基地"同质化"教学，形成目标明确、实力雄厚的

专科教学人才梯队。临床导师评选标准：中级及以上职称，具有较好的教学能力，对工作有高度的责任心，熟悉专科基础知识及专科知识与技能，熟悉营养专科护士教学计划和目标，是临床营养专科护士或具有5年以上营养护理经验的临床带教老师。全程导师评选标准：满足临床导师评选标准，在营养护理领域具有一定学术造诣的护理专家。

（三）实践培训阶段各级带教人员职责

1. 总负责人职责

（1）配置基地教学硬件设置。

（2）制定基地管理制度。

（3）制定专科护士临床实践教学计划，并组织实施。

（4）定时组织教学检查，保证教学计划的落实。

（5）定时组织带教老师会议，了解教学活动中存在的问题并商讨解决的办法。

（6）定时做教学效果评价与汇报，表彰教学活动中表现优秀的学员。

（7）每批次结束后，召开学员座谈会，了解学员对基地教学的意见和建议，完成教学总结。

（8）分享与推广先进的教学经验，促进专科护理教学质量的全面提高。

（9）组织教学人员对专科护士教学方法进行研究、改革和创新，提高专科护士教学水平。

（10）领导专科护理团队，在日常工作中贯彻团队的核心价值及目标。

（11）制定和修订本专科护理工作指引、护理质量标准及紧急应变计划的工作。与不同医疗专科合作，推行质量持续改善的策略并实施评价，确保本专科护理质量。

2. 总带教职责

（1）协助总负责人制定专科护士教学计划、实践安排。

（2）协助总负责人做好专科护士师资筛查、认证与考核工作。

（3）协助组织安排专科护士教学活动，如小讲课、操作示范、护理查房、门诊学习、病例讨论、患者教育等。

（4）定时与临床导师、带教老师及学员沟通交流，了解教学情况及教学问题，及时反馈，协助解决。

（5）协助总负责人定时检查各实习科室的教学计划的落实情况。

（6）协助总负责人组织召开教学会议，做好会议记录和有关资料的收集。

（7）负责安排学员的轮转工作及考核评定工作。

（8）汇总整理教学资料并保存。

3. 临床导师职责

（1）参加由总负责人召开的各种专科护士培训教学会议，熟悉相关的教学计划。

（2）对学员的理论知识、实践能力和综合素质进行跟进及指导，协助学员按照实践手册的要求在临床实践中积极学习，不断反思。

（3）及时与学员和带教老师沟通，了解学员实习计划完成情况与质量，解决学员在临床实践过程中存在争议或困难的问题。

（4）协助/指导学员完成各种考核。

（5）指导提高学员的表达和写作能力，并指导其汇报分享案例和科研开题。

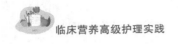

（6）鼓励学员在医疗团队中承担积极的角色。

（7）帮助学员发掘个人才能，设立个人学习目标，扬长避短，发展才能。

（8）每一批次教学结束后，根据学员反馈意见制定整改措施，提高导师制教学质量。

4．临床带教老师职责

（1）带教老师将临床实践手册要求结合临床实际工作，组织临床教学活动。

（2）按计划和目标进行培养，耐心指导，严格要求。

（3）带教中"放手不放眼"，严防差错事故的发生。

（4）定期对学员进行学习进程评估，分析学员是否达标，解决学员在临床实践过程中面临的存在争议或困难的问题。

（5）关心学生的思想和生活动态，及时向导师反映。

（6）协助完成学员的各种考核。

5．教学秘书职责

（1）传达教学管理的各项规章制度、教学计划及相关规定给各负责人与学员。

（2）协助总负责人/总带教组织召开教学会议、学生座谈会等，做好记录。

（3）协助总负责人/总带教组织教学检查，汇总检查结果，及时反馈教学活动中存在的问题，做好持续性的教学质量改进与总结。

（4）做好教与学之间的纽带工作，与各科室、总带教及学员保持密切联系，及时反馈教学情况和对教学的意见建议。

（5）及时收集汇总教学活动中的好人好事。

（6）汇总整理每批次学员教学资料。

五、临床营养专科护士培训资料

以蔡威主编的《临床营养基础知识》为主要教材开展培训。通过查阅国内外文献，外出学习交流，总结工作经验，制定了临床营养护理工作制度、指引、标准和流程，编写"临床营养护理知识手册""住院患者临床营养护理指引""住院患者临床营养护理工作制度""住院患者营养护理流程图""肠内营养护理指引""肠外营养护理指引"和"营养护理操作流程"等，制作"中国居民膳食指南宝塔"宣传单张，为专科护士培训提供学习资料，也为临床工作提供指引。

基地根据临床营养专科护士的培训内容制定了培训手册，并在实践过程中对手册进行不断的优化调整，方便学员填写，直观地从科室、医院的整体层面上对学员在整个专科护士培训期的表现做综合性的评价。

六、临床营养专科护士培训方案

（一）理论培训方案

1．理论培训课程内容设计

理论课程设置以临床营养专科护士核心能力作为架构，以快速提高专科护士临床营养护理能力，理论知识培训4周，共160学时。课程内容设置全面、丰富，涵盖临床营养历史和发展、消化道解剖、肠屏障和肠道病理生理学、营养学基础知识、营养风险筛查、营养不良概论和营养评定、营养支持途径的选择与通路维护、肠内营养制剂的选择、肠内和肠外营养规范化管理、特殊疾病营养支持与护理、吞咽障碍与营养、居家营养护理、临床营养指南和专家共识、临床营养支持小组建立和建设、营养护士工作实践、高级护理理论、营养护理教育与科研、临床营养技能模拟教学与实操等。

2. 理论培训阶段教学管理

采用院校合作的方式集中培训，以医学高校为依托进行营养基础理论教学，以医院为中心进行营养护理知识与经验教学。正常情况下采用线下集体授课方式，每日统计学员上课出勤情况，要求学员 100% 出勤。疫情防控阶段采用钉钉平台线上直播授课的方式，要求学员每节课签到，结合学员观看直播时长进行考勤，同样要求 100% 出勤。

（二）临床实践培训方案

1. 营养专科护士临床实践要求

1）基本要求及核心能力培养目标

实践目标：

通过临床实践，使学员将临床营养护理理论知识和临床实践更好地结合，巩固和掌握本专业基础理论和专科技能，培养良好的临床思维及护理实践能力。

基本要求：

（1）掌握马克思主义基本原理和中国特色社会主义理论体系，具有良好的政治素质和职业操守，德才兼备，身体健康。

（2）掌握坚实的临床营养护理专业知识和技能，具有较强临床专科护理工作能力。

（3）具有较强的临床分析和思维能力，能独立解决本学科领域内常见的临床问题，掌握临床营养护理教学技能，对下级护士进行业务指导。

（4）具有较强的科研及项目管理能力，能结合临床实践，针对临床营养护理工作中出现的问题进行系统研究，提出对策，并能提出新项目或承担和管理项目。

核心能力培养目标：

期望通过 4 周的理论知识学习和 8 周的临床实践，以临床营养专科护士核心能力评价指标为专业向导，提高临床营养专科护士的综合能力。培养具备在临床营养护理领域开展高级护理实践的人才，推动临床营养护理专业发展，培养临床营养专科护士具备临床营养专业能力、职业人文特质、指导与协作能力、领导与管理能力、专业发展能力五大方面的核心能力。

2）临床实践培训大纲与计划

临床实践阶段采用分散实习的形式，分配学员到具有较好临床护理实施经验的教学医院培训专业技能。临床实践设置为 8 周，轮转 2 个教学基地，每个医院轮转至少 3 个专科。各基地根据临床营养专科护士实践基地要求，结合本单位的实际情况制定具体的带教计划。培训内容分为观摩和学员实践，侧重于培养学员学习主动性，重视支持与引导。临床实践主要通过学员参与管床、病房的业务学习、业务查房或病历讨论、跟随营养门诊或营养护理门诊、参加学术活动等完成，真正掌握临床营养护理知识和技能。临床实践阶段的具体要求详见表 9 – 3。

表9－3　临床实践阶段具体要求

阶段	要求	具体完成内容
第一阶段（时间）	（1）个案护理≥5例，须选其中一例以Word形式上交并在基地医院进行PPT汇报	护理评估：※营养风险筛查（NRS2002）（≥20次）、※膳食调查评估（≥10次）、※人体测量评估（≥10次）、＊人体成分分析评估（≥5次）、※实验室检查评估（≥10次）、△营养评定（SGA/PG-SGA/MNA）（≥10次）、△口腔清洁度的评估（≥5次）； 专科护理：※鼻胃管护理（≥5次）、※鼻空肠管护理（≥3次）、※肠内营养护理（≥10次）、※肠外营养护理（≥10次）、△营养护理随访（≥5次）、△营养教育/居家营养康复指导（≥5次）、＊胃造瘘护理与＊空肠造瘘护理（见习）； 专科技术：※鼻胃管置管（≥1次）、※鼻肠管置管（≥1次）、※BMI的测量与计算（≥20次）、※能量计算（≥10次）、※匀浆膳配置（≥5次）、※肠内外营养液配制（≥5次）、※肠内营养泵使用（≥3次）、※肠内外营养输注操作（≥5次）、△中心静脉置管换药（≥5次）、＊腰围测量、＊臀围测量、＊皮褶厚度测量、＊上臂围和上臂肌围测量、＊握力测定、＊人体成分测定、＊静息能量测定、＊食物调配＋喂食操作、＊胃造瘘管换药、＊空肠造瘘管换药、＊消化液回输操作（见习）
	（2）护理查房：主持营养护理查房1次	
	（3）组织患教活动1次	
	（4）专科操作考核	
	（5）到其他基地医院见习1天	
第二阶段（时间）	（1）个案护理≥5例，须选其中一例以Word形式上交，并在本单位医院进行PPT汇报	
	（2）护理查房：主持营养护理查房1次	
	（3）主持患教活动1次	
	（4）组织教学活动1次	
	（5）进行科研项目1项（选题及科研设计）	

备注："※"为掌握内容；"△"为熟悉内容；"＊"为了解内容。

3）临床实践培训模式

实行"一对一"与"双导师制"的带教模式。双导师是指临床导师和全程导师，临床导师对学员进行一对一的临床带教，包括专科护理知识和操作技能、实践活动、授课技巧以及患者教育等多方面的教学；导师负责学员在整个培训过程的咨询与辅导，尤其是科研课题指导，且延续到毕业后一年。

采用分阶段路径法开展教学。各轮转科室根据学员实践时间制定"临床营养专科护士同质化带教路径表"，分教师版和学员版，旨在让学员带着明确具体的知识目标、技能目标和考核项目进行实践学习，督促学员以目标为导向按时完成学习任务，以胃肠外科学员版的教学路径为例，详见表9－4。

表 9 - 4 临床营养专科护士同质化带教路径表（以胃肠外科 2 周的学员版教学路径为例）

科室	实习周数	知识目标	技能目标	考核项目
胃肠外科	第一周	（1）熟悉医院相关制度、专科环境、工作流程及指引； （1）熟悉医院营养护理模式构建与运转； （2）掌握营养基础知识、营养筛查、评定与干预常见工具与方法； （3）掌握胃肠外科肠内肠外营养制剂的类别与选择； （4）掌握胃肠外科常见的营养护理问题； （5）熟悉胃肠肿瘤患者围术期 ERAS 标准流程； （6）掌握胃肠肿瘤患者全程营养管理流程	（1）掌握 HIS 系统中营养护理模块的基本应用，了解营养风险人群； （2）掌握营养风险筛查、评定、干预及评价的方法； （3）掌握人体测量、NRS2002、PG-SGA 等工具的使用； （4）掌握饮食日记的使用方法； （5）掌握肠内营养配置、输注的方法及注意事项：鼻饲法、重力滴注法、营养泵使用等； （6）掌握肠外营养配置、输注的方法及注意事项：三升袋配置、picc/cvc 维护与使用等； （7）掌握胃肠营养护理单的使用方法及填写	（实践第一批） （1）营养护理操作考核得分（ ）；考核者： （2）营养个案护理汇报（Word + PPT） 指导老师：
	第二周	（1）了解肠内和肠外营养的配方、配比、热卡计算； （2）熟悉食欲量化评估与食欲尺的应用； （3）掌握经口进食量的热量、蛋白质计算； （4）掌握口服营养补充的类别与选择； （5）掌握胃肠外科营养教育方式； （6）掌握常见肠内外营养相关并发症的处理； （7）掌握胃肠专科营养护理个案管理方法； （8）了解胃肠外科营养规范执行率的质量管理	（1）掌握膳食调查的方法； （2）掌握简易食谱编写与制定方法； （3）掌握口服营养补充的指导与应用； （4）指导患者配合 ERAS 中的预康复措施与早期活动； （5）掌握足三里穴位注射、吴茱萸泡脚、嚼口香糖、床上踩单车、早期下床活动等促进胃肠功能恢复的护理措施； （6）对患者营养相关的并发症进行观察及处理（腹胀、腹泻、恶心呕吐、电解质紊乱、静脉炎等）； （7）完成营养个案护理考核（PPT 汇报）； （8）完成营养护理（个人/集体）患者教育活动	（实践第二批） （1）营养护理操作考核得分（ ）；考核者： （2）护理查房考核得分（ ）考核者： （3）科研开题报告（Word + PPT）指导老师：

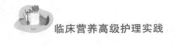

（4）临床实践教学方法

通过护理工作坊、教学小课、操作示范、教学查房、病例讨论、个案管理、患者教育、门诊教学、科研设计与开题指导等多种教学方法完成培训。

①护理工作坊：开展营养护理工作坊，邀请多学科教师讲授营养护理领域相关的知识与技能，或分享营养护理经验，供学员学习与讨论，激发学生的独立思考能力，加强学员互动性，主要课题有：NRS2002营养风险筛查量表的使用、吞咽障碍筛查方法、间歇性鼻胃管置入技术、盲插鼻腔肠管技术探讨、重症患者营养干预、围手术期营养干预等。

②教学小课：教师根据专科教学要求提出小讲课题目，编写教案、制作多媒体课件，有明确的教学目标，凸显授课的主题，并结合专科实际与时间经验开展理论教学，着重指导学员理论联系实际，应用理论知识解决临床实际问题的方法与技巧。提前告知学员小课主题与授课时间地点，可由学员参与小课资料收集、文献查阅与相关知识点讨论，加强学习效果。

③操作示范：带教老师根据教学计划在真实患者或模特身上进行操作示范，使学生掌握临床规范的营养护理技术操作，保证营养护理质量。教师首先讲解操作的定义、目的、操作重点和难点，介绍本次操作病例的简要病历；然后做好自身着装准备、操作物品准备及患者准备（提前告知患者操作示范的意义、配合事项，在取得患者知情同意的情况下方可实施）；再携用物至床旁按规范流程进行操作，对重点和难点或注意事项进行适当解说，并对患者给予相应的健康宣教；最后返回示教室，回顾教学内容、拓展相关知识点、总结操作经验。

④教学查房：选择存在营养风险或营养问题的病例，提前3天通知学员做好充分准备，带教老师说明教学查房目的，提出重点和难点。查房时先由学员汇报病史，包括患者一般情况、既往史和现病史、专科检查阳性体征、诊断与治疗经过、主要用药情况、专科评分结果、主要存在的营养护理问题与需要解决的问题等。然后老师与学员一起到床边查看患者，有目的地进行交谈，进一步评估患者病情，并结合病情通过专科护理体查，从而发现阳性体征，为护理诊断和护理措施提供依据。最后返回示教室进行病例分析讨论，提出患者主要的营养护理诊断及依据、护理计划与措施方案，同时教师可根据问题介绍目前国内外护理新进展与动态。

⑤病例讨论：筛选具有代表性营养问题的病例，邀请与疾病诊断相关的专科指导老师共同参与，针对疾病的诊断与护理评估和诊断，由学员首先做学习汇报，然后相互讨论，学员提出自己的意见与困惑。专科老师重点从临床营养护理角度进行分析，强化营养基本知识与灌输专科技能的同时，突出培养学员的临床护理思维。

⑥个案管理：带教老师选择具有代表性的个案病例，学员收集病例的病史，以营养相关信息为主，然后跟踪患者的治疗与护理过程，主动参与临床营养护理评估、护理干预与护理评价全过程，并对患者出院后的情况进行随访与教育，教师指导学员个案追踪的方法、重点与相关指标，最后协助完善个案护理汇报。

⑦患者教育：指导学员开展一对一或一对多的集体患者健康教育活动，以营养健康教育为主题，指导如何使用沟通技巧和教学模具向患者与家属讲授营养相关知识，或指导营养自我管理的技能，强化营养健康管理知识传授，在认识不同患者的心理特点的基础上实施个体化教育，以提高患者的信任度及治疗依从性。

⑧门诊教学：在营养护理门诊日，门诊教师带领学员一起出诊。首先由教师接诊，学员通过观看接诊过程，学习如何通过门诊接诊实施营养护理评估与营养护理干预，尤其是评估项目与评估工具的使用、营养教育的方式、典型患者的随访内容与方法等。后可由学员尝试独立接诊，带教老师观察记录，学员诊断后将诊断及处理意见报告带教老师。然后带教老师再次接诊患者，补充信息，纠正不足，为患者做出最后的治疗建议或者护理方案。接下来带教老师与学员一起讨论接诊的患者，并进行总结。

⑨科研设计与开题指导：带教老师指导学员根据临床营养护理现状提出研究课题，并做相应的课题设计，以 PPT 的形式进行开题汇报，项目负责人邀请营养护理领域与护理研究专家对学员的课题设计思路与课题开展情况进行点评与指导，以增强学员在营养护理领域的研究思维与能力。

七、学员实践守则

所有学员完成理论课程培训，已系统掌握临床营养的知识架构，方可进入临床实践。学员在实践期间应遵守以下规定：

（1）严格遵守国家法令，遵守基地医院的规章制度和技术操作规程，防止医疗护理差错及事故的发生。

（2）尊重基地医院的各级领导，服从管理，通过正常渠道向领导反映意见。

（3）尊敬老师、虚心学习，及时完成老师所交给的各项任务。

（4）遵守职业操守，注重个人医德医风的修养。尊重患者、同情患者、关爱患者，明确患者的权利和义务。禁止接受患者或其家属的馈赠；禁止因个人学习而增加患者痛苦；禁止损害患者的各种行为。

（5）应用整体观和系统论的护理思想指导临床实践，运用护理程序实施整体护理。坚持理论联系实际，善于取长补短，注重临床经验的积累和总结，以提高能力。

（6）严格遵守各项操作规程，严守查对制度，防止差错，杜绝事故发生。如若违反各项制度，经实践基地医院调查属实，基地医院按其情节严重程度和认识态度，提出处理意见。

（7）每班提前 15 分钟到病房了解所管患者的病情，准时交接班，危重患者严格执行床边交班制度。

（8）遵守培训纪律和基地医院的作息制度。节假日（如国庆节、春节等）由医院按照国家标准安排休息或值班，不得擅自调班。

（9）请假及补培训：原则上避免在临床实践期间请假。所有请假申请必须由广东省健康管理学会审批，并及时送达医院培训科室。请事假累计超过三天或病假累计超过七天者，须补临床实践时间。

（10）迟到或早退 15 分钟等于旷工 1 天，旷工超过 2 天则医德评估不能得"优秀"等级，旷工 3 天者，作退出培训处理。

（11）着装要求：自带护士服或按医院规定，如裤子/裙子不能露出工作服外，穿肉色或白色袜，白色布鞋或皮鞋（不能穿凉鞋、球鞋），戴护士帽，佩戴学员证。

（12）认真填写临床实践记录，每周请带教老师确认签名。

（13）每天填报健康状况。临床实践期间专科护士每天登录"粤康码"等填报健康

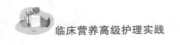

状况。

其他：在实践期间拍摄病例相片，必须征得带教老师和患者同意方可进行。

八、临床营养专科护士考评方式

临床营养专科护士培训项目考评体系主要包括专科理论知识考核、临床实践领域考核、个人综合能力考核、学员对教学的满意度评价和学员培训后履职情况上报等。

1. 专科理论知识考核

专科理论知识考核主要采用考核试卷的方法，评价专科护理专业相关理论知识，涵盖临床营养历史和发展、消化道解剖、肠屏障和肠道病理生理学、营养学基础知识、营养风险筛查、营养不良概论和营养评定、营养支持途径的选择与通路维护、肠内营养制剂的选择、肠内和肠外营养规范化管理、特殊疾病营养支持与护理、吞咽障碍与营养、居家营养护理、临床营养指南和专家共识、临床营养支持小组建立和建设方法、营养护士工作实践经验、高级护理理论、营养护理教育与科研方法等。

2. 临床实践领域考核

临床实践领域考核内容主要包括专科技能考核、教学小讲课考核、护理查房考核、个案护理考核和科研能力考核等，在不同的实习阶段完成。专科技能考核是从鼻胃管置管、鼻肠管置管、BMI 的测量与计算、能量计算、匀浆膳配置、肠内外营养液配制、肠内营养泵使用、肠内外营养输注操作、中心静脉置管换药等专科技术中抽考一项操作技能进行考核，考核方式多采用在临床病患中完成操作，教师根据评分表完成评价。近年来，客观结构化临床考试是在专科护师技能考核中应用得较广泛且灵活的考核方式，能综合、客观检验护士多项技能的掌握情况。教学小讲课考核是要求专科护士完成一次营养支持相关内容的小讲课，以 PPT 汇报的形式展现。护理查房考核是指专科护士在临床实践基地实习结束前主持营养护理查房 1 次。个案护理考核指专科护士需在临床实践阶段完成个案护理≥5 例，跟踪至少 1 例存在营养问题的个案，通过实施营养治疗措施、护理干预，总结护理经验，书写 1 份个案护理病历（包括病历摘要、护理计划、护理措施实施记录和效果评价），并以 PPT 的形式进行护理心得汇报。科研能力考核指营养专科护士需在实习过程中立足于临床实践需求，通过阅读文献与书籍，以临床营养护理为主题，提出护理研究课题，并初步完成研究设计，书写开题报告，并以 PPT 的形式进行开题汇报。

3. 个人综合能力考核

个人综合能力考核对学员的专科护理水平、团队协作能力、护理研究能力、组织协调能力等进行综合评价。黄师菊团队根据临床营养专科护士核心能力评价体系，编制了"临床营养专科护士核心能力自评量表"，采用该量表对营养专科护士的个人综合能力进行评价，可结合自评与他评进行综合评价。该量表包括 30 个条目，分为临床营养专业能力、职业人文特质、指导与协作能力、领导与管理能力、专业发展能力五个维度，分别含 19 个、2 个、3 个、3 个、3 个条目，每个条目评价结果从"完全不具备"到"完全具备"的得分设置为 1～5 分，总分 30～150 分，分数越高代表能力越强。已证实该评分表的可靠性较高，具有良好的结构效度，cronbach's α = 0.936，KMO = 0.707，Bartlett 的球形度检验显著性 <0.001。

所有考核材料完成后由基地组织相关专家进行评审，学员依据专家意见进行修改和完善后，将所有材料统一装订成册并上交主办单位终审，考核合格者，方可获"临床营养专科护士"证书，根据实习表现与考核结果评选优秀学员及各项考核优秀奖项。学员需按规定于毕业后一年进行所研究课题进展情况与成果汇报，返回工作单位后开展营养护理工作情况汇报。

4. 学员对教学的满意度评价

学员对教学的满意度评价包括理论培训阶段满意度和临床实践阶段满意度。以匿名调查问卷为主，黄师菊团队设计的"临床营养专科护士培训满意度调查问卷"共包含 20 个条目，理论培训阶段满意度包含 5 个条目，临床实践阶段满意度包含 14 个条目，总体评价含 1 个条目。采用 Likert 5 级评分法，分为"非常不满意"（0 分）、"不满意"（1 分）、"一般"（2 分）、"满意"（3 分）和"非常满意"（4 分）共 5 个等级，由学员分别于理论培训结束和临床实习结束后自主填写问卷进行评价。

5. 学员培训后履职情况上报

学员上报培训毕业后返回原工作单位一年内的专科工作开展情况与成果。然后对学员采用问卷调查与线上汇报结合的方式了解学员开展和参与临床营养护理工作、营养护理管理工作、营养护理教学工作、营养护理科研工作的情况与成果，包括开展营养筛查与干预，出诊营养护理门诊和营养护理会诊，进行院内外的学术交流、经验分享与临床带教，参与制定规章制度、流程、指引，参与营养护理相关竞赛项目，主持或参与营养护理研究项目，参编相关书籍以及发表学术论文的情况等。

关键知识点

1. 临床营养专科护士教学管理需架构合理、职责分明、计划明确、方案有效、实施规范、评价严谨，方能顺利开展培训。

2. 临床营养专科护士教学管理应以专科护士核心能力培养与提升为导向，实施多样化、多维度的教学，且以之为评价标准，反馈培训与管理的效果，持续改进教学质量。

第四节　营养专职护士工作模式

学习目标

- 了解临床营养科的性质与架构。
- 了解临床营养支持治疗小组的工作职责。
- 了解临床营养专职护士的角色定位。
- 了解临床营养专职护士的岗位职责。
- 了解营养科专职护士的工作模式与其内容。

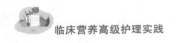

一、临床营养科的性质与架构

临床营养科是对由各种原因引起的具有营养风险、营养不良及营养代谢病的患者通过营养检测和评价进行营养诊断，并使用药品或非药品类营养治疗手段对患者进行治疗。定位于医技科室，由业务院长直接分管。

临床营养科应配置与医院规模相适应的医、护、技专业人员，医师与护士分别具有临床执业医师资格和执业护士资格，并经过临床营养专业教育。

二、临床营养支持小组的工作职责

住院患者普遍存在营养风险或营养不良问题，存在营养风险或营养不良可导致不良临床结局。临床营养支持治疗作为 20 世纪医学发展的重大突破，在治疗疾病、促进患者康复等方面发挥着重要作用。为顺应临床需求和贯彻落实《"健康中国 2030"规划纲要》和《国民营养计划（2017—2030 年）》精神，院内成立由临床营养科牵头组建的临床营养支持小组，对落实临床营养支持治疗、促进患者的早期康复具有积极的意义。

（1）制定规范及规则。制定全院统一的临床营养管理护士工作规范、岗位职责、临床营养治疗评价标准、会诊制度等，供全院各科室护士参考，以促进营养支持治疗工作的规范化，提高营养护理质量。

（2）开展培训。加强人员培养是促进营养管理的关键，负责全院护士的营养支持培训工作，组织或邀请国外营养专家指导全院护士的临床营养知识，促进全院营养护理的发展。

（3）健康宣教。负责在院内开展营养相关健康知识讲座，普及营养学知识，提高患者及家属的知识水平并促进其健康饮食行为的建立。

（4）相关科研。负责临床营养领域的护理科研及新技术、新方法的研究。

（5）质量控制。成立临床营养质量控制小组，对各科室营养支持治疗和营养教育情况进行跟踪考核。

（6）院内会诊。参与院内疑难重症患者的营养支持护理会诊，从营养学角度提出建设性意见和建议，促进患者康复。

三、临床营养专职护士的角色定位

"专职护士"多被用于某一专科，如康复专职护士、卒中专职护士、气道专职护士等，更多地强调专科的某个特定方向，工作职能更具功能性。查阅文献资料，目前临床营养专职护士工作模式没有依据可循，只能依照目前临床营养科工作内容，专职护士在临床营养医师的指导下，在患者的营养治疗中承担着评估、教育、监测、随访、记录等职责。

（1）临床护士角色：这一角色是临床营养专职护士最主要的角色，也是临床实践中占用时间最多的角色。负责全院住院患者的营养管理，即运用营养护理专业知识对患者进行营养风险筛查和营养评估，为营养不良的患者制定详细的饮食和营养治疗计划，对计划的实施情况进行跟踪和评价，对营养效果进行监测和评价，详细记录患者的病情变化，并进行质量改进，体现"治疗、护理、营养"三位一体的康复观念。对危重患者、特殊疾病患者以及大手术患者进行一对一的营养知识宣教，从营养与药物、营养与疾病等方面进行指导。

（2）营养咨询者角色：这一角色主要参与医疗、护理查房及疑难病例讨论，从营养治疗护理的角度提出必要、合理的建议；参与院内营养支持治疗的护理会诊，为其他科室医护人员提供会诊意见，并协助解决患者的营养问题，开展临床营养支持护理门诊提供个体化服务，为患者提供营养健康咨询。

（3）健康教育者角色：

①对患者和家属：健康教育是整体护理教育中的重要组成部分，营养支持治疗需要患者的主动积极配合和长期坚持，为提高其自我管理能力和改变其不良饮食习惯，对其进行健康教育尤为重要。主要包括向患者及其家属提供营养支持健康教育与康复技能，如自我营养状况评估、饮食配方、并发症的预防及处理等，消除或减少影响健康膳食的因素，加强患者和家属对营养与健康的认知，使其认识到饮食在疾病预防中的重要性，树立正确的饮食观念，促进患者饮食行为的转变，提高患者健康水平。

②对医务人员：对医务人员进行营养教育，以及营养治疗护理新模式、新技术的教育。

（4）研究者角色：当今信息时代知识日新月异，临床营养专职护士应该主动学习、及时更新知识、拓展知识内涵，并随时掌握临床营养护理的动态；善于发现问题、解决问题、积极申报科研课题，开展护理研究和创新，更好地发挥营养支持专职护士的临床作用。

（5）营养管理者角色：营养专职护士应具备一定的组织管理能力，营造有利于营养护士进行临床实践的环境，并协调多学科团队协作；制定、修改和完善营养支持护理工作指南，规范流程及岗位职责；制定并规范消毒隔离制度，保证患者饮食安全；协调营养支持和管理的临床实践；对营养支持、管理的质量和效果进行评价，并进行质量改进；组织和参与临床营养管理护士的培训。

（6）协调者角色：营养护理是以"患者为中心"的多学科团队协作，团队成员包括医生、临床营养专职护士、营养师、药剂师、心理医生等，其中营养支持专职护士负责团队成员之间的协调以及团队成员与患者、家属之间的协调与沟通，及时反馈营养支持治疗中的各种信息，保证营养支持治疗落实。

四、临床营养专职护士岗位职责

（1）利用营养学知识对住院患者进行营养状况评估，评估患者是否存在营养不良或存在营养不良的危险因素，根据具体情况制定合理的营养治疗方案和膳食食谱，并与营养师或医生沟通、交流，协助肠外营养治疗医嘱的开具和有效执行，以及肠内营养膳食的个体化配制。

（2）记录患者营养治疗的执行情况以及各项营养指标结果，并通过各项指标或问卷评价营养支持治疗效果，并确定下一步的治疗方案。

（3）编写疾病相关的营养支持治疗护理和教育教材，为患者及家属设计丰富多样的教育课程，并以一对一或小组教育形式在病房或门诊为患者及家属提供营养健康教育和营养咨询服务。

（4）制定临床营养管理护理质量敏感指标和临床营养管理护理工作规范流程，使护士在进行健康教育和实施营养支持治疗的过程中有据可依，并规范护理行为。

（5）制定食品安全与卫生管理制度，并负责科室的院感控制和预防工作，保证患者在接受营养支持治疗时的安全性。

（6）参与临床营养护理会诊，并与多学科团队成员沟通、讨论，拟定最佳营养支持治疗方案，以全面解决患者的营养问题。

（7）负责营养支持护理质控，监督营养支持教育和治疗情况，并收集相关意见和建议，持续做好质量改进，促进营养护理专科发展。

五、营养科专职护士工作模式与内容

临床营养护理是护理学科的细化，是整体护理工作的一个重要部分。随着临床营养护理工作的开展，为更好地满足患者营养需求，提高其生活质量，给临床营养专职护士的工作任务和角色提出了更多、更高的要求。

1. 随访住院患者营养治疗方案的落实

跟随营养科医师会诊，负责落实住院患者营养治疗方案，对全院营养会诊的患者，在会诊后 72 小时进行一次床边随访，随访内容包括：营养治疗方案是否落实；患者有无出现胃肠道不耐受情况；目前进食情况；营养能否达到目标需要量；活动情况；睡眠情况；与营养医师反馈目前的治疗方案是否需要调整。

2. 开设营养健康咨询护理门诊

开设护理营养健康咨询门诊，咨询服务内容包括：患者营养风险筛查；居家康复和老年慢性病患者营养管理；患者围手术期营养管理；肠内营养管饲治疗管理；肿瘤放化疗期营养管理等。

3. 开展营养支持护理小组工作

成立由临床营养科医生、营养师、临床营养专科护士组成的临床营养工作小组。由专职护士对全院实施营养支持治疗的患者进行全程营养管理（图 9 - 2、图 9 - 3）。

（1）临床护士对住院患者进行营养风险筛查（NRS2002）。

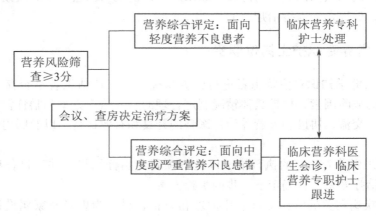

图 9 - 2　临床营养工作流程

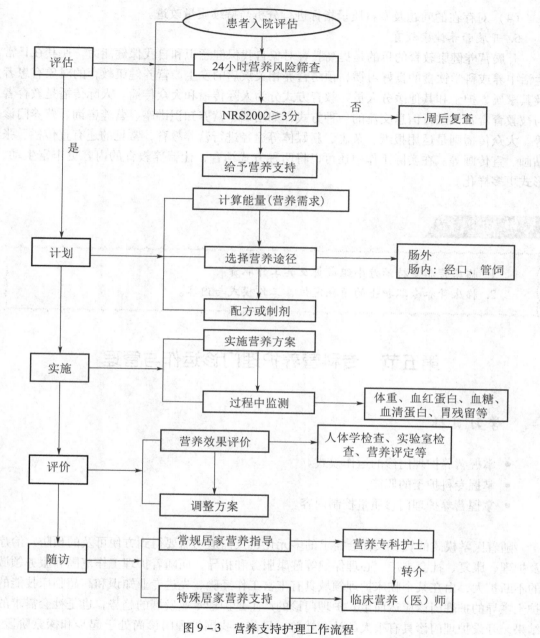

图 9 - 3　营养支持护理工作流程

（2）对于风险筛查评分≥3分的患者，由营养科医生会诊，进行营养状况评定，制定具体营养计划。

（3）专职护士落实营养计划并做好患者的观察记录。

4. 开展营养护理质量评价

（1）落实营养风险患者护理质量管理标准；肠内（管饲）营养护理质量评价指标。

（2）组织与营养相关的病例讨论。

（3）对全院营养护理质量进行督导检查。

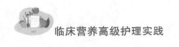

（4）对存在的问题及专科质量指标进行分析与持续质量改进。

5. 开展营养健康教育

开展营养健康教育的目的是提高教育对象自我保健意识和自我保健能力，使其在日常生活中养成科学饮食的良好习惯，预防营养相关疾病的发生。营养健康教育的对象有患者及其家属、护士和其他医务人员。教育方式分为人际传播和大众传播。人际传播是教育者与被教育者直接进行信息交流的一种方式，如培训、营养知识讲座、营养咨询、营养门诊等。大众传播则是运用报纸、杂志、新媒体等途径进行营养教育，常见的还有宣传栏、张贴画、宣传画等。在实际工作中还可以将两种方式结合，让营养教育的内容更丰富生动、形式更多样化。

关键知识点

1. 临床营养支持治疗小组成员及其工作职责。
2. 临床营养专职护士的角色定位、工作模式与内容。

第五节　专科营养护理门诊运作与管理

 学习目标

- 掌握营养护理门诊的运作模式。
- 掌握专科护士的职能。
- 掌握营养护理门诊质量控制内容。

随着医学模式的转变及社会需求的多元化，人们迫切需要得到方便可及的预防、治疗及护理、康复、社会支持、心理保健等健康服务和指导，而随着护理工作范围和服务领域的不断扩大，由在某个临床护理领域具有丰富工作经验、先进专业知识和高超临床技能的护士主导的护理门诊应运而生。护理门诊的产生是护理专业发展的趋势，也是社会需求的结果，开设护理门诊具有很大的社会效益。目前，我国护理门诊尚处于起步和探索阶段，如何使护理门诊向更加专科化、专业化的方向发展，值得思索和探讨。

一、护理门诊概述

（一）定义

有学者认为，护理门诊的广义定义就是护士从事护理活动的诊所或地点，护士承担着评估患者、健康教育、心理支持、监测患者病情以及提供护理干预等多重角色。也有学者认为，护理门诊是一种正式的、有组织的卫生保健服务提供形式，可满足就诊者及其家庭在护理方面的健康需求；护理门诊的护士能够在特定护理领域提供高级护理实践服务，而且护士80%以上的工作是独立完成或是与其他健康团队成员合作完成的；护理门诊与医疗门诊的区别在于护士较少依赖于药物的使用，而是根据患者及其家庭的需要提供整体护理服务。其他研究者也认同护理门诊的设立是高级护理实践的一种创新形式，护士不进行疾病的诊断和治疗，而是应用整体护理理念与患者共同合作，保持、促进患者的健康状况达到最大化。

（二）护理门诊发展现状

1. 护理咨询/专家门诊

为满足国人对健康及护理服务不断增长的要求，拓宽护士服务领域，更好地体现护士价值，国内一些医院成立了护理咨询门诊或护理专家门诊，由临床工作经验丰富、技术职称或职位较高的护士承担咨询工作。服务内容涉及老年病护理、慢性病管理、妇幼保健、肿瘤、腹膜透析家庭咨询门诊等。护理专家门诊主要提供护理咨询服务，对专科患者进行专科护理知识的指导，其服务内容包括对就诊患者及其家属提出的相关疾病及预防保健知识、健康生活方式等方面的问题进行解答和提供信息，对患者进行健康教育指导，提高其治疗依从性，对其不良生活方式进行干预等。精神病护理门诊还对患者进行生活功能、社会功能、情感支持训练等综合干预，体现较明显的专业特点。

2. 专科护理门诊

随着我国护理专业化的发展及对专科护士的规模性培养，护理门诊作为护理服务的模式之一，成为发挥专科护士作用的重要平台，在专科护理方面发挥着积极的作用。国内一些三级甲等综合性医院相继开设了由取得专科护士资格证书的护士承担出诊工作的专科护理门诊，主要有经外周中心静脉置管（PICC）、糖尿病、造口/伤口、康复门诊等专科护理门诊。除了基本的信息提供、健康教育、咨询、随访等护理门诊的基本服务内容以外，专科护理门诊护士以其专有的知识和技能为患者提供特殊的护理，服务范围涉及健康促进、健康维持、健康问题的诊断和处理以及健康恢复等诸多方面，并在这些护理服务中体现护士作为护理者、教育者、指导者、咨询者、协作者和研究者的角色。

这种形式的专科护理门诊较之前的护理咨询/专家门诊职能定位更加明确，服务内容更加专业及细化，专科护士的工作角色更显示出特异性、多样性和不可替代性，因此被认为具有高级护理实践特征。

3. 护理门诊成效

国外研究表明，护理门诊的开设缩短了住院时间、降低了住院费用，能够为患者提供更多、更好的健康服务，患者对其具有较高的满意度。国内研究者也得出相似的结论：①患者对护理门诊有高度的认同感。调查显示，绝大多数患者认为有必要设立护理门诊，说明专科护理咨询门诊顺应患者的多元化要求，有利于更好地满足患者的身心需求，有利于增进医患沟通，创造和谐的医患关系。②护理门诊可改善患者健康状况及提高患者满意度。调查发现，通过设置PICC专科护理门诊，PICC患者满意度提高至98%，减少了各种并发症的发生，延长了导管的使用时间，减轻了患者的痛苦，提高了护理质量。研究表明，专科护理门诊能够很好地为就诊患者提供需要的健康指导和专业护理，协助医生做好疾病预防和康复工作，为护士提供专业化技术指导，其价值得到了患者、家属、同事和医生的认可，患者及家属对专科护士服务态度和技术水平的满意率达98%。③护理门诊可

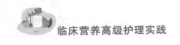

发挥专科护士作用，推动护理专业发展。我国专科护士培训与使用尚未规范化，大部分医院对其存在重培训、轻使用的现象，许多专科护士经培训后，仍从事一般性的护理工作，很少能专职从事专科工作，这在很大程度上影响了专科护理的发展。护理门诊为专科护士提供了发挥专科优势的平台，对提高专科护理水平、推动护理学科专业化发展起着重要作用。

4. 国内护理门诊存在的问题分析

（1）缺乏统一的管理规范。目前我国护理门诊规范化管理不够成熟，诊室设置与开诊时间、出诊护士资质确定、相关制度建立与完善、服务范畴的确定、护理操作程序等规范均由各医院自行制定，缺乏统一标准。

（2）岗位角色冲突。曹新旋对护理门诊进行案例研究时发现，上海市护理门诊出诊护士多为兼职工作，有的承担着护士长等护理管理工作，岗位职责定位不明确，造成一定的角色冲突。这在一定程度上制约了护士在专科领域的发展，如从时间上不能保证定时定量地开展护理门诊，出诊工作很容易受到其他工作任务的影响而难以保证。

（3）执业地点局限。我国护理门诊特别是由专科护士出诊的专科护理门诊大多存在于医院中，而一些慢性病患者、长期造口患者、PICC 置管者等完全可以在社区接受护理服务，发挥社区护士在初级卫生保健中的作用，满足患者及时就医、减轻医疗负担的需求，这对促进非住院患者的康复和提高其生命质量有重要意义。但鉴于我国尚未建立开业护士制度，可采取医院帮扶社区的形式，开展社区护理门诊试点工作。

（4）薪酬机制难以确立。国家对护理门诊的费用收取并没有明确标准或意见。全国对于 PICC 的置管、维护等项目没有统一的收费标准，这可能与 PICC 护理门诊没有统一标准或模式，导致了一些操作无法自立收费项目有关。一些医院护理门诊护士挂靠在医生名下，以联合出诊的名义收取廉价挂号费或很大程度上处于"义诊"状态，护理门诊护士工作量无法与薪酬挂钩，难以调动护士积极性，从而无法形成可持续发展的长效机制。

二、营养护理门诊概述

为满足广大病友需求，特开设营养护理门诊，主要为门诊患者及出院患者提供科学的饮食指导和饮食建议，特别在营养不良，糖尿病，肾病，痛风，心、脑血管疾病以及肥胖，短肠综合征，脂肪肝，妊娠糖尿病，术后康复，肿瘤等营养治疗护理方面积累了丰富的经验，同时，还为婴幼儿、儿童、青少年、孕妇、乳母及老年人等特殊人群提供营养饮食建议和指导。营养门诊专门配备了仿真食物模型，方便患者掌握食物分量，还配有 30 多种常见病的营养指导小册子及相应食谱供参考，营养门诊会对每位前来就诊的患者给出个体化食谱和饮食指导。

三、营养门诊具体运作

（一）诊室准备

将诊室环境进行了美化，展示柜内放置了食物金字塔和各类色彩鲜艳的食物模具，在吸引患者的同时供教学使用，制作了食物交换份和各类疾病相关知识的图片上墙，放置教育宣传手册供患者取用，添置了体重计、血压计、测量腰臂比的工具、身体成分测定仪、皮褶计、计算机（每日摄入膳食营养成分分析软件）及婴幼儿和学龄儿童身高体重表格等，以供分析病况及营养评价之用。教育指导箱内备齐各类口服营养补充介绍等供教育所用。

（二）人员准备

医院营养科派出专业营养医师参与营养护理门诊工作，营养医师具备处方权。营养专科护士具备主管护师及以上资格，经过营养专业知识培训，获得学会颁布的营养专科护士资格证书，具有丰富的临床经验和良好的沟通技巧，能为患者提供个体护理咨询。

（三）工作流程

由门诊办公室公布营养护理门诊开诊时间，接受患者公开挂号、预约。

1. 营养专科护士工作流程

（1）评估患者需求，了解其就诊目的。

（2）收集既往史、现病史、现服药情况（临床治疗过程），查看患者各类检验单及其他检查报告，营养监测数据。

（3）评估患者存在的健康问题，与患者共同制定营养自我管理目标和具体实施办法。如指导口服营养补充方法及注意事项，进食后活动等。给予个体化的教育指导，开具运动及营养监测处方并签名。

（4）将有专科疾病相关情况的患者转介给相关专科门诊专家诊治。

（5）预约下次就诊时间。

（6）整理信息，建立患者档案。

2. 营养师工作流程

（1）评估患者需求，了解其就诊目的。

（2）进行24h回顾性膳食调查，详细了解患者日常饮食习惯、口味、爱好、营养误区等。

（3）营养体检和评估，包括身高、体重、体脂含量等，利用营养膳食软件计算患者全天热量摄入及分配，开具营养饮食处方。

（4）营养评价及诊断。针对患者个体情况，纠正有缺陷的饮食习惯，利用饮食模具详细讲解饮食处方。

（5）发放相关资料。

（6）对有专科疾病者，转介患者前往相关专科治疗（如糖尿病的临床处理）。如有必要，预约下次患者复诊时间。

4. 工作职责

（1）营养专科护士职责。评估患者对营养知识和技能的掌握情况，了解患者现存的护理问题，与患者协商制定护理计划及预期达到的目标。讲解营养相关知识，如营养概论、急慢性并发症的防治、营养口服补充治疗、营养补充方法及注射部位注意事项、运动方式及运动量、血糖监测的方法及注意事项、营养不良的防治、日常生活的管理、特殊情况下的应对方式等，开具运动处方、营养监测处方。

（2）营养师职责。评估患者的营养需求，结合患者现病史，了解患者日常口味、饮食习惯，确定患者存在的营养问题，与患者共同制定解决方案，通过讲解饮食知识，让患

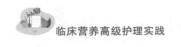

者了解如何均衡饮食，维持合适的体重，配合药物、运动等使血糖、血脂等指标达标。开具饮食处方，根据具体情况在营养指导基础上开出有利于病情的药物。

附件：胃肠营养护理门诊建设

一、专科营养护理门诊运作模式

（一）建立出诊人员团队

出诊人员准入：营养专科护士；主管护师以上级别；工作年限＞10年；具有营养师证及专科护士资格认证；通过营养护理专科门诊相关培训、考核。

工作职责：

（1）负责营养护理门诊的日常工作及管理。

（2）负责营养护理门诊的接诊，建立营养不良患者档案。

（3）为患者提供功能评估、个性化健康咨询等服务。

（4）保证患者就诊期间安全，维护患者的权益，保护患者的隐私。

（5）负责患者的转诊、居家康复护理指导等随访工作。

（6）负责完成专科营养护士带教任务。

（7）完成营养护理门诊相关科研、质量控制、管理等工作。

（8）完成营养护理会诊工作。

（二）出诊人员培训

培训内容包括营养筛查、营养评估、营养护理、健康教育能力等，培训后对所学内容进行理论和操作考核，合格后方可参与护理门诊工作。

（1）积极参加院内、院外的营养专科继续教育学习班，掌握专科最前沿的理论和实践技能，如国内外营养指南的解读、营养不良评估进展及营养不良患者的自我管理等。

（2）参加护理科研能力培训，主要包括循证护理、护理科研、专利研发、基金撰写等方面的培训，能发现营养护理问题并开展研究，解决患者难题。

（3）其他相关能力的培养，如临床管理、评判思维、组织协调及伦理决策能力等，以便给患者提供更好的医疗护理服务。

（三）门诊诊室的建立与规章制度

诊室设置于门诊部，要求为独立诊室，悬挂"营养专科护理门诊"门牌标识，面积不小于 $10m^2$，以便对患者及照顾者在安静的环境开展针对性的指导。诊室内装饰简洁、温馨、舒适，墙面可悬挂宣教海报和门诊特色功能介绍。诊室设施包括诊疗桌椅、洗手设施、诊疗设备、电脑、打印机、检查床、体质分析设备，如握力仪器、测量皮尺、三角肌测量仪、食物热量表、相关健康教育材料等。

由医务部、门诊办公室、护理部及质量管理科共同制定专科营养护理门诊管理规范。门诊护理质量管理按照分别从门诊管理、消毒隔离、抢救物品、护士素质四方面进行质量控制。同时建立护理工作管理制度，包括护理门诊护士岗位职责和工作流程、专科护理门诊技术操作规范和标准流程、消毒隔离制度、疫情防控管理制度、门诊特殊药品登记管理制度、护理安全管理制度、护理风险管理预案、护理投诉与处理流程、健康教育规范、随访制度等。同时门诊需妥善保管患者就诊资料，避免资料外泄。

二、胃肠营养护理门诊的服务内容

（一）服务对象

护理门诊根据患者及家属的不同需求，针对性地一对一解答，服务对象为有营养不良风险的患者、围手术期需要营养支持的患者、管饲患者、排便困难的患者等。

（二）服务内容

（1）胃肠道疾病围手术期健康管理（营养状况评估、饮食指导、肠道准备）。

（2）胃肠道肿瘤化疗期间病情监测、营养评估及饮食指导。

（3）结直肠疾病术后排便习惯改变的功能锻炼指导。

（4）胃肠道疾病术后并发症的指导。

（5）带管离院患者自我护理。

（6）胃肠道疾病患者术后生活质量评估及干预。

（三）特色项目及设施

（1）超声波体质分析仪。

（2）食物交换份模型橱窗。

（3）肠内营养素使用与指导。

（4）仪器辅助排便功能训练。

（5）个体化健康教育处方。

（四）出诊流程

出诊护士运用护理程序的方法对患者进行整体护理，评估患者的情况，对所有咨询的患者建立营养管理手册，健康档案资料包括患者基本信息、营养状况、饮食习惯、住院诊疗经过、门诊就诊资料、电话随访资料及各种评估量表。

（1）收集患者资料：了解患者的基本情况，包括现病史、既往病史、诊断结果、手术方式、营养相关指标（人体测量、实验室指标、人体成分分析等）等。

（2）个体咨询：了解患者目前饮食情况，以便了解患者身体情况及开展后续的治疗；以患者问题为主导，解决患者个性化问题与共性问题，通过现场体质分析为患者制定可实施的、可测量的、阶段性的饮食运动方案。

（3）健康教育：对患者现存的或潜在的问题，予以相应的指导。改变患者的不良行为习惯，制定良好饮食居家生活习惯，如患者及照顾者、专科护士三人共同制定饮食食谱，改变患者单一的饮食结构，丰富患者的食谱，促进患者的食欲。根据食物交换法，指导患者或照顾者利用"薄荷健康"APP在患者居家康复期间自行计算患者摄入的热量。对于带管居家肠内营养的患者，部分患者出院后自我管理和护理能力差，出现各种并发症，影响疾病的康复，可转诊到营养门诊，可通过回授法教会患者或照顾者，详细讲解喂养的各类注意事项，预防并发症的发生。不同的手术，关注点也不一样。胃癌术后患者侧重关注的是倾倒综合征的发生时间、频次、预防手段；直肠前切除术后患者则就更多地注

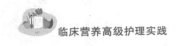

重直肠前综合征，腹直肌、提肛肌、盆底肌的训练，指导肛门收缩锻炼。

出诊专科护士通过综合运用护理理论知识、临床经验、沟通能力和实践技能，识别患者存在的护理问题并解决或给予建议和指导，以循证护理理念指导临床实践，开展循证护理实践。出诊护士应注意和患者间的沟通和相互了解，通过沟通建立患者对出诊护士的信任感。

（五）患者就诊流程

营养护理门诊也跟随"互联网＋健康医疗"发展，施行完全预约制，患者可在医院官网自助挂号。目前开设专科号，时间为每周二下午，限4～5个号，按患者报到顺序看诊，为保证服务质量，平均每位患者耗时30～45min。患者就诊完成可填写护理满意度调查表。

（六）转诊流程

根据营养护理门诊的时间，匹配本专科教授，当患者遇到医疗或营养疑难问题，专科护士可安排患者转诊到营养科或者相关科室，应电话提前联系转诊科室，并书写因病情需要到相对应的科室转诊，要求专科护士有较好的人际沟通能力及应变能力。

（七）随访系统

专科护士根据出诊患者建立门诊档案，定期对患者进行随访，将就诊患者信息录入医疗随访系统中，每周对患者随访一次，了解患者的症状、体征、服药情况、体重、饮食自我管理情况，并及时为患者提供诊疗意见。专科护士在患者出院后第3天、第7天、第21天分别进行电话随访，主要了解患者居家康复情况，给予患者相应的营养指导，并对患者的营养状况进行评估，根据随访结果调整营养方案，嘱咐患者居家康复过程中遇到问题时随时到医院复查。同时在随访系统发布科普营养相关知识，持续更新内容。

（八）绩效考核

质量考核内容包括5项一级指标和12项二级指标。一级指标包括护理门诊专科护士的工作态度、工作数量与质量、学习与成长、服务对象及内部人员满意度、带教工作量；二级指标包括投诉情况、就诊患者数量、护理门诊专家院内外授课情况及统计源期刊论文发表情况等。结合年初护理门诊制定的工作计划，每年度考评1次，将考评结果纳入绩效分配、年度评优等标准中。

（九）质量管理

营养护理门诊由胃肠外科与门诊部共同实施质量监督和管理。实行三级团队管理模式，胃肠外科为一级管理，门诊部为二级管理，营养专科门诊护士为三级管理。胃肠外科和门诊根据"营养专科护理门诊年度工作目标计划""营养专科护理门诊护士岗位说明书"和"营养专科护理门诊带教执行计划书"执行督查计划。各级人员的营养专科护理门诊知识和技能应不断更新，专科护士执行具体措施并落实到专科护理门诊工作中，如结合"营养不良五阶梯疗法指南"对患者的自我管理内容进行更新等。营养护理门诊在工作过程中遇到的专科知识和技能相关问题由科室协调解决，管理问题需上报门诊部，可最终由护理部质量与技术管理委员会对问题做出协调和解决。通过三级质量管理体系，实现质量持续改进。

三、胃肠专科营养护理专科门诊效果

自 2017 年 3 月开设胃肠专科营养护理门诊，共接诊 500 余人次，共完成围手术期营养指导 500 余例；制定个性化食谱 200 余份，指导排便功能锻炼 100 余人；协助带管居家肠内营养支持 10 余例；完成营养实践基地带教 100 余人。

关键知识点

1. 护理门诊概述，出诊人员资质与培训。
2. 营养护理门诊的服务内容与对象，就诊流程与转诊。
3. 营养护理门诊质量管理与成效。

附件 胃肠营养护理门诊记录表

一、一般信息：

患者姓名：＿＿＿＿＿＿＿ 性别：＿＿＿＿ 年龄：＿＿＿＿＿

登记号：＿＿＿＿＿＿＿ 联系电话：＿＿＿＿＿＿＿

主管医生：＿＿＿＿＿＿＿ 出院诊断：＿＿＿＿＿＿＿

手术日期：＿＿＿＿＿＿＿ 手术名称：＿＿＿＿＿＿＿

既往史：

□糖尿病　□高血压　□心脏病　□肝炎　□呼吸系统疾病

□其他＿＿＿＿＿＿＿

过敏史：

□没有　　　　□有，如果明确，请填写＿＿＿＿＿＿＿

饮食情况记录表：

	年　月　日	年　月　日	年　月　日
早餐			
加餐			
午餐			
加餐			
晚餐			
宵夜			

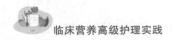

排便情况记录：

每日排便____次，性状_____ 腹痛□ 腹胀□

其他症状：_____

二、随访内容：

术前身高：____cm 体重：____kg

项 目	时 间		
	年 月 日	年 月 日	年 月 日
白细胞（WBC）(3.5～9.5) 血红蛋白（HGB）(130～175) 白蛋白（ALB）(36～51) 血清前白蛋白（PA）(200～400)			
体重（kg） BMI (18.5～24.9)			
脂肪（男14%～20%； 女17%～24%） 水分（55%～65%） 骨骼（2.0～2.7kg） 肌肉（35%～45%）			
营养饮食指导			
健康生活方式指导			
术后排便功能锻炼指导			
其他（如管道）			

第三节 营养示范病房建设

 学习目标

- 了解临床营养示范病房建设的意义。
- 掌握临床营养示范病房建设的必备要素。
- 熟悉护理在营养示范病房中发挥的作用。

一、概述

1. 定义

营养示范病房是规范实施肿瘤营养疗法，具有示范、引导作用的单位（含病房、科室）。该单位的人员配备、业务范围、技术开展、质量控制、硬件建设及工作制度等需达到标准要求。

2. 住院患者的营养现状

住院患者营养现状不容乐观，普遍存在营养风险或营养不足问题。我国一项多中心调查研究显示，住院患者总的营养风险发生率为 35.5%。研究表明，营养风险会增加不良临床结局的风险，如导致并发症增加、患者住院时间延长、医疗费用增加等；对有营养风险的患者给予恰当的营养支持可改善临床结局。营养护理是指为满足被护理者营养需要所进行的一系列护理干预措施。从全人护理理念来看，关注住院患者的营养问题，改善患者临床结局已迫在眉睫。因此，有必要对每一位住院患者进行营养风险筛查，评估其是否存在营养风险，对有营养风险者采取合理的营养支持。

3. 临床营养示范病房建设的意义和必要性

临床营养支持的实施需要多学科的合作，临床护士作为健康护理的主要提供者，在早期识别风险、观察病情和实施营养方案等方面起着重要的作用。《"健康中国 2030" 规划纲要》和《国民营养计划（2017—2030 年）》均提出培养临床营养高级护理实践人才的要求。营养知识和技能是护士实施正确营养管理的基础，营养不良是患者常见的合并症，因此，开展规范化的营养示范病房建设对患者的治疗和临床结局具有重要积极意义。

近年来，越来越多的放疗营养学者开始关注并对如何开展肿瘤放疗患者的营养治疗进行了探索，逐渐取得了理论成果和实践经验。肿瘤放疗患者一线营养治疗的理念已经逐渐被放疗医师接受，但是不同地区、不同医院、不同医师营养治疗开展的水平参差不齐，部分地区和人员营养治疗的落实还存在较多问题。目前我国已在全国建立规范化放疗营养示范病房，以对区域内其他放疗病房的规范化营养治疗起到示范、引导作用，以点带面，有效防治肿瘤放疗患者营养不良，推动营养治疗的真正落地，提升肿瘤治疗水平，维护患者医疗安全，提高患者生活质量，节约医疗费用，让患者真正获益。

因此，在借鉴肿瘤放疗示范病房建设的基础上，参考中华医学会肠外肠内营养分会护理学组肠内营养输注示范病房建设，有必要对存在营养风险的高发普通病房推行临床营养示范病房的建设，以引领不同地区医疗单位和病房护理单元，以点带面，推动临床营养治疗护理实施，缩短住院时间，节约医疗费用，改善患者临床结局。同时，通过临床营养示范病房建设，提升临床护士营养护理水平，促进护理专科发展。

二、临床营养治疗示范病房建立要求

1. 医院要求

三级综合医院、有条件的二级综合医院以及肿瘤专科医院均可创建"临床营养治疗示范病房"。鼓励符合下述条件的医院单独设置临床营养示范病房。

（1）医院须有肠内营养配置室，总面积不低于 $60m^2$。

（2）医院有治疗膳食配制室，可设置在医院食堂内，分为准备间、特殊间、主食制作及蒸制间、食品库房、餐具消毒间、刷洗间、膳食分发厅、管理办公室、统计室。

（3）医院配置营养检测设备，包括临床营养信息管理系统、人体成分分析仪。

2. 科室要求

1）普通病区单元

（1）基础设施：病区每床净使用面积不小于 $6m^2$。病区基本设备：给氧装置，多功能

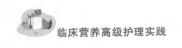

抢救床，负压吸引装置，微量输液泵，肠内营养泵，抢救车，除颤仪，心电监护仪，血糖测定仪，空气消毒设备，体重、身高测量仪等。

（2）开展临床诊疗工作5年以上，床位不少于30张，年收治患者200例以上，能够为住院患者提供规范化营养治疗；医院开设营养门诊，能为患者提供营养门诊服务。技术水平在本地区处于领先地位。

（3）适用专科：普通外科、消化中心、肿瘤科、放疗科、康复医学科、神经内外科、头颈外科、重症医学科等。

2）临床营养科

开展营养科临床诊疗工作2年以上，设置营养科门诊，能够独立开展患者营养治疗等工作，每年开展营养治疗200例以上。

3）药剂科

（1）具有符合营养液静脉用药集中调配的配制设施，包括配制环境及洁净度、微生物限度、人员等要求。

（2）具有营养处方审核能力的药师，围绕制剂配伍及稳定性、处方合理性等方面，每年开展营养处方专项审核工作200例以上。

3. 人员要求

人员配置营养治疗技术团队成员包括临床医师（含营养医师）、营养（技）师、临床药师和营养护士。其中营养护士需有3年以上护理工作经验或获得临床营养专科护士培训证书或接受院内、院外系统性营养护理培训。

4. 资质培训

1）培训内容

学习临床营养护理核心理论与技术、营养教育与质量控制管理等。开展理论及护理技术培训，如营养基础知识、营养风险筛查与评定、肠内营养制剂选择、营养支持技术、指南分享等。采用理论与实践相结合的模式，并将工作坊、护理查房、病例讨论、个案汇报等多形式贯穿于培训中，提高培训效果。具体如下：

（1）营养学基础知识：包括食物的主要营养成分及各种营养成分的主要生理作用。

（2）住院患者的营养问题与现状：包括患者营养问题的发生机制、常见形式、发生情况、影响和危害。

（3）营养状况评估的方法及工具：常见营养筛查和评估工具及其使用，包括营养风险筛查方法（NRS2002）、主观全面营养评价法（malnutrition universal screening tool，PG-SGA）、微观营养评价法（MNA）。

（4）营养支持的途径：肠内营养及肠外营养的实施及管理，包括方法、途径、配制、注意事项、健康教育、随访等。

（5）营养支持的原则：营养支持的模式、理念、开始时间、营养需要量等，参考专业指南及专家共识。

（6）营养支持相关的研究方法。

2）培训模式

结合"院内培养"和"院外学习"两种方式，采用"基础知识全面覆盖，专业能力以点带面"的培训模式，重知识更重技能，以研究带动实践发展。

（1）对全科医护人员进行科室内部全面覆盖性的相关营养基础知识培训。

（2）每年定期参加营养相关专题学术会议。

（3）定期进行科室内部营养支持治疗相关病例多学科讨论。

3）培训方案

院内、院外培训，应有具体培训计划及实施记录。

5. 营养健康教育

（1）教育对象：患者及家属。

（2）教育频率：住院期间至少2次。

（3）教育内容：根据患者具体情况选择以下相关方面针对性教育。

①患者营养的重要性；

②患者的饮食误区；

③患者营养治疗的原则；

④患者住院期间的正确饮食；

⑤口服肠内营养补充指导和观察；

⑥管饲肠内营养输注规范化管理（如鼻胃管、鼻肠管护理及注意事项）；

⑦肠外营养输注管理与注意事项；

⑧出院随访与居家营养支持、护理方法。

（4）教育模式：根据患者具体情况选择。

①一对一床旁教育；

②小组健康教育讲课；

③全科营养健康教育大讲堂；

④视频、公众号或线上课堂。

（5）教育工具。

①营养宣传海报；

②营养宣教 PPT／视频；

③营养健康教育手册；

④患者营养状况记录本；

⑤患者饮食日记；

⑥简明饮食自评表；

⑦量化营养治疗简图；

⑧病区营养不良患者标识（可于床头电子屏标识）；

⑨营养护理随访登记本；

⑩建立微信公众号，定期发布营养护理相关知识，公众号维护人员相对固定；

⑪定量的食物模型。

三、临床营养规范化病房管理流程

依照住院患者营养筛查指引和流程，由责任护士对住院患者进行营养风险筛查（入院48h内完成），NRS2002评分＜3分（无营养风险）则每周复评，把NRS2002评分≥3分的患者（有营养风险）告知医生或做出风险提示，由医护一体化责任组或营养专科护士进行饮食营养评估和营养干预，密切跟进患者营养改善状况及营养评价。必要时建议主管医师请营养科会诊，协调解决患者的营养问题和制定干预方案。对出院患者可通过电话、微信或护理门诊等形式随访进行院外营养指导。

作者单位自2015年1月在全院范围内对新入院患者开展营养风险筛查，结合医院实际情况自行设计"住院患者营养护理单"（本章附件6），内容包括营养风险筛查、饮食营养评估、营养护理措施、效果评价。①饮食营养评估：包括饮食种类、进食方式、食欲、饮食喜好、影响进食的因素、胃肠道症状等；②营养护理措施：主要是根据患者情况给予个体化干预措施，如改善饮食结构、平衡膳食、对患者及主要照顾者进行营养教育、进食安全管理、治疗膳食的选择、肠内营养制剂的选择、肠外营养、营养会诊等；③效果评价：包括体质量、血清白蛋白（g/L）、血清前白蛋白（mg/L）、体脂测定等指标。设计"食欲刻度尺设计"（本章附件2）供临床护士评价患者食物摄入情况使用。初步构建基于护士主导对住院患者营养风险筛查的营养护理模式，即"入院营养风险筛查—评估—干预—评价"体系，总结本单位运行7年来工作情况，提出临床营养护理工作关键时点。

1. 患者入院

（1）进行营养风险筛查，灵敏、特异、简便易用通常是临床上选择营养风险筛查工具的依据，营养风险筛查NRS2002阴性，每周复筛一次。

（2）对有营养风险或营养不良患者，进行营养评定，包括饮食调查、体重丢失量、体检、人体测量及实验室检查。

（3）对有营养风险或营养不良患者，及时采用饮食指导和口服营养补充，目标是改善营养状况。

（4）对评估营养状况良好、预期有营养风险患者，推荐定期进行营养评估，必要时进行营养干预。

2. 住院期间

（1）存在营养不良或营养风险的住院患者，根据需要进行营养支持治疗。

（2）对于NRS2002≥3分的患者，给予营养评估如PG-SGA，根据评估结果，人体测量、实验室指标监测，给予专业的指导和营养处方。

（3）因各种原因、无法正常进食或进食量明显减少的患者，应及时给予充足的营养摄入，以避免营养状态恶化和延迟住院时间。

（4）患者住院期间需要通过个体化的营养咨询确保充足的营养摄入，以避免营养状态恶化和延长住院时间。

3. 患者出院

（1）饮食营养指导。

（2）指导患者院外自我观察营养情况，告知患者出现营养不良时的自我应对方法。

（3）NRS2002评分≥3分的患者加入随访。

（4）与患者及家属制定随访计划（确认联系方式、告知随访时间：每月一次，共随访两次）。

4. 出院后延续护理

（1）对出院仍存在营养不良或营养风险的患者，应进行营养随访。

（2）随访时，应进行常规营养评估，一旦发现营养风险，应积极寻找病因并继续进行营养治疗。

（3）随访内容：主要监测进食和体重变化，能及时发现体重下降和摄入不足等营养问题及其原因，尽早采取必要的干预措施。不应仅局限于治疗，还包括患者个体化和生活化的内容，如推荐的运动模式、如何确保食物安全性等。

（4）随访方式：电话、微信随访、短信提醒、有条件可家庭访诊，指导定期复诊、营养门诊等，以提高遵医率及依从性。

（5）随访时间：定期对患者随访，由专业营养师或营养专科护士进行，建议每2周1次，持续3个月以上，或直至体重下降或营养不足等问题得到妥善解决。

营养干预规范化流程见表9-5。

表9-5　营养干预规范化流程表

关键时点	内容	方法	执行人	使用工具
入院时	营养风险筛查	入院时完成NRS2002营养风险评估	责任护士/营养师	NRS2002营养筛查单
入院24小时内	营养健康宣教	（1）由责任组长发放"营养健康教育手册"并指导患者正确填写"患者营养状况记录本"； （2）非首次患者由责任护士宣教并查看"患者营养状况记录本"	（1）责任组长 （2）责任护士	（1）健康宣教小课/视频； （2）营养健康教育手册/患者营养状况记录卡
	风险标识	对NRS2002评分≥3分的患者，床头信息栏标识或HIS系统风险警示"营养不良风险"，按照"五阶梯"的原则给予饮食+营养教育	责任护士	特殊标识
住院期间	对NRS2002复筛查与营养干预疗效评价	（1）对评分<3分的患者每周进行营养风险筛查评分，饮食+营养教育； （2）NRS2002评分≥3分的患者，当下一阶梯不能满足60%目标能量需求3～5天时，应该选择上一阶梯以上的营养支持方式，进行营养教育，监测血生化指标和营养三项； （3）每周一次查房，对NRS2002≥3分的患者，给予营养评估如PG-SGA，根据评估结果，给予专业的指导和营养处方； （4）人体学测量、实验室指标	主管医生/责任护士/营养师	（1）医嘱； （2）NRS2002营养筛查单； （3）体重秤； （4）人体成分分析； （5）间歇能量测定
出院	出院指导	（1）饮食营养指导； （2）指导患者院外自我观察营养情况，告知患者出现营养不良时的自我应对方法； （3）NRS2002评分≥3分的患者加入随访； （4）与患者及家属制定随访计划（确认联系方式、告知随访时间：每月一次，共随访两次）	责任护士	（1）营养相关手册； （2）信息系统

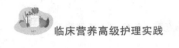
关键时点	内容	方法	执行人	使用工具
院外延续护理	随访（出院患者）	（1）按计划进行电话随访并正确填写随访表； （2）提醒患者填写"患者营养状况记录卡"； （3）记录一周内摄食量减少＞50%的患者，给予ONS补充指导或复诊； （4）出院后2周随访一次	责任护士或专职随访员	（1）营养状况随访模板； （2）营养状况随访登记本； （3）患者营养状况记录卡

5. 效果评价

营养治疗建议以 4 周为一个疗程，营养（专科）护士或营养（技）师或临床医师（含营养医师）应对患者进行整体疗效评价，包括摄食情况、实验室（生物化学）检查、能耗水平（代谢率）、人体学测量、人体成分分析、体能评价、心理评价、生活质量评价、肿瘤病灶（体积及代谢活性）评价及生存时间在内的 10 个方面评价。不同参数对治疗产生反应的时间不一致，评价的间隔时间也各不相同。

（1）人体学测量指标：BMI、上臂周围、皮褶厚度等。

（2）实验室检查指标：血清白蛋白、血清前白蛋白、肌酐身高指数（CHI）、氮平衡、肝酶活性、肌酐尿素水平、电解质水平（钙、磷、镁离子浓度）、体液平衡、C－反应蛋白等。

（3）快速反应指标：BMI、实验室检查（血常规、电解质、肝肾功能、炎症参数、白蛋白、前白蛋白、转铁蛋白）、摄食情况及代谢率等，每周检测 1～2 次，必要时每天测量 1 次。

（4）中速反应指标：人体学测量、人体成分分析、影像学检查、肿瘤病灶体积、器官代谢活性、生活质量、体能及心理变化，每月测量 1～2 次。

（5）慢速反应指标：生存时间，生活质量评估，每 3 个月至半年测量一次。

四、考核要求

1. 人员考核

（1）医生考核。

①掌握程度：掌握营养风险筛查及评估工具，如 NRS2002、SGA/PG-SGA。

②计算营养需要量：分析代谢状态，计算必需的总热量、必需的蛋白质、必需的脂肪和碳水化合物、必需的电解质和微量营养素。

③熟悉选择的喂养途径：PN 或 EN（TF 或 ONS）。

④熟悉肠内营养的实施。

⑤熟悉肠内营养制剂的选择条件：选择标准配方或疾病专业型配方；注意配方的渗透压和患者的耐受情况；了解患者是否需要高能量密度配方；注意管饲的输注速度和患者的耐受情况；补足患者总的液体需要量。

⑥考核方法：查房时考查营养治疗知识。

（2）护士考核

①考核内容：掌握营养筛查、评估、宣教、随访等相关知识，如 NRS2002、SGA/PG-SGA；掌握营养支持护理的相关要求、肠内肠外营养支持治疗护理、营养管、泵护理、口服营养补充以及患者营养教育等知识；熟悉营养实施过程中常见并发症，如机械损伤、胃肠道并发症、反流误吸的预防，以及营养管的放置、正确的拔管时间等。

②考核方法：随机抽查 2 名护士考查营养护理知识掌握程度。

③每位护士问 2～3 个问题，考核是否掌握营养筛查、评估、宣教、随访知识。

④现场进行对患者的营养筛查、评估、宣教考核。

⑤随机抽查两位出院患者进行电话随访。

⑥考查护士是否掌握不同疾病患者的饮食原则。

2. 药师考核

（1）考核内容：处方审核。

（2）考核方法：随机抽取药师，围绕肠内肠外营养的处方制剂配伍及稳定性，处方合理性方面（包括糖指比、热氮比）进行审核。

3. 营养状况诊断

（1）营养筛查率。

（2）营养风险提醒比例。

（3）营养评估和监测。

（4）营养筛查及评估工具应使用的比例。

4. 营养治疗规范

（1）营养干预。

（2）营养风险患者营养治疗（EN＋PN）。

（3）营养不良患者营养治疗（EN＋PN）。

（4）营养治疗达标率。

（5）熟悉 ONS 标准配置。

（6）熟悉全营养混合液（total nutrient admixture，TNA）标准配置。

（7）肠内营养输注规范。

（8）多学科会诊。

5. 患者教育与随访

（1）营养干预。

（2）每月随访率。

（3）营养患者教育计划。

（4）营养患者教育场次与签到率。

（5）营养角设置。

6. 科研与创新

（1）临床营养教育。

（2）临床营养课题。

（3）临床营养论文。

（4）营养小组。

（5）创新。

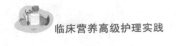

五、营养工作关键内容

1. 技术开展

技术开展包括住院患者的营养筛查、营养评估、营养治疗及疗效评价。

（1）所有住院患者应于入院24h内完成营养筛查，任何一种方法［如 NRS 2002、简易营养评定精法（mini nutritional assessment short-form，MNA-SF）、营养不良通用筛查工具（MUST）、营养不良筛查工具（malnutrition screening tool，MST）等］均可。

（2）所有肿瘤患者应于入院48h内完成营养评估，推荐采用量化患者主观整体评估（PG-SGA）。

（3）营养评估阳性，尤其是重度营养不良（PG-SGA≥9分）患者，应于入院72h内进行综合调查。营养筛查、营养评估和综合调查记录应以纸质版或电子版随病历存档。

（4）经营养评估及综合调查诊断为营养不良的患者，制定营养治疗计划并实施，做好记录。营养治疗遵循"五阶梯"原则，根据病情调整治疗计划。

（5）所有严重营养不良患者出院后均应定期（至少每3个月一次）到医院营养门诊复诊或接受电话营养随访。

2. 建立工作制度

（1）营养三级诊断制度。患者入院后，应按诊疗路径对患者营养状况进行三级诊断（营养筛查、营养评估、综合调查，见图9-4），每一级诊断应有相应的记录，能够根据患者病情变化适时调整营养治疗方案；对住院患者的营养筛查率、营养评估率应为100%。

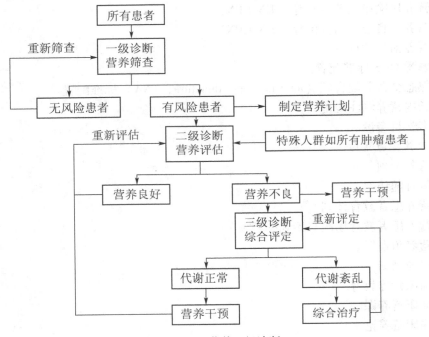

图9-4 营养三级诊断

（2）"五阶梯"治疗。遵循营养不良"五阶梯"治疗模式，见图 9-5，当下一阶梯不能满足 60% 目标能量需求 3～5 天时，应该选择上一阶梯；建立营养治疗工作制度，准确评估患者病情，制定个体化治疗方案。定期对患者和家属进行营养教育，并有课程计划、课件资料、培训记录、影像资料及签到表。

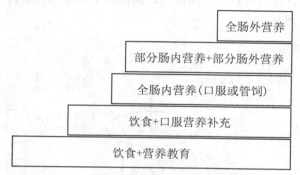

图 9-5 营养不良"五阶梯"治疗模式

（3）营养支持小组。建立全院统一的营养支持小组，由临床医师（含营养医师）、营养（技）师、护师、临床药师、行政管理人员组成，定期集中讨论，重度营养不良（PG-SGA≥9 分）患者入院后 3 天内 NST 会诊率达到 100%，会诊记录写入病程记录中。

（4）多学科综合诊治。立足医院具体情况，建立多学科综合诊治（multi-disciplinary team，MDT）工作模式，MDT 成员中应该常规包括营养医师或营养（技）师、营养专科护士，根据患者病情需要，组织相关科室进行会诊，制定适宜的诊疗方案；会诊相关记录存档。

（5）营养护理工作制度。制作临床营养知识手册、住院患者营养护理工作制度、住院患者临床营养护理指引、肠内营养（管饲）支持护理指引、肠外营养支持护理指引、新入院患者营养护理流程图、营养护理操作流程、住院患者吞咽障碍筛查护理指引等，以指导和规范营养护理工作。

（6）构建临床营养护理敏感质量指标并持续改进。按照"结构—过程—结果"三维进行分类，以临床营养护理敏感质量指标体系构建指标库。示范病房随机选取质量敏感指标进行临床营养护理质量管理评价，以促进临床营养护理服务标准化和规范化。各项指标如下：

①入院营养风险筛查正确率；

②营养筛查阳性患者营养干预落实率；

③胃肠功能评估正确率；

④肠内营养管饲患者体位管理正确率；

⑤营养泵使用正确率；

⑥营养液配制正确率；

⑦肠外营养输注正确率；

⑧患者/家属饮食营养知识知晓率；

⑨护士营养护理知识知晓率；

⑩住院患者营养护理管理满意度。

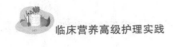

六、护士在营养护理管理中发挥的作用

1. 明确护士在营养护理中的角色定位

护士大体可依据自身所具备的不同能力，提供以下8项营养支持护理，为存在营养问题的患者提供服务（图9-6）。

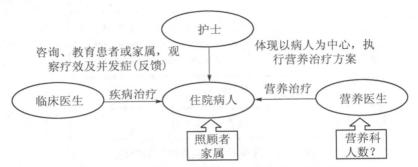

图9-6 临床护士在病人营养状况评价中的角色

（1）营养风险筛查。入院筛查：早期识别有风险患者。定期筛查：及时发现患者营养状况变化：①通过初筛或复筛识别是否营养不良或存在营养风险的趋势；②进行科学营养评价，并制定合理的营养护理计划；③为患者提供安全、合理、有效的营养支持护理；④对患者开展营养知识健康教育等。

（2）营养评估。通过人体测量、生化检查、临床检验及多项综合营养评定方法等手段，判定人体营养状况，确定营养不良的类型及程度，估计营养不良所致后果的危险性，并监测营养支持的疗效。

（3）参与营养方案制定。预估能量目标量；选择合适的营养输入途径；制定营养支持治疗方案；进行营养支持治疗监控；做好出院计划、健康教育等。

（4）执行治疗、咨询与指导。内容如下：制定规范、落实方案；营养管路的放置与维护；并发症预防及处理；持续监测效果（依从性、完成率）；落实营养咨询与患者教育（目标对象：患者、家属）。

（5）延续护理。护理服务从医院内延伸至院外，尤其是对出院时营养不良或NRS2002≥3分的患者；全程进行营养管理（住院—出院—居家）；护理门诊可进行居家营养护理指导、教育或将患者转介至营养门诊。

（6）协调沟通与评价。多学科团队协作，及时沟通协调，保证营养支持护理的效果。团队成员指导患者及其家属，共同参与、共同监督；必要时将患者转介至相关专科或申请会诊。

（7）营养效果评价。动态监测营养治疗前、中、后各营养指标变化。快速反应参数：实验室检查、摄食量、体能等，1～2周复查；中速反应参数：人体学测量（体重/小腿围）、人体成分分析、生活质量及心理变化，每4～12周复查；慢速反应参数：生存时间，每年评估。

（8）营养管理与研究。制定制度、流程；构建营养护理质量敏感指标并持续质量改进；开展科学研究；解决临床中发现的问题。

2. 护士在营养管理中应掌握的知识与技能

1）知识：

（1）营养学基础知识；

（2）营养筛查与评估工具选择；

（3）营养支持方法、途径；

（4）并发症的观察与处理。

2）技能：

（1）营养筛查与评估工具使用；

（2）营养支持技术；

（3）循证与科研能力；

（4）协调与管理能力。

3. 护士在营养管理中应持续提升的知识与技能能力

（1）营养护理理念的更新途径

护理教材之外：营养护理知识获取；医学营养会议；营养相关指南；专家共识；营养知识沙龙；营养相关培训班等。

（2）营养护理知识积累

营养基础知识理论与技能：营养筛查、评估工具的正确使用；营养支持方法与技术；营养支持相关并发症预见性防护；营养护理效果评价。

（3）多渠道学习途径

权威网站及互联网线上线下学习；营养专题学习培训；指南、专家共识。

（4）营养护理个案实践

开展住院患者营养风险筛查；对存在营养风险的患者进行营养教育、指导；熟练实施营养"五阶梯"治疗；追踪个案护理效果，积累经验；分享与交流典型案例护理经验；开设营养护理门诊等。

（5）协调沟通与管理能力

参与营养小组：与主管医生、营养医生、护士、药师合作；对临床实践进行院级、省际分享交流。

（6）营养护理教育能力

各层级护理人员培训与教育；患者教育课程设计；提高患者与家属依从性；营养知识知、信、行；制作营养科普宣传等。

（7）循证科研能力

提高科研意识和科研水平；查找最佳方法并进行验证；更新和改进护理技术和方法；针对临床中问题，提出开创性意见和建议；开展科学研究，及时总结经验。

结语：对护士在营养护理中发挥作用的关键节点，可总结为：筛查、评估、参与、干预、评价、随访、门诊、延伸、质控、教育、科研。护士在营养护理中可发挥重要作用，在营养小组团队共同努力下，可改善患者临床结局，营养知、信、行终极目标为减少患者住院相关并发症，节省医疗费用，缩短患者住院时间，提高患者生活质量和生存率，最终使患者获益

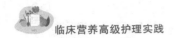

附件1 临床营养示范病房自评表

临床营养示范病房自评表

申报科室：＿＿＿＿＿＿ 医院名称：＿＿＿＿＿＿ 申报日期：＿＿＿＿＿＿ 医院盖章：

项目	评分内容	评价方法	评价标准	标准	得分
一、营养筛查与评估（20分）	1. 营养风险筛查率（NRS 2002）（5分）	查阅文件资料、实地考察：NRS 2002筛查患者数占当期所有住院患者总数比例	≥50%	1	
			≥80%	3	
			100%	5	
	2. 营养风险警示率（2分）	查阅文件资料、实地考察：挂牌或风险警示，有得2分，无为0分	有	2	
			无	0	
	3. 营养评估和监测（5分）	查阅文件资料、实地考查：PG-SGA，MNV评估人数占NRS 2002≥3分患者的比例	<10%	0	
			≥10%，<40%	2.5	
			>40%	5	
	4. 营养筛查及评估工具使用比例（8分）	查阅文件资料、实地考查：当期患者营养风险及营养不良患者工具正确使用比例	≥50%	2	
			≥60%	4	
			≥80%	8	
二、执行营养治疗规范（35分）	1. 营养干预（10分）	查医嘱或病程记录5份：是否按照营养治疗"五阶梯"原则进行营养治疗，合格1份得2分	1份2分	10	
	2. 营养风险患者营养治疗（EN＋PN）（5分）	随机抽查：随机抽查3名NRS 2002≥3分的患者，全部有营养治疗得5分，无为0分	无	0	
			有	5	
	3. 营养不良患者营养治疗（EN＋PN）（5分）	随机抽查：随机抽查5名营养不良的患者（PG-SGA≥4），全部有营养治疗得5分，无为0分	无	0	
			有	5	
	4. 营养治疗达标率（5分）	查阅文件资料、用药报告、随机抽查：随机抽样调查10名接受营养治疗的患者，计算总热量及蛋白达标率	<30%	1	
			≥30%，<60%	2.5	
			≥60%	5	
	5. 熟悉ONS标准配置（5分）	随机抽查：随机抽查3名责任护士，进行ONS配置流程询问，全部合格得5分，否为0分	否	0	
			是	5	
	6. 肠内营养输注规范（3分）	查阅病历：肠内营养输注是否规范，营养泵配置及输注6个度落实等	未配备泵	0	
			规范	3	
	7. 多学科会诊（2分）	查阅病历：是否有营养科、营养专科护士等会诊记录	无	0	
			有	2	

续上表

项目	评分内容	评价方法	评价标准	标准	得分
三、开展患者教育与随访（25分）	1. 营养教育干预（5分）	现场抽查3位患者询问有无营养宣教或进行营养干预，有得5分，无为0分	无	0	
			有	5	
	2. 出院患者随访率（5分）	查阅文件资料、随机抽查：出院患者随访率（电话及门诊）；随机抽查10份随访表，若未规范填写为0分	≥20%，<40%	1	
			≥40%，<60%	2.5	
			≥60%	5	
	3. 营养患者教育场次（5分）	查阅资料记录：每月或每季度举办一场得1分（此项以5分为上限）	每季度	3	
			每月	5	
	4. 营养患者教育签到率（2.5分）	查阅资料记录：某月患者教育签到表人数占当月科室住院总人数比例	<20%	1	
			≥30%	1.5	
			≥50%	2.5	
	5. 营养患者教育计划（2.5分）	实地考察：科室病区是否有季度或年度患者教育计划，是否按计划实施	否	0	
			是	2.5	
	6. 营养宣传角设置（5分）	实地考察：病区、走廊等候区是否有住院患者专用营养患者教育场地、资料等（场地、展板、手册、视频、公众号），最高5分	每项1分	5	
四、科研与创新（20分+5分）	1. 临床营养教育（4分）	查阅相关记录：每年参加临床营养医护、药学培训人员≥200人次（照片、签到表）	否	0	
			是	4	
	2. 临床营养课题（4分）	查阅文件资料：有相关临床营养课题，1个加2分，4分封顶	1	2	
			2	4	
	3. 临床营养论文（4分）	查阅文件资料：发表临床营养相关论文（核心期刊以上），1篇加2分，4分封顶	1	2	
			2	4	
	4. 营养小组（4分）	座谈会、查阅资料：是否有科室级别各病区营养小组	无	0	
			有	4	
	5. 临床营养质量（4分）	构建营养质量敏感指标或项目改进	无	0	
			有	4	
	6. 创新（附加分5分）	现场汇报：在协助患者管理营养状况，开展患者教育或人员培训等项目上是否有创新（如体重卡、饮食日记、食欲尺、营养比赛、省级及以上营养专科护士带教基地、学会任职、主持或参与继续教育项目、发明专利等）；每项1分，最高5分	有（每项1分）	1	
			省级及以上基地	5	
合计（100+5分）					

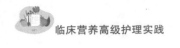

附件 2　食欲刻度尺设计——引自石汉平教授文章和丛明华发明

食欲是一种主观感受，可刺激机体摄入食物，为机体提供能量，作者于 2018 年 11 月开始构思，依据石汉平教授论文《别让患者在医院挨饿！建设"无饿医院"需要这样做》中的简化摄食调查（包括食欲、摄食量及食物性状，是营养状况评价的核心参数），通过简化方法将复杂问题简单化，将模糊问题数字化，结合丛明华教授的创新性发明——简明膳食自评工具并对其特征进行描述，归纳出 5 种饮食模式：①1 分：＜300kcal——以清流食为主，无肉、缺油。②2 分：300～600kcal——三餐半流食，无肉、缺油。③3 分：600～900kcal——一餐正餐，两餐半流食，基本无肉，少油。④4 分：900～1200kcal——两餐正餐，一餐半流食，少肉，少油。⑤5 分：1200～1500kcal——三餐正常餐，主食、肉、蛋、奶、菜、油脂充足。

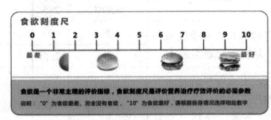

食欲刻度尺正面

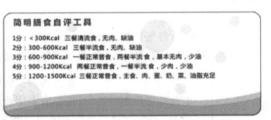

食欲刻度尺背面

在上述两项发明基础上，应用成熟的疼痛评分尺、视觉模拟评分（visual analogue scale，VAS）进行组合设计食欲刻度尺。设计思路考虑中西方文化差异，正面分别以米饭版和面包版两种样式制作，反面以简明膳食自评工具进行能量摄入估算，组合设计后批量制作在本单位各临床科室试用，并进行使用前培训工作，以达到食欲评分标准化。食欲刻度尺投入应用使临床护理人员评估患者食欲和能量摄入有了更精准的评估数值，为患者进行饮食营养指导提供更科学的方法，获得良好的效果，也帮助临床护士在进行饮食摄入评价时，有客观、明了、有效的食欲摄入评估工具，进而指导临床实践，造福更多的住院患者。

食欲刻度尺在设计过程中，考虑临床护士应用的便利性，按照 120mm×50mm 比例制作，方便护士口袋携带，随时评估。食欲刻度尺两端分别指向"我一点也没有食欲"和"我的食欲非常好"做出标记。通过测量从尺左端到标记点的距离数值来定量评价食欲："0"为食欲最差，完全没有食欲；"10"为食欲最好；其他介于 0 和 10 之间，让患者根据自己的食欲情况选择数字。

食欲刻度尺应用说明：

正面评估结果：0～3 分为食欲差，4～7 分为食欲中等，8～10 分为食欲良好。

反面文字说明：为能量摄入 5 种饮食模式，通过简单膳食调查估算能量摄入。

附件3 住院患者营养护理管理制度

一、建立完善营养护理相关护理指引、操作流程、质量评价标准。

二、定期对临床护士进行营养护理相关知识培训。

三、各临床科室开展住院患者营养风险筛查及护理工作。

（一）筛查对象：年龄≥18岁的所有新入院患者；孕妇、24小时出入院患者除外。

（二）筛查工具：采用营养风险筛查量表（NRS 2002），总分≥3分，则表明患者存在营养风险，需要营养干预或营养科会诊。

（三）责任护士对存在营养风险的患者进行膳食评估。

（四）根据患者营养风险筛查和膳食评估结果，采用多团队合作模式实施护理干预。

1. 肠内营养

（1）经口摄入：评估患者进食能力；鼓励或协助患者进食、增加餐次、改善饮食结构和平衡膳食、补充营养制剂等。

（2）管饲摄入：指导自制或选择商品化的肠内营养制剂，做好管饲期间的护理与监测，落实预防并发症的六个"度"（浓度、速度、温度、角度、清洁度、舒适度）。

2. 肠外营养：注意营养液滴注速度和量，保持导管通畅；观察记录出入量，监测血清电解质浓度。

（五）对患者及主要照顾者进行营养知识教育。

四、做好护理记录及效果评价。

五、护士长/组长/专科护士：对重点高风险患者进行查房，指导下级护士落实护理措施。

六、科室和质量与安全管理小组定期对营养护理进行质量检查，对存在的问题进行持续改进。

附件4 住院患者营养护理指引

一、定义

营养：指人体消化、吸收、利用食物或营养物质的过程，人类从外界获取食物满足自身生理需要，包括摄取、消化、吸收和体内利用等。

营养风险：指现存或潜在的与营养相关的风险，影响患者临床结局。

营养不良：指营养物质摄入不足、过量或比例异常，与机体的营养需求不协调，从而对细胞、组织、器官的形态、组成、功能及临床结局造成不良影响的综合征，包括营养不足和营养过量。本营养护理指引特指营养不足。

营养不足：指能量或蛋白质摄入不足或吸收障碍造成的营养不良。分为三种类型：①能量缺乏型：以能量摄入不足为主，表现为皮下脂肪和骨骼肌显著消耗和内脏器官萎缩，称为消瘦型营养不足，又称 Marasmus 综合征。②蛋白质缺乏型：蛋白质严重缺乏而能量

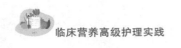

摄入基本满足者称为水肿型营养不足，又称为 Kwashiorkor 综合征、恶性（蛋白质）营养不良。③混合型：能量与蛋白质均缺乏称为混合型营养不良，又称 Marasmus Kwashiorkor 综合征，即通常所称的蛋白质 – 能量营养不良，是最常见的一种类型。

营养治疗：指基于营养的临床治疗，通过评估个人营养状况，给予特殊医疗用途食品以治疗某些疾病的医疗过程。

二、营养不良原因

常见原因包括摄食不足、消化道功能受损、疾病因素、放射/化学治疗、精神心理因素等。

三、营养风险筛查与评定

（一）筛查对象

18 岁及以上患者（孕妇、急诊患者除外）。

（二）筛查时机

（1）新入院患者，入院 24h 内。

（2）第一部分筛查阴性或第二部分评分 <3 分，1 周后复筛。

（3）可根据专科特点增加频率，如外科术后、入住 ICU 及各种原因导致头部创伤后。

（三）筛查工具与结果判断

1. NRS 2002 量表。该量表适用于成年住院患者的营养风险筛查。

（1）NRS 2002 包括两部分：

第一部分为首次营养风险筛查，共 4 个问题：①患者的 BMI；②近 3 个月体重有无下降；③近一周摄食有无减少；④是否有严重疾病。任意一项回答"是"，则进入第二部分；所有问题为"否"，则不需进行第二部分筛查。

第二部分为营养风险筛查，共 3 项评分：①疾病严重程度评分；②营养状态受损评分；③年龄评分。计算总分，总分为 0 ～7 分。

（2）结果判断：

第一部分筛查全是"否"或第二部分总分 <3 分，表示无营养风险。

第二部分评分 ≥3 分为有营养风险，需营养干预。

2. 营养评定

筛查有营养风险的患者，可根据病情进行营养评定，包括膳食评估（摄入食物性状、食欲、摄食量、摄食变化）、人体测量、实验指标、体能评价、综合营养评定，确定营养不良的类型和程度，用于制定营养支持计划。

四、营养不良护理措施

（一）"五阶梯"营养干预模式

"五阶梯"包括：①饮食 + 营养教育；②饮食 + ONS（口服营养补充）；③TEN（全

肠内营养）；④PEN + PPN（部分肠内、部分肠外营养）；⑤TPN（全肠外营养）。

　　ESPEN 指南建议：当前一阶梯不能满足 60% 目标能量需求 3～5 天时，应该选择上一阶梯。

　　1）"饮食 + 营养教育/营养咨询"护理：只要肠道有功能，首选肠内营养。鼓励或协助患者进食、增加餐次、改善饮食结构和平衡膳食。

　　2）"饮食 + ONS"护理：当患者连续 3～5 天经口摄入量不足 60%，或患者已存在营养不良，或预计长期无法进食，或无法吸收充分的营养物质，就采用患者饮食 + 口服营养补充。胃肠功能正常者，ONS 是首选的肠内营养途径。

　　口服营养补充遵循循序渐进原则，根据患者胃肠道情况从少量、低浓度、慢速开始，逐渐过渡到目标量、正常浓度和速度。口服营养补充液温度一般以 35～38℃为宜。出现腹痛、腹胀及腹泻等不耐受情况时，可根据严重程度减少用量及浓度、改变制剂类型、适量使用胃动力药或止泻药、暂停口服营养补充等措施处理。

　　3）"全肠内营养"护理：详见肠内营养支持（管饲）护理指引。

　　4）"部分肠内营养和部分肠外营养"护理：根据患者胃肠道功能和对营养供给方式的耐受程度，选择肠内/肠外营养或两者联合应用。肠外过渡到肠内须逐渐进行，不能骤然停止。患者开始能够耐受肠内营养时，先低浓度缓速输注要素制剂或非要素制剂，再逐渐增加肠内营养输注量，并以同样幅度降低肠外营养输注量，直至肠内营养能完全满足代谢需要，才可过渡到完全肠内营养。各阶段的过渡须根据患者病情和胃肠耐受情况而定，一般为 3～5 天。

　　5）"全肠外营养"护理：适应胃肠道功能障碍或衰竭者。①胃肠道梗阻；②胃肠道吸收功能障碍；③重症胰腺炎；④高分解代谢状态；⑤严重营养不良伴胃肠功能障碍；⑥大手术、创伤的围手术期；⑦严重营养不良的肿瘤患者；⑧重要脏器功能不全。

　　（1）途径：短暂外周静脉、中心静脉置管、植入的皮下输液港。输注管道做好识别标识。

　　（2）肠外营养液管理：首选静脉配置中心或尽量在空气净化台或层流空气罩内配置；配好的营养液当日 1 次输完，禁止隔日使用。

　　（3）并发症的观察及护理

　　①代谢性：高血糖、低血糖。

　　严控葡萄糖的注入总量与速率，通常速率≤3mg/（kg·min）。监测血糖变化，不单用外用胰岛素。密切观察、识别低血糖的临床表现，及时补足葡萄糖。

　　②水电解质紊乱：低钙血症、低钾血症、代谢性酸中毒、低钾低氯性碱中毒。

　　记录患者出入量，监测皮肤弹性，动脉血气分析，随时知晓患者电解质、血氧、酸碱均衡等相关情况。观察患者有无腹泻、腹胀、恶心、呕吐等。

（二）健康指导

　　（1）向患者及家属讲解营养风险或营养不良的相关知识。

　　（2）鼓励患者/家属参与营养护理计划，向其说明目前营养状况及预期目标。

　　（3）根据病情为患者制定饮食计划，并教会家属执行。参照"中国居民平衡膳食宝塔"指导患者改善饮食结构，平衡膳食。指导优质蛋白饮食：鱼、肉、蛋、奶、豆。

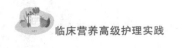

（4）教会患者及家属防误吸的方法和注意事项。

（三）营养治疗疗效评价

动态监测营养治疗前、营养治疗过程中及治疗后的各营养指标变化情况。建议4周为一个疗程。营养治疗后不同参数对治疗发生反应的时间不一致，因此，评价（复查）的间隔时间也不相同。根据反应时间长短分为3类：

（1）快速反应参数：实验室检查、摄食量、体能等，每1～2周检测1次。

（2）中速反应参数：人体学参数（体重、小腿围）、人体成分、影像学参数、肿瘤病灶体积、肿瘤代谢活性、生活质量及心理变化，每4～12周复查一次。

（3）慢速反应参数：生存时间，每年评估一次。

五、护理记录

（1）营养风险筛查及营养评估结果记录在护理记录单。

（2）对营养不良患者采取的护理措施可记录在护理记录单，记录要求如下：

①补充肠内营养制剂治疗时，记录肠内营养开始时间、名称、途径、速度等，注意观察肠内营养并发症。

②肠外营养：记录肠外营养开始时间、名称、途径、速度等，注意观察肠外营养并发症。

③记录时间应具体到分钟，责任护士记录后签全名。

六、随访

已确诊营养不良患者（仍需接受肠内营养、出院时营养风险筛查评分≥3分），出院后应定期到医院营养门诊或接受电话营养随访，至少每3个月一次，需要随访的患者由营养专科护士/营养联络护士或转介营养门诊进行随访。

附件5 肠内营养（管饲）支持护理指引

一、定义

肠内营养：指经消化道途径为机体提供各种营养素。

管饲：供给不能口服食物患者的一种营养全面的肠道营养膳食途径，分为两类：一是无创置管，主要指经鼻胃途径放置导管，远端可放置在胃、十二指肠或空肠中；二是有创置管，包括微创内镜和外科手术下的胃、空肠造口术。

二、肠内营养适应证

（1）胃肠功能正常，但营养物质摄入不足或不能摄入者，如昏迷患者（脑外伤等）、大面积烧伤、复杂大手术后、急危重病症（非胃肠道疾病等）。

（2）胃肠道功能不良者，如消化道瘘、短肠综合征等。

三、肠内（管饲）营养支持护理

启动营养治疗前，先根据患者疾病严重程度和营养状况确定是否存在营养风险。根据指南推荐，评价工具可选择 NRS 2002 或 NUTRIC（营养评分）评分。对确定存在营养风险患者，在其无法维持正常自主进食时或经口摄入达不到所需目标营养的 60% 时，建议尽早建立管饲喂养途径。

（一）管饲喂养途径

鼻胃管是最常用的管饲喂养途径；不耐受胃内喂养或存在误吸风险时应经幽门后或空肠喂养；预计肠内营养超过 4 周时可选择经皮造瘘。

（二）输注方式

根据患者病情、对营养液耐受情况、血糖、胃肠道适应性、营养液性质、维持时间等选择持续输注、间歇输注、分次推注等。输注时可选择重力滴注和营养泵输注。建议幽门后喂养采取持续营养泵输注。

（三）喂养管的护理

（1）选用质地软、管径较细的导管，做好鼻腔护理。

（2）妥善固定管道：选用透气性好、黏性强的胶布，采用蝶形双固定的方法固定鼻肠管，固定时保留一定长度在鼻翼处，将鼻肠管固定在脸颊侧。

（3）保持管道通畅。

①无论是否输注，均需每 2～4h 用 20mL 温开水脉冲式冲洗管道。管饲前用 20～30mL 温开水冲洗管道。输注管道每日更换一次。

②尽量避免鼻肠管给药，给药时充分碾碎药物并完全溶解过滤后单独给药，勿将药物与营养液混合。

③长期管饲患者可使用米曲菌胰酶片 220mg 碾碎过滤后加温开水 10mL 脉冲式封管降低堵管发生率。

④一旦发生堵管，先抽吸堵塞物，用温开水反复冲洗或用 5% 碳酸氢钠溶液注入导管浸泡数小时后再反复冲洗。

（四）肠内（管饲）营养支持的注意事项

（1）把握好六个"度"：

①浓度：渗透压 300mOsm/L 有益于耐受。

②速度：泵输注速度空肠 20～100mL/h，胃 50～150mL/h。

③温度：30～40℃，在输注管道距患者端 20cm 处安装加温器。

④清洁度：洗手，保持器具卫生，避免过度使用抗生素。

⑤角度：患者以半卧 35°～45° 体位为宜，减少误吸或呕吐。

⑥舒适度：根据胃肠功能，选择合适的营养液。

（2）输注之前，测量营养管外露长度或检查刻度，建议从喂养管内回抽液体测定

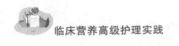

pH 值。

四、肠内营养并发症

（一）胃肠道并发症

主要表现为恶心、呕吐、腹胀、腹泻、便秘等。腹泻是最常见的并发症，与营养液温度过低、输注速度过快、管饲液配制过程中污染有关。

（二）机械并发症

（1）置管错位：胃管误插入气道中引起肺炎、气胸、血气胸、脓胸、气管胸膜瘘或肺出血等。

（2）鼻窦炎、鼻出血：与鼻胃管、鼻肠管长期放置压迫鼻黏膜有关。

（3）营养管堵塞：营养管内径较细，容易堵塞。

（三）感染

吸入性肺炎：患者吸入带有病原菌的口咽分泌物或营养液，细菌进入肺内繁殖，导致肺部感染，是肠内营养最严重的并发症。

（四）代谢性并发症

主要是水、电解质及糖代谢紊乱，常见高血糖、脱水、低钠或高钠血症、高钾或低钾血症。

（1）高血糖：与输入营养液中葡萄糖浓度太高、输入速度过快有关。

（2）脱水：与腹泻、液体摄入不足、应用高渗和高蛋白的营养液配方有关。

（3）低钠或高钠血症：由膳食用量不足或过多、腹泻等引起。

五、健康宣教

（1）适当进行床上或下床活动。

（2）活动时妥善固定营养管，翻身时防止滑脱、移位。

（3）不可自行调节输注速度。

（4）出现腹痛、腹胀、恶心、呕吐等症状，及时通知医生、护士。

六、护理记录

（1）记录营养液输注开始时间、种类、输注量、速度。

（2）记录出入量。

（3）记录鼻饲药物名称及冲管温开水的总量。

（4）记录患者症状、胃肠耐受性及停止管饲的原因。

附件6 住院患者营养护理单

		日期					
NRS 2002 复筛		第一部分筛查：①是；②否					
	第二部分评分	评分一：疾病严重程度					
		评分二：营养状态受损程度	/	/	/	/	/
		评分三：年龄评分	/	/	/	/	/
		总分					
饮食评估		种类：①普食；②流质；③半流；④软食；⑤禁食					
		方式：①自行进食；②协助进食；③管饲					
		食欲：①差；②一般；③好					
		饮食喜好：①甜；②辣；③咸；④其他；⑤无					
		影响进食因素：①吞咽困难；②咀嚼困难；③呛咳；④食物反流；⑤药物；⑥疾病；⑦无					
		胃肠道症状：①恶心；②呕吐；③腹泻；④其他/无					
护理措施		（1）根据营养风险筛查情况制定营养护理计划					
		（2）加能量摄入，增加餐次					
		（3）改善饮食结构，平衡膳食					
		（4）鼓励并协助患者进食					
		（5）对患者及主要照顾者进行营养教育					
		（6）与患者及主要照顾者共同制定个性化食谱					
		（7）进食安全：①体位管理；②温度；③速度					
		（8）治疗膳：①糖尿病饮食；②低盐饮食；③低脂饮食；④高蛋白饮食；⑤低蛋白饮食；⑥高热量饮食；⑦低嘌呤饮食；⑧低渣饮食；⑨其他					
		（9）补充肠内营养制剂：①营养粉；②营养粉倍佳；③益力佳；④能全素；⑤瑞素；⑥能全力；⑦瑞代；⑧佳维体；⑨康全力；⑩康全甘；⑪匀浆膳；⑫无糖匀浆膳；⑬其他					
		（10）肠外营养					

续上表

日期					
护理措施	（11）营养专科护士会诊				
	（12）建议请营养医师会诊				
效果评价	体重（kg）				
	血清白蛋白（g/L）				
	血清前白蛋白（mg/L）				
	体脂测定				
责任护士签名					

注：项目选择相应序号或打"√"标记。

第四节　营养个案管理模式构建

 学习目标

- 熟悉个案管理的概念与个案护理的区别。
- 了解营养个案管理师的角色定位。
- 掌握营养个案管理流程。
- 熟悉个案管理模式常见评价指标。

一、个案管理的概念

美国个案管理学会（Case Management Society of America，CMSA）将个案管理定义为一个合作的过程，包括六个阶段：评估、计划、执行、协调、监测、评价，运用沟通及可用资源满足个案及其家属全方位的健康需求，以促进兼具品质及符合成本效益的照护结果。目前个案管理在各领域应用广泛，在护理中常用于急性临床照顾、慢性病、肿瘤、传染病、精神疾病等疾病，也可用于以个案群分类，如长期照护、安宁疗护等。

个案管理不同于个案护理，个案管理是通过个案管理师，依托于多学科团队，对单病种个案进行动态、持续、个体化、全程化的专业指导与咨询，提供全方位整合性照护服务。

二、营养个案管理师的角色与功能

个案管理经数十年推进，已逐渐向专科个案群的模式发展。大量研究表明，护士是个案管理者的最优人选，护理人员不论在评估个案需求、拟定追踪计划、提供连续照护服务、监测照护效果，甚至在协调多学科诊疗计划中都有明显的优势。

1. **营养个案管理师资格**

营养个案管理师必须对所管病种/个案群的诊断、治疗、追踪等各阶段照护具有丰富的知识和临床经验。因个案管理师还需参与团队运作中的沟通协调、咨询指导及质量管理等工作，需明确准入标准。

营养个案管理准入资格为：①本科或以上学历，具有护理师及以上专业技术资格，美国护士协会建议个案管理者应以拥有硕士学位或先进临床管理技能的人员最佳；②从事所管病种/个案群3年及以上；③近两年考核均合格；④通过规范化专业训练（确定个案管理师及营养专科护士资质认证）；⑤具备良好的统筹及沟通能力，具有一定的管理、科研能力。

2. 营养个案管理师角色职责

（1）与多学科团队共同制定收案标准及管案流程。

（2）患者收案及个体评估和评价。

（3）协同团队其他成员提供患者及家属的健康知识宣教。

（4）协助处理照护过程问题。

（5）安排转介与运用资源，如营养、伤口、皮肤等。

（6）参与医疗团队合作，确认患者符合照护准则或治疗计划。

（7）对非计划性事件进行分析并持续追踪。

（8）监测各项临床照护指标，评价照护成效。

三、营养个案管理模式

构建营养个案管理模式，提供以患者为中心的持续性照护，确保患者遵循诊疗规范、既定计划完成治疗，减少因不良因素带来的营养风险，使患者得到完整医疗照顾，提升整体医疗护理服务质量，提升患者治疗依从性及就医体验。

营养个案管理流程可分为：①个案筛选收案；②个案评估；③制定个案管理计划；④提供并协调照护服务；⑤监控照护过程；⑥追踪及评价。因疾病特性不同，各病种营养个案管理运作稍有差异，但其照护模式及核心价值是相同的，拟以乳癌营养个案照护过程作为营养个案管理模式案例进行介绍。

1. 组建乳腺癌营养照护小组

组建由乳腺外科、内科、病理科、放射科的医生，影像学医师，康复治疗师，营养师，心理师，营养专科护士等组成的多学科肿瘤营养照护团队，达成共识并定期举行多学科讨论会，针对个案进行多学科评估、治疗及评价。

2. 个案筛选收案

个案管理师应根据收案标准筛选符合收案条件（或疑似/高风险）个案，纳入管案流程。个案如存在营养风险，意味着可能存在营养不良、并发症、住院时间延长等不良临床结局，皆可纳入营养个案管理服务。当个案在乳腺癌治疗过程中出现营养风险或明确营养不良时，常常会表现害怕与无助，个案最需要的是专业人员的主动协助与关怀，在此阶段个案管理师首次接触个案，应建立良好信任关系并协助其了解乳腺癌治疗相关知识及营养风险/不良影响因素，使其积极面对现状并调整心态。

3. 个案评估

收案后需先进行个案评估，以充分了解个案的疾病及整体现状和对医疗照护的需求，以作为个案管理计划拟定的依据。评估内容可包括患者一般资料和疾病相关资料、营养知信行水平、社会支持系统、医保支付方式及个案对于疾病现阶段的认知情况等，可通过表格进行信息采集，如表9-6所示。

表9-6 乳癌营养管理个案收案评估表

评估内容	结果	个案需求
基本资料（性别、年龄、文化程度、医保支付方式等）		
疾病相关资料（诊断、期别、并发症、既往史、治疗等）		
营养相关症状及体征（筛查/评定结果、前白蛋白等实验室指标、饮食摄入量等）		
身心功能评估（活动能力、情绪、睡眠等）		
社会资源评估（照顾者及家庭经济情况等）		
家庭社会支持系统评估（绘制家庭森林树）		
个案及家属对疾病的认知与期待值		

4. 制定个案管理计划，协调照护服务

个案管理师应充分了解个案在不同治疗阶段各项照护计划，并在全过程中协助完成既定治疗，肿瘤治疗及营养管理均需多学科团队整合协同合作，依据相关诊疗规范、临床路径、相关指引及规范，共同制定各治疗期管理计划。

面对各项陌生的治疗时，个案常伴随焦虑与恐惧。个案管理师在管案过程中，可预先告知其与家属各项治疗的副作用及应对措施，并告知个案不同阶段饮食原则并适时遵医嘱进行口服营养补充。其间可通过多途径沟通方式，如病房访视、门诊访视、电话或微信沟通等建立良好联系，给予患者心理及精神上的支持，并及时评估异常情况给出进一步处理意见，必要时转介多学科团队其他成员进行处理。

个案进行手术前需评估术前营养状态，了解患者手术方案，向患者解释手术治疗的方式与过程，耐心为患者及家属答疑解惑，解除患者顾虑；术后评估患者的情绪、切口与症状，与患者及家属讨论如何应对疾病给身体带来的改变，强化术后早期康复、饮食、切口护理的教育指导，与医生沟通患者可能的后续治疗。化疗期应重点指导化疗患者正确应对放化疗、减轻不良反应的方法，重点监测不良反应发生的时间及严重程度，尤其是胃肠道反应如恶心呕吐、腹泻、口腔炎等症状，及时反馈医疗及营养管理团队协同处理，纠正不良反应及营养风险状态，保证个案安全地完成各阶段治疗。

营养个案管理师在管案过程中可以根据个案需求进行个性化方案制定，如有任何影响计划进展的情况或个案有新的护理问题产生，个案管理师应及时处理，必要时则需调整计划内容。照护计划可参照表9-7。

表9-7 乳癌营养管理个案化疗期管理计划

项目	出院前	化疗后第1周	第2周	第3周
评估	患者营养状态	膳食情况调查	膳食情况调查	化疗相关副反应
	疾病、心理状态	化疗相关副反应	化疗相关副反应	ONS依从性评分
	不良反应应对措施	不良反应应对措施	不良反应应对措施	前白蛋白等营养指标
患者	治疗方案讲解	计算总能量供给	计算总能量供给	
	计算总能量供给	制定营养支持方案	制定营养支持方案	
	建立信息联系	随诊护理门诊	随诊护理门诊	
家属	与家属会谈	监督ONS依从性	监督ONS依从性	监督ONS依从性

5. 监控照护过程，追踪效果评价

全程治疗过程中如发生无法如期按计划执行的异常事件，将影响既定治疗计划的完成，应报告诊疗团队进行干预并持续跟进效果。常见异常事件按事件发生原因可分为系统因素、个案因素、执行者因素及未达到临床效果四类，个案管理师可进行原因分析，寻找解决途径并拟定改善措施。

个案管理成效指标可从结构面、过程面和结果面进行综合评价。结构面主要包括团队合作性、人员配置、角色定位等评价；过程面可通过个案需求是否及时解决、照护计划执行率、健康教育知晓率等评价；结果面可通过满意度、非计划入院率、不良反应发生率、营养相关指标、各项治疗完成率等评价，专科指标如乳腺癌可通过保乳率、淋巴水肿发生率、上肢肩关节活动度等指标进行评价。

关键知识点

1. 个案管理是通过个案管理师，依托于多学科团队，对个案进行动态、持续、个体化、全程化的专业指导与咨询，提供全方位整合性的照护服务。

2. 个案管理师负责个案的诊断、治疗、追踪等各阶段照护，参与团队运作中沟通协调、咨询指导及质量管理等工作。

3. 个案管理流程可分筛选收案、个案评估、制定管理计划、提供并协调照护服务、监控照护过程和追踪及评价。

4. 个案管理成效指标可从结构面、过程面和结果面进行综合评价。

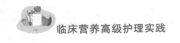

第十章　临床营养护理个案

1 例胃癌患者全程营养管理

一、病例介绍

患者黄某，男，73 岁。已婚，大专文化程度，医疗付费方式：广州医保，无家族史，无既往史，无过敏史。社会支持：育 1 儿 1 女，家庭和睦。因上腹痛 2 月余于 2020 年 3 月 22 日入住消化内科，胃镜检查结果示：幽门病变（肿瘤待排）。4 月 3 日转入胃肠外科，转入诊断：胃肿瘤待排，幽门梗阻。

转入时禁食，予肠外营养支持治疗。患者体重 2 月来下降 5kg，患者自诉少许腹胀，但有排气排便，改半流质饮食＋ONS＋肠外营养支持。4 月 9 日在全麻下进行腹腔镜下远端胃癌根治术＋腹腔引流术，术后给予抗炎、护胃、化痰等治疗，采取集束化措施，促进患者肠蠕动。术后第 4 天（4 月 13 日）20:00 肛门排气。术后第 5 天（4 月 14 日）8:10 术后首次排便，开始进食：清流质—流质—半流质逐渐过渡；晚上有少许腹胀，血钾 3.1mmol/L，给予静脉及口服补钾及指导增加活动，腹胀缓解。术后第 7 天（4 月 16 日）无腹痛腹胀、恶心呕吐，可进食半流质，予出院，进行出院指导及居家饮食指导，防治倾倒综合征。出院后，对患者的进食餐次、食物种类、营养粉加餐情况、运动情况进行随访。

二、营养问题

（1）营养不良：低于机体需要量，与疾病消耗、手术导致进食减少等有关。

（2）腹胀：肠蠕动动力不足，与血钾过低、活动无耐力有关。

（3）潜在并发症：吻合口瘘、胃瘫、倾倒综合征。

（4）知识缺乏：缺乏口服营养补充相关知识，缺乏正确饮食的相关知识，缺乏居家饮食护理相关知识，与缺乏信息来源有关。

三、循证依据

（1）胃癌本身可能会导致上消化道的梗阻或动力障碍；胃切除手术也会对患者上消化道的结构和功能产生直接改变，影响患者进食能力。

（2）胃癌患者宜通过 NRS 2002 和 PG-SGA 进行营养风险筛查和营养评定，并注意记录近期体质量变化、体质指数和血清白蛋白等，以全面了解患者营养状况及变化。

（3）术前营养支持首推口服高蛋白质食物和 ONS，次选管饲肠内营养，如热卡和蛋白质无法达到目标量，可考虑进行肠外营养支持。

（4）胃癌术后患者饮食管理，应特别注意吻合口漏、肠梗阻、腹胀、倾倒综合征的防治。

（5）胃癌手术患者出院后常规使用一段时间的 ONS，以保障营养摄入；需进行术后综合治疗（化疗、放疗、靶向药物治疗等）的患者应当延长 ONS 的时间。

（6）长期生存的胃癌患者，容易出现营养相关并发症（如营养不良和贫血），故胃癌手术后的患者应密切关注营养状况，根据术后的病理生理改变情况调整饮食（适当增加优质蛋白以及富含铁和维生素 B12 食物的摄入）；并在每次复查时，均对营养状况和有无贫血等异常进行评估。

四、营养干预

（一）术前阶段

1. 营养风险筛查

采用营养风险筛查表 NRS 2002，总分 4 分：（疾病状态）1 分 +（营养受损程度）2 分 +（年龄）1 分 =4，提示患者有营养风险。

2. 营养评估

（1）膳食调查：平日不喜甜食，主食以米饭为主，鱼肉蛋奶、蔬果均可摄入。食欲评估 8 分（食欲尚可）；简明膳食自评工具为 2 分（300～600kcal）。为了诊断的需要，患者禁食的次数太多，每日进食白粥约 600mL 与营养粉 3 勺，经口摄入能量约 450kcal。

（2）人体测量：身高 158cm，体质量①53kg，BMI =21.2kg/m² （正常）；平常体质量 58kg，体质量下降率为（58 – 53）/58 ×100% = 8.6%；肱三头肌皮褶厚度 9mm（正常），上臂围 26.5cm（正常），上臂肌围 23.7mm（正常）。

（3）实验室检查：白蛋白 34.8g/L（低于正常值），其余指标正常。

（4）体能测试：①6 分钟步行试验：步行距离 510 米，占预计值水平 96.1%。②握力：左上肢 28.6kg（为正常值的 89.4%），右上肢 24.2kg（为正常值的 75.2%）。

（5）综合营养评定：采用主观整体营养状况评量表（PG-SGA）进行评定。PG-SGA 评定：15 分，提示该患者重度营养不良，亟需营养支持。

患者自评表评分 = 体质量评分 + 进食评分 + 症状评分 + 活动和身体功能评分。过去两周体质量减少（1 分）+ 现在只吃半流质/流质饮食（3 分）+ 一会儿就吃胀饱了（1 分）+ 疼痛：腹部（3 分）+ 在过去的一个月大多数时间都卧床或在椅子上（3 分）=11 分。

医务人员评估表评分 = 疾病与营养需求的关系评分 + 代谢评分和体格检查评分。6 个月内体质量下降 6%～9.9%（2 分）+ 疾病：癌症（1 分）+ 应激状态：无发热（0 分）+ 体格检查：肌肉轻度消耗（1 分）=4 分。

3. 营养干预

（1）营养问题：存在营养风险，热量、蛋白质摄入不足，食欲尚可、结构单一等。

（2）营养计划：

---

①　体质量即体重。

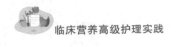

①目标摄入量：每日所需热量 53kg × 30kcal/kg = 1590kcal，每日所需蛋白质 53 × 1.5 = 79.5（g）。

②肠外营养：（多特）脂肪乳 AA（17）葡萄糖注射液 1440mL +（甘舒霖 R）重组人胰岛素注射液 20IU。其含有非蛋白热量 864kcal、氨基酸 34g、氮 5.4g。提供 1000kcal 热量。

③口服：给予半流饮食，口服补充营养。指导进食蛋花汤、炖蛋、酸奶、麦乳精、菜汁、豆腐脑，设计一日食谱，指导三餐后 2h 口服营养粉 6 勺。督促患者完成进食，实际上患者三餐后 2h 口服营养粉 4 勺。经计算患者经口摄入热量：500kcal（营养粉 12 勺）+ 300kcal（半流饮食）= 800kcal；蛋白质：17.8g（营养粉 12 勺）+ 10.6g（鸡蛋 2 个）= 28.4g。总热量 800kcal（经口摄入）+ 1000kcal（肠外营养）= 1800kcal，达到目标需要量；总蛋白质 34g（肠外营养）+ 28.4g = 62.4g，占蛋白质目标量的 78.5%。

（3）预康复护理：除上述营养护理外，还做好以下预康复护理。

①心功能锻炼：指导每日下床活动 3 次，每次平路行走 200 米。爬楼梯 4 层/次，3 次/天。

②肺功能锻炼：吹气球 20 个/次，每天 3 次；呼吸训练器尽量能吸起 3 个球，30 次/天。

③做好心理护理：提供疾病相关知识与咨询，增强患者对营养的认识；介绍成功案例，让患者现身说法，增强患者治疗疾病的信心。

（二）术后营养护理

1. 营养风险筛查

NRS 2002 评分 6 分：（疾病状态）2分 +（营养受损程度）3分 +（年龄）1分 = 6 分，提示有营养风险。

2. 禁食期营养护理计划与实施

（1）全肠外营养

配方：注射用脂溶性维生素/水溶性维生素组合 1 支 + 5% 葡萄糖氯化钠 500mL +（甘舒霖 R）重组人胰岛素注射液 20IU + 丰诺安 500mL + 安达美 1 支 + 格列福斯 10mL + 力文 250mL。提供非蛋白热量 990kcal，氨基酸 50g，氮 7.9g。

（2）实施集束化措施促进患者肠功能康复

①指导患者床上活动上肢（抓拳、旋腕、肘部运动，双手上举），床上活动下肢（踝泵运动、股四头肌活动、屈膝、屈髋、臀部上抬等），25 ～ 30 次/组，4 组/天。

②床上踩单车，20min/次，2 次/天。

③下床活动：遵循"床边坐起—床边站立—床边活动"的步骤，给予防跌倒知识宣教，固定保护管道，协助下床活动。量化活动量：第一天 100m，第二天 300m，第三天 500m。逐渐增加，分次累积完成活动量。

④温水沐足，20min/次，2 次/天。

⑤咀嚼口香糖，20min/次，3 次/天。

⑥足三里穴位按摩，10min/次，3 次/天。

⑦遵医嘱使用药物及治疗：开塞露塞肛、维生素 B1 肌注、新斯的明足三里穴位注射、低压灌肠、中药热奄包热敷腹部等。

3. 可经口进食期营养护理计划与实施

术后第 5 天：上午给予清流饮食，6～8 次/日，从 10mL 开始，逐渐增加至 80～100mL；下午给予流质饮食，设计食谱，6～8 次，100～200mL/次。晚上患者诉腹胀，血钾 3.1mmol/L，给予静脉及口服补钾，指导服用富含钾的果汁：苹果汁、梨汁、桃汁、葡萄汁、西瓜汁等。指导患者：避免食用易产气的食物如牛奶、碳酸饮料等；正餐当中勿食太多汤汁及饮料，最好于餐前 30～60min 饮用。术后第 6 天：半流质饮食，设计食谱，三餐后 2 小时使用 ONS 加强营养。

（1）术后第 5 天（上午）：指导患者进食米汤、稀藕粉、去油肉汤、少油过滤菜汤、过滤果汁、营养粉，6～8 次/日，从 10mL 开始，逐渐增加至 80～100mL。实际上患者进食米汤 20mL、青菜汁 30mL、瘦肉水 50mL、稀藕粉 50mL、橘子汁 60mL、营养粉 2 勺水 80mL，经口摄入热卡 100kcal。

（2）术后第 5 天（下午）：指导进食各种稠米汤，稀麦片粥，蜂蜜水冲鸡蛋，藕粉、菜汤、果汁，6～8 次/日，100～200mL/次。实际上患者进食浓米汤 100mL、苹果水 100mL、蒸水蛋 60g、营养粉 150mL（4 勺），经口摄入热卡 300kcal。

晚上患者出现腹胀，查血钾 3.1mmol/L，给予静脉及口服补钾，指导服用富含钾的果汁：苹果汁、梨汁、桃汁、葡萄汁、西瓜汁等。指导患者：避免食用易产气的食物如牛奶、碳酸饮料等；正餐当中勿食太多汤汁及饮料，最好于餐前 30～60min 饮用；若无不适可轻微运动如散步，少吃甜食；勿食口香糖，进食中勿讲话以免吸入过多空气。进行腹部按摩，沿脐周作顺时针轻柔按摩。腹胀减轻。

（3）术后第 6 天：指导进食白米粥、肉末碎菜粥、蒸蛋羹、鲜果汁、烂面条，6～8 次/日，100～200mL/次。实际上患者进食白粥 100mL、蒸蛋羹 60g、玉米汁 150mL、瘦肉粥 200mL、鸡丝汤面 150mL、营养粉 150mL（4 勺），经口摄入热卡 600kcal。

（三）出院营养护理

1. 营养风险筛查

出院时 NRS 2002 评分 5 分，仍然存在营养风险。

2. 营养评估

（1）膳食调查。可进食半流质，三餐间进行口服营养补充（5 勺×3 次），经口摄入热量约 925kcal，约为目标热量的 60%。

（2）人体测量。肱三头肌皮褶厚度 8.5mm（正常），上臂围 25.9cm，上臂肌围 23.2cm（正常），但均较术前下降。

（3）实验室指标。血红蛋白 95g/L、淋巴细胞绝对值 $0.71×10^9$、总蛋白 54.68g/L、白蛋白 32.4g/L、前白蛋白 0.15g/L、视黄醇结合蛋白 18.5mg/L，较术前下降。

（4）体能测试。6 分钟步行距离 360 米，占预计值水平 67.9%，较术前 510 米下降。

（5）握力。左上肢 26.4kg（正常值 82.5%），右上肢 23.5kg（正常值 73.0%）较术前下降。

3. 出院营养教育

（1）饮食原则：少量多餐、细嚼慢咽、干稀分食、循序渐进、恢复造血功能

①少食多餐。因胃癌根治性切除术后仅残留小部分胃或全胃切除后空肠间置代胃，进食容受量比原来明显减少，只有增加餐数，才能弥补进食量不足，满足机体对营养物质的

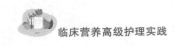

需求。因此进食时间要有规律，定时定量进餐，坚持少食多餐，以每天 6 ~ 8 餐为宜，不可暴饮暴食。

②细嚼慢咽。术后胃的研磨功能减弱，烹饪应达到易消化、柔软的目的，主食与配菜应选择软烂、易消化食物。每次进食时间 20 ~ 30min 以上，充分细嚼慢咽。

③干稀分食。为使食物在胃内停留时间延长，进餐时应注意干稀分开，并尽量在餐前或餐后 30min 进食汤类，以预防食物过快排出影响消化吸收。进餐后应侧卧位休息以延长食物的排空时间，使其充分消化吸收。

④循序渐进。逐步增加食量和食物种类，应从术后的流食、半流食逐步转为软食或普通膳食；每天进食 6 ~ 8 次，定时定量的饮食可逐渐适应残胃的消化功能；鼓励进食高热量、高蛋白、高维生素的饮食；多食用新鲜蔬菜、水果；增加蛋白的摄入，动物性蛋白最好来源是鱼类，也可食蛋羹、酸奶，植物性蛋白以豆腐为佳；改善烹饪方式，多样化搭配，提高食物色香味；搭配口服医学营养品，营养更全面。

⑤恢复造血功能。进食富含维生素 B12 的食物：动物内脏、牛肉、猪肉、鸡肉、鱼类、海鲜类、蛋、牛奶、乳制品等；含高分子多糖体的食物可增加癌症患者白细胞数量，提高人体免疫细胞活力，对癌细胞起到吞噬、杀伤、溶解、破裂的生理功能。可进食：猪肝、猪血、牛奶、香菇、银耳、黑木耳、枸杞、胡萝卜、红枣等。

（2）并发症预防

主要是防止倾倒综合征的发生。倾倒综合征是胃大部切除术后的常见并发症，一种是胃肠道的临床表现，表现为上腹部疼痛、腹胀、反酸、早饱、嗳气以及腹痛，还伴有呕吐以及腹泻，呕吐物常为碱性的胆汁；另一种为神经循环系统的表现，表现为头晕、心慌、出汗、发热、无力、血压下降以及心悸等症状。主要由食物过快进入小肠引起。

①早期倾倒综合征：胃切除后两周内，饮食遵循"循序渐进、少量多餐"的原则。供应的食物应该品种少、体积小、次数多、清淡、易消化。指导患者调整饮食，包括少量多餐，避免过甜、过咸、过浓的流质饮食；宜进行低碳水化合物、高蛋白饮食；进餐时限制饮水、喝汤；进餐后平卧 10 ~ 20min。多数患者可缓解。

②晚期倾倒综合征：出现症状时稍禁饮食，尤其是糖类，即可缓解。饮食中减少碳水化合物含量，增加蛋白质比例，少量多餐可防止其发生。

4. 延续护理与随访

搭建微信随访平台，护士将口服营养相关护理知识编成通俗易懂的文本信息、形象直观的图片或视频，通过微信发送给患者的主要照顾者，照顾者也可以通过发送信息或上传图片，使护士及时了解患者有无并发症发生，让患者能够随时得到系统化的健康指导。

采用微信或"医随"随访，随访内容包括患者生命体征、饮食、粪尿情况、活动和休息、康复功能锻炼、胃肠道功能、口服营养补充目标量的完成情况、营养状况指标及生活质量评价、并发症情况等，纠正不正确操作，监测患者体重变化。若发现异常，应及时调整营养处方和处理相关并发症，并告知患者积极复查直至恢复正常。

五、效果评价

（1）患者在住院过程中能量摄入基本达标，蛋白质达目标量的 70% 以上。

（2）患者出院时，实验室指标有所下降，但总的来说，术前、术后营养干预的实施有助于患者体重、总蛋白、白蛋白的维持及电解质的稳定。患者的人体测量指标与体能均有下降，但随访后患者体重上升1kg，精力充沛。

（3）患者了解饮食原则、口服营养补充、居家饮食护理等相关知识。

六、反思与收获

1. 反思

（1）人体体质分析能否应用于术前、术后，以便更准确地评价患者的营养状况？

（2）患者术前已有胃潴留，如何预见术后营养不耐受的发生，如何避免？

（3）对于出院患者，有什么方法加强患者的营养依从性？

2. 收获

围术期实施全程营养管理，有助于改善患者的营养状况；全程营养管理不仅体现了规范化的营养支持过程，包括营养筛查、营养评定、营养干预及营养监测，而且重视住院期间营养诊断与治疗的个体化原则，强调营养支持团队的参与。

附：为患者制定个性化营养食谱

以患者的能量和营养素需求、个人口味与喜好以及食材市场供应情况为参考指标，为患者提供个性化食谱制定服务。

1. 个性化食谱的制定原则

（1）保证营养均衡：①依据"中国居民膳食指南"；②营养素间比例适宜；③食物搭配合理，注意主副、粗细、荤素搭配。

（2）进餐定时定量（一般成人一日三餐，特殊人群三餐两点等）。

（3）兼顾饮食习惯，注重烹调方法（避免营养素损失）。

（4）考虑季节和市场供应。

（5）满足膳食多样化，并兼顾经济承受能力。

（6）及时调整食谱。

2. 食谱编制步骤

（1）确定机体的能量需要量：①计算机体的能量需求：测量体重和身高，计算 BMI（BMI = 体重 ÷ 身高的平方；体重单位：kg，身高单位：m）；借助估算表计算能量。②查"中国居民膳食营养素参考摄入量"（DRIs）。

（2）确定三大产能营养素的能量比例：蛋白质 10%～15%；脂肪 20%～25%；碳水化合物 55%～65%。

（3）确定三餐供能比（早餐 30%、午餐 40%、晚餐 30%）。

（4）确定主食品种和数量（基于碳水化合物）。

（5）确定副食品种和数量（基于蛋白质）。

（6）计算烹调油用量（基于脂肪）。

（7）确定蔬菜和水果数量（搭配）。

在患者出院时，呈上个性化食谱，除了讲解食谱制定方法和注意事项外，还为患者提供规格一致的量勺，并建议患者购买台秤，出院后每周 1 次电话回访进行饮食指导，促进个性化食谱的有效实施。

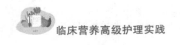

3. 食谱评价

计算该食谱提供的能量和各种营养素的量，与 DRIs 比较，相差 10% 左右。一般情况下，每天的能量、蛋白质、脂肪和碳水化合物的量出入不大，其他营养素可以一周为单位计算。

（1）各大类食物是否齐全，食物多样化（膳食宝塔）？

（2）数量是否充足（膳食宝塔）？

（3）能量和营养素的摄入量是否适宜（食物成分表、膳食营养素参考摄入量）？

（4）三餐能量分配是否合理，早餐是否合理？

（5）优质蛋白质是否占 1/3 以上？

（6）1/3 以上的铁是否来自动物性食物？

（7）三大产热营养素供能比是否合适？

1 例食管癌三切口患者全程营养护理

一、病例介绍

患者陈某某，男，68 岁，身高 173cm，体重 51.8kg，BMI 为 17.3kg/m²。2021 年 6 月 10 日来我院门诊就诊，患者主诉：1 月余前起无明显诱因出现进食硬物后哽噎不适，当地医院电子胃镜示：食管距门齿 30～31cm 可见小弯后侧片状黏膜粗糙，累及周围管壁，活检病理示：鳞状细胞癌。入院诊断：食管癌。肺功能报告提示：中重度阻塞性肺通气功能障碍；近两周为半流饮食，偶有呕吐，大小便正常，无药物、食物过敏史，近一月体重减轻约 5kg，肠鸣音 4 次/min。

通过多学科团队合作，成立营养支持小组，在营养治疗的同时进行康复治疗，于 2021 年 6 月 18 日进行右胸、上腹、左颈三切口部分食管切除术 + 胃食管左颈吻合术 + 胸导管结扎术 + 双侧喉返神经探查术。术后禁食，给予抗炎和营养治疗，康复顺利，于 2021 年 6 月 27 日携带肠内营养管出院，继续居家肠内营养支持 2 周后返院复查。

二、营养问题

（1）营养不良：低于机体需要量，与疾病消耗、手术后禁食有关。

（2）知识缺乏：缺乏口服营养补充相关知识，缺乏合理饮食的相关知识，缺乏居家肠内营养护理相关知识，与缺乏信息来源有关。

（3）潜在并发症：倾倒综合征，吻合口瘘，反流、误吸等肠内营养相关并发症。

三、循证依据

（1）食管肿物患者因肿物阻碍会影响患者进食能力；食管癌手术切除后改变原来的消化道结构，形成管状胃，吻合口的形成影响患者的进食以及营养吸收。

（2）食管癌患者可通过 NRS 2002 和 PG-SGA 进行营养风险筛查和营养评定，并注意记录近期体质量变化、体质指数和血清白蛋白等，以全面了解患者营养状况及变化。

（3）根据营养"五阶梯"法，食管癌术前患者若无法达到机体需要量的60%3～5天，则往上进一阶梯（饮食＋营养教育→饮食＋ONS→TEN→PEN＋PPN→TPN），术前建议进食高蛋白食物以及根据缺失量进行口服营养补充，若因肿物压迫无法进食，可考虑管饲。

（4）食管癌术后患者营养支持管理，需注意吻合口漏、倾倒综合征、反流以及误吸等相关肠内营养并发症的防治。

（5）食管癌手术患者携带营养管出院后常规使用一段时间的肠内营养支持，以保障吻合口的愈合以及营养摄入；经口进食后仍需常规口服肠内营养2周进行饮食过渡。

四、营养干预

（一）术前阶段

1. 营养风险筛查

采用营养风险筛查表NRS 2002，总分4分：（一般恶性肿瘤）1分＋（近1个月体重丢失＞5%，BMI＜18.5kg/m²）3分＝4分，提示患者有营养风险。

2. 营养评估

（1）膳食调查：患者发病以来仅能进食半流质，平时以肉末粥为主，一日4顿，每顿一中碗。食欲评估2分（食欲较差）；简明膳食自评工具为2分（300～600kcal）。

（2）人体测量：身高173cm，体质量51.8kg，BMI＝17.3kg/m²；平常体质量57kg，体质量下降率为（57－51.8）/57×100%＝9.1%；上臂围25.2cm，上臂肌围22.1cm。人体成分分析蛋白质8.7kg（偏低），体脂肪7.2kg（偏低），骨骼肌23.9kg（偏低）。

（3）实验室检查：6～11日（入院时）血红蛋白浓度110g/L（低于正常值），前白蛋白18.34mg/L（偏低），C－反应蛋白3.04mg/L（偏高），其他正常。

（4）体能测试：

①6分钟步行试验：步行距离460m（4级，正常），brog评分0分。

②握力：右上肢（优势手）24.2kg（低于正常值）。

（5）综合营养评定：采用主观整体营养状况评量表（PG-SGA）进行评定。PG-SGA评定：14分，提示该患者重度营养不良，亟需营养支持。

患者自评表评分＝体质量评分＋进食评分＋症状评分＋活动和身体功能评分。过去1个月内体质量下降8.8%（3分）/2周内体质量下降（1分）［累计4分］＋进食比以往少（1分）/现在只吃半流质/流质饮食（3分）［取最高分3分］＋一会儿就吃胀饱了（1分）/吞咽困难（2分）/疼痛：腹部（3分）［累计6分］＋能起床进行轻微活动（1分）＝11分。

医务人员评估表评分＝癌症（1分）＋年龄超过65岁（1分）＋无发热（0分）＋肌肉轻度消耗（1分）＝3分。

3. 营养干预

1）营养计划

目标摄入量＝（173－105）kg×25kcal/（kg·d）＝1700kcal/d

蛋白质＝理想体重×（1.2～1.5g）/（kg·d）＝81.6～102g

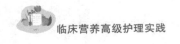

（1）饮食宣教：因肿物压迫，建议半流质饮食，戒烟戒酒，忌辛辣刺激性食物，无须戒口，多样化选择食物，进食高蛋白、高热量饮食，多吃白肉，建议多吃深海鱼，建议制作软烂稀碎的肉食和蔬菜混入粥或米糊中，制作一日食谱参考，详见表10-1。

（2）口服营养补充（ONS）：运用"3+3"饮食模式，给予营养补充，详见表10-1。

表10-1　一日食谱

时间	早餐7:00	加餐10:00	午餐12:00	加餐15:00	晚餐18:00	加餐21:00
饮食内容	鱼片粥200mL 蒸鸡蛋1份	瑞高250mL	鸡肉蔬菜粥200mL 冬菇瘦肉饼150g	瑞高250mL 苹果汁100mL	瘦肉胡萝卜粥200mL 蒸水蛋1份	瑞能200mL

2）预康复计划

（1）运动计划：每日步行2次，每次20min，建议早上9点和晚上7点。

（2）心理护理计划：为患者讲解关于食管癌围手术期的相关知识及配合要点，增强患者对疾病的认识。每日晚上在安静房间做正念冥想。

（3）呼吸功能训练计划：深吸气，呼吸训练器训练每日两次，每次10min；咳嗽训练每天三次，每次10下，可适当增加次数。

（4）VTE预防：每日进行主动及被动踝泵运动，5次/天。

（5）吞咽功能训练：康复师指导吞咽操训练，每日一次。

4. 阶段性效果评价

患者增重至56kg，血红蛋白及前白蛋白含量较前好转，但仍偏低。

（二）术后营养护理

1. 营养风险筛查

NRS 2002评分5分：（疾病状态）2分+（营养受损程度）3分=5分，提示有营养风险。

2. 禁食期营养护理与实施

（1）全肠外营养期（术后2天：6月18日～6月20日）

配方：10% NaCl 3g+谷安光500mL+力文500mL+尤文100mL+10%葡萄糖1000mL+多种维生素（6月12日）1支+氯化钾3g+甘舒霖R 15IU，提供能量1670.8kcal

（2）补充性肠内营养和补充性肠外营养期6月21日

①补充性肠内营养配方：短肽型肠内营养制剂600mL（约500kcal），经鼻肠管泵注，以25mL/h启动。

②补充性肠外营养配方：10% NaCl 3g+谷安光500mL+力文250mL+尤文100mL+10%葡萄糖750mL+多种维生素（6月12日）1支+氯化钾3g+甘舒霖R 15IU，提供能量1120.8kcal，总共供能1620kcal/d。

（3）全肠内营养期

配方：①6月22日：整蛋白型肠内营养制剂2000mL（2010kcal），100mL/h泵注。

②6月23日：整蛋白型肠内营养制剂2050mL（2090kcal），110mL/h泵注。

③6月24日～6月26日：整蛋白型肠内营养制剂2350mL（2350kcal），110mL/h泵注。

3. 吞咽训练

喉上抬声带闭合训练：每日连续训练 3～5min，吞咽操每日一次。

4. 运动计划

推荐上午 9 点或晚上 8 点，每天步行 2～3 次，共计 5min。以微微出汗为宜，固定保护管道，协助下床活动，遵循"床边坐起—床边站立—床边活动"的步骤，予防跌倒知识宣教。进行踝泵运动，每日 1 次。

5. 呼吸功能训练计划

每 2 小时进行深呼吸训练器训练，每次 10 下；咳嗽训练：每 2 小时咳嗽 1 次，每次 10 下。

6. 心理护理计划

聆听心理音频，每日进行正念冥想 20min，建议晚上 8 点半进行。

（三）出院营养护理

1. 营养风险筛查

出院时 NRS 2002 评分 5 分，仍然存在营养风险。

2. 营养评估

（1）膳食调查：禁食，全肠内营养支持，达到机体需要量。

（2）人体测量：体重 57kg，BMI = 19.0kg/m²；上臂围 27.3cm，上臂肌围 23.5cm。人体成分分析蛋白质 9.4kg（偏低），体脂肪 10.9kg（正常），骨骼肌 24.5kg（偏低）。

（3）综合营养评定：PG-SGA 评定为 8 分，提示该患者中度营养不良，仍需营养支持。

（4）实验室指标：6 月 27 日（出院）血红蛋白浓度：97g/L（偏低），前白蛋白 15.67mg/L（偏低），转铁蛋白 1.67g/L（偏低），C–反应蛋白 64.34mg/L（偏高），其他正常。

（5）体能测试：6min 步行距离 340m，较术前 460m 下降；brog 评分 1 分；右上肢握力 23.5kg 较术前下降。

3. 出院营养教育

营养处方：目标摄入量为 2040kcal/d，营养制剂：整蛋白型肠内营养制剂，输注速度：110～120mL/h。

营养宣教：提供营养护理指导手册和视频，指导患者及家属观看公众号"居家营养"篇，熟悉掌握如何配置营养液以及正确使用肠内营养泵，了解肠内营养相关并发症以及出现突发并发症后如何处理。每 3 日清晨空腹测体重，监测体重变化情况。

1）营养液配置方法

上午营养粉 24 勺 + 温水 800mL；下午营养粉 24 勺 + 温水 800mL。

2）居家泵注意事项

（1）确定患者的营养管的位置。

（2）摆好患者的体位：抬高床头 30°或坐位。

（3）清洁患者鼻腔的鼻痂和营养管口的营养液沉渣。

（4）检查管路是否通畅：回抽、用温开水 30mL 冲洗管道。

（5）营养液连接滴注管，排气后安装在营养泵上，调节速度；根据患者出院时对营养液耐受的情况，确定输注速度，一般 100～120mL/h。

（6）每 2～4 小时用 30mL 温水通管一次，预防堵管。输注结束后用 30mL 温开水冲

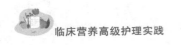

管，直至肉眼可观无营养液残留于管壁，盖好营养管帽盖。

（7）营养袋每天更换。

（8）保持室温 24～25℃。

3）经营养管给药使用注意事项

（1）一种药物给药时，则需要前后用 30mL 温水冲洗管道。

（2）多种药物给药时，应每种药物给药前、两种药物给药之间、结束后用 30mL 温水冲洗管道。

（3）片剂及胶囊药物要充分研磨溶解，经双层纱布过滤后经营养管注入。注意两种药物配伍禁忌。

4）并发症注意事项

（1）脱管断管：注意管道固定，预防管道脱落或断管。

（2）腹泻：营养液配制现配现用，配制器皿注意消毒，患者个人专用，预防腹泻。腹泻定义为每日排便次数 >3 次，粪便量 >200g/d，粪便稀薄（含水量 >85%），符合上述 1 项则为腹泻，24 小时内观察处理，若出现脱水或腹痛严重，则需就近就医。可先排查原因：①推注速度是否过快；②营养液有无污染，配置用具有无消毒；③营养液温度是否过低；④配置浓度是否过高等。

（3）反流误吸：食管癌术后形成管状胃，容易发生反流。患者应加强活动，睡觉保持床头 30°角度，若反流导致误吸至肺部，可尝试先大力咳嗽将异物咳出，如无法咳出则需到当地医院用支气管镜将异物取出。

4. 延续护理与随访

搭建微信随访以及医院随访平台，患者出院随访时间为一周内 3 天随访一次，之后每周随访一次，主要随访患者体重以及症状，动态监测患者的营养情况。

同时采用营养门诊随访，随访内容包括患者生命体征、饮食、大小便情况、活动和休息、康复功能锻炼、胃肠道功能、营养摄入量的情况、营养状况指标及生活质量评价、并发症情况等，纠正不正确操作，监测患者体重变化。若发现异常，应及时调整营养处方和处理相关并发症，并告知患者积极复查直至恢复正常。

六、效果评价

（1）患者在住院过程中能量摄入基本达标，体重能在术前增重9%，出院时体重能保持，说明预康复能给患者带来良好的手术营养储备以及肺功能储备。

（2）患者出院时，实验室指标虽有所下降，但仍然比术前状态好，出院随访患者体重增重 0.5kg，无出现相关并发症，能顺利拔管。

七、反思与收获

反思：对文化程度低、讲方言（听不懂普通话）的患者，如何进行健康宣教？

收获：预康复能给患者手术带来获益，提高术前营养储备和肺功能储备，可减少患者并发症发生且体重维持良好，减少患者体重下降率，加速患者康复；全程营养管理不仅体现了规范化的营养支持过程，包括营养筛查、营养评定、营养干预及营养监测，而且重视住院期间营养诊断与治疗的个体化原则，强调营养支持团队的参与。

1 例慢性阻塞性肺疾病伴脱机困难患者的全程营养管理

一、病例介绍

患者李某，女，40 岁。离异，小学文化程度，医疗付费方式：自费。否认家族史，否认既往史，否认过敏史。社会支持：住院期间母亲在病房照顾，育有 1 女，姐姐及姐夫照顾女儿并支付部分住院费用。因反复咳嗽、气喘 7 年，加重 3 月于外院诊断为支气管哮喘、右侧气胸，住院治疗期间突发心脏骤停，心肺复苏后进行气管切开，接有创呼吸机辅助通气，患者因脱机困难于 2020 年 9 月 3 日入住 MICU，后因经济困难于 9 月 12 日转入呼吸与危重症医学科。转入诊断：慢性阻塞性肺病，心脏骤停（复苏术后），呼吸衰竭，气管切开术后肺炎、支气管哮喘。

转入时患者神志清醒，双肺炎症基本吸收，气管切开处接无创呼吸机辅助通气，通气模式为持续气道正压。患者自发病以来，体型较前明显消瘦，呈恶液质，但体重减轻程度不详（病前体重 43kg），NRS 2002 评分 4 分。体格检查：T 36℃、BP 110/73mmHg[①]、HR 133 次/min、R 21 次/min、SPO_2 100%。动脉血气结果：pH 7.32、P_{O_2} 112mmHg、P_{CO_2} 86mmHg。患者胃纳尚可，完全可经口进食，大便 2 天 1 次，无便秘及腹泻。同时，在经口进食的基础上给予英托利匹特 250mL、法普 250mL 静脉滴注。9 月 16 日，营养师会诊后建议：促进消化功能，可使用胰酶制剂；正常三餐饮食基础上，每餐加用营养粉 6 勺。每日尝试脱机，脱机期间予气切处接高流量湿化治疗仪治疗（温度 37℃、流速 60L/min，氧浓度 40%）。在脱机期间，患者常因明显的呼吸困难症状及濒死感导致脱机失败。经反复尝试脱机及相应的心理疏导等措施后，患者于 9 月 21 日连续脱机达 48h。9 月 24 日停止静脉滴注英托利匹特及法普。12 月 13 日患者已顺利由高流量湿化治疗过渡到经气切处鼻导管吸氧，一般情况良好，给予出院，进行出院后饮食指导及气管切开相关的气道护理，预防窒息。出院后，对患者的进食餐次、进食种类、气道护理情况及体重变化情况进行随访。

二、营养问题

（1）营养不良：低于机体需要量，与疾病消耗、吞咽障碍导致进食减少等有关。

（2）知识缺乏：缺乏口服营养补充相关知识，缺乏正确饮食的相关知识，缺乏居家饮食护理相关知识，与缺乏信息来源有关。

三、循证依据

（1）慢性阻塞性肺病患者由于能量消耗增加（气道阻力增加、呼吸肌肉做功增加）、胃肠道淤血（低氧血症、高碳酸血症）及进食减少（胃纳差、进食活动导致呼吸困难），因此患者常有合并营养风险或营养不良。

---

① 60 mmHg 为一个大气压。

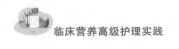

（2）慢性阻塞性肺病患者宜通过 NRS 2002 进行营养风险筛查，并注意记录近期体质量变化、体质指数和血清白蛋白等，以全面了解患者营养状况及变化。

（3）"慢性阻塞性肺病全球倡议"建议对存在营养不良的慢性阻塞性肺疾病患者进行营养支持，首选口服营养补充，但营养支持的总量和持续时间应视实际情况而定。

（4）对于合并营养不良的慢性阻塞性肺病患者，其出院后仍需进行口服营养补充，以保障营养摄入；当营养不良得以逆转或营养风险得以降低时，可考虑暂停口服营养补充。

四、营养干预

（一）初始阶段（营养师会诊前）

1. 营养风险筛查

采用营养风险筛查表 NRS 2002，总分 4 分：（疾病状态）1 分 +（营养受损程度）3 分 =4 分，提示患者有营养风险。

2. 营养评估

（1）膳食调查：患者每日进食三餐，每餐进食花费半小时，早餐为 1 碗白粥（159kcal），午/晚餐为 1 碗白粥和 2 块白切鸡（249kcal），均为医院饭堂订餐。患者母亲认为，吃白粥对患者好，白切鸡有营养，但患者诉有明显饥饿感。食欲评估 8 分（食欲可）；实际经口摄入能量约 657kcal。

（2）吞咽功能评估：洼田饮水试验 2 级（分 2 次以上喝完，无呛咳），染料测试阴性，但进食固体食物存在轻度哽咽感，才藤氏吞咽障碍评分为 6 级，提示轻度问题（摄食咽下有轻度问题，有必要改变食物形态，口腔残留少，不误咽）。

（3）人体测量（转入时）：身高 150cm，体重及 BMI 不详（卧床）。上臂围 16.2cm（为正常值的 62.8%），上臂肌围 14.7cm（为正常值的 63.4%），肱三头肌皮褶厚度 9.8mm（为正常值的 64.1%）。患者 9 月 17 日于床边测体重，为 31kg（病前体重 43kg），BMI = 13.8kg/m^2（营养不良）；体重下降率为 12/43 ×100% =27.9%。

（4）实验室检查：血清白蛋白 41.4g/L（正常），血清前白蛋白 96mg/L（正常值下限的 48.0%），血红蛋白 76g/L（正常值下限的 66.1%），血清铁 2.3mmol/L（正常值下限的 20.9%），血清锌 7.6mmol/L（正常值下限的 68.5%），其余检查结果未见明显异常。

（5）体能测试：①6 分钟步行试验：转入时无法完成，9 月 20 日步行距离为 50.5 米（健康者正常值下限的 12.6%）。②握力：左上肢 5.2kg（正常值下限的 19.3%），右上肢 6.7kg（正常值下限的 24.8%）。

3. 营养干预

1）营养问题

存在营养风险，热量、蛋白质摄入不足，食欲尚可、三大营养素（碳水化合物、蛋白质和脂肪）比例失衡等。

2）营养计划

（1）目标摄入量计算

每日所需热量 = 女性（理想）体重（kg）×22.8 ×活动系数 ×应激系数 ×体温系数 = 45 ×22.8 ×1.2 ×1.0 ×1.0 = 1231（kcal/d）。其中，为减少 CO_2 潴留，应限制呼吸商较高的食物（如碳水化合物），因此三大营养素供能比例推荐：蛋白质占 20%，脂肪占 20%～

30%，碳水化合物占 50%～60%。

（2）肠外营养：20%脂肪乳注射液（C14－24）250mL（英托利匹特）及复方氨基酸注射液（18AA-Ⅱ）250mL（法谱）。（蛋白质/氨基酸供能：100kcal；脂肪供能：550kcal）。

（3）饮食建议：给予半流质饮食，如匀浆膳；每日增加至五餐，每次进食时间为30min，调节饮食结构，多进食蛋白质、脂肪含量丰富的食物，如瘦肉、鱼、鸡蛋、奶类及豆类等食物，设计一日食谱，并督促患者完成。食谱如下：早餐蒸鸡蛋 1 个、小米粥100mL，加餐火龙果 100g、鱼肉汤 100mL，午餐青菜 100g、瘦肉粥 100mL，晚餐苹果50g、瘦肉粥 100mL，夜宵香蕉 100g、纯牛奶 250mL，一共供能 1030kcal，其中蛋白质供能 20%、脂肪供能 24%、碳水化合物供能 56%。

3）康复护理

除上述营养护理外，还应做好以下的康复护理。

（1）肺康复护理：胸廓扩张运动，每天 3 次，每次 4 组；用力呼气技术（脱机），每天3 次，每次 4 组；有效咳嗽（脱机），每天 3 次，每次 4 组。视患者疲劳等情况适当调整。

（2）肢体功能康复：桥式运动，每天 3 次，每次 4 组；下床活动，每天 3 次，每次5～10min，视患者耐力情况适当调整。

（3）做好心理护理：提供疾病相关知识与咨询，增强患者对脱机困难的认识及营养治疗对成功脱机的作用；介绍成功案例，让患者现身说法，增强患者成功脱机的信心。

4）脱机护理

患者病情平稳后，在管床护士及主管医生的充分告知下患者尝试脱机。同时，应确保紧急情况下重新上机的救治条件，以保证患者安全。

（二）中间阶段（营养师会诊前）

1. 患者及家属遇到的困难

患者为母亲照顾，均在医院食堂订餐，食物制作困难。

2. 解决方案

护士建议患者母亲在医院附近租房，每日 5 次送餐。

（三）最终阶段（营养师会诊后）

1. 营养风险筛查

NRS 2002 评分 4 分，即（疾病状态）1 分 +（营养受损程度）3 分 = 4 分，提示有营养风险。

2. 营养师会诊后的建议

促进消化功能，可使用胰酶制剂；在正常饮食基础上加用整蛋白型营养素，每天 3次，每次 6 勺，一共供能 1706kcal，其中蛋白质供能 17.4%、脂肪供能 27.3%、碳水化合物供能 55.4%。

五、营养干预后效果

（一）营养干预（1 月）

1. 营养风险筛查

NRS 2002 评分 4 分，仍然存在营养风险。

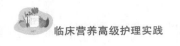

2. 营养评估

（1）膳食调查：结果同前。

（2）吞咽功能评估：结果同前。

（3）人体测量：体重 32.5kg，BMI = 14.4kg/m² （营养不良）。

（4）实验室检查：血清白蛋白 41.9g/L，前白蛋白 152mg/L，血红蛋白 96g/L，血清铁 8.5mmol/L，血清锌 10.6mmol/L，其余未见明显异常。

（5）体能测试：①6min 步行试验：252 米。②握力：左上肢 6.8kg，右上肢 8.1kg。

（6）脱机时间：成功脱机，由于动脉血气 P_{CO_2} 为 80 ~86mmHg，因此每天仍进行 8h/d 的无创呼吸机辅助通气。

（二）营养干预（3月）出院时

1. 营养风险筛查

出院时 NRS 2002 评分 4 分，仍有营养风险。

2. 营养评估

（1）膳食调查：结果同前。

（2）吞咽功能评估：结果同前。

（3）人体测量：体重 37.0kg，BMI = 16.4kg/m² （营养不良）。

（4）实验室检查：血清白蛋白 43.6g/L，前白蛋白 193mg/L，血红蛋白 119g/L，铁 11.4mmol/L，锌 13.2mmol/L，较 2 月前明显上升但仍未达正常范围，其余结果未见明显异常。

（5）体能测试：① 6 分钟步行试验：375m。②握力：左上肢 6.9kg，右上肢 8.5kg。

（6）肺功能：维持 P_{CO_2} 为 67 ~76mmHg。

3. 出院营养教育

1）饮食原则

少量多餐、进食软食或半流质饮食。

（1）少食多餐。因患者进行体力劳动（如进食）时，易发生呼吸困难，因此限制每次进餐时间为 30min。同时为确保进食量足够，因此增加至 4 ~6 餐/d。

（2）进食软食或半流质饮食。患者带气切管出院，仍存在吞咽障碍（进食固体食物有哽咽感），因此建议患者选择软食或半流质饮食，以减轻进食哽咽感，顺利进食。

2）并发症预防

主要是防止误吸。误吸常表现为发热、咳嗽、咳痰等症状。患者由于气管切开及人工气道辅助通气，正常吞咽解剖生理被改变，因此会厌软骨等对气道保护功能下降；同时误吸过程中通过有效咳嗽将误吸的食物、分泌物咳出的能力也减退，因此发生误吸风险较高。

误吸的预防措施：进食时维持坐位或半坐位，进食环境安静，时间不宜过长，避免患者疲劳，进食速度不宜过快；加强有效咳嗽训练，肺功能锻炼及肢体功能锻炼，提高呼吸相关肌肉力量及活动耐力。

3）出院后食谱

达到理想体重（45kg）后，可逐渐减少口服营养素的摄入，并过渡到完全普食（软食或半流质）。

4. 延续护理与随访

依托微信随访平台，护士定期在公众号上发布与口服营养相关的文字、图片、视频等科普内容，并推送给患者及其主要照顾者，患者及其照顾者也可通过微信与护士进行反馈、互动，以达到有针对性、实时性、连续性的随访护理。

六、效果评价

（1）患者在住院过程中能量摄入完全达标，三大营养素比例符合要求。

（2）患者出院时，体重较前稳步且显著增加，营养相关的实验室指标基本接近正常，虽然患者的人体测量及体能测试仍与正常值存在一定的差距，但较前已有明显改善。患者出院后 1 个月随访，体重仍增加约 0.5kg，且 6 分钟步行试验已达 423 米，脱机情况下，可在房间内自行活动。

（3）患者了解饮食原则、口服营养补充、居家饮食护理、防误吸等相关知识。

七、反思与收获

1. 反思

（1）除有效咳嗽、胸廓扩张运动及用力呼气技术，气管切开患者还可以采用哪些方法进行呼吸功能锻炼？

（2）对需要带气管切开管出院患者，如何协助患者及家属实现安全的居家气道护理？

2. 收获

对慢性阻塞性肺病患者实施全程营养管理，有助于改善患者的营养状况；营养不良对患者的脱机造成不良影响；改善患者的营养状况可促进机械通气患者顺利脱机；慢性阻塞性肺病患者的顺利脱机离不开呼吸专科医生、呼吸治疗师、营养师及护士的团结协作。

1 例重度消瘦合并心衰的狼疮性肾炎患者的营养管理

一、病例介绍

患者，女，22 岁，未婚，大学文化程度，医疗付费方式：深圳医保，无家族史，无既往史，无过敏史。社会支持：家庭和睦，父母关心。因发热 10 余天于 2019 年 11 月 16 日入住肾内科。入院诊断：狼疮性肾炎。

患者入院后使用激素和环磷酰胺治疗，后出现持续频繁的恶心、呕吐、进食量少，由于肾功能受损，排水钠障碍，出现全身中－重度水肿，多次心衰发作，转入 ICU 治疗，在 ICU 给予多次床边 CRRT 脱水、抗感染治疗，后病情稳定转入肾内科普通病房。患者由于 CRRT 脱水，出量达 2000～3000mL/24h，然而持续恶心呕吐，无法经口进食补充，摄入量仅为 200～300mL/24h，出现严重的出入不平衡。患者 158cm，体重从入院时的 44kg 降低到 34kg，BMI 最低至 13.6kg/m^2，出现严重营养不良。由于患者的肾脏结构、肾脏血流完好，逐渐减少透析脱水后尿量仍然为 0～200mL/24h，仍然难以恢复尿量，考虑肾前

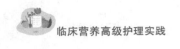

性血容量不足引起的尿量减少，给予适当增加补液后出现 NT-PROBNP 上升，心脏负担加重，无法通过肠外静脉补充营养。

后经过多学科会诊，置入鼻空肠管，通过肠道缓慢补充肾病专用的高密度低容量营养液体和其他营养液，既可以补充机体所需营养和液体，又能避免直接通过肠外营养的输注增加心脏负担，后尿量逐渐增多，于是逐渐减少透析次数，血肌酐逐渐降低，胃肠道功能恢复正常，食欲逐渐好转，体重慢慢增加，后出院。

出院后，患者血肌酐为 157μmol/L，肾功能未完全恢复，给予出院后随访，制定了充足热量的优质低蛋白肾病食谱，指导患者记录三日饮食日记，指导患者适当运动，定期专家门诊和护理营养门诊随访。在医护的共同努力下，一年后，患者血肌酐为 77μmol/L，肾功能恢复正常。

二、营养问题

（1）营养不良：低于机体需要量，与持续恶心呕吐导致进食减少等有关。

（2）腹胀：肠蠕动动力不足，与水肿及活动无耐力有关。

（3）知识缺乏：缺乏肾病营养补充相关知识及缺乏居家饮食护理相关知识。

三、循证依据

（1）重症狼疮肾炎在大剂量激素冲击治疗过程中，容易出现消化道症状，如恶心、呕吐，容易诱发肺部感染等。

（2）肾功能衰竭患者排水排钠减少，容易出现水肿，钠水潴留，诱发心力衰竭。

（3）2002 年 ESPEN 推出 NRS 2002 评分量表，该表适合成年住院患者的营养风险筛查；主观全面营养评价法（subjective global assessment，SGA），是结合病史和体格检查的一种主观评估营养方法，也是国内外普遍推荐的临床营养状况的评估工具，操作简单，普通患者适用。该表非常注重主观症状的变化，开创性地将人的主观感受、整体状态纳入评判标准，SGA 可以作为 CKD 死亡的预测因子。KDOQI 推荐使用 SGA 为 CKD 患者进行营养评估。

（4）通过膳食调查掌握 CKD 患者的膳食摄入情况，KDOQI 推荐使用三天饮食记录法进行饮食调查。

（5）心力衰竭、肾衰竭、水肿少尿的患者，液体管理严格，静脉营养直接入血，容易加重心脏负担，胃肠道功能正常的情况下，首选胃肠道缓慢摄入营养，在营养液摄入方面，选择高能量密度的配方，减少液体的总量，减轻心脏负荷。

（6）中国慢性肾脏病营养临床实践指南（2021 版）指出，慢性肾脏病患者饮食宜采取充足热量的优质低蛋白饮食，根据肾功能的程度，选择 0.3～0.8g/（kg·d）蛋白质摄入，给予 30～35kcal/（kg·d）的热量摄入，摄入极低蛋白质的膳食需要在医护人员的监督下进行，避免营养不良的发生。

四、营养干预

（一）营养风险筛查

采用 NRS 2002 进行营养风险筛查，（疾病状态）2 分 +（营养受损程度）3 分 = 5 分。

（二）营养评估

（1）膳食调查：患者自入院药物治疗后，出现恶心、呕吐、胃纳差的症状。食欲刻度尺评估 3 分（食欲差）；简明膳食自评为 2 分（约 300kcal），经口进食不足。

（2）人体测量：身高 158cm，体重 37kg，BMI 为 14.8kg/m² （低于正常值），肱三头肌皮褶厚度为 4mm（低于正常值），上臂围 14.3cm（低于正常值）；（目前体重）37 -（理想体重）53/（理想体重）53 × 100% = - 30.1%，患者为极度消瘦状态。左手握力 15.7kg，右手握力 19.2kg；握力器显示：弱。

（3）实验室检查：血白蛋白 28g/L（低于正常），血红蛋白 58g/L（重度贫血）。其余指标正常。

（4）采用 SGA 量表进行营养程度评估，评分结果为重度营养不良。

以上评估结果均提示，患者营养不良，亟需营养支持。

（三）营养干预

（1）营养问题：存在营养风险，热量、蛋白质摄入量不足，静脉营养无法提供等。

（2）营养计划：

①目标摄入量：每日所需热量 37kg × 35kcal/(kg·d) = 1295kcal/d，患者实际摄入量约为 300kcal。

确定蛋白质摄入：因该患者为透析患者，血白蛋白低 28g/L，给予 1.0～1.2g/(kg·d) 的蛋白质，即 37kg ×（1.0～1.2）g/(kg·d) = 37～45g/d。

因此，结合患者的目标摄入量和实际摄入量，该患者的能量缺口约为 900kcal。

②鼻空肠管肠内营养：

肠内营养液选择标准整蛋白营养制剂和肾病专用的低容量高密度营养液，保证营养、液体和电解质的摄入。根据 2019 年 ESPEN 指南，为避免过度喂养，不建议过早给予危重症患者全目标量肠内及肠外营养，可在 3～7 天内达标。在 EN 刚开始的 1～3 天，需要让肠道逐步适应，采用低浓度、低剂量、低速度，随后再逐渐增加营养液浓度、滴注速度和投给剂量。一般第 1 日用 1/4 总需要量，营养液浓度可稀释 1 倍，如患者耐受良好，第 2 日可增加至 1/2 总需要量，第 3、4 日增加至全量。

第 1 日：整蛋白肠内营养制剂 500mL，按照 30～50mL/h 输注，其中热量 500kcal，蛋白质 19g；

第 2～3 日：整蛋白肠内营养制剂 1000mL，按照 50～80mL/h 输注，其中热量 1000kcal，蛋白质 38g；

第 4～5 日：整蛋白肠内营养制剂 1000mL、肾病 ONS 30mL 稀释液 TID，总热量 1000 ～1500kcal，蛋白质 40～42g。其中肾病 ONS 30 mL 稀释液用温水冲调好后，用三层纱布过滤，再通过鼻空肠管注入，避免堵塞鼻空肠管。

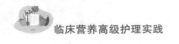

（四）出院营养护理

1. 营养风险筛查

出院时 NRS 2002 评分 5 分，仍然存在营养风险。

2. 营养评估

（1）膳食调查：拔除鼻空肠管，可以自主进食，进食量仍然无法满足机体需要量。

（2）人体测量：身高 158cm，体重 38kg，体重增加 1kg，BMI = 15.4kg/m^2，不达标。

（3）实验室检查：白蛋白 32.4g/L，血红蛋白 62g/L，均低于正常值，但较住院期间升高。

（4）体能测试：可协助步行 6m。

（5）SGA 评定：重度营养不良。

（6）出院食谱制定：根据 2017 年慢性肾脏病膳食行业标准，制定充足能量的优质低蛋白饮食的食谱。该患者出院时体重是 38kg，肌酐 136μmol/L，属于慢性肾脏病 3 期，考虑到患者消瘦且白蛋白低，制定的方案中蛋白质的推荐量为 0.8g/（kg·d），能量的推荐量为 30～35kcal/（kg·d），推荐每天进食蛋白总量约 40g，要求 50% 以上的蛋白质必须是富含必需氨基酸的蛋白（即高生物价蛋白），尽量少食富含非优质蛋白的食物，如绿豆、红豆及其制品。每天保证进食能量总量为 1450～1500kcal，如摄入不足，需补充淀粉或其他不含蛋白质（或蛋白质含量较低、热量高的肾病能量补充剂 ONS）的食物。

膳食食谱举例

- 早餐：番茄鸡蛋粉丝汤（粉丝 100g，鸡蛋 1 个，番茄 150g）。
- 加餐：南瓜麦淀粉糕 1 块（麦淀粉 50g，南瓜 100g）或肾病 ONS 30mL。
- 午餐：混合米饭（大米 25g，低蛋白大米 25g），茄子肉丝（瘦肉 50g，茄子 150g）。
- 晚餐：米饭（大米 50g），姜葱炒鸡胸脯肉（鸡肉 75g），蒜蓉菜心（菜心 250g）。
- 加餐：藕粉 1 碗（开水直接冲，加上适量糖）或肾病 ONS 30mL。

总热量：1500kcal 左右，蛋白质：40g 左右，优质蛋白：占 60%。

五、延续护理与随访

1. 搭建微信和医随的随访平台

微信里面有科室骨干护理团队，定期发送相关的肾病营养知识图片、视频和简易低蛋白食谱，患者也可以通过发送信息或上传食物图片，及时给予反馈及指导。

2. 出院记三日饮食日记及居家日记

指导患者记录三日饮食日记、食物烹饪习惯、饮食爱好等；居家日记包括血压、体重、尿量、运动等，复查时根据饮食日记，了解患者的饮食爱好、烹饪习惯和生活方式，运用饮食记录小软件，计算每日蛋白质、热卡、微量元素摄入情况等。指导患者居家留取尿标本，检验出 24 小时尿素氮值，通过 24 小时尿素氮值计算出患者每日蛋白质的摄入情况，以弥补患者饮食日记记录不准确的缺点。

3. 护理门诊随访内容

饮食执行情况、活动和休息、胃肠道功能、营养摄入量的情况、营养状况指标及生活质量评价、并发症情况等，监测患者体重变化，若发现异常，应及时调整营养处方和处理相关并发症，并积极复查直至恢复正常。

六、效果评价

（1）患者在住院过程中胃肠道功能逐渐好转，由恶心呕吐过渡到置入鼻空肠管，再过渡到可以自主进食，无胃肠道反应；由无尿过渡到尿量恢复，肾功能好转。

（2）患者出院时，病情稳定，仍然存在营养不良，给予营养干预和定期随访，一年后肾功能正常，逐渐回归社会工作。

（3）患者及其主要照顾者了解饮食原则、居家饮食护理等相关知识。

七、反思与收获

1. 反思

该患者肾功能受损合并心力衰竭，伴持续呕吐无法进口进食，营养状况差，肠外营养加重心脏负荷，胃肠道无器质性病变前提下，如何选择营养给予方式及选择何种营养液？

2. 收获

该病例营养方式选择了鼻空肠管置入，减少对患者胃肠道的机械刺激，通过肠道缓慢补充营养液，营养液选择了高能量密度低容量的肾病营养 ONS，限制液体摄入量的同时，提供了充足的热量。同时，出院后给予持续的追踪随访，给予了全程营养管理。全程营养管理体现了规范化的营养支持过程，包括营养筛查、营养评定、营养干预及营养监测。

1 例 II 型糖尿病合并隐球菌脑膜炎的脑卒中患者的营养管理

一、病例介绍

患者黄某，男，45 岁，已婚，小学文化程度，医疗支付方式：异地医保，无家族史，无过敏史，既往糖尿病病史 5 年。社会支持：育 2 子 1 女，经济状况良好。因突发意识模糊 1 小时余于6月 25 日入院。

入院评估，患者存在营养不良风险、低血压、高血糖、乳酸酸中毒、隐球菌感染、脑卒中、肾功能不全、贫血、低钾血症、骨折、压疮等多个问题，入院后予去甲肾上腺素升压、补液扩容、碳酸氢钠纠正酸中毒，特治星抗感染、天兴护肝、艾普拉唑护胃，尿毒清护肾，氯化钾补钾，胰岛素泵控制血糖，大扶康及两性霉素 B 抗真菌，富马酸替诺福韦二吡呋酯抗病毒治疗，输注血浆及红细胞，予粒细胞刺激因子治疗。经鼻胃管予营养粉行肠内营养支持治疗 4 天，患者持续腹泻，由营养小组牵头进行多学科护理会诊，采用序贯肠内营养支持治疗，患者腹泻症状较前好转。7 月 9 日患者病情好转，从重症监护病房转至普通病房，按照脑卒中后吞咽障碍标准化康复护理模式，动态评估患者的吞咽功能和营养状态，促进吞咽功能的恢复。7 月 17 日患者肠内营养摄入量已达标，且无胃肠道不良反应，予携带鼻胃管出院，为患者制定出院后的个体化营养食谱。出院后，对患者的营养摄入情况、鼻胃管管道维护、吞咽训练、血糖及皮肤情况进行随访。

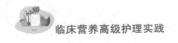

二、营养问题

（1）营养失调：低于机体需要量，与疾病导致意识障碍无法进食有关。

（2）皮肤完整性受损：与长期卧床、生活不能自理有关。

（3）潜在并发症：误吸和吸入性肺炎。

三、循证依据

（1）根据营养治疗"五阶梯"疗法，患者存在吞咽障碍，有胃肠道功能，没有肠内营养的禁忌证，予留置鼻胃管进行肠内营养支持。

（2）中国卒中营养标准化管理专家共识指出，卧床的卒中患者能量供应为 20～25kcal/（kg·d）。

（3）隐球菌脑膜炎是一种真菌感染性疾病，两性霉素 B 与氟康唑联合是治疗隐球菌脑膜炎的常用方案。两性霉素 B 是一种治疗深部真菌感染用药，较常见的不良反应是恶心、呕吐、低钾血症、肾功能损害等，因此会加重患者营养不良的风险。

（4）序贯肠内营养支持能减缓脑卒中合并吞咽功能障碍患者营养状况的恶化，有效地通过调节肠黏膜屏障，提高肠道分泌型 IgA 产生，更有利于患者胃肠功能的恢复，促进神经功能恢复，降低并发症发生的风险。

四、营养干预

（一）住院期间的营养管理策略

1. 抗真菌药物不良反应的护理

密切监测患者的血清电解质变化和评估尿量情况，该患者入院后查血钾 2.96mmol/L，尿量每天 4000mL 左右，予氯化钾口服液 10mL tid 进行鼻饲纠正电解质紊乱。予艾普拉唑护胃治疗，减少恶心、呕吐症状的发生。应用尿毒清护肾治疗，用药过程中定期监测血清尿素氮和肌酐的变化。

2. 动态评估营养风险和病情变化，不断调整营养策略

入院当天，患者 NRS 2002 评分为 6 分，患者存在吞咽障碍，有胃肠道功能，没有肠内营养的禁忌证，予留置鼻胃管进行肠内营养支持。根据中国卒中营养标准化管理专家共识计算，该患者的目标需要量为 1300～1625kcal/d。入院第 2～4 天予整蛋白型肠内营养制剂营养粉遵循由稀到浓的原则，每天 3 次进行鼻饲。使用两性霉素 B 进行抗真菌治疗后，患者存在腹泻现象，第 5 天改为整蛋白型肠内营养制剂瑞代进行肠内营养，总热量 1500kcal。使用瑞代后患者腹泻现象仍未缓解。请营养科医生会诊后，对其采用序贯肠内营养支持治疗，即从短肽型 EN 制剂，逐步过渡至整蛋白型 EN 制剂，总热量 1350～1500kcal。使用百普力营养后 2 天患者腹泻好转，大便每天 1～2 次，为成形便。

7 月 9 日患者病情好转，从重症监护病房转至普通病房，NRS 2002 评分减少至 4 分，仍然存在吞咽障碍及营养不良的风险，持续进行肠内营养干预。按照脑卒中后吞咽障碍标

准化康复护理模式，在持续性置管注食期动态评估患者的吞咽功能和营养状态，鼓励患者坚持训练，促进吞咽功能的恢复。

3. **肠内营养并发症的观察与预防**

注意观察患者有无腹泻或便秘、腹胀、恶心、呕吐等消化系统不适症状。出现不适，及时查找原因并对症处理。做好鼻胃管的护理：每天进行肠内营养前，首先确保胃管在胃内，防止因胃管移位造成误吸。做好鼻胃管的固定，适当约束患者，防止鼻胃管移位或脱出。持续肠内营养期间 Q4h 用温水 40mL 冲管，防止堵管。定期监测血糖及电解质、肝功能情况，防止高血糖、电解质紊乱和肝功能异常。

（二）制定患者出院后的个体化营养食谱

为患者制定出院后的食谱，每天 6 餐，3 次正餐 3 次加餐。加餐选用糖尿病配方整蛋白型肠内营养制剂益力佳，用 6 平匙益力佳缓慢添加于 200mL 温开水中，作为 3 次加餐的来源，总热量 750kcal。该患者病情较重但处于稳定阶段，根据吞咽障碍膳食营养管理中国专家共识，该患者能量摄入为 25kcal/（kg·d），患者目标需要量为 1625kcal，计算出患者 3 次正餐的总热量为 875kcal，转变成食物交换份约 9 份，平均分配至 3 次正餐。按照糖尿病医学营养治疗的要求，分配碳水化合物、脂肪和蛋白质三大营养物质各占 4.5 份、2.5 份和 2 份。各餐次食物加水 100～200mL 制作成匀浆膳，一日食谱举例见表 10-2。

表 10-2　匀浆膳一日食谱

餐次（时间）	食谱	重量
早餐（7:30）	咸面包 1.5 片	52.5g
	水煮鸡蛋 1 个	50g
	苹果半个	100g
加餐（10:00）	益力佳	益力佳 52g + 温水 200mL
午餐（12:00）	米饭	50g
	莴笋炒肉	莴笋 250g，瘦肉 50mL
	花生油	5g
加餐（15:00）	益力佳	益力佳 52g + 温水 200mL
晚餐（18:00）	米饭	25g
	清蒸鲈鱼	80g
	炒菠菜	250g
	花生油	10g
加餐（21:00）	益力佳	益力佳 52g + 温水 200g

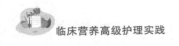

（三） 加强血糖管理

启动院内血糖管理，请内分泌科胰岛素泵师会诊后使用胰岛素泵降糖治疗。患者使用胰岛素泵降糖，容易出现低血糖；使用肠内营养，如速度过快，会导致高血糖，因此 Q4h 监测血糖变化。若患者出现低血糖，予 50% GS 20mL 鼻饲。如出现高血糖，需调整肠内营养的速度或暂时停止肠内营养，目标为将患者的血糖控制在 $7.8 \sim 10.0$ mmol/L。

（四） 压疮的护理

研究表明，连续管饲或口服全营养素制剂的肠内营养支持可提高压疮的愈合率。为保障肠内营养的安全性，患者进行肠内营养过程中床头高度调整至 30°，为减少对骶尾部皮肤的压力，体位应保持 30° 侧卧位，肠内营养结束 30min 后将床头平放。

该患者骶尾部和会阴部压疮距离肛门很近，患者病程中存在腹泻，容易造成大便对伤口的污染，不利于伤口的愈合。因此，在患者腹泻期间，选用短肽型肠内营养制剂百普力，无渣，减少大便对伤口的刺激。另外，患者大便后需用清水及时清洗，再用生理盐水进行清洗，以保持压疮处皮肤清洁干燥。该患者压疮处于 2 期，渗液较多，给予藻酸盐敷料，必要时粘贴美皮康保护皮肤。

五、效果评价

（1） 患者在住院过程中能量摄入已达标。

（2） 对患者进行营养风险筛查和吞咽障碍评估后，入院 48h 内应用序贯疗法给予肠内营养干预，出院时绝大多数营养指标如超敏 C – 反应蛋白、淋巴细胞、血红蛋白、血钾、血钙、血糖、血肌酐、血尿素氮都有所改善。

（3） 患者主要照顾者了解居家饮食护理、鼻胃管护理、皮肤护理等相关知识。

六、反思与收获

1. 反思

结合该患者的情况，最适合的营养支持方式是什么？

2. 收获

该患者合并肝硬化和肝癌，肝脏是人体糖、脂肪和蛋白质能量代谢的中枢器官，严重的肝脏损害和功能下降会导致不同程度的营养和代谢紊乱，发生营养不良。肝癌患者的肝脏合成蛋白质的能力下降明显，因此应用序贯疗法进行肠内营养干预后，白蛋白虽然没有恢复正常，但相比入院时并没有明显下降。

肠内营养制剂的选择要综合考虑患者的病情变化，及时调整剂型。糖尿病患者使用的整蛋白型肠内营养制剂，利于血糖控制，但该患者腹泻明显，稀便或水样便容易污染骶尾部压疮伤口，影响伤口愈合。直接使用糖尿病配方制剂无法改善患者的腹泻症状，应用从短肽型 EN 制剂逐步过渡至整蛋白型 EN 制剂的序贯肠内营养支持治疗，不仅有效缓解腹泻，而且加强营养元素的吸收，促进伤口的愈合。

1 例脑卒中合并吞咽障碍患者的营养管理

一、病例介绍

患者高某某，男，85 岁，大学退休教师，汉族，已婚，大学文化程度，医疗付费方式：公医，无家族史，自述对"氨基酸"（某种保健品，具体不详）过敏，既往有"右侧股骨软骨炎"，发现前列腺增生 10 余年。因饮水呛咳、左侧肢体乏力 1 天于 2019 年 9 月 20 日入住神经内科，患者 1 天前于洗热水澡后，家属发现饮水呛咳伴左侧肢体乏力，上厕所曾向左摔倒 1 次，当时无意识障碍、肢体麻木，无发热，自测血压 175/105mmHg，后送医院急诊就诊，急诊查头颅 CT 未见颅内出血，可见双侧额顶叶、放射冠、侧脑室旁、基底节区、岛叶、外囊、左丘脑、小脑半球多发缺血梗塞灶，双侧颈内动脉、椎动脉硬化。入院诊断：脑梗死。

入院时查体：T 36.5℃，P 69 次/min，R 18 次/min，BP 180/90mmHg，身高 155cm，体重 50kg。意识清楚，对答切题，言语欠流利，口角右偏，左侧鼻唇沟浅，伸舌左偏，咽反射减弱，左上肢近端肌力 0 级，远端肌力 1 级，左下肢肌力 4 级。双下肺可闻及少许湿啰音。入院后予心电监护及鼻导管低流量吸氧、抗凝、降脂、改善循环、营养神经等治疗。入院时吞咽功能评估，患者咳嗽反射正常，咽反射减弱，洼田饮水试验 IV 级，吞咽功能异常，予留置胃管管饲注食。9 月 21 日抽血结果示：红细胞（RBC）3.21×10^{12}/L，血红蛋白 101g/L，血清前白蛋白 167mg/L，白蛋白 36.7g/L，钾 2.08mmol/L，25 羟维生素 D 41nmol/L，给予口服补钾 10mL/tid。9 月 23 日患者 12:30 出现胃潴留，回抽胃液 180mL，同时患者三天未解大便，查体腹部稍膨隆，肠鸣音 2 次/min，予暂停鼻饲一次，并增加胃肠道促动力药物及补钾治疗，并指导床上肢体被动运动及腹部按摩。9 月 25 日后胃潴留较前明显好转，无腹胀。10 月 4 日洼田饮水试验 III 级，改治疗性经口进食，并进行摄食训练。10 月 11 日出院，出院时复评洼田饮水试验为 II 级。

二、营养问题

（1）营养不良：低于机体需要量，与疾病消耗及吞咽障碍导致进食减少有关。

（2）胃潴留：与肠蠕动动力不足，血钾过低、活动无耐力有关。

（3）潜在并发症：误吸。

三、循证依据

（1）急性卒中后吞咽障碍的发生率达 37%～78%，尽管部分患者吞咽困难可在卒中后 1 个月内恢复，但是卒中早期的吞咽障碍将明显增加患者误吸及肺炎的风险，减少经口进食的量，导致脱水、电解质紊乱及营养不良，增加卒中后患者的死亡率和不良预后。

（2）卒中后吞咽障碍是营养不良的独立危险因素。

（3）吞咽困难及营养不良是卒中患者常见的并发症，显著增加卒中患者不良预后风险。

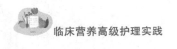

（4）卒中患者在入院后可利用营养筛查工具进行营养筛查，必要时每周进行重复筛查，监测是否具有营养风险。

（5）地中海饮食可预防卒中的发生。应根据患者的具体临床情况，个体化地给予适宜的能量和营养配方。推荐选用富含单不饱和脂肪酸和膳食纤维的配方。

四、营养干预

（一）住院期间护理

1. 营养风险筛查

采用营养风险筛查表 NRS 2002，总分4分：（疾病严重程度）2分 +（营养状态受损程度）1分 +（年龄）1分 =4分，提示患者有营养风险。

2. 营养评估

（1）进食功能评估：9月20日入院时，咳嗽反射正常、咽反射减弱，洼田饮水试验Ⅳ级，吞咽功能异常，容积 – 黏度测试高稠一口量5mL，予留置胃管。10月4日评估：咳嗽反射正常，咽反射减弱，洼田饮水试验Ⅲ级，吞咽功能异常，容积 – 黏度测试低稠一口量10mL，可治疗性经口进食。10月11日出院时评估：洼田饮水试验Ⅱ级。

（2）膳食调查：患者平日早餐以瘦肉粥或麦片 + 馒头，中餐和晚餐以软米饭 + 肉类 + 鱼类 + 蔬菜，每日1个水果，奶制品 <3 次/周。发病后，患者因吞咽功能受损，导致患者对进食恐惧，进食较前减少。

（3）人体测量：身高155cm，体重50kg，BMI 20.8kg/m^2，腹围76cm，臀围81cm。

（4）实验室检查：RBC 3.21×10^9/L，HGB 101g/L，血清前白蛋白167mg/L，白蛋白36.7g/L，钾2.08mmol/L，25 羟维生素 D 41nmol/L。

（5）肌力评估：左上肢近端肌力0级，远端肌力1级，左下肢肌力4级。

3. 营养干预

1）营养问题

存在营养风险，膳食结构不合理，吞咽困难，低钾血症。

2）干预原则

（1）分阶段干预：①9月20日—10月4日胃管鼻饲；②10月4日后治疗性经口进食。

（2）补钾治疗。

（3）地中海饮食指导。

（4）与家属共同制定营养方案。

3）营养计划

（1）目标摄入量：50kg×（20～25）kcal/kg =1000～1250kcal。

（2）第一阶段：胃管鼻饲（9月20日—10月4日）：此阶段患者卧床，制定管饲饮食计划单。选择等渗、低钠、低胆固醇、富含膳食纤维等营养液，佳维体，750mL，qd，提供能量750kcal。结合地中海饮食加入水果、酸奶、坚果等作为加餐，提供能量350kcal，总热量1100kcal左右；口服补钾：10mL tid；管饲期间监测胃残留量，并观察胃肠道功能耐受情况。

异常情况：患者 9 月 23 日 12：30 喂食前回抽胃内容物 180mL，查体腹部稍膨隆，肠鸣音 2 次/min，入院 3 天未解大便。

异常情况出现原因：疾病因素（脑卒中导致下丘脑条件失衡，从而血管收缩，胃肠道黏膜缺血、缺氧）、低钾血症、卧床活动减少。

异常情况处理：①暂停 1 次鼻饲；②增加胃肠道促动力药物：吗丁啉 10mg tid；③补钾治疗：口服 20mL tid；④活动指导：床上肢体被动运动，bid，30min；⑤腹部按摩：20min/次，tid。

处理结果：9 月 24 日胃残留量 60～80mL，9 月 25 日以后＜50mL。

（3）第二阶段：治疗性经口进食（10 月 4 日—11 日）：此阶段患者胃管拔出，根据治疗性经口进食流程和餐谱予指导经口进食，采取坐位进食，调整液体食物稠度，少量多餐，液体控制一口量 10mL 以内，每次进食后进行口腔清洁，保持口腔卫生，观察患者进食过程中有无呛咳、治疗性经口进食期间有无发热，观察患者每次进食量及种类、进食所需时间、是否感到疲劳、口腔滞留食物情况。此期食谱按食物交换份法。

每日应摄入量 = 1250/90 = 14（份）。

三大营养素的份数：碳水化合物的份数 = 14 × 55% = 7（份）；蛋白质份数 = 14 × 20% = 3（份）；脂肪份数 = 14 × 25% = 4（份）。

每天各类食物的份数：碳水化合物——蔬菜类 1 份、水果类 1 份、谷物类 5 份；蛋白质——豆乳类 2 份、瘦肉/鱼蛋类 3 份；脂肪——油脂 2 份。

三餐热量分配：早餐 14 × 1/5 = 3（份）；中餐 14 × 2/5 = 5.5（份）；晚餐 14 × 2/5 = 5（份）；加餐 0.5 份。

4）康复护理

（1）吞咽功能锻炼：生物反馈治疗，1 次/天，20min/次；口腔锻炼操，2 次/天，15～20min/次；呼吸锻炼，吹气锻炼，2 次/天，5～10min/次。

（2）肢体功能锻炼：床上良肢位摆放，保持患者肢体处于功能位，预防和减轻肢体挛缩，减轻疼挛，促进康复；双手上举训练，让患者健侧手叉握住患侧手，健手带动患侧上举，20 次/组，2～3 组/天。

（3）做好心理护理：为患者提供有关疾病、治疗及预后的可靠信息，关心尊重患者，避免刺激和损伤患者自尊的言行，指导患者正确面对疾病，克服急躁心理和悲观心理，鼓励患者进步，增强患者战胜疾病的信心，更好地配合治疗。

（二）出院营养护理

1. 营养风险筛查

出院时 NRS 2002 评分 3 分，仍存在营养风险。

2. 营养评估

（1）膳食调查：可进食软质、半流、流质饮食，经口摄入量约 1100kcal。

（2）人体测量：体重 51kg，较前增加 1kg。

（3）实验室指标：血红蛋白 109g/L，血清前白蛋白 205mg/L，白蛋白 41.2g/L，血清钾 4.41mmol/L，指标均较前上升。

（4）肌力评估：左上肢肌力 4 级，左下肢肌力 5 级。

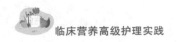

3. 出院营养教育

1）饮食原则

食物多样化、饮食清淡、细嚼慢咽。

（1）食物多样化。食物选择要粗细搭配，不要因为牙齿不好而减少或拒绝蔬菜和水果，可以把蔬菜切细、煮软、水果切细，从而容易咀嚼和消化。

（2）饮食清淡。选择用油少的烹调方式如蒸、煮、炖、焯，避免摄入过多的脂肪，少用各种含钠的酱油料，避免过多钠摄入。

（3）细嚼慢咽。老年人因牙齿及周边组织的损坏或退化影响咀嚼问题，所以应细嚼，进食速度宜慢，前一口吞咽完成后再进行下一口，避免2次重叠入口的现象；患者进食时忌催促，进食时间视患者耐受力而定，不宜超过40min。

2）并发症的预防

主要是预防误吸，误吸分显性误吸和隐性误吸。显性误吸是伴有咳嗽的误吸，表现为进食时或进食后咳嗽，说话时声音嘶哑，口鼻腔有食物残渣，不能说话，欲用力咳嗽而咳嗽不出，口唇紫绀、脸色发青，严重时可致窒息或死亡。隐性误吸主要表现为呼吸道分泌物增多，可吸出脓痰或食物残渣、呼吸急促、体温异常升高、X线显示有吸入性肺炎征象，严重者窒息或死亡。

（1）误吸的预防。采取坐位进食，进食环境安静、舒适，进食时不要大声说话。患者为老年人，咀嚼功能受限，可将食物搅碎，或选择软质食物，如软米饭、面条、冬瓜、鸡蛋羹、肉饼等。进食速度宜慢，前一口吞完再开始下一口，进食后保持原体位30min以上，并做好口腔清洁，保持口腔卫生。

（2）误吸的急救。出现误吸，应立即停止进食，此时，患者若意识尚清醒，可采用立位或坐位，照护者站在身后，双臂环抱患者，一手握拳，使拇指掌关节突出点顶住患者腹部正中脐上部分，另一只手的手掌压在拳头上，连续快速向内、向上推压冲击6～10次，直至异物被排出。昏迷倒地的患者采取仰卧位，照护者骑跨在患者髋部，按上法推压冲击脐上部位。如果无效，隔几秒钟后，可重复操作一次，造成人为的咳嗽，将堵塞的食物团块冲出呼吸道。

3）为患者制定个性化营养餐谱

早餐：南瓜小米粥（小笼包/无糖馒头/牛奶燕麦片/红薯）+鸡蛋/酸奶

加餐：酸奶+水果（奇异果/火龙果/香蕉/梨/苹果）

中餐：香菇鸡（清蒸鲩鱼/西红柿炒鸡蛋/南瓜蒸排骨/牛肉炖粉条/清蒸带鱼）+青菜

加餐：桂圆花生汤（酸奶/煮花生/坚果麦片/牛奶炖蛋）

晚餐：黑木耳炒肉片（虾皮冬瓜/黄花菜蒸肉饼/马蹄肉饼/腐竹炒肉片/彩椒芹菜肉丝/清蒸鲈鱼/肉末豆腐脑）+青菜（紫菜蛋花汤/鱼头香菇青菜汤）

4. 延续护理与随访

采用微信随访，利用微信传递文本信息、形象生动直观的图片或视频等将健康知识科普给患者的主要照顾者，照顾者也可以发送患者的情况或进食视频，使护士了解患者康复锻炼情况及有无误吸并发症发生，了解患者进食的营养情况，可以帮助患者及时调整营养方案，并指导其定期复查，预防脑卒中的复发。

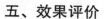

五、效果评价

（1）患者在住院过程中能量摄入基本达标。

（2）患者住院期间的胃潴留得到有效解决。

（3）患者出院时，实验室指标如血钾恢复正常，前白蛋白、白蛋白、血红蛋白都较前升高。

（4）患者出院时左侧肌力 4～5 级，较前明显恢复。

六、反思与收获

1. 反思

（1）在患者营养干预实施过程中，如何有效评估患者的胃肠道耐受能力？

（2）对脑卒中急性期患者的胃潴留如何做到预见性护理？

2. 收获

（1）卒中后吞咽障碍及营养不良会增加患者的病死率，影响卒中患者生活质量，并延长住院时间，早期营养干预尤为重要。

（2）在卒中营养管理中，护士在营养风险筛查、吞咽障碍的筛查以及营养干预中的角色定位。

1 例鼻咽癌放化疗患者全程营养护理

一、病例介绍

患者邝某，男，52 岁。已婚，医疗付费方式：清远医保，无既往史，无过敏史。社会支持：育 1 儿 2 女，家庭和睦。因颈部肿物 1 月余，发现鼻咽恶性肿瘤 2 周，声音嘶哑伴吞咽困难 1 周于 2021 年 4 月 17 日至我院进一步就诊，完善鼻咽部病理会诊、全身骨扫描、电子结肠镜、病理活检、超声肠镜、胸椎 MRI，明确诊断为：鼻咽非角化性未分化型癌 T4N3Mx。2021 年 4 月 24 日至 2021 年 6 月 4 日行 3 周期 TPF 诱导化疗，具体方案：白蛋白结合型紫杉醇＋顺铂＋氟尿嘧啶。2021 年 6 月 4 日复查鼻咽＋颅底＋颈部增强 MRI 扫描疗效评估为部分缓解。2021 年 7 月 1 日开始行鼻咽部根治性放疗，剂量为：PTVp ＋ PTVnd 6996cGy/33F，PTV1 6360cGy/33F，PTV2 5400cGy/30F，每天一次，每周五次。2021 年 7 月 1 日、2021 年 7 月 22 日行 2 周期顺铂同步化疗。2021 年 7 月 12 日至 2021 年 8 月 2 日行 4 周期尼妥珠单抗靶向治疗。

患者于 8 月 9 日放疗第 29 次，较放疗前体重下降约 5.5kg，患者诉口腔及咽喉疼痛，进食困难，暂停抗肿瘤治疗，进行营养治疗。予下胃管行管饲营养制剂补充营养，营养干预 5 天后，体重增加约 2.1kg，继续抗肿瘤治疗，8 月 18 日完成放射治疗。放疗结束后 3 日（8 月 21 日）拔除胃管，予半流食过渡到普食。8 月 24 日出院，进行出院指导及居家饮食指导等营养宣教。出院后，针对患者的进食餐次、食物种类、营养粉加餐及功能锻炼情况进行随访。

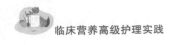

二、营养问题

（1）营养不良：低于机体需要量，与疾病消耗、咽喉疼痛导致进食减少等有关。

（2）腹泻：与肠内营养液的渗透压及肠内营养液的类型有关。

（3）潜在并发症：感染，与放射治疗引起的黏膜炎有关。

（4）知识缺乏：缺乏口服营养补充相关知识，缺乏正确饮食的相关知识，缺乏居家饮食护理相关知识，与缺乏信息来源有关。

三、循证依据

（1）目前鼻咽癌的主要治疗手段就是放射治疗和化疗，由于疾病本身和抗肿瘤治疗的影响，营养不良成为鼻咽癌患者常见的临床并发症，其中接受放疗的鼻咽癌患者是营养不良发生率最高的群体之一，营养不良可导致体重降低，限制患者对治疗的依从性和耐受性，影响治疗效果，是导致不良预后的独立危险因素。

（2）鼻咽癌患者宜通过 NRS 2002 和 PG-SGA 进行营养风险筛查和营养评定，并注意记录近期体质量变化、体质指数和血清白蛋白等，以全面了解患者营养状况及变化。

（3）ONS 是鼻咽癌放疗患者肠内营养补充的首选方式，对放疗引起的重度黏膜炎或头颈喉部肿瘤伴吞咽困难的患者或能量、蛋白质摄入不足的患者建议早期行管饲营养支持。

（4）鼻咽癌放疗后，患者饮食管理应特别注意能量和营养素摄入不足、体重下降、贫血、低蛋白和免疫力下降等潜在的营养不足问题。

四、营养干预

（一）放疗前阶段

1. 营养风险筛查

采用 NRS 2002 营养风险筛查表，总分为 1 分：（营养损伤状况）0 分 +（疾病状态）1 分 +（年龄）0 分 = 1，不存在营养风险。放疗前 2 周左右，即 2021 年 6 月 18 日进行筛查。

2. 营养评估

（1）膳食调查：患者食欲评估 5 分（食欲一般）；平日喜欢甜食，主食以米饭为主，鱼、肉、蛋、奶、蔬菜、水果均有摄入。简明膳食自评工具为 4 分（900～1200kcal）。

（2）人体测量：身高 166cm，体重 58.3kg（平常体重 60kg），BMI = 21kg/m²，左上臂围 31cm，左肱三头肌皮褶厚度 12.1mm（正常），握力（右）34kg（正常）。

（3）实验室检查：白蛋白 37.9g/L（正常），血红蛋白 146g/L（正常），总蛋白 63.1g/L（正常）。

（4）综合营养评定：采用 PG-SGA（主观整体营养状况评量表）评定。PG-SGA = 3 分，可疑营养不良，对患者及家属进行营养教育与指导。

患者自评表评分 = 体质量评分 + 进食评分 + 症状评分 + 活动和身体功能评分。患者普食但少于正常饭量（1 分）+ 早饱（1 分）= 2 分。

医务人员评估表评分＝疾病与营养需求的关系评分＋代谢评分和体格检查评分。6 个月内体质量下降 0～1.9%（0 分）＋疾病：癌症（1 分）＋应激状态：无发热（0 分）＋体格检查：肌肉无消耗（0 分）＝1 分。

3. 营养干预

1）营养问题

可疑营养不良，热量、蛋白质摄入不足，食欲一般。

2）营养计划

（1）目标摄入量：每日所需热量为 58.3kg×30kcal/kg＝1749kcal，每日所需蛋白质为 58.3×1.5＝87.45（g）。

（2）营养教育：告知患者及家属营养在放化疗治疗过程中的重要性，营养好的患者，对治疗的副作用小，耐受性好，保持体重在正常范围内波动，可以减少放射治疗的摆位误差。

（3）肠内营养补充：予普食＋ONS（口服营养补充）。指导患者进食高蛋白、高维生素易消化饮食，如鸡肉、鸡蛋、牛奶、牛肉；新鲜的蔬菜、水果，如苹果、橙子、火龙果、香蕉、奇异果、番茄、芹菜、菇类等。另外每天多饮水，饮水量达到 1500mL 以上。根据医生医嘱于每餐之间加一次整蛋白型营养素（6 勺＋200mL 温水）冲服，一天 2～3 次口服营养补充。

3）专科护理

除了营养宣教外，还需做好专科护理。

（1）功能锻炼：指导每日做张口、转颈、舌部运动等功能锻炼，200 次/天；指导鼻腔冲洗，1～2 次/天。

（2）放射野皮肤护理：保持放射野皮肤清洁，予芦荟膏或比亚芬等涂抹保湿，穿宽松棉质衣物。

（3）心理护理：提供疾病相关知识宣教与咨询，让其他患者现身说法，增强患者治疗疾病的信心，心理专科护士做好患者及家属的心理疏导。

（二）放疗中阶段

1. 营养风险筛查

采用 NRS 2002 营养风险筛查表，总分为 4 分：（营养损伤状况）3 分＋（疾病状态）1 分＋（年龄）0 分＝4，存在营养风险。患者于 8 月 9 日放疗第 29 次，体重下降明显。

2. 营养评估

（1）膳食调查：患者食欲评估 2 分（食欲不振）；主食以白粥为主，鱼、肉、蛋、奶、蔬菜、水果均很少摄入。简明膳食自评工具为 1 分（＜300kcal）。

（2）人体测量：体重 52.8kg（下降 5.5kg），BMI＝19.2kg/m²（正常），左上臂围 29.3cm，左肱三头肌皮褶厚度 10.8mm，握力（右）24.4kg（低于正常值）。

（3）实验室检查：白蛋白 28.8g/L（低于正常值），血红蛋白 90g/L（低于正常值），总蛋白 48.7g/L（低于正常值）。

（4）综合营养评定：采用 PG-SGA（主观整体营养状况评量表）评定。PG-SGA＝14 分，重度营养不良，亟需营养支持。

患者自评表评分＝体质量评分＋进食评分＋症状评分＋活动和身体功能评分。过去 2

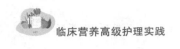

周体重减少（1分）+流食（3分）+口腔疼痛（2分）+吞咽障碍（2分）+活动能力不如往常但还能起床进行轻微活动（1分）=9分。

医务人员评估表评分=疾病与营养需求的关系评分+代谢评分和体格检查评分。1个月内体重丢失5%～9.9%（3分）+疾病：癌症（1分）+应激状态：无发热（0分）+体格检查：肌肉轻度消耗（1分）=5分。

3. 营养干预

1）肠内营养

①选择肠内营养液的投予途径：投予途径包括经口和管饲。

a. 放疗前期，即放射治疗次数达到1～15次，患者出现轻度口腔黏膜炎，RTOG放射损伤为1级，选择经口进食，营养粉3次/日+普食。

b. 放疗中期，即放射治疗次数达到15～25次，患者出现吞咽疼痛，RTOG损伤为2级，NRS 2002营养风险评分为2分［营养损伤状况（1分）＋疾病状态（1分）＋年龄（0分）＝2分）］，不存在营养风险，选择经口进食，遵医嘱使用止痛口服液（利多卡因＋地塞米松＋维生素B12＋康复新液）止痛对症处理后，再进行营养粉冲服，7次/日，以口服营养补充为主，流食为辅。

c. 放疗后期，即放射治疗次数达到26次之后，患者处于放射治疗末期阶段，出现严重放射性口腔黏膜炎及吞咽疼痛等症状，RTOG放射损伤为3级及以上，遵医嘱于留置鼻胃管鼻饲行肠内营养治疗，选择能全力营养制剂进行鼻饲。

②选择适宜的肠内营养制剂：肠内营养制剂经过加工和消化，为更易消化吸收或无需消化即能吸收的食品。

a. 管饲首先选择的营养制剂为能全力，患者出现腹泻、腹痛等肠内营养不耐受症状时，止泻对症处理，效果不佳；

b. 请营养科会诊后选用瑞能行肠内营养支持治疗，患者未出现肠道不耐受症状。瑞能200mL，6次/日；营养粉6勺，1次/日；鲜榨果汁过滤后行管饲，1次/日。

③选择营养液的输注方式：根据喂养尖端所在位置和胃肠道承受能力来选择。

a. 更换能全力时，以手动注入的方式行管饲，患者出现腹泻后，采用营养泵匀速缓慢持续泵入的方式，仍然出现肠道不耐受；

b. 更换瑞能，采用营养泵匀速泵入方式持续管饲，患者未出现肠道不耐受症状，过渡到定时胃管内注入。

④控制营养液输注的浓度、速度和温度。

控制输注量和速度，应从低浓度、慢速度、小剂量开始。患者留置胃管后，能全力予营养泵以20mL/h的速度匀速泵入，再逐渐过渡到80mL/h，出现肠道不耐受，更换瑞能以同样方式进行，逐渐过渡到120mL/h速度，温度以38～40℃为宜，患者未出现肠道并发症。

2）肠外营养

肠内营养不足时，予补充性肠外营养。

（三）放疗后阶段

1. 营养风险筛查

采用NRS 2002营养风险筛查表，总分为3分：（营养损伤状况）2分+（疾病状态）

1分+（年龄）0分=3分，仍存在营养风险。

2. 营养评估

（1）人体测量：体重54.9kg（回升2.1kg），BMI 19.9kg/m²，左上臂围29.5cm，左肱三头肌皮褶厚度11mm，握力（右）28kg（低于正常值）。

（2）实验室检查：白蛋白34.6g/L（低于正常值），血红蛋白118g/L（低于正常值），总蛋白57g/L（低于正常值）。

3. 营养干预

继续留置胃管，仍以营养制剂行肠内营养，营养制剂为瑞能，一天6次，加营养粉（6勺）冲调行管饲一次，嘱患者加强漱口，保持口腔清洁。出院前3天拔除胃管，进行预拔除胃管宣教，拔出胃管后，可进食瘦肉粥、碎肉烂面条、蒸水蛋、牛奶、酸奶、新鲜蔬菜碎或鲜榨果汁等。三餐之间口服补充营养素加强营养。

（四）出院营养护理

1. 营养风险筛查

出院时NRS 2002评分3分。

2. 营养评估

（1）人体测量：体重54.7kg，BMI 19.9kg/m²，左上臂围29.3cm，左肱三头肌皮褶厚度11mm，握力（右）28.9kg（低于正常值）。

（2）实验室检查：白蛋白34.5g/L（低于正常值），血红蛋白119g/L（低于正常值），总蛋白57.8g/L（低于正常值）。

3. 出院营养教育

一般来说，肿瘤患者康复阶段应当选择营养丰富、容易消化吸收的食物，如瘦肉、禽肉、鱼虾、乳类、蛋类、豆制品、动物血、新鲜蔬菜、水果以及五谷杂粮等。要求食谱宜宽不宜窄，包含多种多样的食物，让患者获得全面均衡的营养。此外，要注意饮食卫生、合理安排餐次、科学烹调，以促进食欲。患者胃管拔除后，逐渐过渡到正常饮食。现放射治疗结束后口腔黏膜炎及咽喉疼痛症状仍然存在，可以进食软食。软食就是以馒头、面包、包子、饺子等面食为主，鱼肉、虾肉、肝泥等都可食用，蔬菜应切碎煮烂，不食辣椒、芥末等强调味品；可将五谷、肉类、蔬菜一起打碎后熬成粥，或将食材炖烂后食用，这样不仅可以提高摄取物的营养密度，而且便于吸收。待口腔黏膜炎及咽喉疼痛好转后，过渡到普食，普食就是营养丰富、易消化、富含动物性蛋白和维生素、较少油炸、搭配合理的食物，如鱼肉、虾肉、鸡肉、米饭等，新鲜蔬菜、水果等，包括花生、腰果等坚果类。减少烹调油，吃清淡少盐膳食，吃新鲜卫生的食物，不食烟熏或腌制食物，忌烟酒。每天坚持多饮水、多漱口，缓解放射治疗后引起的口干。每天适宜运动可促进体能恢复，也可以提高食欲。

为患者及家属发放漫画版营养宣传手册，使患者更容易接受与理解。同时对患者的家属即照护者讲解食品烹饪的方法，主要以蒸、煮、炒、熘、焖为主。

4. 延续护理与随访

1）营养随访

（1）随访内容：体重、饮食摄入量、营养补充剂摄入量及方式、不耐受症状等。

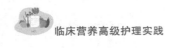

（2）随访方式：电话随访、短信提醒、定期开展出院教育等；必要时建议给予放疗患者家庭营养治疗。

（3）随访时机：每周1次，持续1个月，一个月后，每2～4周1次，持续2个月。

2）延续护理

（1）公众号定期上传营养知识相关文章。

（2）微信定期发送营养知识宣教，并且为患者答疑解惑。

五、效果评价

放疗前中后的曲线图显示，患者在放疗中，随着放疗次数的增加和放疗副反应的加重，各营养指标虽然有所下降，但是在可控范围内。在发现患者体重下降较多时，进行团队协作，找出体重下降原因为进食困难，对症处理，及时留置胃管，改鼻饲以增加患者营养摄入，使患者完成抗肿瘤治疗全过程。放疗后期患者体重虽增长不明显，且在营养干预后体重未恢复至放疗前，但有回升趋势。全程动态评估患者营养状况，使患者获益。

六、反思与收获

1. 反思

（1）人体测量会浪费大量人力/物力，使用人体体质分析仪是否能更好地监测患者营养状况？

（2）患者放疗晚期出现吞咽疼痛影响进食，体重下降，可否早期就进行肠内营养制剂管饲？

（3）患者居家营养护理的过程中，如何更好地跟踪与指导？

2. 收获

在患者放化疗期间实施全程营养管理，有助于改善患者营养状态，改善患者器官功能、免疫状态，减少患者因抗肿瘤治疗造成的毒副反应，从而发挥改善患者预后效果的作用。全程营养管理不仅展现了个体化原则，而且体现了团队合作的重要性。

1例恶性淋巴瘤患儿的营养管理

一、病例介绍

患儿邓某，男，13岁。未婚，文化程度：初中在读。医疗付费方式：广州医保。无家族史，既往史：肺炎，有腹股沟疝手术史。过敏史：哌拉西林他唑巴坦（邦达）皮试阳性。社会支持：父母关系融洽，有1胞姐及1胞弟体健，家庭和睦。因确诊恶性淋巴瘤1月余，于2021年3月7日收入院。诊断：肿瘤化学治疗疗程（R-BB）、恶性淋巴瘤、肺炎，化疗后骨髓抑制。

入院后2021年3月8日—13日按SCCCG-NHL-2017方案R-BB联合化疗，3月15日始患儿出现口腔溃疡，口腔黏膜炎评分为Ⅱ度，进食开始受到影响，3月20日口腔黏膜炎评分进展为Ⅳ度，疼痛剧烈，嘴唇闭合困难，完全不能自行进食。

通过给予留置鼻胃管行肠内＋肠外营养7天营养支持并积极进行口腔护理后，患儿口腔黏膜炎好转，评分为Ⅰ度，恢复自行经口进食，过渡到普通饮食。结束此疗程后出院继续对患者的居家饮食、口服营养补充剂及活动情况进行指导及随访。

二、营养问题

（1）营养不良：低于机体需要量，与疾病消耗、口腔疼痛无法进食等有关。

（2）知识缺乏：缺乏口服营养补充剂服用相关知识，缺乏正确饮食知识。

（3）潜在并发症：肠内营养不耐受。

三、循证依据

（1）肿瘤患者对营养需求增加，处在生长发育期的儿童的营养状况要求更甚，此患儿出现重度口腔黏膜炎，严重影响进食。

（2）肿瘤患儿适合使用中文改良版儿童营养风险评估量表（CVPYMS）进行营养风险筛查，并根据患儿体质指数和血红蛋白、血清白蛋白等，全面了解患儿营养状况及变化。

（3）患儿肠内营养期间应观察肠道耐受性，以及有无恶心、呕吐、腹泻等症状。

（4）肿瘤患儿出院后应常规使用口服营养补充剂，保证营养，直至化疗完全结束。每次返院复查时，均要对患儿的营养状态、生长发育情况进行追踪评估。

四、营养干预

（一）营养风险筛查

采用改良版儿童营养风险筛查表，总分为4分：（BMI小于参考值）2分＋（近期有体重下降）1分＋（最近一周内摄入减少）1分＝4分，提示患儿有营养风险，需要进行营养干预。

（二）营养评估

（1）膳食调查：食欲评估8分（食欲尚可）；由于口腔疼痛剧烈，主食为流质白粥，另每日加餐营养粉200～400kcal，根据家属饮食日记计算出总热量为500～800kcal。

（2）人体测量：身高158cm，体重38.1kg，BMI＝15.36kg/m²（根据儿童体质指数评定低于正常值）；入院前体重42kg，体重下降率为（42－38.1/42×100％＝9％；上臂围26.5cm（低于正常值）。

（3）实验室检查：白蛋白32.7g/L（低于正常值），血红蛋白68g/L（低于正常值），其余指标正常。

（4）营养评定：采用身高别体重 Z 评分（WHZ），－1分＜Z＜－2分，提示该患者

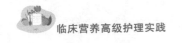

轻度营养不良，需要进行营养支持。

（三）营养干预

1. 营养问题

食欲尚可，但存在口腔疼痛，进食困难，热量及蛋白质严重摄入不足。

2. 营养计划

（1）目标摄入量：根据中国居民膳食能量推荐摄入量，13岁男孩每日所需热量为2400kcal，每日所需蛋白质为75g。

（2）肠外营养：①复方氨基酸注射液250mL＋丙氨酰谷氨酰胺注射液10g；②5%葡萄糖1500mL（其含有非蛋白热量：375kcal；氨基酸：31.25g）。

（3）肠内营养：营养粉250mL每4小时鼻胃管注入。

（4）口服：予流质饮食。指导进食水果汁、菜汁、米汤，并设计一日食谱，督促患儿家长完成（见表10-3）。

表10-3　患儿饮食情况

患者饮食情况	7:00（胃管）	9:00（经口）	11:00（胃管）	14:00（经口）	15:00（胃管）	17:00（胃管）	19:00（胃管）	23:00（胃管）	03:00（胃管）
	营养粉6勺	青菜汁50mL	营养粉6勺	苹果汁20mL	营养粉6勺	瘦肉水50mL	营养粉6勺	营养粉6勺	营养粉6勺
经口	热量：流质饮食＝66kcal 蛋白质：3.6g							
胃管	热量：营养粉36勺＝1498kcal 蛋白质：营养粉36勺＝53.22g							
总热量	66（经口摄入）+1498（胃管摄入）+375（肠外营养）=1939（kcal）达到目标需要量的80.5%							
总蛋白质	3.6（经口摄入）+53.22（胃管摄入）+31.23（肠外营养）=88.05（g），占蛋白质目标量的117.4%							

3. 口腔护理

（1）口腔用药的选择：选用聚维酮碘、复方硼砂溶液交替含漱，每天7次。教会患儿漱口方法，嘱患儿含漱时，使药液与舌下、颊部、咽部接触充分，以便得到机械性冲洗，发挥药液作用。口腔护理清洗后用表皮刺激因子金因肽喷湿棉球后湿敷溃疡面，促进创面愈合。

（2）饮食指导：由于患儿口腔剧烈疼痛，在进食及口腔护理前均使用利多卡因稀释液含漱，并冰敷脸颊，减少局部疼痛。使用吸管进食稍凉流质饮食。

4. 活动指导

由于患儿处于骨髓抑制期，需入住层流床，指导床上活动踝泵运动40次/组，3组/天。

（四）出院营养护理

1. 营养风险筛查

CVPYMS评分3分，仍然存在营养风险。

2．营养评估

（1）膳食调查：食欲评分为8分，可正常进食普通饮食：肉蛋奶、水果、青菜都有摄入，三餐间进行口服营养补充（6勺×3次），经口摄入热量约2300kcal，基本达到目标热量。

（2）人体测量：身高158cm，体重38.8kg，BMI＝15.58kg/m²（根据儿童体质指数评定低于正常值）；入院前体重42kg，上臂围26.8cm（低于正常值）。

（3）实验室检查：白蛋白36.6g/L，血红蛋白91g/L（低于正常值），其余指标正常。

（4）营养评定：采用身高别体重Z评分（WHZ），－1分＜Z＜－2分，提示该患者仍有轻度营养不良，需要继续进行营养支持。

3．出院营养宣教

（1）饮食卫生：注意餐具的清洁和消毒，不食用隔夜隔餐食物，以新鲜自制为主。尽量食用可以削皮的水果，如香蕉、苹果、葡萄等。饭前洗手，预防细菌感染。

（2）合理搭配：食物多样化，多进食高热量、高维生素、优质蛋白食物，如鱼类、蛋类、奶制品等。继续食用营养粉加餐。

（3）动静相结合：化疗后需要注意休息，但也可以适当活动，早晚可戴口罩，做好防护，外出至人少的空旷场所散步半小时。

五、延续护理与随访

建立微信随访平台，护士发送儿童肿瘤营养相关知识的文章及图片等给家长，家长也可通过微信平台提出关于居家饮食的问题，并上传食物图片，护士及时互动及给予正确指导。同时指导家长在家时每天记录饮食日记、体重、二便情况等。

六、效果评价

（1）患者在住院过程中能量及蛋白质摄入达标。

（2）患者出院时，口腔黏膜炎好转，体重稳定，实验室指标也有所改善。5天后返院时患儿的体重增长了1kg。

（3）患儿及家属了解疾病饮食原则、居家饮食护理等相关知识。

七、反思与收获

1．反思

（1）化疗期间患儿存在严重营养风险时能否先给予一定营养支持后再进行化疗？

（2）出现营养风险且口服营养补充剂依从性较差的患儿，能否常规给予肠外＋肠内营养？

2．收获

对肿瘤化疗患儿实施全程营养管理，大大改善了患儿的营养状况，增强免疫功能、减少并发症和死亡率的发生。儿童营养管理过程中应该在肿瘤患儿初步诊断时就进行营养评估，并在合适的时机给予肠内营养支持。

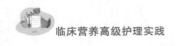

1 例视神经脊髓炎合并吞咽障碍患者的全程营养管理

一、病例介绍

患者吴某，女，29 岁。未婚，大专文化程度，医疗付费方式：广州医保，无家族史，无既往史，无过敏史。社会支持：父母及兄弟照顾。因吞咽困难四月余于 2021 年 7 月 16 日入住康复科。入院诊断：视神经脊髓炎，吞咽困难，构音障碍。

入院时鼻饲管进食。患者体重 6 月来下降 7kg，患者自诉二便正常。经综合评估后为患者制定治疗性进食方案：间歇经口扩张管进食，给予营养神经、抗炎、补钾、补钙、护胃等药物口服治疗。采取个性化的护理措施，及时为患者调整营养方案；结合集束化的管理模式，促进患者吞咽障碍的恢复。入院八天后，患者体重增加、吐字清晰、口腔内唾液减少、可自行注食，予出院。进行出院指导及居家饮食指导，预防原发病再迁延。出院后，进行延续性护理，对患者的服药情况、进食餐次、食物种类、营养粉加餐情况、运动情况进行随访。

二、营养问题

（1）营养不良：低于机体需要量，与疾病消耗、环咽肌闭合不全等有关。

（2）吞咽功能障碍：与视神经脊髓炎延髓受损有关。

（3）低钾血症：与钾元素摄入不足有关。

（4）语言沟通障碍：与构音障碍有关。

（5）有误吸的风险：与吞咽受损、咽反射减弱有关。

三、循证依据

（1）视神经脊髓炎，多见于青壮年，女性居多，复发率及致残率高，29.5% 患者存在吞咽障碍。吞咽障碍的不良后果：营养不良、脱水、吸入性肺炎、误吸。吞咽障碍与营养不良互为因果形成恶性循环，30%～60% 的吞咽障碍患者需要营养治疗。营养不良对患者生命健康威胁极大，不仅延长患者住院时间，增加患者经济负担，还同时造成国家医疗卫生资源的浪费。因此，营养支持治疗对于视神经脊髓炎患者有着非常重要的作用。

（2）视神经脊髓炎合并吞咽障碍患者宜通过 NRS 2002 进行营养风险筛查和营养评定，并注意记录近期体质量变化、体质指数和血清白蛋白等，以全面了解患者营养状况及变化。

（3）吞咽障碍膳食管理目标：对于吞咽障碍且胃肠功能正常患者首选肠内营养，选择合适管饲途径。依据肠内营养四阶梯模式选择治疗性进食方式：间歇经口扩张管进食。

（4）视神经脊髓炎合并吞咽障碍患者饮食管理过程中，注意补充优质的蛋白质，增强抵抗力，多吃新鲜的蔬菜和水果，补充叶酸和维生素 C，同时注意多吃一些五谷杂粮保证大便通畅。长期服用糖皮质激素，有保钠排钾作用，指导患者多食用富含钾元素的食物。

（5）视神经脊髓炎吞咽障碍患者在急性期治疗结束后并不能完全康复，吞咽困难、营养风险依然存在，在每次复查时，均需对营养状况和吞咽障碍等异常情况进行评估。

四、营养干预

（一）吞咽障碍筛查

（1）吞咽评估：咽反射减弱，咽后壁感觉减弱，声音嘶哑，饮水呛咳。

（2）反复唾液实验不通过。

（3）洼田饮水实验：V级。

（4）FOIS分级：1级（完全不能经口进食）。

（二）营养风险筛查

采用营养风险筛查表 NRS 2002，总分4分：（疾病状态）1分+（BMI：14.7kg/m^2）3分=4分，提示患者有营养风险。

（三）营养评估

1. 24小时膳食回顾法

鼻饲进食，每日摄入：总能量1060kcal，蛋白质约41g。每日摄入能量虽满足目标量的60%，但患者处于疾病康复期，胃肠功能较好，食欲评分：10分，简明膳食评分：5分。目前的热量满足不了患者实际需求热量及蛋白质。

2. 人体测量

身高162cm，体重38.5kg，BMI=14.7kg/m^2（低于正常值）；体重下降率为14.4%；肱三头肌皮褶厚度10mm，上臂围21cm，上臂肌围17.86mm，均低于正常值。

3. 实验室检查

总蛋白：53g/L、白蛋白：32.7g/L、球蛋白：22.3g/L、前白蛋白：156mg/L、钾3mmol/L，均低于正常值。其余化验指标正常。

4. 体能测试

握力：左上肢20.6kg，右上肢18.8kg（女性正常值≥23kg）。

（四）营养干预

1. 营养问题

存在吞咽障碍、营养风险，热量、蛋白质摄入不足，食欲尚可、结构单一等。

2. 营养计划

（1）目标摄入量：每日所需热量为62kg×（25～30）kcal/kg=1550～1860kcal，每日所需蛋白质为62×（1.0～2.0）=62～124g/d。

（2）间歇经口扩张管进食：ONS补充营养+匀浆膳，设计一日食谱，并督促患者完成（见表10-4）。

表 10 - 4　一日食谱

个性化饮食计划单

餐次	总类 + 量	调拌水量 /mL	药水 + 冲管水 /mL	每餐总量 /mL	进食方式
早餐	营养粉（4勺）+自备餐（肉包）	300	50	350	间歇经口扩张管
加餐	香蕉1只	50	50	100	间歇经口扩张管
中餐	营养粉（4勺）+自备餐（榨菜蒸鱼）	350	50	400	间歇经口扩张管
加餐	火龙果1个	50	50	100	间歇经口扩张管
晚餐	营养粉（4勺）+自备餐（青瓜木耳肉片）	350	50	400	间歇经口扩张管
加餐	营养粉（8勺）+自备餐（青瓜木耳肉片）	200	50	250	间歇经口扩张管
21:00 以后禁止注食					

3. 采取个性化的护理措施

除上述营养护理外，还应采取个性化的护理措施，以便及时调整营养支持方案。向患者（无陪护）宣教摄入足够营养热量的重要性，及时评估进食情况、胃肠道症状、营养素摄入情况，指导患者间歇经口扩张管注食及体位管理。患者目前可自己制作匀浆膳，并自主注食。

4. 针对口咽期吞咽障碍

教会患者吞咽体操，锻炼心肺功能。监督饮食计划单执行情况，了解餐次与康复治疗是否冲突，按实际情况做调整。

（1）球囊扩张吞咽治疗。

（2）吞咽体操：每日指导做 30min，每天两次。

（3）肺功能锻炼：吹气球 20 个/次，每天 3 次；呼吸功能锻炼器，尽量吸起 3 个球，30次/天。

（4）言语训练：朗读音节，每天两次，每次 30min。

（五）出院营养护理

1. 营养风险筛查

出院时 NRS 2002 评分 4 分，仍然存在营养风险。

2. 吞咽障碍评估

口咽期吞咽障碍、环咽肌开放不完全。

3. 营养评估

（1）人体测量：肱三头肌皮褶厚度 12mm（正常），上臂围 22cm，上臂肌围 17.48cm（低于正常值）。

（2）实验室指标：总蛋白 62g/L、白蛋白 37g/L、前白蛋白 0.25g/L。

（3）体能测试：握力左上肢 23.4kg，右上肢 23kg（女性正常值≥23kg）。

4. 出院营养教育

饮食原则：依据居民膳食宝塔，饮食以高蛋白、富含维生素、营养丰富的易消化食物为主，多进食新鲜蔬菜、水果及含纤维素多的食物，多饮水刺激肠蠕动，减轻便秘及肠胀气。

5. 延续护理与随访

视神经脊髓炎合并吞咽障碍现尚无特效药物使其快速治愈，减轻患者出院后吞咽障碍带来的并发症成为延续性护理的工作重点之一。

建立微信平台下的科室公众账号，设置患者档案资料库、DHI 症状评估、营养支持、吞咽康复训练、健康教育五大模块。成立"吞咽障碍患者及家属沟通交流微信群"。在患者出院前，教会患者或家属关注微信公众号和在公众号内查看相关模块内容，并将患者或家属加入群聊。结合科室实际工作情况，小组成员每 3～5 天在微信公众平台更新并推送一次吞咽障碍相关内容。通过疾病知识、症状观察、日常生活行为的注意事项和吞咽功能训练方式等多种内容，患者能在日常生活中方便快捷地获取需要的健康教育信息。

延续护理使患者即使在出院后也能通过微信平台方便、快捷地获得医务人员的指导，从而有效改善患者吞咽障碍后的吞咽相关症状、营养。

六、效果评价

（1）患者在住院过程中能量摄入基本达标，蛋白质达目标量的 90% 以上。

（2）患者出院时，体测量指标增加，身体机能稍有增强，生化指标较前稍有增加。

（3）患者了解饮食原则、口服营养补充、居家饮食护理等相关知识。

七、反思与收获

1. 反思

视神经脊髓炎吞咽障碍患者在急性期治疗结束后并不能完全康复，吞咽困难、营养风险依然存在，未及时将患者转入吞咽障碍门诊使其接受系统化营养指导。

2. 收获

（1）针对视神经脊髓炎合并吞咽障碍患者，应及早给予分级处理，使患者在住院期间得到全程、无缝隙管理，从而保证饮食摄入。

（2）多学科合作模式才能使患者在最大程度上获益。

1 例股骨粗隆间骨折伴营养不良的老年患者营养护理

一、病例介绍

患者宣某，女，87 岁。丧偶，小学文化程度，医疗付费方式：异地医保，无家族史，无过敏史，既往有地中海贫血、冠心病房颤病史。社会支持：育 1 儿 1 女，家庭和睦。因跌倒致右髋部疼痛伴活动受限 3 天入院。

于 2021 年 3 月 9 日入住关节骨病及创伤病区，行股骨骨折闭合复位髓内针内固定术。患者胃纳差、营养不良，术后予抗感染及肠外 + 肠内营养支持治疗，出现腹泻症状。于 2021 年 3 月 19 日转入老年消化内科。

转入时经鼻胃管行肠内营养支持治疗，鼻饲止泻米糊，同时使用止泻药物及调整肠道功能药物对症治疗，逐步增加摄入量，患者腹泻症状较前好转。根据患者大便性状调整肠内营养支持治疗方案，大便次数减少但性状较稀，改用含膳食纤维的营养素，大便性状正常后改用高热能营养素。通过多学科团队合作，成立营养支持小组，在实施营养治疗的同时进行康复治疗，加速了患者术后伤口愈合及关节功能恢复。4月8日，患者肠内营养摄入量已达标，且无胃肠道不良反应，予携带鼻胃管出院，进行出院指导及居家饮食指导，防治废用综合征。出院后，对患者的营养素摄入情况、鼻胃管管道维护、吞咽训练、运动情况进行随访。

二、营养问题

（1）营养不良：低于机体需要量，与疾病消耗、老年人胃纳差等有关。

（2）排便习惯改变：腹泻，与术后使用抗生素有关。

（3）潜在并发症：术后伤口感染。

（4）知识缺乏：缺乏鼻胃管管道维护相关知识，缺乏居家饮食护理相关知识，与缺乏信息来源有关。

三、循证依据

（1）营养支持小组需要由多学科人员构成，由老年医学专科医师牵头，建立包括临床专科护士、营养师、药师、康复师等在内的营养支持团队。

（2）老年患者营养不良发生率高，推荐常规进行营养筛查；推荐 MNA-SF 和 NRS 2002 营养筛查工具。

（3）从疾病严重程度、进食情况、实验室检查、体重及体成分测量、老年综合评估等方面，对患者营养状况进行全面评估。

（4）膳食纤维有助于减少管饲 EN 患者发生腹泻和便秘，膳食纤维摄入 ≥25g/d 有助减少管饲患者的便秘和改善临床结局。

（5）鼻胃管适用于较短时间（2～3周）接受 EN 管饲的老年患者；管饲时应上身抬高 $30°～45°$，可减少吸入性肺炎的发生率。

（6）推荐患者在摄入充足的能量及蛋白质的基础上进行积极锻炼。

四、营养干预

（一）术前阶段

1. 营养风险筛查

采用营养风险筛查表 NRS 2002，总分6分：（疾病状态）2分 +（营养受损程度）3分 +（年龄）1分 =6分，提示患者有营养风险。

2. 营养评估

（1）膳食调查：平日胃纳差，主食以半流质为主。食欲评估4分（食欲差）；简明膳食自评分为2分（300～600kcal）。

（2）人体测量：身高140cm，体重30kg，$BMI = 15.3kg/m^2$（消瘦）；平常体重33kg，体重下降率为 $(33-30)/33 \times 100\% = 9\%$。

（3）实验室检查：白蛋白 29.99g/L（低于正常值），总蛋白 57.9g/L（低于正常值）。

（4）体能测试：无法站立。

（5）综合营养评定：采用微型营养评定法精法（MNA-SF）进行评定，MNA-SF 评定结果为 4 分，提示该患者营养不良，亟需营养支持。

3. 营养干预

1）营养问题：存在营养风险，热量、蛋白质摄入不足，食欲差、结构单一等。

2）营养计划：

（1）目标摄入量：每日所需热量为 40kg×25kcal/kg=1000kcal，每日所需蛋白质为 40×1.5=60（g）

（2）肠外营养：（卡全）脂肪乳氨基酸（17）葡萄糖（19%）注射液 1026mL。其含有非蛋白热量：900kcal；氨基酸：34g；氮：5.4g。提供能量 1000kcal。

（3）肠内营养：鼻饲止泻米糊 150mL，qd，提供能量 150kcal。

3）预康复护理：除上述营养护理外，还做好以下预康复护理。

（1）VTE 预防：每日进行主动及被动踝泵运动，5 次/天。

（2）吞咽功能训练：康复师进行吞咽肌刺激训练及吞咽操训练，每日一次。

（3）心理护理：提供疾病相关知识与咨询，增强患者对营养的认识；介绍成功案例，让其他患者现身说法，增强患者治疗疾病的信心。

（二）术后营养护理

1. 营养风险筛查

NRS2002 评分 6 分：（疾病状态）2 分+（营养受损程度）3 分+（年龄）1 分=6 分，提示有营养风险。

2. 术后营养护理计划与实施

1）肠外+肠内营养：（卡全）脂肪乳氨基酸（17）葡萄糖（19%）注射液 600mL，提供能量约 600kcal。肠内营养：鼻饲止泻米糊 150mL tid，提供能量 450kcal。

2）全肠内营养：根据患者病情变化及胃肠道不耐受症状调整肠内营养方案，逐步增加摄入量。

（1）百普力 500mL/d（30mL/h）+止泻米糊 150mL/d，提供能量 650kcal。

（2）能全力 500mL/d（40mL/h→50mL/h）+止泻米糊 200mL/d，提供能量 700kcal。

（3）瑞先 500mL/d（50mL/h）+止泻米糊 300mL/d，提供能量 1050kcal。

3. 康复训练

遵循"床边坐起—床边站立—床边活动"的步骤，予防跌倒知识宣教，固定保护管道，协助患者下床活动。

（三）出院营养护理

1. 营养风险筛查

出院时 NRS2002 评分 6 分，仍然存在营养风险。

2. 营养评估

1）膳食调查：由鼻胃管鼻饲高热能营养素，已达到目标需要量。

2）人体测量：身高 140cm，体重 32kg，BMI=16.3kg/m² （消瘦），较前升高。

3）实验室检查：白蛋白 36.94g/L（低于正常值），总蛋白 60.2g/L（低于正常值），均较前升高。

4）体能测试：可协助步行 6m。

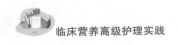
5）综合营养评定：采用微型营养评定法精法（MNA-SF）进行评定。MNA-SF 评定：5 分，仍提示营养不良，继续予营养支持。

3．出院营养教育

1）饮食原则

（1）少食多餐：老年患者胃肠道消化吸收功能退化，胃纳差，因此应定时定量进餐，坚持少食多餐，肠内营养素选择高热能营养素，教育患者若有胃肠道不耐受症状应及时返院营养门诊就诊。

（2）吞咽功能训练：出院前患者已学会吞咽操训练，通过康复师吞咽评估后提示无明显的吞咽困难表现，可制作半流质食物经口进食。

（3）管道维护：胃管到期返院更换，注意防堵管、防脱管护理。

（4）鼻饲护理：鼻饲前确定胃管在胃内，注意防误吸。定期到营养门诊复诊，经口进食摄入量足够时拔除胃管。

2）并发症预防

主要是防止废用综合征，由于患者为老年患者，跌倒后行股骨骨折闭合复位髓内针内固定术，术后疼痛及营养不良影响伤口愈合及活动受限。在使用止痛药物、营养支持治疗、康复锻炼的基础上增加心理护理。

五、延续护理与随访

搭建微信随访平台，护士将营养相关护理知识使用直观的表达方式发送给患者的主要照顾者，照顾者也可以发送信息或上传图片，让患者及家属得到更便捷的健康指导。

采用营养门诊随访，随访内容包括患者生命体征、饮食、活动和休息、康复功能锻炼、胃肠道功能、营养摄入量、营养状况指标及生活质量评价、并发症情况等，纠正不正确操作，监测患者体重变化，若发现异常，应及时调整营养处方和处理相关并发症，并定期复查直至恢复正常。

六、效果评价

1．患者在住院过程中能量摄入已达标。

2．患者出院时，实验室营养指标虽低于正常值，但已有明显上升。术后营养干预的实施有助于患者体重、总蛋白、白蛋白的提高及电解质的稳定，体重也较前增加。

3．患者及其主要照顾者了解饮食原则、居家饮食护理等相关知识。

七、反思与收获

1．反思

对于胃纳差但无吞咽困难的出院患者，有什么方法可以更快地改善胃纳？

2．收获

该病例为老年患者，创伤手术后，胃肠道功能及咀嚼功能退化等原因导致患者胃纳差，实施规范化的营养管理，有助于改善患者的营养状况。全程营养管理体现了规范化的营养支持过程，包括营养筛查、营养评定、营养干预及营养监测。重视住院期间营养诊断与治疗的个体化原则，强调营养支持团队的参与。

1 例消化道穿孔合并感染性休克患者的营养护理

一、病例介绍

患者赵某某，女，29 岁，银行录资料人员。既往有胃病、缺铁性贫血病史多年。患者 1 天余前进食后出现上腹部疼痛不适，无嗳气，无返酸。疼痛进行性加重，腹部平片示：气腹症。自起病以来，精神差，食欲差，大小便正常，体重较前减轻 5kg。入院专科检查：身高 151cm，体重 35kg，$BMI = 15.3kg/m^2$，上臂围 21.5cm，皮脂厚度 10mm，小腿围 24cm，大腿围 33cm。腹部膨隆，全腹紧张，压痛、反跳痛（＋）。诊断：急性弥漫性腹膜炎、上消化道穿孔、感染性休克。

2019 年 10 月 3 日，患者 1 天前进食后出现上腹部疼痛不适。无法测得血压，急诊行全麻下修补术。术后转 ICU，无法测得血压，大动脉搏动未触及。即刻予呼吸机（辅助通气）、升压药，加快输血输液速度，床旁心脏按压等处理。

2019 年 10 月 11 日，CT 示腹腔积液，置入两根腹腔引流管。

2019 年 10 月 15 日，出现手术口瘘。试脱机。

2019 年 10 月 17 日，拔除经口气管插管，改鼻导管吸氧。

2019 年 10 月 22 日，亚甲兰注入胃管内，腹腔引流管引流液未见异常，转回普通病房。

二、护理问题

（1）组织灌注量不足：无法测得血压，颈动脉搏动消失。

（2）营养失调：低于机体需要量，与疾病消耗、禁食导致进食减少等有关。

（3）感染：与细菌入血及吻合口瘘有关。

三、循证依据

（1）当休克不能纠正时，肠内营养需要延迟。

（2）在脓毒症患者血流动力学稳定后，应早期启动肠内营养支持治疗，并逐步增加喂养量，若存在肠内营养禁忌证，应采用肠外营养支持治疗替代或补充，并逐渐增加输入量。

（3）腹内压检测是判断胃肠功能的重要指标。

（4）营养导向标准操作规程（SOPs），适用于所有 ICU 患者（见表 10－5）。

表 10－5　营养导向标准操作规程

操　作	意　义
采用营养风险评分（NRS 2002）以 5 分为界筛查营养风险和营养不良［有效性稍差的有：主观全面评定法（SGA）或微型营养评定简表（MNA-SF）］	发现代谢和营养需要特别关注的患者； 发现有再喂养综合征危险的患者，启动循序渐进的喂养策略并加强磷、钾和镁的测定

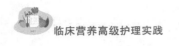

续上表

操 作	意 义
留置鼻胃管	开始 EN 前确保胃管位置正确（金标准是 X 线）
肠内肠外喂养方案	标准化的营养治疗
确定热量目标并反复评估	个体化制定能量供给
确定蛋白质目标	特别注意蛋白质需要量要达到 1.2～1.3g/（kg·d）（注意：蛋白热卡包括在总热量计算中）
血电解质检查方案：喂养最初 48h 内检查磷和钾 2 次/日，钠、氯、镁 1 次/日。	发现导致预后不佳的电解质失衡
再喂养综合征管理	当发现综合征紊乱时，做到电解质（磷和钾）和维生素最佳化管理，考虑缓慢增加热卡和蛋白质供给
预防误吸：床头抬高 30°～45°；对进行 EN 期间的患者，尤其是没有气道保护的，用超声评估胃充盈，或测量 GRV	肠内营养期间防止支气管误吸；防止胃过度充盈导致支气管误吸
肠道途径建立方案：胃内喂养 GRV 持续较多考虑幽门后喂养	提高喂养效果
长期喂养考虑经皮途径［经皮内镜下胃/空肠造瘘途径（PEG/PE）］	
肠道管理方案	防止便秘和腹泻
血糖控制和胰岛素输注方案	防止低血糖和高血糖
每日评估完成的喂养量	防止喂养不足
称患者体重	评价液体引起的体重增减
胃残留量（GRV）；肠内营养（EN）	

（5）营养状况评估——能量需求，建议简易估算（见表 10-6）。

根据患者性别、体重、应激情况估算：

老年住院患者每日能量需求：30～35kcal/（kg·d）

COPD 推荐量：急性期 20～25kcal/（kg·d）；恢复期 25～30kcal/（kg·d）

允许性低摄入：围手术期相对低热卡 15～20kcal/（kg·d）

表 10-6　按患者体重及应激情况估计每日基本能量需要量

患者性别	非应激状态	应激状态
男	25～30kcal/kg	30～35kcal/kg
女	20～25kcal/kg	25～30kcal/kg

（6）为了避免过度喂养，危重症患者不能进行早期的全 PN，需限定在 3 ～7 天内。

四、组织灌注量不足干预

（1）密切观察生命体征与 CVP 的变化。

（2）遵医嘱液体复苏。

（3）安置休克卧位。

（4）记录出入量。

五、营养干预

（一）营养风险筛查

采用 NRS 2002，总分 5 分：（疾病状态）2 分 +（营养受损程度）3 分 +（年龄）0 分 =5 分，提示患者有营养风险。

（二）营养评估

（1）生活状况调查：喜熬夜，爱挑食，不运动。

（2）人体测量：身高 151cm，体重 35kg，BMI = 15.3kg/m² （消瘦）；皮褶厚度 10mm （正常），上臂围 21.5cm （正常）。体温持续在 37.0 ～38.5℃波动。

（3）实验室检查：白蛋白 27.4g/L （低于正常值），PCT 95.93μg/L，CRP 198.4mg/L，其余指标正常。

（4）腹内压检测：10 月 9 日—12 日为：12 ～18cmH₂O。

（5）综合营养评定：根据 NRS 2002 评定为 5 分；APACHE – 2 评分 20 分以及能量动态监测提示该患者重度营养不良，急需营养支持。

（三）营养干预

1. 营养问题

存在营养风险，热量、蛋白质摄入不足。

2. 营养计划

（1）营养状况动态评估。

（2）保证 CVC 静脉输液通道通畅，静脉滴注肠外营养补液。

（3）根据呼吸机参数，调整肠外营养量。

（4）拔管后，根据患者身高值计算出其目标需要量（每日需要的热量：25 × 46 = 1150kcal/d）。

（5）每日行功能锻炼，加速康复。

（6）心理护理，缓解焦虑情绪。

（7）加强口腔护理，保持口腔清洁。

（8）肠外营养：10 月 4 日—8 日丙氨酰谷氨酰胺 100mL + ω – 3 鱼油脂肪乳 100mL + 5% 葡萄糖 500mL + 钠钾镁钙葡萄糖注射液 + 葡萄糖氯化钠注射液 250mL + 中长链脂肪乳 C6-24 250mL + 50% 葡萄糖 20mL，日均热量：919.5kcal。

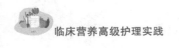
10月9日—15日脂肪乳氨基酸1440mL+ω-3鱼油脂肪乳100mL，日均热量：1192kcal。

10月16日—22日脂肪乳氨基酸1440mL+钠钾镁钙葡萄糖注射液，日均热量：1105kcal。

患者白蛋白水平较低，为减轻肠道水肿和提高机体的血浆渗透压，每日输注20%白蛋白50bid。

六、感染干预

1. 临床表现
（1）体温持续在37.0～38.5℃波动。
（2）PCT 95.93μg/L。
（3）CRP 198.4mg/L。
（4）痰液多，呈白色。

2. 措施
（1）予冰毯行一般物理降温。
（2）补液治疗前后严格做好导管维护和消毒。
（3）定期更换穿刺部位敷料。
（4）遵医嘱调整消炎药，控制感染灶。
（5）观察体温和痰液性质的变化。
（6）每班监测各引流液的情况。

七、功能锻炼

每日为患者进行肢体被动康复锻炼BID。

八、心理护理

纠正焦虑抑郁情绪。

九、效果评价

（一）营养指标

患者的白蛋白值从最低值27.4g/L上升至39.1g/L，总蛋白值从最低值44.3g/L上升至69g/L，前蛋白值变化从最低值33mg/L上升至63mg/L，血红蛋白值从81g/L上升至89g/L，皮褶厚度从10mm上升至11mm。

（二）感染指标

体温从39℃降至正常值，PCT从95.93ng/L降至1.3ng/L，CRP从194.3μg/L降至29.59μg/L。

（三）引流量变化

各引流管引流量明显减少。

（四）焦虑量表评分

焦虑评分从 14 分降至 4 分。

结局：10 月 3 日感染性休克，医护患共同奋战 19 个日夜，10 月 22 日转普通病房渐康复。

十、延续护理与随访

给予患者健康宣教及出院营养相关护理知识宣教，以电话、信息以及上网的方式指导患者及家属，如出现异常以及相关并发症，及时处理。

患者出院后比生病前体重减轻 2kg，根据文献报道，在入住 ICU 营养状况正常的患者，即使给予充足的能量和蛋白质，10 天内仍可大量丢失体蛋白，应给予患者做好适当的健康营养以及运动训练方案，使其快速恢复健康。

十一、反思与收获

危重症患者的营养护理不仅仅停留在营养表面，应综合仪器监测、检验报告结合临床体征等进行精准、循序渐进的干预，才能获得良好结局。

1 例转移性直肠中分化腺癌患者全程营养管理

一、病例介绍

患者龙某，女，36 岁。未婚，公司职员。本科文化程度，医疗付费方式：广州市职工医保，无家族史，无既往史，无过敏史。社会支持：独生子女，父母健在，家庭和睦。因大便习惯改变 1 年，加重伴腹痛 3 月确诊直肠中分化腺癌于 2018 年 5 月 7 日入院。

治疗经过：因直肠恶性肿瘤于 2018 年 5 月 28 日行腹腔镜下直肠癌根治术＋末端回肠双腔造口术，术后病理：（直肠肿物）中分化腺癌 pT3N2M0，ⅢB 期。免疫组化结果：MLH1（＋），MSH2（＋），MSH6（＋），PMS2（＋）。术后出现吻合口瘘，再次行"膜腔镜探查＋腹腔冲洗＋乙状结肠单腔造口术"。由胃肠外科转入我科后行四程 FOLFOX 方案化疗。半年后肝脏超声造影：肝内多发实性占位病变，考虑为肝转移瘤可能性大，即行"输尿管镜下双侧输尿管逆行置管术＋肝转移瘤射频消融术＋剖腹探查＋回肠造口还纳术＋乙状结肠造口还纳术"。术后予三程 FOLFIRI 方案化疗后加入安维汀联合 FOLFIRI 方案化疗。自 2019 年 6 月 8 日至 2020 年 6 月新冠肺炎疫情期间予安维汀＋希罗达维持治疗。之后复查胸 CT 提示双肺多发结节较前增大，发现肝 S8 近膈顶结节 1 枚，行肝肿物穿刺提示肠癌肝转移，即行超声引导下肝转移瘤射频消融术，后予爱必妥联合 FOLFIXIRI 方案治疗。

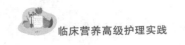

患者病情较长，发现直肠癌时已有肝转移。患病前体重常年维持在50kg。确诊时体重40kg。在胃肠外科治疗阶段ERAS理念营养干预贯穿整个术程：围手术期体重均在41～42kg。术后的延续性护理及营养门诊的随访干预，化疗前体重45kg。

二、营养问题

（1）营养不良：低于机体需要量，与疾病消耗、摄入不足等有关。

（2）活动无耐力：与癌性疲乏、贫血等有关。

（3）味觉改变：与化疗引起的口干，恶心和（或）呕吐，味蕾感觉变化，嗅觉功能改变，缺乏维生素B、C、E、锌及慢性缺铁，口腔黏膜炎等有关。

（4）食欲减退：与神经性及癌性厌食有关。

（5）知识缺乏：缺乏口服营养补充、正确饮食方式、居家饮食护理的相关知识，与缺乏信息来源有关。

三、循证依据

（1）mCRC（转移性结直肠癌）患者的治疗应实施多学科综合治疗协作组（multiple disciplinary team，MDT）模式，除手术外还可能涉及新辅助放化疗、辅助放化疗、生物治疗和靶向治疗等。营养治疗应贯穿于从首诊到综合治疗结束的全过程。

（2）营养风险筛查及评估：对CRC患者的营养风险筛查，推荐采用营养风险筛查NRS 2002评分工具，评分≥3分者为具有营养风险。建议采用PG-SGA方法进行患者营养状态的评估，以制定基于个体化的营养治疗计划。NRS 2002评分无营养风险者，建议住院期间每周筛查并注意记录近期体质量变化、体质指数和血清白蛋白等，以全面了解患者营养状况及变化。

（3）营养治疗启动时机：建议对NRS 2002营养风险评分≥3分或者PG-SGA营养不良评分≥4分的CRC患者进行营养治疗。预计不能进食>7d，或无法摄入60%以上能量目标需要量1～2周时，应立即启动营养治疗。

（4）营养治疗途径：CRC患者营养途径应依据胃肠道功能状态选择。首选EN补充，当ONS不能满足营养需求时，可选择EN，当EN无法实施或不能满足营养需求时应选择补充性肠外营养（SPN）或TPN。PN途径应该根据PN制剂类型、治疗时间和感染风险进行选择。mCRC患者无论接受根治手术还是姑息手术，均应按照ERAS原则和流程实施围手术期的营养管理。

（5）各阶段营养治疗策略：

①围手术期治疗策略：对于术前存在高营养风险或营养不良的患者，应给予10～14d或更长时间的营养治疗，首选EN。如果EN不能满足患者的能量需求，建议术前给予PN治疗。术前推荐口服含碳水化合物的饮品，通常是在术前10h给予患者800mL，直至术前2h。术前总蛋白/氨基酸摄入达标比总能量摄入达标更重要，建议蛋白/氨基酸摄入达到1.0～1.5g/（kg·d）。术后的营养治疗首选ONS，建议于手术当日即配合流食开始ONS营养治疗。对于并发肠梗阻或吻合口漏患者，推荐给予PN治疗。术后存在营养不良者，建议出院后继续接受4～8周营养治疗，推荐使用标准配方的ONS。对于术后中、重度营

养不良患者以及术后进行辅助放化疗的患者，建议出院后继续给予以 ONS 为主的营养治疗，时间可达 3～6 个月。

②化疗期间营养治疗策略：对于实施术前新辅助化疗，或术后辅助化疗的 CRC 患者，需要制定营养治疗计划和进行营养治疗。化疗前进行营养治疗有助于患者维持体重和减轻化疗导致的恶心、呕吐等消化道副反应，早期营养补充建议在化疗开始 2 周内给予。

③肠梗阻或消化道出血时的营养策略：应尽快恢复酸碱平衡和纠正水电解质紊乱，补充血容量，消除贫血和低蛋白血症，积极预防休克。给予胃肠减压和抗生素治疗。患者未进食 8～12h 之后，体内糖原将耗尽，应适当输注含糖晶体液（50～100g/d），以减少饥饿性酮症，争取在 48h 内使体液状态达到平衡和稳定。PN 为 CRC 合并肠梗阻患者的首选营养治疗途径。

（6）长期生存的 CRC 患者，容易出现营养相关并发症（如营养不良和贫血），故应密切关注营养状况，重视家庭营养支持，根据病情变化情况调整饮食（适当增加优质蛋白及富含铁和维生素 B12 食物的摄入）；在每次复查时，均对营养状况和有无贫血等异常进行评估。

四、营养干预

（一）围手术期

1. 营养风险筛查

采用 NRS 2002，总分 3 分：（疾病状态）1 分 +（营养受损程度）2 分 =3 分，提示患者有营养风险。

2. 营养评估

采用 PG-SGA 进行评定。PG-SGA 评定：8 分，提示该患者中度营养不良，需营养支持。

患者自评表评分 = 体质量评分 + 进食评分 + 症状评分 + 活动和身体功能评分。过去两周体重减少（1 分）+ 正常饮食但食量比正常情况少（1 分）+ 近两周腹部疼痛影响进食（3 分）+ 活动和身体功能正常（0 分）=5 分。

医务人员评估表评分 = 疾病与营养需求的关系评分 + 代谢评分和体格检查评分。6 个月内体质量下降 <5%（1 分）+ 疾病：癌症（1 分）+ 应激状态：无发热（0 分）+ 体格检查：肌肉轻度消耗（1 分）=3 分。

3. 营养干预

1）营养问题

存在营养风险，热量、蛋白质摄入不足，食欲尚可、结构单一等。

2）营养计划

（1）目标摄入量：（理想体重）（164 – 105）kg×30kcal/kg = 1770kcal，每日所需蛋白质为 59×1.5 =88.5（g）。

（2）围手术期 ERAS 营养管理：

①术前：总热量 1800kcal =800kcal（经口摄入）+1000kcal（肠外营养：因检查因素需要肠道准备），总蛋白质 62.4g =28.4g（经口摄入）+34g（肠外营养）。

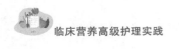

②手术前一天：麻醉前 6h 进食流质或者半流质食物（面条、肉粥、蒸水蛋等）；麻醉前 2h 采用 ONS 及术前 10h 饮用 12.5% 的电解质饮品 800mL，术前 2h 饮用小于 400mL。

③手术后禁食期（全肠外营养）：注射用脂溶性维生素/水溶性维生素组合 1 支 + 5% 葡萄糖氯化钠 500mL +（甘舒霖 R）重组人胰岛素注射液 20IU + 丰诺安 500mL + 安达美 1 支 + 格列福斯 10mL + 力文 250mL。提供非蛋白热量 990kcal，氨基酸 50g，氮 7.9g。

④术后由禁食循序渐进过渡至清流、流质、半流、软食、普食并预计出院后详细饮食营养计划。

（3）阶段性效果评价：围手术期体重维持稳定，各项指标正常。

（二）化疗期

1. 营养风险筛查

采用营养风险筛查表 NRS 2002，总分 4 分：（疾病状态）1 分 +（营养受损程度）3 分 = 4 分，提示患者有营养风险。

2. 营养评估

（1）人体测量：体查指甲苍白，皮下组织脂肪减少，锁骨明显，肩胛骨突出，未见水肿及腹水。

体型分析：（理想体重 – 实际体重）/理想体重 =（59 – 45）/59 × 100% = 24%，为消瘦型。实际体重占理想体重的 73.8%，体质指数 BMI = 16.7kg/m² (消瘦型)；为中度营养不良。

肱三头肌皮褶厚度 12mm（重度亏损）；上臂围 23cm（中度亏损）；上臂肌围 19.2cm（重度亏损）；肩胛骨下皮褶厚度 8mm（重度亏损）；腹围 68cm；腹壁皮褶厚度 2mm；小腿围 30cm。

（2）膳食调查：通过 24 小时膳食回顾法对患者的膳食情况进行记录（如表 10 – 7 所示）。

表 10 – 7　患者 24h 膳食记录

餐次	食物	碳水化合物/kcal	蛋白质/kcal	脂肪/kcal	热量/kcal
早餐	肉粥 150g	106.8	28.8	18	153.6
午餐	汤面 200mL	128	73.6	36	237.6
加餐	营养粉 28g	68	18	40.5	126.5
晚餐	白粥 150g	59.6	2	14.4	76
	猪肉 50g	3	40.6	27.9	71.5
	鸡汤 100mL	5.6	13.4	14.4	33.4
合计		370.2	176.4	151.2	697.8
三大营养素比例		53.40%	25.00%	21.60%	/

● 膳食评价：每日摄入总能量不足

计算理想体重：理想体重（kg）= 身高（cm）– 105 = 164 – 105 = 59（kg）。

计算每日目标能量：（理想体重）(164 – 105)kg ×（轻体力活动）25kcal/kg = 1475kcal，实际摄入能量为 697.8kcal，实际摄入能量占目标摄入能量的 47%，故该患者实际摄入能量不足目标量的 60% 。

三大产能营养素提供的能量所占的比例分别为碳水化合物 53.4% 、蛋白质 25% 、脂肪 21.6% ，其中优质蛋白质摄入量占蛋白质总摄入量的比例不足 50% 。

患者的饮食以半流质饮食为主，膳食结构中缺乏蔬菜、水果的摄入，喜好甜食/油炸，饮食结构：南方口味/米饭。

（3）综合营养评定：采用 PG-SGA 进行评定。PG-SGA 评定：8 分，提示该患者中度营养不良，需营养支持。食欲评价（VAS）：8 分。

3. 营养干预

1）营养问题

存在营养风险，热量、蛋白质摄入不足，食欲尚可、结构单一等。

2）营养计划

（1）目标摄入量：每日所需热量为（理想体重）（164 − 105）kg ×（轻体力活动）25kcal/kg = 1475kcal，每日所需蛋白质为 59 × 1.5 = 88.5（g）。

（2）营养不良"五阶梯"营养干预法，第 1 阶梯：饮食 + 营养教育；第 2 阶梯：饮食 + 口服营养补充；第 3 阶梯：完全肠内营养（口服和/或管饲）；第 4 阶梯：部分肠内营养 + 部分肠外营养；第 5 阶梯：完全肠外营养。当下一阶梯不能满足目标需要量 60% 超过 3~5 天时，选择上一阶梯营养治疗方式。该患者实际摄入能量不足目标能量的 60% ，因此应采取第二阶梯营养治疗方式，即采取饮食 + 口服营养补充的营养干预方法。

（3）营养方案实施：制定 1400kcal 能量食谱供参考（如表 10 - 8 所示）。

表 10 - 8　1400kcal 能量食谱

餐次	份数	食物举例					
早餐	主食 2 份	1. 杂粮粥（黑米 + 白米 = 1 两）			2. 杂粮粥（白米 + 小米 = 1 两）		
		3. 汤面（半碗）			4. 全麦面包 1 片		
		5. 小笼包（+肉）或馒头（猕猴桃大小）			6. 土豆 1 个或番薯 1 个（约 4 两）或玉米 1 个		
		7. 麦片（4 勺干麦片）			8. 汤粉（半碗）		
	蛋 1 份	鸡蛋 1 个（可以煮鸡蛋或者做水蛋）					
加餐	水果 1 份	1. 苹果 1 个	2. 猕猴桃 1 个	3. 草莓 1 个	4. 橙子 1 个	5. 雪梨 1 个	6. 油桃 1 个
午餐	主食 2 份	1. 米饭大半碗		2. 汤面大半碗		3. 汤粉大半碗	
	肉蛋类 2 份	1. 鱼片 1.5 两		2. 虾仁 8 个		3. 鸡胸肉 1 两	
		4. 全瘦牛肉 1 两		5. 全瘦羊肉 1 两		6. 全瘦猪肉	
	蔬菜 0.5 份	1. 蘑菇	2. 菠菜	3. 红萝卜	4. 玉米	5. 莲藕	6. 白萝卜
		7. 苦瓜	8. 油麦菜	9. 西兰花	10. 生菜	11. 丝瓜	12. 青椒
	豆类 0.5 份	1. 豆腐（2 两）			2. 腐竹 5 小段（1 小段 3 厘米）		
	烹调油 1 份	植物油 1 汤匙					

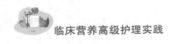

餐次	份数	食物举例					
加餐	营养粉2份	营养粉4勺（不吃营养粉可换成牛奶+苹果）					
晚餐	主食1份	1. 米饭大半碗		2. 汤面大半碗		3. 汤粉大半碗	
	肉蛋类1份	1. 鱼片1.5两		2. 虾仁8个		3. 鸡胸肉1两	
		4. 全瘦牛肉1两		5. 猪小排4块（一块3cm）		6. 全瘦猪肉1两	
	蔬菜0.2份	1. 蘑菇	2. 菠菜	3. 红萝卜	4. 玉米	5. 莲藕	6. 白萝卜
		7. 苦瓜	8. 油麦菜	9. 西兰花	10. 生菜	11. 丝瓜	12. 青椒
	烹调油1份	植物油1汤匙					

效果评价：由于住院期间条件限制加化疗副反应，致4个疗程（60天左右）体重下降2kg。食欲（VAS）评分：3分。

（4）分析影响患者营养状况的原因及制定对策：

● 恶心呕吐（CINV）：化疗药物所致。

对策：

①提供洁净、清新的进餐环境，去除病室中的异味或患者床单上的血迹、排泄物、分泌物等。

②协助患者清洁双手，必要时清洁口腔。

③协助患者坐起，身体虚弱者可抬高床头取半坐位。

④患者进餐时不要催促，应允许患者慢慢进食，进食中可适当休息。

⑤患者进餐后不要立即平卧，应保持坐位或半坐位15～30min。

⑥化疗后恶心的患者在主食方面选择馄饨、面条等，荤素搭配，最好蒸、煮、炖；适当选择略有酸味的食物如桔子汁、酸奶等；注意补充水分，可选择稀饭、菜汤、肉汤、鱼汤、果汁、豆浆等；在休息后或活动前，吃一些干的食物，如咸饼干、烤面包、干谷类食物等；在两餐之间适当饮水，少食多餐并细嚼慢咽；进餐时间宜避开化疗药物作用的高峰时间，尽量安排化疗开始前2h以上为宜。

⑦与主管医生沟通升级止吐方案。

● 便秘/腹胀：使用止痛药物或活动无耐力所致。

对策：

①空腹使用乳果糖缓泻剂及促消化药物。

②指导患者下床活动，提高体能。

③肠道功能正常的情况下增加患者膳食纤维摄入或指导使用全营养粉（一罐900g全营养粉含有膳食纤维38.7g）并在床头设置营养风险警示牌及特殊患者饮食计划。

④养成患者每日定时排便习惯。

● 味觉障碍/食欲下降：化疗药物引起味觉改变及与神经性、癌性厌食有关。

对策：

①保持患者口腔湿润及清洁，患者口干时应避免油炸等干硬的烹饪方式，可添加天然

增稠剂（玉米粉等）增加汤汁对食材的包裹性；增加流质饮食（汤水、奶类）等。

②多食水分含量较多的瓜类（丝瓜、黄瓜、冬瓜等），水果（桃、草莓等），西红柿、生菜、芹菜等；若无口腔黏膜破损，可适量食用酸性食物（柠檬、话梅）或无糖口香糖或餐间饮用柠檬汁、绿茶等刺激唾液分泌。

③进餐前后用漱口水清洁口腔（将 1 茶匙盐和 1 茶匙 5% 的碳酸氢钠溶液与 1000mL 水混合摇匀使用）。

④患者嗅觉功能改变则建议增加香辛料，如葱、姜、蒜、八角、肉桂等；觉得肉类闻起来有腥味时，尝试不同种类的蛋白质，如猪肉、鸡肉、鱼类、鸡蛋、黄豆等。

⑤微量元素缺乏则需适当增加富含锌的食物，如牡蛎、猪血、猪肝、肉类、芝麻等；富含铁的食物，如动物肝脏、豆制品、虾米、海藻、黑木耳等食物；富含维生素 B12、C、E 的食物，如新鲜蔬菜水果、坚果、动物肝脏、猪肉、鸡肉、鱼类、蛤类、蛋、乳制品等。

⑥与主管医生沟通适当使用孕激素。

五、效果评价

（1）恶心呕吐症状较前缓解。

（2）腹胀/便秘得到改善：保持每日大便，未出现腹胀腹痛等不适。

（3）营养相关指标：前白蛋白、总蛋白、血清蛋白、血红蛋白等有改善。

（4）食欲有所提高，味觉改变不会影响进食。

六、健康教育指导

营养治疗应与运动锻炼相结合。除营养不良外，肿瘤患者的体能活动和体力状态受损，常伴肌肉量的进一步丢失。运动可以维持和改善肿瘤患者的有氧代谢能力、肌肉强度、生活质量和自尊，并减轻疲劳、抑郁和焦虑；适当的运动锻炼可降低肌细胞分解代谢，增加其合成代谢，减轻炎症反应和减少导致恶病质的因素。营养与锻炼相结合被认为是维持肌肉功能的最优方式，蛋白质摄入结合运动锻炼可增加肌肉力量和功能。膳食中补充氨基酸与运动锻炼可协同作用，刺激骨骼肌蛋白质的合成代谢，改善骨骼肌功能。

虽然进行运动锻炼能使患者获益，但要掌握运动的尺度，遵循循序渐进的原则，过度运动锻炼会对机体产生损伤。因此应给患者制定适宜的运动量，每日进食早餐 1 小时后进行半小时的快步走，亦可在家进行轻体力劳动如扫地、洗碗等，以轻微出汗为宜，一日两次；吃动平衡，促进患者食欲。

出院指导及延续护理：遵循食物金字塔，合理配比营养素的摄入。与患者互加微信随访，出院后继续给予营养干预。关注患者每日进食情况及膳食结构是否合理，指导患者记录每日三餐进食的食物种类及量，对患者体重、腹围、二便情况进行监测，随时对食谱进行调整。

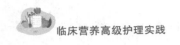

七、反思与收获

1. 反思

（1）化疗引起的味觉改变，在临床中如何评估及提供有效的营养支持？

（2）CRC 患者容易发生肠梗阻，发生肠梗阻时如何提供营养支持？

2. 收获

mCRC 患者实施全程营养管理，有助于改善患者的营养状况；全程营养管理不仅体现了规范化的营养支持过程，包括营养筛查、营养评定、营养干预及营养监测，而且重视住院期间营养诊断与治疗的个体化原则，强调营养支持团队的参与。

1 例喉癌患者围手术期营养干预的个案护理

一、病例介绍

患者苏某某，男，65 岁，中学文化程度，广州居民医保，已婚，育 2 子 1 女。否认既往史、过敏史及家族史。个人史：吸烟 30 年，平均 2 包/天；长期饮酒，平均每天 8 两。因声音嘶哑 3 月，于 2019 年 3 月 4 日入院，入院诊断：喉恶性肿瘤，气管切开状态。

患者 3 月前无明显诱因突发声音嘶哑，其余无特殊不适，未予特殊治疗，未至医院诊治。此后声音嘶哑未缓解，较前逐渐加重，伴咳嗽，偶尔痰中带血。2 周前至广州市第一人民医院行电子喉镜检查：见声门区新生物，声门狭窄，诊断喉部肿物，有恶性肿瘤可能。1 天前伴呼吸困难，至广州市白云区中医医院就诊，考虑喉肿物堵塞声门至呼吸困难，行气管切开术，术程顺利，术后呼吸困难缓解。发病期间均无发热，无畏寒、寒战，无恶心、呕吐等不适。

入院后完善相关检查，排除手术禁忌证，于 2019 年 3 月 14 日在全麻下行全喉切除 + 下咽修复 + 气管成形 + 双侧颈 2、3、4 区淋巴结清扫 + 双侧颈动脉探查 + 双侧副神经移位术，术后予抗炎、护胃、化痰等治疗，术后 24h 内停留胃管接负压瓶胃肠减压，术后 24h 后开始鼻饲饮食，根据患者的实际情况制定鼻饲喂养方案，满足患者机体需要量。3 月 28 日患者经口喝水，EAT-10 评分 0 分，洼田饮水试验 I 级，进食无呛咳，无恶心呕吐等不适，未出现吞咽障碍现象，予拔除胃管，予经口进流质饮食。患者于 4 月 2 日出院，对患者进行出院指导和居家饮食指导，并定期对患者饮食情况进行随访。

二、营养问题

（1）营养不良：低于机体需要量，与疾病消耗、术前术后禁食等有关。

（2）潜在并发症：咽瘘、感染。

（3）知识缺乏：缺乏口服营养补充、鼻饲饮食、居家饮食护理的相关知识，与缺乏信息来源有关。

三、循证依据

（1）喉癌是耳鼻喉最常见的恶性肿瘤疾病，患者常因咽部不适感、吞咽困难及疼痛导致膳食摄入下降，加之营养物质代谢异常及肿瘤自身消耗，部分患者会出现体重下降，在入院的时候往往存在不同程度的营养风险，而营养风险预示着患者可能出现不同的临床结局。

（2）目前手术治疗是喉癌的首选方法，术后为了保护喉部伤口，暂时不能经口进食，常规留置胃管鼻饲饮食 7～14 天，以进行肠内营养支持。

（3）中文版 PG-SGA 调查表专为肿瘤患者设计，中国抗癌协会肿瘤营养与支持治疗委员会证实了其可行性和有效性。澳大利亚 Bauer 等的研究证明，PG-SGA 的 Cronbachs α 系数为 0.64。刘碧竹等的研究表明，该量表灵敏度 94%，特异度 91%，信效度较好。

（4）如果患者发生营养不良将严重影响患者的预后和生存质量，因此，对喉癌患者及时评估营养状况或营养风险，积极采取营养干预政策，对保证治疗效果、减少并发症甚至提高远期生存率和生存质量都有积极意义。

（5）ESPEN 指出：有重度营养风险的患者，术前 10～14 天进行营养支持；建议无法从正常食物中满足能量需求的患者在手术前使用 ONS；对部分有营养不良风险的患者，最好在入院前就开始手术前肠内营养支持。

（6）蛋白质是组织愈合、创面生长修复所必需的营养物质，因而促进创伤愈合需要足够的高质量蛋白。乳清蛋白含有丰富的支链氨基酸，是组织修复所需氨基酸的主要来源；同时含丰富精氨酸和赖氨酸，可刺激合成代谢激素的分泌，有利于机体合成蛋白质；其中的 β-乳球蛋白等可降低自由基水平和白细胞介素-6（IL-6）、转化生长因子-β（TGF-β）等炎性细胞因子水平，增加体内羟脯氨酸含量，促进损伤组织的细胞免疫反应，从而缩短创面愈合时间；半胱氨酸可增加谷胱甘肽（GSH）的合成、提高细胞抗氧化防御能力，从而促进创口愈合。因此，在标准肠内营养基础上添加乳清蛋白，更能加速喉癌患者术后创口的恢复，可促进伤口的愈合。

四、营养干预

（一）术前阶段

1. 营养风险筛查

采用 NRS 2002，总分 4 分：（疾病状态：一般肿瘤）1 分 +（营养受损程度：BMI < 18.5）3 分 =4 分。提示患者有营养风险。

2. 营养评估

（1）膳食调查：评估患者近 2 周饮食，主诉无牙齿及食欲欠佳（食欲刻度尺评分为 3 分），近 2 周均以粥水为主，每日量大约 1000mL（简明膳食自评为 2 分），能量为 500～600kcal。

（2）人体测量：身高 1.6m，体重 43.5kg，BMI = 16.99kg/m^2（中度营养不良），上臂围 23cm。

（3）实验室检查：白蛋白 32g/L（低于机体正常值），其余检查结果无明显异常。

（5）体能测试：① 6min 步行试验：步行距离 420m（达到正常值），步行过程无气促、胸闷、胸痛不适。

②握力测定：左上肢 26kg（为正常值的 74%），右上肢 27kg（为正常值的 77.1%）。

（6）综合营养评定：采用主观整体营养状况评量表（PG-SGA）进行评定。PG-SGA 评定：12 分。提示该患者重度营养不良，迫切需要改善症状的治疗措施和恰当的营养支持。

患者自评表评分：（进食流质食物）3 分 +（无食欲）3 分 +（活动能力与平常相比稍差但尚能正常活动）1 分 +（癌症）1 分 +（年龄）1 分 =9 分。

医务人员评估表评分：（体重下降）0 分 +（癌症）1 分 +（应激状态）0 分 +（体格检查）2 分 =3 分。

（二）营养干预

1. 营养问题

存在营养风险，热量、蛋白质摄入不足，食欲差、结构单一等。

2. 营养计划

（1）目标摄入量：每日所需总热量为 55kg（理想体重）×35kg/kcal =1925kcal，每日所需蛋白质为 55kg（理想体重）×［1～1.5g/（kg·d）］=55～82.5g。

（2）口服：向患者讲解营养的重要性，指导患者将米饭、肉、水果等煮熟后用搅拌机打碎成流质或糊状，均衡营养，每日均要进食碳水化合物 50%～60%，脂肪 <30%，蛋白质 15%～20%。与医生沟通，每日给予营养补充剂 3 杯口服。书写饮食日记。

（三）术后营养护理

1. 营养风险筛查

NRS 2002 评分 4 分：（疾病状态）1 分 +（营养受损程度）3 分 =4 分，提示有营养风险。

2. 营养干预

（1）胃肠减压期间：给予白蛋白、氨基酸和脂肪乳、钾等补液静脉滴注，准确记录患者的出入量，评估患者补液量是否合适，根据患者实际情况进行补充，避免患者出现电解质紊乱和营养不良情况。

（2）鼻饲期间营养计划与实施：术后 24h 从胃管内给予鼻饲饮食，进行全肠内营养支持。按照术前计算出的患者每日所需总热量，制定饮食计划，每天给予 6 餐，1 餐瘦肉粥 300mL +3 勺乳清铁蛋白粉共 300kcal，3 餐能全力 350mL 共 1050kcal，2 餐瘦肉粥 240mL + 整蛋白型营养素 7 勺共 600kcal。

（3）鼻饲期的护理：停留胃管鼻饲期时，加强鼻饲管理，做好负压管理和抽吸管理。加强巡视，未经医务人员允许及培训，禁止患者、家属或陪床人员私自给患者注食，每餐注食前均必须由护士确认胃管在胃内方能注食。注食前确定把床头摇高 45° 以上或者取坐位，防止注食过程中食物返流，注入食物的温度最好为 38～40℃，防止烫伤，建议每天注食餐次至少 6 餐，每餐注食总量不要超过 400mL。如胃内食物残留为 100～150mL，每餐注食总量应该减去残留物的量，或依据病情暂停注食。每餐注食过程中要关注患者是否有饱胀感和排便是否顺畅，注食后保持体位 30min，方可转换为平卧位，以防止食物返流误吸。晚上由于胃肠功能逐渐减弱，胃排空延迟，容易造成食物返流引起误吸，所以晚上9点后如患者无特殊情况，尽量不要注入食物。管饲过程中发现患者烦躁不安、呛咳、食物经鼻咽腔返流、面色口唇发绀，应立即停止注入食物，呼叫护士。

（4）并发症观察：评估患者有没有出现返流、吞咽功能障碍、喉保护敏感性减退等不利因素，及时发现咳嗽、咽下后打嗝、食物与唾液自口中流出等症状表现。评估患者有无腹泻、腹胀、消化不良等胃肠道不适症状。

该患者在鼻饲期间，未出现上述情况。3月28日患者经口喝水，EAT-10评分0分，洼田饮水试验Ⅰ级，进食无呛咳，无恶心呕吐等不适，未出现吞咽障碍现象，予拔出胃管，予经口进流质半流质饮食。

（5）健康宣教：对患者进行饮食宣教，嘱进食高蛋白、高热量、高维生素饮食。指导其将食物用搅拌机打成水状或糊状，增加食物进食种类，每天口服营养补充剂3杯（6勺×3次），书写饮食日记，计算一天经口进食的总热量，以保证机体需要量。

（四）出院营养护理

1. 营养风险筛查

出院时 NRS 2002 评分4分，仍然存在营养风险。

2. 营养评估

（1）膳食调查：可进食流质或半流质，三餐间进行口服营养补充剂（6勺×3次），经口摄入热量约2000kcal，达到目标进食量。

（2）人体测量：体重43.5kg，和术前相同。

（3）实验室指标：白蛋白浓度为36.3g/L（高于术前），血红蛋白浓度为106g/L（低于术前），总蛋白为61.6g/L（低于术前）。

（4）体能测试。

① 6min 步行距离400m，较术前410米下降。

② 握力左上肢25kg（为正常值的71.4%），右上肢26kg（为正常值的74.2%），较术前下降。

3. 出院营养教育

（1）向患者讲解营养的重要性，指导患者用搅拌机将食物混合制作成流质半流质食物，均衡营养，每日均要进食碳水化合物50%～60%，脂肪＜30%，蛋白质15%～20%。每日予营养补充剂3杯口服。

（2）指导患者定期测体重和臂围。

4. 延续性护理与随访

护士定期给患者打电话，询问患者进食情况、体重情况、伤口恢复情况及气管套管护理情况，根据患者实际情况给予合适的指导。

五、效果评价

（1）患者在住院过程中能量和蛋白质摄入基本达标。

（2）该患者在住院期间，体重未发现明显的下降，未出现胃肠道不良反应，术后未发生感染、咽瘘、电解质紊乱等并发症，缩短住院时间，减轻患者痛苦及经济负担，并使

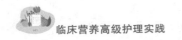
其远期生活质量提高。

（3）患者和家属明白口服营养补充、居家饮食护理等相关知识。

六、反思与收获

1. 反思

（1）在术后指导患者配制鼻饲液时虽有补充足够的能量和蛋白质，但进食品种过于单一，如何针对喉癌患者确定最佳营养剂中各营养素的最佳组合方式及剂量，这方面还有待深入研究。

（2）对胃口差的患者，如何提高患者食欲？

（3）如何做好喉癌术后出院患者的居家营养护理和营养指标的监测？

2. 收获

喉癌患者营养风险发生率高，根据营养风险筛查结果，采用个体化营养支持，有利于改善患者的营养状况，降低术后并发症的发生率。因此，对有营养风险的喉癌患者应在术前就采取营养干预，术后要通过鼻胃管补充足够的蛋白质和能量，以促进机体康复的需要。护士在整个过程中起到了重要的作用，患者及其家属普遍缺乏营养相关知识，因此，护士要做好营养知识宣教，让患者及其家属意识到营养的重要性，提高其依从性。护士也要不断学习营养相关的知识，给予患者准确的营养指导。

1 例颈动脉瘤破裂伴蛛网膜下腔出血患者的营养护理

一、病例介绍

患者何某某，男，69 岁。已婚，小学文化程度，医疗付费方式：广州市居民医保，无家族史，无既往史，无过敏史。社会支持：育 2 儿，家庭和睦。语言情况：广东话、简单的普通话。社交活动：喜欢喝茶、打篮球。患者 3 个月前突发头痛，伴恶心呕吐，症状逐渐加重，出现意识障碍，在外院行颅脑 CT + CTA 提示：左侧额叶脑出血；蛛网膜下腔出血；考虑左侧颈动脉瘤破裂出血破入脑室，予护脑、抑酸、气管插管等抢救治疗。2021 年 4 月 21 日行"双侧侧脑室钻孔引流术"，术后送导管室行全脑血管造影术 + 左侧颈内动脉 C3 段动脉瘤支架辅助取栓术。2021 年 4 月 22 日因肺部感染、排痰不畅行气管切开术。现患者四肢活动不利、吞咽困难，为求进一步康复治疗，于 2021 年 7 月 15 日入康复二区，入院诊断：左侧颈动脉瘤破裂伴蛛网膜下腔出血、脑内出血、吞咽障碍。

入院时生命体征平稳：T 37.0℃、P 92 次/min、R 18 次/min、BP 115/72mmHg、SPO_2 96%，神志清醒，存在认知障碍，双侧瞳孔等大正圆、光敏，直径 3mm。皮肤干燥无光泽、弹性差、双下肢指压凹陷性水肿，口唇干燥、口腔内存有口水及痰液，咳嗽反射、咽反射减弱，Fois 1 级。气切状态，双肺湿性啰音，留置胃管，言语、吞咽障碍。腹软、叩诊鼓音，无压痛反跳痛，肠鸣音 4 次/min，大小便不能示意，大便 1 次/天。改良 Ashworth 分级：左侧屈肘 3 级，右侧屈肘 2 级，右侧巴氏征（＋）。ADL 0 分、日常生活完全依赖，Braden 13 分中度风险，Morse 60 分高度风险，Padua 3 分低度风险。治疗经过：

7月15日行一级护理，留置胃管、鼻饲饮食、气切护理，二度白痰予可必特雾化化痰治疗，拜阿0.1g/qd抗凝、阿托20mg/qn降脂、切诺0.3g/tid化痰、美金刚5mg/qn改善认知、森福罗0.5mg/tid防止帕金森、奥美拉唑20mg/qd抑酸；7月19日胃管日插夜拔、铜绿假单胞菌予悉复欢静滴抗感染治疗；7月22日发热予舒普深静滴抗炎治疗、化痰治疗、机械辅助排痰；7月26日粘质沙雷菌予美平静滴抗感染治疗；7月30日出院，予出院指导，内容包括营养护理及康复指导并定期随访（见表10－9）。

表10－9 出院指导

康复治疗	时间	8:30—9:00	9:50—10:20	10:30—11:00	11:10—11:40	11:40—15:10	15:20—16:30	16:40—17:10
	项目	心肺	针灸	运动疗法	站床	作业疗法	吞咽	理疗/TMS

二、营养问题

（1）营养不良：低于机体需要量。

（2）感染：肺内感染。

（3）吞咽障碍：与脑出血有关。

（4）有误吸/窒息的风险：与吞咽障碍有关。

三、循证依据

（1）脑卒中患者营养风险现患率为33.0%，依据BMI指标和GLIM标准共识，营养不良现患率分别为0.9%和2.5%。

（2）"中国营养标准化管理专家共识2020"指出：所有卒中患者均应在住院后24小时内接受营养状态和营养风险评价。

（3）通过NRS 2002和微型营养评估MNA量表（适用于老年人及吞咽障碍患者）对患者进行筛查和评估，要关注患者的体重变化、化验指标（ALB、PA、肌酐），以全面评估患者的营养状态及变化。

（4）患者存在吞咽障碍、认知障碍，FEES检查不配合吞咽，吞咽浓流质时有效性尚可，存在渗漏误吸，暂避免经口进食，且咳嗽反射、咽反射减弱，Fois 1级，应全程管饲营养。

（5）患者存在感染，应做好应激状态下的营养管理。

（6）康复期患者康复锻炼的时间紧密，应确保每餐的摄入，并禁止餐后立即行康复锻炼，以免引起反流、呕吐等不适。

四、营养干预

（一）营养风险筛查

采用NRS 2002，总分5分：（疾病严重程度）3分＋（营养受损状态）2分＋（年龄）0分＝5分，提示患者有营养风险。

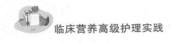

（二）营养评估

（1）患者情况：喜食米饭，荤素搭配，一日三餐；吸烟三十年，每天一包烟；偶尔饮酒；发病后于外院留置胃管；予百普力 250mL + 蛋白粉 2 勺 + 奶粉 3 勺/Qid 鼻饲（期间反流 2 次）。

（2）人体测量：身高 167cm，体重 57kg，BMI = 20.4kg/m² （正常）；患者体重 2 个月来下降 8kg。

（3）实验室检查：ALB 33.8g/L、PA 177g/L、肌酐 30 mmol/L 均低于正常范围。

（4）MNA 评定：（筛查营养）1 分 + （一般评估）6 分 = 7 分，低于 17 分明确为营养不良，需要立即干预。

（三）营养干预

1. 营养不良

低于机体需要量，能量、蛋白质摄入不足。

2. 营养计划

（1）理想体重：（身高）167 − 100 = 67 （kg）。

（2）能量摄入量：67 × 30 = 2010 （kcal/d）。

（3）蛋白需要量：67 × 1.2 = 80.4 （g/L）。

3. 营养方式的选择

患者存在认知障碍，FEES 检查不配合吞咽，吞咽浓流质时有效性尚可，存在渗漏误吸，暂避免经口进食，且咳嗽反射、咽反射减弱，Fois 1 级，应全程管饲。遵循营养不良患者营养干预"五阶梯"模式首选肠内营养；遵循肠内营养途径"四阶梯"模式，首选经鼻置管。为减少鼻腔压迫，使上消化道保持正常的生理结构，予患者采取日插夜拔间歇经鼻置管的方式。

4. 营养液的选择

首选佳维体，能量密度：1kcal/mL，渗透压：300mosm/L，蛋白质、脂肪、碳水化合物之比为 15:29:56；蛋白质：40g/1000mL，来源于酪蛋白；脂肪：34.7g/1000mL，来源于 MCT；碳水化合物：140g/1000mL，含膳食纤维；混悬液，医保类型属乙类。搭配营养粉，能量密度：1.06kcal/mL，渗透压：443mosm/L，蛋白质、脂肪、碳水化合物之比为 14.2:31.8:54；蛋白质：8.4g/6 勺，来源于酪蛋白和大豆蛋白；脂肪：8.4g/6 勺；碳水化合物：33.6g/6 勺，不含膳食纤维；粉剂，医保类型属乙类。佳维体 250mL 每日 6 次 + 营养粉 4 勺每日 3 次，水 2000mL。总热量：（佳维体 1.07kcal/mL × 1500mL = 1605kcal）+（营养粉 1 勺 41kcal × 12 勺 = 492kcal）= 2097kcal。蛋白质：（佳维体 60g/1500mL）+（营养粉 16.8g/12 勺）= 76.8g。

5. 基于医护一体化管理模式制定个体化饮食计划单

见表 10 − 10。

表 10 − 10　饮食计划单

时间	种类 + 量	调拌水量/mL	药水 + 冲管水/mL	餐总量/mL
6:30—7:00	水	300		

续上表

时间	种类 + 量	调拌水量/mL	药水 + 冲管水/mL	餐总量/mL
7:30—8:00	佳维体 250mL + 安素 4 勺		50	
10:00—10:30	佳维体 250mL		50	
12:00—12:30	佳维体 250mL + 安素 4 勺		50	
14:30—15:00	佳维体 250mL		50	
18:00—18:30	佳维体 250mL + 安素 4 勺		50	
20:30—21:00	佳维体 250mL		50	
合计				1800

注：每天的总热量 2097kcal、水 2000mL 均达到目标需求，蛋白质达到目标需求的 95.5%。

6. 主要照顾者的营养教育

医护人员应重视照顾者的营养照护，充分发挥照顾者作用，提供以需求为导向的专业指导，提高其照护能力，进而改善患者营养状况及生活质量。

进食前：确定管端位置在食道内，根据患者消化情况调整餐量、观察残余量，床头抬高 45°～60°或上半身直立。

进食时：温度/速度/角度/浓度/清洁度/适应度，一旦有呛咳、呼吸不畅等应立即停止。

进食后：保持进食体位 >30min，21:30 后严禁进食。

7. 预防感染

7 月 22—26 日患者体温持续高于正常范围，最高体温 38.8℃，WBC 11.97×10^9/L，CRP 43.4mg/L，胸部 CT 提示：双肺炎症，肺气肿、双肺多发肺大泡、主动脉硬化。积极控制感染治疗，予体温监测、药物治疗、多重耐药菌管理、气道管理及加强基础护理，发热属应激状态，餐单满足患者的需求量，水量增加至 2700mL。

● 出院营养护理

（一）营养风险筛查

出院时 NRS 2002 评分 5 分，仍存在营养风险。

（二）营养评估

（1）体重 56kg，较入院时下降 1kg，BMI = 20.1kg/m² （正常）。

（2）实验室检查 ALB 31.7g/L、PA 170g/L、肌酐 28 mmol/L 较入院时均下降且仍低于正常范围，CRP 16.3mg/L 高于正常范围，WBC 8.3×10^9/L 正常。

（三）出院营养教育

（1）自行进行间歇管饲时要明确管端的位置在食道内方可进行注食，验证方法同留置胃管，主要照顾者要完全掌握。

（2）置管后要妥善固定，防止鼻周皮肤破损及鼻腔黏膜过度压迫。

（3）鼻饲前若口水及痰液较多时要先行翻身叩背吸痰后再行注食，以免引起呕吐、呛咳。

（4）鼻饲药物时，要先将药物研碎并充分溶解后再注入。

（5）进食要求要按照进食前、中、后的注意事项进行，保证安全有效。

（6）保证每日能量及水分的摄入。

（7）每次摄入量不宜超过 300mL。

（8）每日行两次口腔护理，保持口腔清洁、湿润，防止感染、溃疡等并发症。

（9）营养液开启后冰箱冷藏 24 小时，以防变质，在准备和使用过程中应防止细菌污染。

（四）延续护理及随访

搭建微信随访平台，将现阶段最适合患者的营养支持方式以图文并茂的形式通过微信发给主要照顾者，特别说明实施方法和注意事项，以便主要照顾者遇到患者不适的情况可积极应对，并及时将情况反馈给护士，让护士了解患者有无并发症的发生等，让患者能够得到系统、高效的健康教育。

随访的内容包括：生命体征变化、置管情况、餐单执行情况、消化道情况（有无呛咳、误吸、反流、腹胀、腹泻等）、康复锻炼情况等，检测患者的体重变化、生化指标，随时调整营养支持方式，纠正不良方式，积极处理并发症，直到营养指标恢复正常。

五、效果评价

（1）患者在住院期间每日能量均达到目标需求，蛋白质达到目标需求的 95.5%，餐单执行情况良好，未出现反流、呕吐、腹胀、腹泻等不良反应。

（2）出院时实验室指标未达标、体重下降 1kg，总体的营养干预有效维持了应激状态后的体重、白蛋白及前蛋白的稳定。

（3）随访期间主要照顾者基本掌握经鼻间歇管饲的方法，了解营养的相关知识并重视营养对疾病的预后影响。

六、反思与收获

1. 反思

（1）经过干预患者的营养指标并未改善，想继续调整和改善方案时患者已出院。

（2）加强医务人员之间的有效沟通，对患者的营养问题要积极反馈并积极干预。

（3）主要照顾者是营养支持的关键，对主要照顾者的宣传和教育也是关键之举。

2. 收获

（1）基于医护一体化的营养管理模式，强化了整体营养的全面性，体现了护理的专业性。

（2）营养应该贯穿生命的全过程，而不止于疾病，出院后的延续营养管理也是重中之重。

（3）应用多种工具筛查营养风险，评估内容细化、具体，方案个体化随时可调整，严格执行，持续监测评价效果，总结经验，改正不足。

1 例胃小弯恶性肿瘤合并幽门狭窄致胃潴留患者的全程营养管理

一、病例介绍

患者尹某，女，69 岁，汉族，已婚，退休工人，初中学历，无宗教信仰；自诉反复恶心、呕吐 5 年，加重 2 周。2016 年 2 月无明显诱因出现间断性恶心、呕吐，于我院胃镜检查示：慢性浅表性胃炎；反流性食管炎，具体治疗不详。2020 年患者恶心、呕吐频率有所增加，自行服用莫沙必利、耐信、达喜等药物，具体用法、用量不详。2021 年 7 月初患者出现进食后频繁恶心、呕吐伴进行性加重，无腹痛、腹泻，无头痛、头晕，无发热，无胸闷、胸痛、呼吸困难，无尿频、尿急、尿痛，无关节痛、皮疹、口腔溃疡等，有既往高血压史，无家族史，无食物、药物过敏史及传染病史。自起病以来，睡眠、精神、食欲欠佳，二便正常，体重减轻 5kg。2021 年 7 月 14 日门诊以"恶心和呕吐"收入消化内科，7 月 21 日转入胃肠外科手术治疗。胃镜检查示：胃窦及胃体溃疡（肿瘤待排）；幽门狭窄并胃潴留；胸部增强 CT 显示：双肺散在慢性炎症、冠状/主动脉硬化、慢性胆囊炎；肝胆胰脾肾彩超示轻度脂肪肝；全腹增强 CT 显示：胃体及胃窦部病变，肝胃间隙稍大淋巴结。转入诊断为：胃小弯恶性肿瘤；幽门狭窄并胃潴留；良性高血压。

2021 年 7 月 21 日 16:35 转入胃肠外科，排除明显手术禁忌证，于 7 月 22 日全麻下行腹腔镜下远端癌根治＋粘连松解术，术前留置胃管引流出食物残渣约 200mL，术中留置尿管。术后安返病房，予禁食、抗感染、抑酸、止痛、护胃、护肝、化痰、营养支持、降压等对症处理，同时采取集束化护理措施促进肠道蠕动及预防并发症。术后第三天（7 月 25 日）患者排气，遵医嘱拔除胃管予少量温开水及宝矿力饮料，患者未诉胃肠道不适。术后第四天（7 月 26 日）遵医嘱予流质饮食；逐渐由流质饮食过渡至半流质饮食。术后第六天（7 月 28 日）遵医嘱停肠外营养，增加半流质饮食量同时增加口服肠外营养补充剂的量。患者术后恢复尚可，腹部伤口愈合良好，可经口进半流质食物。术后第八天（7 月 30 日）医师开立出院医嘱，因术后病理分期 pT4aN3M，Ⅱc 期，需继续辅助化疗，因此出院前给予患者饮食及化疗前营养教育，制定食谱供患者参考，并每周六进行电话随访。

二、营养评估

营养评估见表 10－11、表 10－12。

表 10－11 营养相关指标

项目	日 期						
	7 月 14 日	7 月 21 日	7 月 22 日	7 月 23 日	7 月 25 日	7 月 26 日	7 月 28 日
NRS 2002	3	/	5	/	/	5	5
HGB/(g/L)	93	107	103	119	101	/	105
RBC/($\times 10^{12}$/L)	3.3	3.89	3.65	4.15	3.57	/	3.71

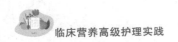

续上表

项目	日 期						
	7月14日	7月21日	7月22日	7月23日	7月25日	7月26日	7月28日
ALB/(g/L)	31.8	34.7	30	35.3	28.3	/	35.5
GLB/(g/L)	23.9	23.9	21.5	26.8	27.6	/	29.7
PA/(mg/L)	145	207	184	200	/	/	183

表 10-12 营养综合评定指标

项目	内容
膳食史	食欲好但近一个月摄食量减少，以白粥、青菜、少量鱼为主；喜吃辣；水果、蔬菜摄入较少
人体测量指标	Ht：150cm；Wt：45kg；BMI：20%；AC：21.5cm；AMC：20.872cm；TST：20mm；WC：65cm；H：80cm
机体功能测定	6MWT（6分钟步行试验）：500米
综合营养评定（PG-SGA）	15分，C级，严重营养不良。

三、护理问题及措施

1. 护理诊断

（1）营养失调：低于机体需要量，与疾病导致摄食量减少有关。

（2）疼痛：与手术创伤有关。

（3）知识缺乏：缺乏健康饮食相关知识。

（4）焦虑：与术后疼痛、担心疾病预后有关。

（5）活动无耐力：与疾病导致的营养摄入不足有关。

（6）有感染的危险：与术后创伤、免疫力降低有关。

（7）有皮肤完整性受损的危险：与术后疼痛、卧床有关。

（8）有导管滑脱的危险：与术后留置导管有关。

（9）有血栓形成的危险：与手术及血液高凝状态有关。

（10）潜在并发症：出血、吻合口瘘、术后梗阻。

四、营养支持计划

（一）术前阶段

患者术前一周于消化内科保守治疗，医嘱予口服 PPI 护胃、饮食＋ONS 进行营养支持治疗，具体进食量及餐次不详；于 7 月 22 日 10:00 推往手术室，因时间限制未能进行术前营养干预。

（二）术后阶段

原则：按照营养支持五阶梯原则。

目标：患者由全肠外营养支持逐渐过渡到经口进食，且摄入量满足机体需求。建议胃癌患者术后早期（24～48h）恢复经口进食、ONS 或 EN。

1. 计算患者能量需求

胃癌患者围手术期能量的目标需要量推荐采用间接测热法实际测量或按照 25～30kcal/（kg·d）（1kcal =4.184kJ）来计算，蛋白质的目标需要量推荐按照 1.2～1.5g/（kg·d）计算。

总能量需求：（150 – 105）×（25～30）= 1125～1350kcal

蛋白质需要量：（150 – 105）×（1.2～1.5）= 54～67.5（g）

2. 根据患者病情转归选择正确营养支持方式

（1）术后第二天，患者胃肠道功能未恢复，禁食，遵医嘱经颈静脉予肠外营养液，少量饮水：

①多特（1440mL）+ 尤文（100mL）+ 脂溶性维生素 1 支 + 水溶性维生素 1 支 + 胰岛素 16 IU，IVgtt，qd，提供热量 1110kcal。

②5% GS 250mL + 5% GS 100mL，ivgtt，qd，提供热量 70kcal。

总能量：1000 + 110 + 70 = 1180（kcal）。蛋白质摄入量为 22.5g。

患者能量供给达到所需能量的 87.4%，无需进入下一阶梯。

（2）术后第三天患者排气，遵医嘱拔除胃管，增加温开水及宝矿力饮料的摄入量，观察患者有无胃肠道不适。

（3）术后第四天，医嘱流质饮食，持续 PN 的同时给予米汤 150mL（Tid），患者诉有饱腹感，协助其进食 1h 后行走 200m；能量满足需求。

（4）术后第五天，医嘱半流质饮食，持续 PN 同时予以口服营养补充：50mL + 营养粉 1 勺 tid，米汤 200mL，同时协助其进食后 1h 行走 200m，患者未诉不适；能量满足需求。

（5）术后第六天，医嘱停止肠外营养继续半流质饮食，当日能量摄入为白粥 400mL + 鱼片粥 150mL + 营养粉 1.5 勺 + 蒸水蛋 1 份，能量摄入为 622kcal，仅达目标能量的 46%。原因考虑为患者既往高血压，停止静脉补液及肠胃营养后，患者循环血容量不足，血压为 104/59mmHg，较平时水平较低，出现头晕症状，未下床活动，患者担心进食后腹胀故减少进食量，总能量摄入不足。与患者及家属沟通并给予解释缓解其焦虑情绪。改变患者活动方案，增加腹部按摩次数（每进食后 40min 按摩腹部 150 圈，每天 6 次；床边活动 10min，每天 6 次；温水足浴）。

（6）术后第七天，能量摄入为白粥 600mL + 蒸水蛋 2 份 + 营养粉 6 勺，共 960kcal，能量摄入占目标需求量 71%，患者仍以上述活动方案进行。

（7）术后第八天，患者出院前，对其进行胃癌术后饮食活动指导及居家体重监测注意事项，并制定居家食谱（见表 10 – 13）。

表 10 – 13　居家食谱

餐次	周一	周二	周三	周四	周五	周六	周日
早餐	青菜瘦肉粥 150g	鸡蛋一个、豆浆 150mL	红豆花生粥 150g	香菇青菜粥 200g	山药百合粥 150g + 鸡蛋羹 100g	山药小米粥 150g + 水煮蛋一个	红豆花生粥 150g + 水煮蛋一个
加餐	能全素 9 勺	能全素 9 勺	能全素 9 勺	能全素 9 勺	能全素 6 勺	能全素 6 勺	能全素 6 勺
中餐	瘦肉馄饨 150g	青菜粉 150g	香菇牛肉面 150g	鸡蛋面 150g	青菜鸡肉面 200g	青菜粉 200g	瘦肉馄饨 200g
加餐	能全素 9 勺	能全素 9 勺	能全素 9 勺	能全素 9 勺	能全素 6 勺	能全素 6 勺	能全素 6 勺
晚餐	西红柿鸡蛋面 150g	牛肉馄饨 150g	山药小米粥 150g	瘦肉粉 150g	牛肉馄饨 200g	西红柿鸡蛋面 150g	牛肉粉 150g
加餐	能全素 9 勺	能全素 9 勺	能全素 9 勺	能全素 9 勺	能全素 6 勺	能全素 6 勺	能全素 6 勺

3. 促进胃肠道蠕动相关护理措施

（1）手术当日患者返回病房后，指导其于床上变换体位，同时进行双上肢及双下肢的活动，100 个/次，tid；

（2）制定患者术后下床活动计划，具体见表 10 – 14。

表 10 – 14　术后下床活动计划表

项目	活动量
踩单车	10min/次，tid
腹部按摩	30 圈/次，tid
曲肘运动	30 组/次，tid
屈膝运动	30 组/次，tid
嚼口香糖	30 组/次，tid
温水足浴	bid

注：视患者体力恢复情况逐渐增加运动量。

（3）遵医嘱给予促进胃肠道蠕动药物 VB1 肌肉注射。

4. 其他护理措施

（1）术后予吸氧及心电监护，妥善固定并标注引流管，做好患者及家属防脱管的宣教，定时挤压引流管保证引流通畅，观察切口敷料有无渗血、胃管及肝下引流壶中引流液的量、颜色及性质；伤口部位腹带适当加压包扎。

（2）遵医嘱用药：经颈静脉给予止疼药（科多 30mg，Ⅳ，Q8h）、保护胃黏膜药物（壹丽安 10mg，ivgtt，qd）、抑酸药物（1.2mg 持续静脉滴注）、抗生素（罗氏芬 2g， ivgtt，qd）、护肝药物（天兴0.93g，ivgtt，qd）、降压药（拜新同30mg，PO，qd）、促进胃肠道蠕动药物（VB1，0.1g，IM，qd）。

（3）遵医嘱每日2次雾化吸入，及时翻身扣背促进痰液排出，指导患者鼻吸气、口呼气，咳嗽时双手轻微按压伤口处。

（4）采取看新闻等方式转移患者注意力，协助患者取半卧位，保持病房安静，加强心理护理，与患者交流给予安慰。

（5）向患者讲解腔镜手术优势及快速康复相关措施，告知患者术后康复训练的重要性，协助患者进行床上踝泵运动、曲肘、屈膝、抬腿、脚踏车运动，100次/d；术后3日每日两次给予气压泵治疗；做好口腔护理及会阴护理（bid）。

（6）讲解分析疾病发生原因，纠正患者不健康的饮食习惯。

五、效果评价

（1）患者未出现恶心、呕吐、腹胀、腹泻等胃肠道不适症状，未发生压力性损伤、跌倒、血栓、吻合口瘘、梗阻等并发症，未发生管路滑脱等不良事件；活动耐力、进食量增加。

（2）患者出院时每日经口进食半流质食物量已达平日摄食量三分之二，同时口服营养补充剂18勺即720kcal。

（3）部分营养相关生化指标有所改善。

①实验室指标：血清白蛋白、球蛋白水平较出院前分别升至35.5g/L、29.7g/L，较术后30g/L、21.5g/L明显上升；血红蛋白浓度及红细胞计数均比入院时和术后有所提高。

②人体测量指标：体重出院前44.8kg，较入院时46kg稍有下降，但仍比术后最低43.5kg略有增加。

六、出院健康指导

胃癌患者发生营养不良的原因及机制复杂，与肿瘤本身的特点及抗肿瘤治疗对机体的影响有关，且肿瘤患者的营养物质代谢特点不同于非肿瘤患者，碳水化合物代谢异常、蛋白质转化率增加、脂肪分解增加、脂肪储存减少、肌肉及内脏蛋白消耗、体重减少、水电解质平衡紊乱、能量消耗改变等，均会诱发和加重营养不良。研究证明，放疗及化疗会损伤胃肠道黏膜的屏障功能，导致恶心、呕吐、痉挛性腹痛、发热和腹泻等症状，而这些不良反应又会导致营养摄入不足或吸收障碍，进而致使体重下降，影响患者的生活质量。营养不良也会增加放疗、化疗相关不良反应的发生率，降低患者对治疗的耐受性，影响抗肿瘤治疗的效果。因此告知患者居家饮食应遵循高蛋白、适量脂肪及维生素的饮食，在日常饮食的基础上，继续维持ONS 3～6个月或更长时间，为后续的化疗做好准备。

七、反思与收获

（1）反思：该患者五年前就已经出现消化道的疾病，若尽早进行营养教育能否延缓疾病或者规避不良结局？

（2）收获：营养支持"五阶梯"原则应根据患者的具体情况选择，饮食+营养教育

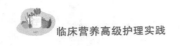

既是最基础的也是最重要的环节，贯穿于营养干预始终，术前不合理方式的纠正、术后早期进食及饮食原则都需要护理人员给予正确的教育及引导。

1 例吸入性肺炎合并顽固性高钠血症患者的营养个案护理

一、病例介绍

患者蔡某，男，64 岁，汉族，已婚，退休人员，大专文凭。医疗付费方式：广东省揭阳市医保。无家族史，无既往史，无过敏史。社会支持：育 1 儿 1 女，家庭和睦。于 2021 年 7 月 2 日入住 MICU。目前诊断：①肺部感染；②慢性支气管炎伴肺气肿；③脑外伤后综合征（脑挫伤；蛛网膜下腔出血）；④桡骨骨折（左桡骨远端粉碎性骨折）；⑤多发肋骨骨折（左第 6、9、11 肋骨骨折）；⑥耻骨骨折（左侧耻骨上、下肢骨折）；⑦贫血；⑧急性肾衰竭；⑨支气管哮喘，肺危重；⑩泌尿道感染；⑪慢性胆囊炎；⑫顽固性高钠血症。

患者入院前半月余遭遇车祸，导致意识不清，全身多发伤，遂于医院 ICU 就诊。入院后予头部、左手外伤口清创缝合，局部骨折手法复位、石膏固定，予抗感染、止血、补充血容量、营养神经，并腰穿释放血性脑脊液等治疗。其间反复高热，伴气促、呼吸困难，病情未明显好转，7 月 2 日转入其他医院 MICU 继续治疗。入院后反复血培养阳性、痰培养提示鲍曼不动杆菌阳性，予抗感染、营养神经、抗凝、输血、持续床旁 CRRT、营养支持治疗等，病情稳定后于 7 月 13 日转呼吸科治疗。7 月 22 日患者突发血氧下降至 70%，床旁纤支镜可吸出营养液及少量血性液体，考虑发生误吸，转入 MICU 继续治疗。转入后予无创呼吸机辅助通气、抗感染、营养支持、调节水电解质平衡等治疗。8 月 9 日患者病情稳定，转下级医院继续治疗。

二、营养问题

（1）营养不良：低于机体需要量，与疾病消耗、手术导致进食减少等有关。

（2）腹胀：肠蠕动动力不足，与血钾过低、活动无耐力有关。

（3）有误吸的风险：与患者长期卧床、胃动力减弱有关。

（4）潜在并发症：肺部感染、废用综合征。

（5）知识缺乏：缺乏肠内营养相关知识，缺乏家庭自制匀浆膳的相关知识，缺乏居家饮食护理相关知识，与缺乏信息来源有关。

三、循证证据

（一）重症患者营养风险筛查

国内外指南建议对所有重症患者使用营养风险筛查（NRS 2002）、危重症患者营养风险评分（NUTRIC 评分）进行营养风险评估。NRS 2002 >3 分定义为有营养风险，高营养风险为 NRS 2002≥5 分或 NUTRIC 评分（不含白细胞介素 -6）>5 分。

（二）重症患者早期肠内营养开展时机

早期肠内营养支持（early enteral nutrition，EEN）在维持肠道屏障功能、调节肠道菌群及增强肠道免疫等方面发挥了重要作用，从而减轻疾病严重程度，改善临床预后。研究表明，ICU患者24h内进行EN治疗可有效降低肺炎的发生率和病死率。建议对血流动力学基本稳定（灌注压达标，血管活性药物剂量小、剂量不增加或正在撤除，乳酸水平及代谢性酸中毒水平稳定或下降，平均动脉压≥65mmHg）、无EN禁忌证的重症患者，应尽早启动EN；对血流动力学不稳定的患者，应在液体复苏完成、血流动力学基本稳定后尽早启动EN。因此，建议排除EN禁忌证后，对重症患者于入住重症加强治疗病房（ICU）24～48h内启动EN支持治疗。

（三）重症患者早期肠内营养需要量

2016年美国肠外和肠内营养学会（ASPEN）指南推荐，重症患者的常规目标喂养量为104.6～125.5kJ/(kg·d)［25～30kcal/(kg·d)］，且在开始喂养后24～48h内达目标喂养量50%；而对高营养风险或严重营养不良的患者，在监测再喂养综合征的前提下，建议至少达80%目标喂养量。美国和欧洲重症协会指南建议，重症患者目标蛋白需要量一般为1.2～2.0g/(kg·d)。原发疾病不同可能导致患者对蛋白的需求量也有所增加，其中烧伤、多发伤、慢性重症及肥胖患者的蛋白需求量更高。创伤性脑损伤患者可增加至1.5～2.5g/(kg·d)；开放性腹部手术患者，每天需多提供15～30g蛋白，补充腹腔渗出消耗；烧伤患者目标蛋白量为1.5～2.0g/(kg·d)。

（四）重症患者肠内营养并发症监测与处理

1. 腹泻

腹泻是肠内营养支持常见的并发症之一。国内专家共识将腹泻定义为排便次数每日超过3次，粪便含水量在80%以上且不成形。2016年ASPEN/SCCM指南指出，对肠内营养并发腹泻的评估需全面，并进行分类。专家共识推荐腹泻评估内容包括：腹部检查、排便量、粪便性状、粪便细菌培养、电解质检查、药物治疗的使用等。建议使用酵母菌或益生菌预防由肠道菌群移位引起的腹泻。针对肠内营养并发腹泻的患者，可通过改变营养配方/方案，如肠内营养制剂增加可溶性纤维素（20g/L）减轻腹泻，如短肽类肠内营养液具有良好耐受性，在血清蛋白恢复方面略优于全蛋白营养液。

2. 误吸

误吸是指进食或非进食时，在吞咽过程中有数量不等的液体或固体的食物、分泌物、血液等进入声门以下呼吸道的过程，是肠内营养最严重的并发症。高风险误吸的因素包括高龄（＞70岁）、鼻胃管肠内营养喂养期间、机械通气期间、存在吞咽功能障碍、意识丧失/下降、声门或贲门关闭功能遭到破坏、合并神经系统疾病或精神类疾病、使用镇静或肌松药物、院内外转运等。对ICU患者，建议采用ICU误吸风险评估量表对住院的肠内营养患者进行评估。推荐临床医务人员对ICU机械通气患者和（或）肠内营养支持患者采取半卧位（床头抬高30°～45°）预防误吸。对误吸高风险患者，建议使用促胃肠动力药，如甲氧氯普胺、红霉素；或止吐药，如甲氧氯普胺；或抗反流药物，如枸橼酸莫沙必利片，防止误吸。但是对于高误吸风险的ICU患者，建议选择鼻空肠管进行喂养。

3. 腹胀

国内ICU肠内营养患者腹胀发生率高达26.9%，其发生的主要原因为患者肠蠕动减慢。ESICM 临床营养指南指出，在腹部有病理症状、低灌注或液体过负荷患者开始使用肠内营养和增加肠内营养量时，测量腹内压可为其提供一个额外的数据，用来监测胃肠蠕动缓慢的情况。腹内压持续增高 >12mmHg 时称为腹内高压。根据腹内压高低，腹内高压严重程度分为 4 级：Ⅰ级腹内压为 12～15mmHg；Ⅱ级腹内压为 16～20mmHg；Ⅲ级腹内压为 21～25mmHg；Ⅳ级腹内压为 >25mmHg。此外，ASPEN/SCCM 指南建议每天对患者的肠内营养耐受性进行监测，包括体格检查、肠胃或粪便、放射学评估和患者主诉（如疼痛或腹胀）。

四、营养干预

（一）营养风险筛查

营养风险筛查表 NRS 2002 评分结果显示：总分 6 分，（疾病状态）3 分 +（营养受损程度）3 分 +（年龄）0 分 =6 分，提示患者有营养风险。NUTRIC 评分结果显示：总分 6 分，（年龄）1 分 +（SOFA 值）2 分 +（APACHE Ⅱ评分）2 分 +（入院 ICU 时间）1 分 =6 分，提示患者有营养风险。

（二）营养评估

（1）患者整体情况评估：患者嗜睡状态，可唤醒，对答较切题，言语不清，查体不配合。头部及左手伤口愈合良好，左前臂石膏固定稳定，左手及前臂重症，左侧肢体肌力 1 级，右侧肢体肌力 3 级。双肺呼吸音粗，有痰鸣音。腹部柔软，肠鸣音 3 次/min。

（2）既往营养支持方案：鼻胃管肠内营养，佳维体 500mL，bid，60mL/h。患者有腹胀的问题存在。

（3）人体测量：身高 169cm，体重因卧床未测量；平常体重 66kg；肱三头肌皮褶厚度 14mm，上臂围 21.5cm（低于正常值），上臂肌围 17.1mm（低于正常值）。

（4）实验室检查：白蛋白、红细胞、血红蛋白均低于正常值，具体检查结果见表 10－15。

表 10－15　患者营养干预前实验室检查结果

实验室检查	7 月 3 日	7 月 13 日	7 月 23 日
血常规	白细胞：11.22×10^9/L 红细胞：2.14×10^{12}/L 血红蛋白：68g/L	白细胞：9.21×10^9/L 红细胞：2.41×10^{12}/L 血红蛋白：72g/L	白细胞：8.88×10^9/L 红细胞：1.91×10^{12}/L 血红蛋白：58g/L
血生化	总蛋白：51.3g/L 白蛋白：27.1g/L 球蛋白：24.2g/L 前白蛋白：43g/L	总蛋白：59.8g/L 白蛋白：32.5g/L 球蛋白：27.3g/L 前白蛋白：51g/L	总蛋白：55.6g/L 白蛋白：29.8g/L 球蛋白：25.8g/L 前白蛋白：57g/L
电解质	钠：154mmol/L	未复查	钠：147mmol/L
CRP	107mg/L	未复查	28.9mg/L
PCT	5.654ng/mL	0.231ng/mL	未复查
IL－6	58.21pg/mL	未复查	75.01pg/mL

（5）误吸风险评估：总分为 35 分，基础状况：意识（4 分）+疾病因素及伴随症状（22 分）[有颅脑病变（5 分）+胃食道返流（5 分）+胃残余量 >200mL（4 分）+腹腔压力（4 分）+呕吐（4 分）]+治疗措施（9 分）[喂养方式（4 分）+镇静镇痛（5 分）]=35 分，属于误吸中风险人群。

（6）患者支持评估：医疗费用支付能力尚可，家属对营养的重视程度较高，愿意积极配合。

（三）营养计划

1. 营养问题

存在营养风险，热量、蛋白质摄入不足，喂养方式不合理。

2. 营养计划

（1）目标需求量：每日所需热量为 64kg×（20～30）kcal/kg=1600～1920kcal，每日所需蛋白质：64×（1.2～2.0）=76.8～128（g/d）。

（2）分两个阶段实施营养支持：

①第一阶段为允许性地热卡喂养阶段，其主要目的逐渐由肠外营养过渡到肠内营养，维持肠内营养，维持正常的肠道菌群。目标为肠内营养占比 7 天内达到能量占比的 60% 以上，肠内营养能量为 960～1152kcal。

②第二阶段为全量喂养阶段，其主要目的是达到目标需求的 80%～100%，完全实现肠内营养功能，能量需求为 1280～1920kcal。

（四）营养干预

1. 第一阶段营养支持干预方案

（1）肠外营养支持：患者因误吸进入 ICU 后血氧饱和度下降，血流动力学不稳定，且有呕吐等症状，于 7 月 22 日予患者肠内营养支持，予 50% GS 20mL+绿支安 400mL+长链氨基酸 250mL+尤文 100mL+丙氨酰谷氨酰胺 10g+10% GS 250mL 行肠外营养支持，总能量为 727kcal，共进行两天。

（2）肠内营养支持：评估患者整体情况，7 月 23 日，患者平均动脉压 >65mmHg，呕吐 1 次，腹内压 13mmHg，胃肠道功能评估不存在 AGI，予床旁留置鼻空肠管采用能全力 500mL 以 20～30mL 进行肠内营养。逐渐增加肠内营养泵入速度，以达到目标能量 60%。具体肠内营养支持案与胃肠道功能检测见表 10-16。

表 10-16　第一阶段营养支持方案及耐受度评估

项目	内容	7 月 22 日	7 月 23 日	7 月 24 日	7 月 25 日	7 月 26 日	7 月 27 日	7 月 28 日	7 月 29 日
EN 方案	营养制剂	—	能全力 500mL（500kcal）	能全力 1000mL（1000kcal）	能全力 1000mL（1000kcal）	能全力 1000mL（1000kcal）	能全力 1000mL（1000kcal）	能全力 1000mL（1000kcal）	能全力 1000mL（1000kcal）
	泵速	—	20～30mL	40～50mL	50～60mL	60mL	70mL	60～80mL	60～80mL
	灭菌注射液	—	—	—	—	—	—	400mL	—

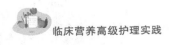

续上表

项目	内容	7月22日	7月23日	7月24日	7月25日	7月26日	7月27日	7月28日	7月29日
PN方案	静脉补液	50% GS 20mL、绿支安400mL、长链氨基酸250mL、尤文100mL、丙氨酰谷氨酰胺10g、10% GS 250mL（727kcal）							
	白蛋白	—	10g	10g	20g	20g	20g	20g	
	胰岛素	胰岛素泵速视血糖进行调节							
日均热量		—	727kcal	1227kcal	1000kcal	1000kcal	1000kcal	1000kcal	1000kcal	1000kcal
日均蛋白		—	51.3g	61.3g	50g	50g	60g	60g	60g	60g
胃肠道功能检测	大便	1次	2次	1次	1次	2次	3次	4次	2次
	呕吐	2次	1次	0次	0次	0次	0次	0次	0次
	腹内压	13.1mmHg	10.6mmHg	9.8mmHg	8.6mmHg	8.2mmHg	10mmHg	12.6mmHg	10.2mmHg
	肠鸣音	正常	正常	正常	正常	正常	正常	7次	

（3）营养护理。

①监测患者血糖，Q6h，根据患者血糖波动遵医嘱使用胰岛素。

②采用均速泵入的方式进行肠内营养，每日肠内营养输注后、输注中每隔4小时、鼻饲口服药前后，用20～30mL温开水冲洗。

③加强体位管理，抬高床头30°～45°，每两小时翻身一次。

④每日进行腹内压监测，每日腹内压≤11mmHg者则表示可以耐受肠内营养。如大于12mmHg则表示患者不耐受肠内营养，可调低肠内营养速度。

⑤每日进行肠内耐受性观察，包括听诊肠鸣音、观察大小便等。

⑥遵医嘱予甲氧氯普胺肌注、肠道益生菌使用。

（4）并发症观察与处理。该阶段在第7天发生了腹泻，4次/天，肠鸣音7次/天，黄色稀便约550mL。分析腹泻原因为：输注速度增加至80mL/h，出现了肠内营养不耐受；发生心衰，胃肠功能进一步减退；肠道菌群失衡等。采取的处理方案为：①大便常规检查；②思密达止泻一天三次；③枯草杆菌调整肠道菌群；④降低喂养速度以65mL/h泵入；⑤使用肛袋保护患者骶尾部皮肤；⑥使用合和治疗仪改善患者肠道功能。

（5）第一阶段效果评价。第一阶段由于患者发生了腹泻，进行了泵入速度的调整，共花费8天完成第一阶段目标。第一阶段结束后患者的红细胞、血红蛋白及白蛋白都有一定回升：红细胞计数由1.91×10^9/L上升至1.94×10^9/L；血红蛋白浓度由59g/L上升至68g/L；血清白蛋白由29.9g/L上升至35.8g/L；总蛋白由55.6g/L上升至65.4g/L。

2. 第二阶段营养支持干预方案

1）营养支持：7月29日对患者进行耐受度评估，胃肠道功能良好，增加到全量喂养，予能全力1500mL以70mL/h泵入，总能量1500kcal。7月30日开始出现血钠再度升高，予灭菌注射用水400mL管饲，停用生理盐水溶媒。7月31日患者血钠继续上升至166mmol/L，予请营养科会诊，暂停使用能全力，改用管饲低钠食物配置的匀浆膳，管饲灭菌注射用水。第二阶段营养支持干预方案及耐受度评估见表10-17。

表10-17　第二阶段营养支持干预方案及耐受度评估

项目	内容	7月30日	7月31日	8月1日	8月2日	8月3日	8月4日	8月5日	8月6日	8月7日	8月8日
EN方案	营养制剂	能全力1500mL（1500kcal）	能全力1500mL（1500kcal）	家庭自制匀浆膳	家庭自制匀浆膳	家庭自制匀浆膳	家庭自制匀浆膳	家庭自制匀浆膳	家庭自制匀浆膳＋营养粉	家庭自制匀浆膳＋营养粉	家庭自制匀浆膳＋营养粉
	泵速	70mL/h	70mL/h	定时管饲	定时管饲	定时管饲	定时管饲	定时管饲	定时管饲	定时管饲	定时管饲
	灭菌注射液	—	400	1000mL（60mL/h）	1000mL（60mL/h）	1000mL（60mL/h）	1000mL（60mL/h）	1000mL（60mL/h）	1000mL（60mL/h）	1000mL（60mL/h）	1000mL（60mL/h）
	静脉补液	—	—	50%葡萄糖注射液500mL＋复方氨基酸（18-AA-V-SF）500mL＋丙氨酰谷氨酰胺20g＋安达美10mL（1000kcal/36.12g）					—	—	—
	白蛋白	—	—	—	—	—	—	—	—	—	—
	胰岛素	胰岛素泵速视血糖进行调节									
日均热量		—	1500kcal	1500kcal	1880kcal	1880kcal	1880kcal	1880kcal	1880kcal	1780kcal	1780kcal	1780kcal
日均蛋白		—	60g	60g	85g	85g	85g	85g	85g	89g	89g	89g
胃肠道功能检测	大便	2次	2次	3次	3次	2次	3次	4次	2次	2次	3次
	呕吐	2次	1次	0次	0次	0次	0次	0次	0次	0次	0次
	腹内压	10.1mmHg	9.7mmHg	11.2mmHg	10.8mmHg	10.3mmHg	10.6mmHg	9.6mmHg	10.2mmHg	8.6mmHg	7.8mmHg
	肠鸣音	正常	正常	5次	4次	4次	正常	4次	正常	正常	正常

2）营养护理

①评估患者的胃肠道功能，根据患者的胃肠道功能和血钠情况，制定个性化家庭匀浆膳食物供给方案，具体见表10-18。该匀浆膳采用低钠食物制作而成，富含蛋白质和纤维素。

表10-18　个性化家庭匀浆膳食物供给方案

分类	重量/g	可替代食物	蛋白质/g	脂肪/g	碳水化合物/g
主食	150	大米、面粉、小米、玉米、高粱、山芋、马铃薯	5	0	100
肉蛋	160	肉50g（鸡肉、牛肉、瘦肉均可）、蛋1个、虾50g	30	10	0
豆制品	25	黄豆	9	4	4
蔬菜、水果	500	洋葱、甘蓝、西兰花、芹菜、菠菜、黄瓜、南瓜、芦笋、青豆、番茄、苹果	5	0	15
烹调油	10	橄榄油	0	10	0
营养素占比	—		22%	24%	54%
总能量	880kcal				

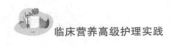

②健康教育：加强对患者的健康教育，通过微信进行患者家属健康教育，提高营养知识，加强营养支持信念，改善营养支持相关行为。向患者介绍家庭匀浆膳的制作要点、食材的选择以及食物的保存方法。指导患者购买食物体重秤，称量食物，精确把握食物分量。

③随访管理：每日在微信上对患者家属进行随访。随访内容为患者匀浆膳的食材，并让家属发图片判断匀浆膳是否与计划一致。

④加强肠内营养相关并发症管理，如腹泻腹胀等。

⑤加强液体管理，严格控制出入量，灭菌注射用水、静脉用药匀速泵入；记录每小时出入水量，严密监测 24 小时尿量；遵医嘱使用呋塞米静推增加尿量。

⑥每日监测血气，观察血钠的变化水平。

3）其他护理

①运动管理：预防 DVT 发生，每日为患者进行肢体被动运动，指导并帮助患者下肢进行踝泵运动，每天 3 次，每次 3 组，每组 30 下。

②预防感染：每次行 2 次雾化治疗，雾化后为患者翻身叩背，指导患者有效咳嗽；每日进行会阴擦洗两次；每日两次口腔护理。

③体位管理：防误吸，抬高床头；预防废用综合征，进行良肢位摆放。

④疼痛管理：诺扬镇痛，每 4 小时评估镇静深度，镇静深度为 RASS 评分 -1 ～0 分，以免镇静过深影响患者肠蠕动。

⑤皮肤护理：每 2 小时翻身，受压部位压疮贴保护；保持会阴部清洁干燥，患者发生腹泻时，为患者使用肛袋。

⑥心理护理：向患者解释疾病相关知识，安慰患者，减轻患者恐惧。

4）第二阶段效果评价

第二阶段营养支持后，患者的血清钠浓度恢复正常，高钠血症得到控制，降至正常范围；血清白蛋白、清蛋白、总蛋白进一步上升，接近正常水平。

五、效果评价

通过分阶段为患者制定并实施营养支持管理方案，动态进行营养监测评估，患者的营养状况得到明显改善，高钠血症得到纠正。出院前血清总蛋白、白蛋白、血清球蛋白、血红蛋白以及红细胞计数等营养指标，较转入时均明显提高，并接近或达到正常水平。具体结果见表 10 - 19。

表 10 - 19 营养支持个案管理实施前后患者营养指标变化

时间点	血清总蛋白 /(g/L)	白蛋白 /(g/L)	血清球蛋白 /(g/L)	血红蛋白 /(g/L)	红细胞总数 /(10^{12}/L)	钠离子 /(mmol/L)
转入 （7 月 23 日）	55.6	29.8	25.8	58	1.91	147
出院前一天	65.9	35.8	30.1	85	2.52	137
改善情况	10.3	6.0	4.3	27	0.61	-10

六、反思与收获

1. 收获

（1）早期肠内营养支持可以促进重症患者康复，因此，针对重症患者应积极进行肠道耐受度评估，尽早开展肠内营养支持。

（2）营养支持治疗是团队工作，需要医生、护士、营养师、康复治疗师的共同参与。专科护士在营养管理过程中应积极主动评估干预，协助医生和营养师实施全程个案管理。

（3）患者及家属对营养支持的成功有很大作用，应认真评估患者及家属情况，促进患者及家属参与营养管理。

2. 反思

（1）肠内营养相关并发症发生后，将延长患者的住院时间，增加住院费用。因此在肠内营养实施过程中，应当积极预防并发症的发生。

（2）该患者在实施肠内营养过程中发生了顽固性高钠血症，针对此类患者，应全程关注患者离子浓度变化。

1 例急性白血病化疗患者的全程营养管理

一、病例介绍

患者李某某，女性，41 岁，已婚，中专文化程度，医疗付费方式：海南医保，无家族史，无既往史，无过敏史。社会支持：育 1 儿 1 女，家庭和睦。因"呕吐、皮肤变黄 1 月余"于 2021 年 7 月 9 日 11 时 16 分步行入院。患者于 1 个月前无明显诱因出现恶心、呕吐、伴皮肤黄染，渐进性加深，伴大便性状改变，解软便，便中偶带血丝，两周前至当地医院住院治疗。查血常规：血红蛋白 52g/L，血小板 62×10^9/L，中性粒细胞 1.71×10^9/L；粪便常规隐血试验阳性：黄褐色软便；凝血四项示凝血酶原时间 14.0s，PT 国际化标准比值 1.22，D – 二聚体定量 1.69mg/L FEU；肝功能全项：丙氨酸氨基转移酶 5U/L，天冬氨酸氨基转移酶 9U/L，白蛋白 23.6g/L，β – 地中海贫血基因/α – 地中海贫血基因诊断异常，腹部（彩超）示脾稍大；细胞形态学检查示中性杆状粒细胞 0↓、中性分叶粒细胞 18↓、单核细胞 0↓、淋巴细胞 48↑、嗜酸性粒细胞 0↓，考虑"①急性髓系白血病伴骨髓增生异常改变；②消化道出血：消化性溃疡并出血；③α 型地中海贫血"；给予禁食补液、输血等对症治疗后无明显好转、皮肤黄染加重，遂至我院就诊，拟"急性髓系白血病"于 2021 年 7 月 9 日收入院。

起病以来，患者精神、食欲差，体重下降 3 斤。7 月 10 日晚患者体温 39.2℃，给予抗炎、退热等治疗后体温可降至正常值；15 日行 PICC 置管术，开始 IA 诱导方案化疗，化疗期间给予护胃、止吐、部分肠内营养 + 部分肠外营养等支持治疗；20 日开始患者反复发热，最高 39.1℃，恶心、呕吐加重，陆续出现腹胀、牙龈渗血，查血常规：白细胞 0.53×10^9/L，血红蛋白 52g/L，血小板 8×10^9/L，中性粒细胞 0.16×10^9/L，经抗炎、抗

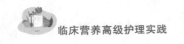

真菌、升白、升板、止血、止吐、护胃及营养支持治疗，患者不适症状缓解，于8月11日予出院。进行出院指导及居家饮食指导，防治感染等并发症。出院后，对患者进食餐次、食物种类、营养粉加餐、运动等情况进行随访。

二、护理问题

（1）感染：与粒细胞减少、化疗使机体免疫力下降有关。

（2）出血：与血小板减少有关。

（3）营养不良：低于机体需要量，与疾病消耗、机体代谢量增加有关。

（4）活动无耐力：与血小板减少有关。

（5）知识缺乏：缺乏口服营养补充相关知识，缺乏正确饮食的相关知识，缺乏居家饮食护理相关知识，与缺乏信息来源有关。

三、循证依据

（1）血液肿瘤患者因手术、化疗等治疗方式需长期、反复住院，以及疾病本身的原因和临床上各种抗肿瘤治疗不良反应的影响，患者存在着较高的营养不良风险。

（2）血液肿瘤患者营养风险和营养不良的发生率仅次于消化系统和呼吸系统的恶性肿瘤患者。白血病患者的营养不良发生率高达64.7%。

（3）既往有NRS 2002应用于血液肿瘤患者营养风险筛查的文献报道。

（4）患者的饮食及营养状况是其耐受化疗和病情恢复的必要条件。对白血病患者进行规范的营养治疗有利于促进患者营养状况的改善和疾病预后。

四、营养干预

（一）化疗前阶段

1. 营养风险筛查

采用营养风险筛查表NRS 2002，总分5分：（疾病状态）2分＋（营养受损程度）3分＝5分，提示患者有营养风险。

2. 营养评估

（1）膳食调查：平日口味偏重，主食以米饭为主，鱼肉蛋奶、蔬果均可摄入。食欲评估3分（食欲差）；简明膳食自评工具为1分（<300kcal）。患者食欲差，每日进食白粥约600mL与营养粉15勺，经口摄入能量约845kcal。

（2）人体测量：身高156cm，体重46kg，BMI＝18.9kg/m^2（正常）；1个月前体重49kg，体重下降率为（49－46）/49×100%＝6.12%；肱三头肌皮褶厚度12mm（中度体脂消耗），上臂围22.3cm（正常），上臂肌围18.5mm（中度肌蛋白消耗）。

（3）实验室检查：血红蛋白68g/L，血小板计数54×10^9/L（低于正常值），其余指标正常。

（4）体能测试：①6min步行试验：步行距离200m，占预计值水平30.6%。②日常步速评估：0.7m/s（机体功能下降）。③握力：左上肢12.3kg（week，为正常值的45.6%）。

（5）综合营养评定：采用主观整体营养状况评量表（PG-SGA）进行评定。PG-SGA评定：18分，C级，提示该患者重度营养不良，亟须营养支持。

患者自评表评分＝体质量评分＋进食评分＋症状评分＋活动和身体功能评分。1个月内体重下降5%～9.9%（3分）＋几乎吃不下什么（4分）＋恶心（1分）＋呕吐（3分）＋在过去的一个月，我的活动几乎干不了什么，一天大多数时候都卧床或在椅子上（3分）＝14分。

医务人员评估表评分＝疾病与营养需求的关系评分＋代谢评分和体格检查评分。疾病：癌症（1分）＋应激状态：发热（3分）＋体格检查：肌肉无消耗（0分）＝4分。

3. 营养干预

1）营养问题

存在营养风险，热量、蛋白质摄入不足，食欲差、结构单一等。

2）营养计划

（1）目标摄入量：每日所需热量：46kg×30kcal/kg＝1380kcal，每日所需蛋白质：46×1.5＝69g。

（2）口服：予半流饮食，口服营养补充营养。指导进食蛋花汤、炖蛋、酸奶、麦乳精、菜汁、豆腐脑，设计一日食谱，并督促患者完成，详见表10-20和表10-21。

表10-20 一日食谱

时间	早餐7am	加餐10am	午餐12:00	加餐3pm	晚餐6pm	加餐9pm
饮食内容	瘦肉粥蒸鸡蛋1个	标准整蛋白型营养素6勺＋水200mL	鸡肉蔬菜粥200g	标准整蛋白型营养素6勺水果汁100mL	瘦肉粥200mL蒸水蛋1个	标准整蛋白型营养素6勺＋水200mL

表10-21 患者化疗前饮食情况

患者饮食情况	早餐	加餐	午餐	加餐	晚餐	加餐
	白粥100mL	标准整蛋白型营养素4勺	瘦肉粥100mL	标准整蛋白型营养素4勺	山药排骨粥100mL	标准整蛋白型营养素4勺
经口摄入	热量：492kcal（标准整蛋白型营养素12勺）＋219kcal（半流饮食）＝711kcal 蛋白质：17.5g（标准整蛋白型营养素12勺）					
总热量	711kcal（经口摄入），未达到目标需要量，占能量目标量的51.5%					
总蛋白质	17.5g，占蛋白质目标量的25.4%					

3）心理护理

提供疾病相关知识与咨询，增强患者对营养的认识；介绍成功案例，让其他患者现身说法，增强患者治疗疾病的信心。

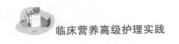

（二）化疗期营养护理

1. 营养风险筛查

NRS 2002 评分 5 分：（疾病状态）2 分 + （营养受损程度）3 分 = 5 分，提示有营养风险。

2. 化疗期营养护理计划与实施

（1）部分肠外营养。配方：50% 葡萄糖注射液 300mL + 克凌诺 250mL + 法谱 250mL + 10% 浓氯化钠注射液 30mL + 10% 氯化钾注射液 20mL + 注射用丙氨酰谷氨酰胺 20g + 注射用脂溶性维生素 Ⅱ 1 支 + 注射用水溶性维生素 1 支。提供 1214kcal 热量。（其含有非蛋白质热量 1100kcal，氨基酸 28.5g，氮 4.7g。）

（2）口服：同化疗前，饮食情况详见表 10 - 22。

表 10 - 22　患者化疗期饮食情况

患者饮食情况	早餐	加餐	午餐	加餐	晚餐	加餐
	白粥 50mL	标准整蛋白型营养素 4 勺	瘦肉粥 100mL	标准整蛋白型营养素 3 勺	玉米排骨粥 50mL	标准整蛋白型营养素 5 勺
经口摄入	热量：492kcal（标准整蛋白型营养素 12 勺）+178kcal（半流饮食）=670kcal 蛋白质：17.5g（标准整蛋白型营养素 12 勺）					
总热量	711kcal（经口摄入）+1214kcal（肠外营养）=1925kcal，达到目标需要量					
总蛋白质	28.5g（肠外营养）+17.5g=46g，占蛋白质目标量的 66.7%					

（三）化疗后营养护理

1. 营养风险筛查

NRS 2002 评分 5 分，（疾病状态）2 分 + （营养受损程度）3 分 = 5 分，提示有营养风险。

2. 粒缺期伴发热营养护理计划与实施

1）症状管理

（1）感染：与粒细胞减少、化疗使机体免疫力下降有关

创造良好病室环境，住无菌层流床，对患者采取保护性隔离措施。严密监测体温变化，按医嘱予退热治疗，做好护理记录，观察降温效果。按时按量遵医嘱应用抗生素/细胞集落因子。

（2）出血：与血小板减少有关

指导患者保持情绪稳定，减少活动，卧床休息。每天检查口腔情况，以去甲肾上腺素漱口液含漱，定时予口腔护理。口唇涂抹石蜡油保持湿润，防止干裂出血。予输注成分血、止血药、升血小板药物。随时警惕颅内出血征象，如出现头痛、呕吐、视物模糊、意识障碍等。常规监测血小板、凝血酶原时间、部分凝血活酶时间、纤维蛋白原、D - 二聚体和抗凝血酶Ⅲ，观察 PICC 管路是否有血栓形成。每班测量并记录患者双上肢臂围。该例患者牙龈渗血停止，未发生新发出血、静脉血栓及管路相关血栓。

（3）恶心、呕吐、腹胀

遵医嘱使用药物及治疗，如开塞露塞肛、磁热疗法、按摩腹部、足三里穴位按摩等。

（4）心理护理

告知患者化疗会致粒细胞缺乏，粒细胞缺乏会引起发热、局部黏膜坏死，这也是白血病致死的主要原因，要引起足够重视，促使患者积极配合完成相关护理措施。对患者热情，与患者建立良好的护患关系，向患者详细解释入住层流床的必要。多与患者交谈，了解患者需要，按照马斯洛需求给予患者各层次的需求支持。

（5）预防 DVT

指导患者床上活动上肢（抓拳、旋腕、肘部运动，双手上举），床上活动下肢（踝泵运动、股四头肌活动、屈膝、屈髋、臀部上抬等），25 ～ 30 下/组，4 组/天。遵循"床边坐起—床边站立—床边活动"的步骤，予防跌倒知识宣教，固定保护管道，协助下床活动。

2）PEN + PPN 营养护理计划与实施

（1）部分肠外营养

①配方：50% 葡萄糖注射液 300mL + 克凌诺 250mL + 法谱 250mL + 10% 浓氯化钠注射液 30mL + 10% 氯化钾注射液 20mL + 注射用丙氨酰谷氨酰胺 20g + 注射用脂溶性维生素 Ⅱ 1 支 + 注射用水溶性维生素 1 支，提供 1214kcal 热量（其含有非蛋白质热量 1100kcal，氨基酸 28.5g，氮 4.7g）。

②伽玛莱士 10g。

（2）口服：三餐后使用 ONS 加强营养。

（四）出院营养护理

1. 营养风险筛查

出院时 NRS 2002 评分 5 分，仍然存在营养风险。

2. 营养评估

（1）膳食调查：可进食半流质，三餐间进行口服营养补充［（5～6）勺 ×3 次］，经口摄入热量约 925kcal，约为目标热量的 60%。

（2）人体测量：体重 49.7kg，BMI = 20.42kg/m^2（正常）；肱三头肌皮褶厚度 14.2mm（轻度体脂消耗），上臂围 24cm（正常），上臂肌围 19.5mm（正常），均较化疗前上升。

（3）实验室指标：血红蛋白 74g/L、总蛋白 63.7g/L、白蛋白 31.5g/L，球蛋白 32.2g/L，均低于正常值，较化疗前下降。

（4）体能测试：①6min 步行距离 450m，占预计值水平 69.7%，较化疗前 200m 上升。②握力：左上肢 18.7kg（为正常值的 69.3%），较化疗前上升。

3. 出院营养教育

（1）饮食原则：少量多餐、高热量、高蛋白、易消化。

①高热量、高蛋白、易消化。化疗是目前血液系统恶性肿瘤的常用治疗方法，化疗期间常见的毒副反应有胃肠道反应、骨髓抑制等，严重影响患者营养摄取，降低机体免疫力，增加患者不良反应。研究指出，化疗患者为了更好地修复化疗损伤的正常细胞，需要摄入超过普通饮食 50% 的蛋白质及 20% 的热量。每天进食 6 ～ 8 次，鼓励进食高热量、

高蛋白、高维生素、易消化的食物；多食用新鲜蔬菜、水果；增加蛋白质的摄入，动物性蛋白最好来源是鱼类，也可食蛋羹、酸奶，植物性蛋白食物以豆腐为佳；改善烹饪方式，多样化搭配，增强食物色香味；搭配口服营养品，营养更全面。

②恢复造血功能。进食富含维生素B12的食物：动物内脏、牛肉、猪肉、鸡肉、鱼类、海鲜类、蛋、牛奶、乳制品等；含高分子多糖体的食物可增加癌症患者白细胞数量，提高人体免疫细胞活力，对癌细胞起到吞噬、杀伤、溶解、破裂的生理功能。可进食：猪肝、猪血、牛奶、香菇、银耳、黑木耳、枸杞、胡萝卜、红枣等。

（2）并发症预防：主要是防止感染、出血、管道脱落的发生。

（3）为患者制定个性化营养食谱，详见表10-23。

表10-23　白血病化疗出院患者一周食谱

餐次	星期一	星期二	星期三	星期四	星期五	星期六	星期日
早餐	小米粥（小米50g）/草莓	牛肉鸡蛋面/豆腐脑	牛肉粥/猕猴桃	陈皮瘦肉粥/香瓜	胡萝卜粥/藕粉	蔬菜牛肉粥/橙	白菜猪肉饺子/紫菜猪肉水饺、樱桃
加餐	酸奶+苹果	猪肝汤+樱桃	上汤小笼包+猕猴桃	营养粉200mL+葡萄	蛋白粉+水蜜桃	蒸水蛋+香蕉	桂圆莲子汤+橙子
中餐	板栗炖母鸡/蒜泥茄子	南瓜豉汁蒸排骨/菜花烧双菇	玉米炒黄瓜/酱烧黑木耳猪肉白菜	香菇鸡/香干炒肉丁	干煸花菜/清蒸鲈鱼	清蒸鲩鱼/金蒜苋菜枸杞	松仁玉米炒鸡丁/山药炖排骨
加餐	鸡肉粥	玉米排骨汤	萝卜羊肉汤	鲫鱼豆腐汤	桂枣山药汤	红枣酸奶	腐竹猪肚汤
晚餐	豆腐腐竹炖白菜/红烧带鱼	香菇鸡/菜花蘑菇	黑木耳炒肉片/番茄炒鸡蛋	海参豆腐煲/黄花菜蒸肉饼	深海鱼/野生虾皮炒白菜	粉丝扇贝/黄豆芽炒粉条	胡萝卜炒瘦肉/木耳鸡
宵夜	桂圆花生汤	蔬菜鱼肉粥	紫菜南瓜汤	苹果麦片粥	牛奶炖蛋	黄豆糙米南瓜粥	桂圆松仁汤

（四）延续护理与随访

搭建微信随访"医随"平台，护士将口服营养相关护理知识编成通俗易懂的文本信息、形象直观的图片或视频，通过微信发送给患者的主要照顾者，照顾者也可以通过发送信息或上传图片，使护士及时了解患者有无并发症发生，让患者能够随时得到系统化健康指导。

采用微信或"医随"随访，随访内容包括患者血常规、生命体征、饮食、粪尿情况、活动和休息、胃肠道功能、口服营养补充目标量的完成情况、营养状况指标及生活质量评价、并发症情况等，纠正不正确操作，监测患者体重变化。若发现异常，应及时调整营养处方和处理相关并发症，并积极复查直至恢复正常。

五、效果评价

（1）患者在住院过程中能量摄入基本达标，蛋白质达目标量的60%以上。

（2）患者出院时，实验室指标有所下降，但总的来说，化疗前、后营养干预的实施有助于患者体重、总蛋白、白蛋白的维持及电解质的稳定。患者的人体测量与体能数值均有上升，随访后患者维持体重水平，精力充沛。

（3）患者了解饮食原则、口服营养补充、居家饮食护理等相关知识。

六、反思与收获

1. 反思

（1）人体体质分析能否应用于化疗前、化疗后以更准确地评价患者的营养状况？

（2）对于出院患者，有什么方法加强患者的营养依从性？

2. 收获

化疗期实施全程营养管理，有助于改善患者的营养状况；全程营养管理不仅体现了规范化的营养支持过程，包括营养筛查、营养评定、营养干预及营养监测，而且重视住院期间营养诊断与治疗的个体化原则，强调营养支持团队的参与。

1例肝切除术后伴营养不良患者的营养护理

一、病例介绍

患者庞某某，女，57岁。已婚，中学文化程度，医疗付费方式：异地医保，无家族史，无过敏史，否认既往史。社会支持：育1女，家庭和睦。因皮肤黄染伴瘙痒1月余入院。

患者1月余前无明显诱因出现皮肤发黄伴瘙痒，门诊超声提示：①右肝管根部囊状扩张并肝总管及门静脉右支起始部受压，肝内胆管明显扩张；②肝左叶与胃及胰腺之间可见一囊实性包块；③轻度胆囊炎声像。查血生化提示：AST 52U/L，ALT 123U/L，GLB 42.7g/L，TBILI 79.2μmol/L，DBILI 52.3μmol/L，IBILI 26.9μmol/L，GGT 369U/L，ALP 360U/L，TBA 237.8μmol/L。为进一步治疗，门诊拟"梗阻性黄疸"于2021年9月12日收治入住肝脏外科一区。患者起病以来食欲下降，体重较前下降约4kg。

入院后完善术前检查，排除手术禁忌，于9月16日16:15在全麻下行开腹左半肝切除＋肝外胆管切除＋胆囊切除＋右肝管－空肠吻合＋胆道镜检＋腹腔粘连松解术。术后禁食，予护肝、抑酸、抗感染、镇痛、营养支持治疗。

患者手术复杂，术后出现血色素下降等贫血表现，输血、控制输液速度等原因导致肠外营养输注减少。伤口较大，疼痛明显，活动不佳，影响术后肠蠕动恢复，术后进食出现腹胀、恶心等症状，进而导致患者每日营养摄入量不足。患者肝脏创面较大，术后出现胆漏并发症，进一步加重消耗，严重影响患者康复进程。

通过医护团队合作，积极抗感染，充分引流，治疗胆漏。在加速康复的理念指导下，在充分镇痛的基础上，同时应用促进肠蠕动护理措施，如足三里穴位按摩、温水泡脚，协助患者床上及下床活动，改善患者腹胀问题，进而逐渐增加患者经口进食量。制定营养摄入目标量，通过肠内肠外营养干预，患者腹胀、胃纳差的问题得到改善，大便次数和性状正常；胆漏得到控制，未发生继发性腹膜炎；每日活动良好，日常生活基本自理；贫血较前明显改善，血色素由 57g/L 升至 81g/L。患者于 10 月 3 日各项指标趋于正常，经口进食量可达目标摄入量，且无不良反应，携带 PTCD 管及腹腔引流管出院。出院后针对引流管维护、营养摄入、日常活动等问题进行随访和指导。

二、营养问题

（1）营养不良：低于机体需要量，与手术和炎症消耗、肠蠕动减慢、胃纳差、营养摄入不足有关。

（2）潜在并发症：胆汁性腹膜炎。

（3）潜在并发症：低血容量休克。

（4）知识缺乏：缺乏 PTCD 管和腹腔引流管管道维护相关知识，缺乏居家饮食及活动护理相关知识，与缺乏信息来源有关。

三、循证依据

（1）营养支持小组由多学科人员构成，由肝脏外科专科医师牵头，建立包括临床营养专科护士、营养师、药师、康复师等在内的营养支持团队。

（2）围术期患者营养不良发生率高，推荐常规进行营养筛查；推荐 NRS 2002 营养筛查工具。

（3）从疾病严重程度、进食情况、实验室检查、人体测量、围术期综合评估等方面，对患者营养状况进行全面评估。

（4）从营养风险筛查和营养评定，到进行营养相关诊断，再到开展个体化营养干预、出院后营养指导，再到随诊等营养诊疗流程的实施，对于改善手术后的临床结局发挥着重要的作用。

（5）对存在营养风险和营养不良患者有计划地给予营养支持治疗，首先推荐口服营养补充。

四、营养干预

（一）术前阶段

1. 营养风险筛查

采用 NRS 2002，总分 3 分：（疾病评分）0 分＋（营养受损程度）3 分＋（年龄）0 分＝3 分，提示患者有营养风险。

2. 营养评估

（1）膳食调查：患病后胃纳差，主食以清淡普食为主。食欲评估 5 分（食欲差）；简明膳食自评为 3 分（600～900kcal）。

（2）人体测量：身高165cm，体重57kg，BMI＝20.9kg/m²（正常）；平常体重61kg，体重下降率为（61－57）/61×100%＝6.6%。

（3）实验室检查：白蛋白33.7g/L（低于正常值），总蛋白72.1g/L（正常），血红蛋白81g/L（低于正常值）。

（4）综合营养评定：采用患者提供的PG-SGA进行营养评估。患者PG-SGA评分13分，提示该患者存在可疑营养不良，且迫切需要改善症状的治疗措施和恰当的营养支持。

3. 营养干预

1）营养问题

存在营养风险，热量、蛋白质摄入不足，食欲差、结构单一等。

2）营养计划

（1）目标摄入量：每日所需热量为60kg×30kcal/kg＝1800kcal，每日所需蛋白质为60×1.5＝90（g）

（2）饮食指导＋营养宣教：调整饮食结构，指导患者每日进食高蛋白、高热量、低脂肪食物，如鸡蛋、牛奶、瘦肉、鱼肉等食物，每餐热量不少于400kcal，可少量多餐。

（3）肠内营养：口服肠内营养制剂，每天两次，每次250mL（约250kcal）。

（4）术前不常规灌肠和禁食，避免内环境紊乱，降低术后胰岛素抵抗发生率。

3）预康复护理

除上述营养护理外，还做好以下预康复护理。

（1）个体化体育锻炼：每日室内及室外活动时间不低于1小时，增强患者耐受程度。

（2）心理适应：积极开展术前宣教，采用视频＋床边宣教模式，增强患者治愈疾病的信心。

（二）术后营养护理

1. 营养风险筛查

NRS 2002评分5分：（疾病状态）2分＋（营养受损程度）3分＋（年龄）0分＝6分，提示有营养风险。

2. 术后营养护理计划与实施

（1）全肠外营养：［脂肪乳氨基酸（17）葡萄糖（11%）注射液1440mL＋多种脂肪乳注射液125mL＋（法谱）复方氨基酸注射液（18AA）250mL＋氯化钾注射液40mL＋10%浓氯化钠注射液50mL＋50%葡萄糖注射液200mL＋胰岛素注射液25单位］，提供能量约1700kcal，其中蛋白质含量约50g。

（2）部分肠外营养＋部分肠内营养：根据患者胃肠道功能恢复情况和病情变化调整营养方案，增加肠内营养摄入，逐渐由禁食过渡到半流质饮食，增加摄入量。

①术后第3天起，进食流质饮食：三餐为米汤、瘦肉汤等。肠内营养补充营养粉，6勺加水至250mL，每天2次，提供能量约500kcal。

②术后第五天肠蠕动恢复正常，饮食过渡为半流质饮食：三餐为粥、汤面、肉饼、蒸蛋、蔬菜碎等。肠内营养补充营养粉，6勺加水至250mL，每天3次，提供能量约750kcal。

3. 全肠内营养

术后第10天，停用肠外营养，饮食过渡为普通饮食，肠内营养补充营养粉，6勺加

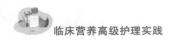

水至 250mL，每天 3 次，提供能量约 750kcal。

4. 促进胃肠功能恢复

（1）术后在充分镇痛的前提下，适量活动，包括床上活动和下床活动。

（2）按摩足三里穴位，促进足阳明胃经的积极作用。

（3）温水泡脚，促进血液循环，加快胃肠动力。

（4）咀嚼口香糖，通过咀嚼动作促进胃肠道蠕动。

（5）甲硫酸新斯的明足三里穴位注射，促进肠蠕动恢复。

（三）出院营养护理

1. 营养风险筛查

出院时 NRS 2002 评分 5 分，仍然存在营养风险。

2. 营养评估

（1）膳食调查：经口进食营养摄入每天约 2250kcal，已达到目标需要量。

（2）人体测量：身高 165cm，体重 56kg，BMI = 20.5kg/m^2（正常）。

（3）实验室检查：白蛋白 35.6g/L（低于正常值），总蛋白 73.5g/L（正常），血红蛋白浓度 70g/L（低于正常值），较术后明显升高。

（4）日常活动能力（Barthel 指数）评分 90 分，生活基本自理。

（5）综合营养评定：患者 PG-SGA 评分 4 分，提示该患者仍存在营养不良风险，需要实施营养干预及针对症状的治疗手段。

3. 出院营养教育

（1）饮食原则：少量多餐，高热量、高蛋白、低脂肪饮食。术中行胆管－肠道吻合，术后并发胆漏，行胆汁外引流，患者对高脂食物消化功能减弱，因此应低脂饮食；术后应激和炎症反应，导致消耗增加，因此应加强碳水化合物及蛋白质补充。为避免出现胃肠动力不足，肠道负担过重，应少食多餐。若出现不适随时返院就诊。

（2）心理护理。正确看待引流管，指导引流管的维护。鼓励患者积极面对疾病，建立战胜疾病信心，配合医生治疗。积极与患者及家属沟通，取得信任和配合。

（3）管道维护和并发症预防。预防胆漏加重，腹部引流管应保持管道引流通畅，避免扭曲打折；定期更换引流袋，防止逆行感染；保持引流管口清洁；积极补充营养，加快肝细胞生长和修复；观察引流液情况和腹痛疼痛，若出现任何不适应立即到医院就诊。

（四）延续护理与随访

搭建微信随访平台，护士将营养相关护理知识、引流管维护知识等发送给患者的主要照顾者，让患者及家属得到更便捷的健康指导。照顾者也可通过发送信息或上传图片进行反馈，使护士及时了解患者居家康复依从性和生活质量，既增进护患沟通，也增加患者就医满意度。

六、效果评价

（1）患者在住院过程中能量摄入已达标。

（2）患者出院时，实验室营养指标有明显上升并趋于正常范围。术后营养干预的实施有助于患者康复。

（3）患者及其主要照顾者了解饮食原则、居家饮食和管道护理等相关知识。

七、反思与收获

1. 反思

术后肠蠕动未恢复患者，经口进食加重肠道负担，肠内营养摄入受限，营养摄入不足易导致术后并发症。针对此类患者，如何更好地增加患者营养摄入？

2. 收获

该病例为肝切除＋胆肠吻合术后患者，手术复杂、创伤大，术后贫血、肠蠕动恢复慢，营养摄入不足，多种原因导致患者术后出现胆漏并发症，不宜过早开始肠内营养。实施围术期全程营养管理，结合快速康复等护理措施，能加快患者术后肠蠕动恢复，及早恢复肠内营养，进而改善患者营养状况，减轻胆漏程度和对患者造成的影响。重视营养筛查、营养评定、营养干预及营养监测，不仅能加快患者术后康复进程，更有助于患者远期健康的保证，提高患者出院后居家生活质量。

1 例口腔癌手术患者全程营养管理

一、病例介绍

患者单某某，男，52 岁，已婚，初中文化，医疗付费方式：新农合，2 型糖尿病病史 6 年，吸烟史 30 余年（20～30 支/天），无家族史，无既往史，无过敏史。因发现左侧舌腹口底肿物 3 月余于 2019 年 10 月 12 日入住口腔科，诊断：舌恶性肿瘤，患者术前左侧舌腹口底可见隆起肿物，波及对侧界限欠清楚，大小约 5.0cm×3.0cm，表面溃烂，无蒂，活动度差。于 10 月 18 日在全麻下行左舌口底肿物扩大切除＋全舌切除术＋颈淋巴清扫术＋左侧胸大肌皮瓣转移修复舌口底缺损＋气管切开。术后停留胃管，安返病房 6 小时后无恶心、呕吐等胃肠不适，开始管饲：温水－ONS－匀浆膳；停留伤口引流管 4 条，指导妥善固定各管道，防脱管、床上踝泵运动及下床活动。10 月 28 日出院，出院后，对患者的进食餐次、食物种类、营养粉加餐情况、舌体活动度锻炼情况进行随访。

二、护理问题

（1）营养不良：低于机体需要量，与疾病消耗、手术导致进食减少等有关。

（2）潜在并发症：感染、皮瓣坏死。

（3）知识缺乏：缺乏口服营养补充相关知识，缺乏正确饮食的相关知识，缺乏居家饮食护理相关知识。

三、循证依据

（1）头颈恶性肿瘤患者营养风险和营养不良比例高，影响预后，一经确诊应立即进行营养风险筛查和营养不良的评估，推荐使用 NRS 2002 和 PG-SGA 进行营养风险筛查和营养不良评估。

（2）对头颈部肿瘤等特定瘤种，常存在食物摄入减少但未合并严重代谢紊乱，此时

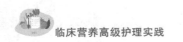

营养干预是有效的，至少部分有效，可改善临床结局。

（3）头颈部恶性肿瘤患者术前营养不良较常见，其术后感染的风险较高，术后由于吻合口水肿等常导致延迟经口进食，应考虑在术后 24 小时应用管饲喂养。

（4）存在营养风险或营养不良且能够经口进食的手术患者，围手术期应用 ONS。术前 ONS 至少使用 10～14 天，以改善患者营养状况，降低手术并发症的发生率。

（5）居家肿瘤患者营养风险和营养不良比例高，家庭肠内营养治疗首选 ONS，可减少体重下降，改善营养状况，降低术后并发症及治疗中断风险。

四、营养干预

（一）术前阶段

1. 营养风险筛查

采用 NRS 2002，总分 4 分：（疾病状态）1 分 +（营养受损程度）3 分 = 4 分，提示患者有营养风险。

2. 营养评估

（1）膳食调查：入院前每天 3～5 餐，诉溃疡面疼痛导致咀嚼困难，食欲一般，吞咽可，主要摄入白粥及饭菜，无水果摄入，能量约 1200kcal/d。

（2）人体测量：体重 51kg，身高 173cm，BMI = 17.04kg/m^2；诉一月内减轻 3.5kg（下降 6.9%）。

（3）实验室检查：居家未监测血糖，未使用降糖药物，入院 3d 内空腹 3.8～16.9mmol/L，餐后 12.7～25.3mmol/L，血清白蛋白 32g/L（↓），血清前白蛋白 94mg/L（↓），血红蛋白浓度 124g/L（↓），其余指标正常。

（4）进食评估问卷调查（EAT-10）评分 17 分，反复唾液吞咽试验 6 次，洼田饮水试验 I 级，不存在吞咽障碍风险。

（5）综合营养评定：采用主观整体营养状况评量表（PG-SGA）进行评定。PG-SGA 评定：8 分，提示该患者中度营养不良，需营养支持。

3. 营养护理

（1）营养问题：存在营养风险，热量、蛋白质摄入不足等。

（2）营养计划。

①计算目标摄入量：（173 − 105）kg × 30kcal/kg = 2040kcal，蛋白质及氨基酸 70g。

②饮食计划：术前予半流或软食，口服营养补充营养。指导进食蒸水蛋、无糖酸奶等，设计一日食谱/术前饮食安排，并督促患者完成，详见表 10 − 24。

表 10 − 24　一日食谱/术前饮食安排

患者饮食情况	早餐	加餐	午餐	加餐	晚餐	加餐
	糖尿病餐	低 GI 水果 1 个 + 杂粮粥 1 碗	糖尿病餐	益力佳 6 勺	糖尿病餐	益力佳 6 勺
经口摄入	热量：440kcal（益力佳 12 勺）+ 100kcal（早加餐）+ 1500kcal（3 餐糖尿病餐）≈ 2000kcal 蛋白质：22g（益力佳 12 勺）+ 48g（奶 + 蛋 + 鱼）= 70g					
总热量/蛋白质	达到目标需要量					

（二）术后阶段

1. 肠内营养的实施

1）管饲营养阶段

患者胃肠功能正常但营养物质不能经口摄入，故术中停留胃管。术后 6 小时温水鼻饲，无恶心、呕吐，开始鼻饲肠内营养制剂（因患者有糖尿病病史，故选用益力佳），能量共计约 1780kcal。术后患者管饲情况详见表 10 – 25。

表 10 – 25　术后患者管饲情况

时间	6:30	10:00	13:00	18:00	22:00
食物	益力佳	益力佳 + 青菜/果汁	益力佳 + 粥水	益力佳 + 青菜 + 粥水	益力佳
量	9 勺 + 300mL	9 勺 + 300mL	9 勺 + 300mL	6 勺 + 300mL	12 勺 + 300mL
能量（kcal）	330	330	400	280	440

2）口服营养阶段

拔除胃管前，评估患者吞咽功能，采用洼田饮水试验，试验通过则拔除胃管。

根据营养不良"五阶梯"营养干预法，当下一阶梯不能满足目标需要量60%超过3～5天时，选择上一阶梯营养治疗方式。该患者采用第一阶梯：饮食 + 营养教育，实际摄入能量达不到目标能量的60%，因此应采取第二阶梯营养治疗方式，即采取饮食 + 口服营养补充的营养干预方法。术后患者口服营养情况详见表 10 – 26。

表 10 – 26　术后患者口服营养情况

	早餐	加餐	午餐	加餐	晚餐	加餐
患者饮食情况	汤粉/面 1 碗、麦片或益力佳 6 勺 + 鸡蛋 1 个	益力佳 6 勺	主食 2 份肉类 2 份蔬菜豆类 1 份植物油 1 汤匙	益力佳 6 勺 + 水果 1 份	主食 1 份肉蛋类 2 份蔬菜 0.5 份植物油 1 汤匙	益力佳 6 勺
总热量	约 1800kcal					

2. 并发症的预防及护理

1）胃肠道并发症

症状包括恶心、呕吐、腹胀、便秘、腹泻等。患者管饲后稍感腹胀，予抬高床头，指导床上活动、按摩腹部，以及降低营养液的浓度，腹胀可逐渐缓解。

2）误吸、吸入性肺炎

主要表现为明显的呕吐和呛咳、心动过速、发绀甚至进一步发展为肺炎，是 EN 最严重的并发症。鼻饲前进行翻身、排痰，鼻饲时保持患者半卧位，并在鼻饲后保持床头抬高至少 30min；妥善固定胃管，定期查看胃管插入长度；保持患者口腔清洁等。

3）喂养管堵塞或脱出

输注前后温水冲管，保持管道通畅；妥善固定，及时更换潮湿或脱落的固定胶布；做好防脱管知识宣教。患者因不适应管饲，造成舒适度改变，曾多次试图拔管，向患者及其家属强调留置胃管必要性，加强防脱管知识宣教，未发生自行拔管。

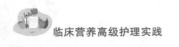

4）焦虑

患者对肠内营养知识缺乏了解，情绪低落，担心血糖高，拒绝鼻饲部分食物，术后曾出现低血糖。加强患者及其家属糖尿病相关知识及营养宣教，患者心情渐开朗并配合鼻饲，无低血糖情况发生。

（三）出院营养护理及延续护理

（1）遵循中国居民膳食宝塔，合理配比营养素的摄入。微信/"医随"平台随访，出院后继续予营养干预。关注患者每日进食情况及膳食结构是否合理，指导患者做好饮食日记登记，记录每日进食的食物种类及量，对患者体重、腹围、皮瓣情况等进行监测，随时对食谱进行调整。

（2）遵嘱使用胰岛素及口服降糖药，监测血糖，目标血糖：空腹≤7mmol/L，餐后2h≤10mmol/L。

（3）保持口腔卫生，坚持功能锻炼，定期复诊。

五、效果评价

（1）患者在住院过程中能量摄入基本达标，未出现明显并发症。

（2）患者出院时，体重、血清白蛋白、前白蛋白较术前均有上升，血糖控制良好。

（3）患者了解饮食原则、口服营养补充、居家饮食护理等相关知识。

六、反思与收获

1. 反思

（1）口腔癌患者术前预康复管理如何得到最佳的优化方案？

（2）如何更好地开展以营养支持小组为主导的营养管理模式？

2. 收获

围术期实施全程营养管理，有助于改善患者的营养状况；全程营养管理不仅体现了规范化的营养支持过程，包括营养筛查、营养评定、营养干预及营养监测，而且重视住院期间营养诊断与治疗的个体化原则，强调营养支持团队的参与。

1例药物性肝炎合并短肠综合征患者的营养护理

一、病例介绍

患者卢某，男，27岁，中专文化程度，从事工人职业，否认抽烟、喝酒史，否认药物过敏史。5年前诊断肾病综合征。2019年7月15日服用中药后出现急性腹痛，在当地医院诊断"肠坏死、肠系膜上静脉血栓栓塞"。7月17日行小肠切除术＋空肠回肠造瘘术。术后出现尿黄、身目黄染，伴少尿、乏力。7月10日外院CT示：小肠坏死切除术后改变，部分肠壁增厚、肠系膜上静脉血栓较前好转、脾脏较前增大。10月15日外院肝功检测：AST 70U/L、ALT 40U/L、ALB 37g/L、TB 408μmol/L；彩超：胆囊胆泥淤积胆囊息肉、脾大、腹腔积液。10月17日进一步治疗，入院诊断：①黄疸（药物性肝炎）；②

短肠综合征、小肠部分切除术后状态；③门静脉血栓形成；④空肠造口状态；⑤回肠造口状态。

入院后予思美泰、天兴、前列地尔护肝、退黄；MgSO₄、舒普深补充体液、消炎；给予肠外营养支持治疗等。大便3～7天一次，量少，质硬；尿量400～900mL/天；1个月内体重下降约5kg。

出院诊断（12月4日）：①肝硬变：门静脉高压；②黄疸：药物性肝炎；③短肠综合征；④空肠、回肠造口状态。

二、营养问题

（1）营养不良：低于机体需要量，与疾病消耗、进食减少、能量摄入不足等有关。

（2）腹胀：肠蠕动动力不足，与血钾过低、活动无耐力有关。

（3）潜在并发症：水电解质紊乱。

（4）知识缺乏：缺乏口服营养补充相关知识，缺乏正确饮食的相关知识，缺乏居家饮食护理相关知识，与缺乏信息来源有关。

三、循证依据

（1）肝脏是人体重要的代谢与合成器官，肝脏损伤和功能下降会导致碳水化合物、脂肪、蛋白质三大营养物质及维生素和微量元素等多种物质代谢异常。终末期肝病患者普遍存在营养不良，失代偿期肝硬化及肝衰竭患者营养不良发生率可高达50%～90%。

（2）营养不良与感染、腹水、肝性脑病等多种并发症的发生密切相关，是影响终末期肝病患者包括肝移植术后存活率的独立预测因子。

（3）终末期肝病患者营养不良常见，并且随着肝脏疾病病情的加重，营养不良发生率和严重程度增加。体重指数BMI $< 18.5 kg/m^2$ 的终末期肝病患者可诊断营养不良，Child-Pugh C级的肝硬化患者、肝衰竭患者为营养不良高风险人群，这部分患者直接进行详细营养评定以确定营养不良类型和程度。

（4）应用体重指数、三头肌皮褶厚度、上臂肌围、血清白蛋白水平、能量代谢检测、SGA评分和膳食摄入评定等方法进行营养评定。应用BMI对终末期肝病患者进行营养评定时，应考虑是否存在液体潴留，必要时可应用"干体重"进行估算。应用握力等方法评定骨骼肌功能。有条件的单位可应用CT或磁共振扫描，计算骨骼肌指数SMI（cm^2/m^2）来评定肌量。条件允许时可应用生物电阻抗分析法（BIA）进行人体组成评定。

（5）有条件的单位应组建由临床医师、营养师、主管护士及临床药师参与的营养支持小组进行营养评定。

（6）营养不良的肝硬化患者需进行营养支持治疗。营养支持治疗的基本目标是摄入足够的能量和蛋白质。建议肝硬化患者每日能量摄入量30～35kcal/（kg·d）或1.3倍REE。每日蛋白质摄入1.2～1.5g/（kg·d）。避免为预防肝性脑病而禁止或限制蛋白质摄入；轻微肝性脑病患者可不减少蛋白质摄入量；严重肝性脑病患者可酌情减少或短暂限制蛋白质摄入，根据患者耐受情况，逐渐增加蛋白质摄入至目标量。肝性脑病患者或蛋白质不耐受患者可应用BCAA制剂改善肝性脑病症状。进食不足的肝硬化患者可在有经验的营养师或医师的指导下补充维生素和微量元素。肝硬化患者应避免长时间饥饿，分餐至4～6次小餐（三餐+3次加餐，含夜间加餐），可以促进蛋白质和能量吸收，有助于防止肌

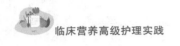

肉减少。

（7）经口进食不能满足能量及营养素摄入需求时，应给予经口营养补充剂，仍不能满足需求时，建议评估患者营养状态、消化吸收功能、疾病情况（包括消化道出血等风险）及耐受情况等因素，酌情给予管饲肠内营养或肠外营养。

（8）应加强对肝硬化患者及家属的营养宣教，强调食物多样化、摄入充足能量和蛋白质等多种营养素的重要性，鼓励家属根据患者个体饮食习惯调整食谱，以促进患者营养素的摄入和吸收。

四、营养干预

（一）营养风险筛查

采用 NRS 2002，总分 4 分：（疾病状态）1 分 +（营养受损程度）3 分 = 4 分，提示患者有营养风险。

（二）营养评估

（1）膳食调查：患者腹胀胃纳差，以半流为主，食物未充分消化吸收直接从空肠造口排泄；回肠造瘘口疤痕形成，肠内营养输入反流，经口摄入能量约 500kcal/d。

（2）人体测量：身高 162cm，体重 44kg，BMI = 16.7kg/m² （低于正常值）；肱三头肌皮褶厚度 11mm （↓），上臂围 26.5cm （正常），上臂肌围 22cm （↓）。

（3）实验室检查：白细胞 11.85×10⁹/L （↑），血红蛋白 132g/L，总胆红素 387.2μmol/L （↑），PA 69g/L （↓），钾 2.8mmol/L （↓），总胆固醇 11.84mmol/L （↑），钠 127mmol/L （↓），甘油三酯 3.27mmol/L，氯 82.4mmol/L （↓），C 反应蛋白，33.4mg/L （↑），白蛋白 33g/L，PT 26s，肌酐、尿素氮正常；微量元素：铁 10.54μmol/L （↓），锌 3.54μmol/L （↓），镁 0.74mmol/L，铜 7.8μmol/L （↓），血清不饱和铁结合力 7.4μmol/L （↓），总铁结合力 17.9μmol/L （↓）。

（4）综合营养评定：

①英国皇家自由医院营养优先工具 (the royal free hospital-nutritional prioritizing tool, RFH-NPT) 设计简单、易操作。第一步：急性酒精性肝炎或正在管饲的患者直接评 6 分，定位高营养不良风险；第二步：其余无体液潴留的患者根据 BMI 数值评 0～6 分，有体液潴留患者根据体液潴留对饮食的影响及体重变化情况评 1～7 分；第三步：将前两步分数相加，判定营养不良风险。0 分为低风险，1 分为中风险，2～7 分为高风险。研究显示，该评分和肝硬化并发症、疾病严重程度及预后密切相关。

②肝病营养不良筛查工具 (liver disease undernutrition screening tool, LDUST) 由 6 个针对患者的主观问题构成，包括进食情况、非自主体重减轻、脂肪和肌肉减少、水肿及活动能力下降。患者根据自身情况分别对 6 个问题选择 A、B 或 C，汇总得到 5 个或以上 A 认为目前无明确营养不良风险，若得到 2 个或以上 B 或 C，则认为有营养不良风险，应进行营养评定。

③BMI <18.5kg/m² 的终末期肝病患者可诊断营养不良，以及 Child-Pugh C 级的肝硬化患者、肝衰竭患者，这 3 类患者为高营养不良风险人群，应直接进行详细营养评定以确定营养不良类型和程度。

其他终末期肝病患者应进行营养筛查，经筛查有营养风险或营养不良风险的患者需进行详细营养评定，以明确营养不良类型和程度。

（三）营养干预

1. 满足能量需求

能量代谢情况可以通过间接测热法（代谢车）进行测量。不能进行代谢车检测时，可以应用 HB（Harris-Benedict）等公式计算基础能量消耗（BEE），再根据活动情况和应激情况计算总能量需求。

根据 Harris-Benedict 公式计算该患者 BEE：1300kcal。

REE（kcal/d）= $66 + 13.8W + 5.0H - 6.8A$（男性）

REE（kcal/d）= $655 + 9.6W + 1.85H - 4.7A$（女性）

其中，W——体质量（kg）；H——身高（cm）；A——年龄（年）

患者总能量需求 TEE：$1300 \times 1.3 = 1690$（kcal）。

目前情况：①肠外营养：946kcal；②饮食：500kcal。

存在问题：能量缺口：$1690 - 946 - 500 = 244$（kcal）；饮食结构单一，蛋白质摄入不足，存在吸收障碍。

2. 选择适合的营养摄入方式

结合患者存在营养不良、肾病、造口状态等实际情况进行多学科会诊：营养科、肾内科、胃肠外科、造口门诊、消化内科。

再喂养综合征预防：联合静脉营养 PN；PEN + PPN 为主、全合一，避免氨基酸、脂肪乳或葡萄糖等单瓶输注。

3. 优化饮食结构

肝硬化以低代谢为主，CHO 氧化降低，PRO 氧化增加；肝硬化患者经过一夜禁食，糖原储备耗竭，代谢状态类似健康人群的持续饥饿状态。营养支持小组制定肝硬化患者个体化营养支持治疗方案，并通过患者宣教等方式，对营养支持治疗方案进行督导实施，可以提高存活率，改善生活质量。夜间加餐可以改善氮平衡，提高患者生活质量。睡前加餐（late evening snack，LES）可以提高 RQ 值，增加碳水化合物供能比例，提高白蛋白和胆碱酯酶水平。夜间加餐可选择以碳水化合物为主或富含支链氨基酸 BCAA 的制剂，对预防骨骼肌减少、改善高氨血症等有积极作用。除夜间加餐外，日间加餐，少食多餐，将每日摄入能量和蛋白质等营养素分至 4～6 次小餐，避免长时间饥饿，可以促进蛋白质和能量吸收，有助于防止肌肉减少。住院期间不可避免地会有一些检查或治疗需要较长时间空腹，在预计空腹需要 10h 以上时，可给予静脉输入葡萄糖以维持代谢需求。

蛋白质 1.2～1.5g/（kg·d）以维持氮平衡，降低肌肉减少发生率。植物蛋白耐受性优于动物蛋白，同时可摄入丰富膳食纤维，可通过调节肠道微生态和通便，来预防或减轻肝性脑病。

营养支持治疗途径选择的原则：在胃肠功能允许情况下，患者获取能量和营养素的首要途径是经口饮食。患者胃纳差伴腹胀经口饮食摄入的能量和营养素不能满足需求时，可给予口服营养补充剂。不宜经口进食或经口进食及口服营养补充仍不能满足需求时，可在充分评估消化道出血等风险情况下，经鼻胃管或鼻空肠管给予管饲肠内营养。

选择短肽型肠内营养剂：是一种以麦芽糖糊精、短肽链乳清蛋白、淀粉、柠檬酸、植

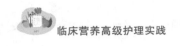

物油、中链甘油三酯、乳化剂、维生素、水、矿物质及微量元素组成的液体管饲要素膳。相对其他饮食，它具有营养均衡、完善，可作为唯一的营养来源等优点，无需额外添加即可满足人体需求。支链氨基酸型全营养素适合急/慢性肝炎、肝硬化、肝性脑病、肝昏迷患者。

4. 循序渐进进行肠内营养

空肠造口长期未使用肠道功能不明，警惕再喂养综合征：机体经过长期饥饿或营养不良，重新摄入营养物质后出现以低磷血症为特征的电解质代谢紊乱及由此产生的一系列症状。先采用肠道滋养：①10月24日：10% GS 250mL + 金双岐 2.5g 造口内滴入（10mL/h）。②10月28日：短肽全营养粉 20mL/h 造口内注入。逐渐过渡到 600kcal/d 肠内营养补充。

（四）延续护理与随访

（1）加强对肝硬化患者及家属营养宣教：对大多数肝病患者，除酒精外，没有食物是绝对存在禁忌的，食物多样化、摄入充足的能量和蛋白质等多种营养素是非常重要的。食物的外观、口味、质地、温度，进食时情绪等均影响经口进食摄入量，鼓励患者家属根据患者个体饮食习惯调整，以促进饮食摄入和营养素的吸收；建议分餐至 4～6 餐，含夜间加餐，可酌情多摄入新鲜蔬菜和水果，减少食盐摄入。注意监测血糖、电解质等指标。

（2）采用"医随"平台随访，随访内容包括患者生命体征、饮食、体重增长情况、活动和休息、各项实验室指标等。护士将口服营养相关护理知识编成通俗易懂的文本信息、形象直观的图片或视频，发送给患者，患者也可以通过发送信息或上传图片，使护士及时了解患者有无并发症发生，让患者能够随时得到系统化饮食及疾病相关指导。

五、效果评价

（1）患者在住院过程中能量摄入基本达标，蛋白质达目标量的 70% 以上。
（2）患者出院时，营养相关指标有所好转。
（3）患者了解饮食原则、口服营养补充、居家饮食护理等相关知识。

六、反思与收获

（1）患者年纪轻，病情复杂，治疗难度大，规范的营养支持可以提供良好的保障。
（2）个性化的营养支持治疗：肠康复治疗。
（3）警惕并发症的发生：再喂养综合征。

参考文献

[1] 蔡威. 临床营养学 [M]. 上海：复旦大学出版社，2012.

[2] 中国营养学会. 中国居民膳食指南（2016）[M]. 北京：人民卫生出版社，2016.

[3] 杨月欣. 中国食物成分表 [M]. 6版. 北京：北京大学医学出版社，2018.

[4] 中国营养学会. 中国居民膳食营养素参考摄入量速查手册（2013版）[M]. 北京：中国标准出版社，2014.

[5] 彭南海，黄迎春. 肠外与肠内营养护理学 [M]. 南京：东南大学出版社，2016.

[6] 彭南海，黄迎春. 临床营养护理指南——肠内营养部分 [M]. 2版. 南京：东南大学出版社，2019.

[7] 于健春. 临床肠外肠内营养治疗指南与共识 [M]. 北京：中华医学电子音像出版社，2018.

[8] 中华医学会. 肠内营养管饲途径临床诊疗指南肠外肠内营养学分册 [M]. 北京：人民卫生出版社，2010：27-30.

[9] 吴国豪，谈善军. 成人家庭肠外营养中国专家共识 [J]. 中国实用外科杂志，2017，37（4）：406-411.

[10] 刘明，石汉平. 中国恶性肿瘤营养治疗通路专家共识 [M]. 北京：人民卫生出版社，2018：110-115.

[11] 陈妙霞，江雅. 实用护理工作标准作业流程 [M]. 广州：广东科技出版社，2016：122-133.

[12] 韦军民，陈伟，朱明炜，等. 老年患者肠外肠内营养支持中国专家共识 [J]. 中华老年医学杂志，2013，32（9）：913-929.

[13] 蔡威. 临床营养基础 [M]. 4版. 上海：上海交通大学出版社. 2013.

[14] 李增宁，石汉平. 临床营养操作规程 [M]. 北京：人民卫生出版社，2016.

[15] 中华医学会肠内肠外营养学分会. 成人口服营养补充专家共识 [J]. 中华胃肠外科杂志，2017，20（4）：361-365.

[16] 焦广宇，李增宁，陈伟. 临床营养学 [M]. 北京：人民卫生出版社，2017.

[17] 陈伟，周春凌，周芸. 临床营养诊疗技术 [M]. 北京：人民卫生出版社，2017.

[18] 静脉用药集中调配质量管理规范. 卫办医政发〔2010〕62号.

[19] 中华医学会肠外肠内营养学分会药学协作组. 规范肠外营养液配制 [J]. 中华临床营养杂志，2018，26（3）：136-148.

[20] 广东省药学会. 肠外营养临床药学共识 [J]. 今日药学，2017，27（5）：289-303.

[21] 梅丹，于健春. 临床药物治疗学：营养支持治疗 [M]. 北京：人民卫生出版社，2016.

[22] Mcclave S A, Taylor B E, Martindale R, et al. Guidelines for the provision and assessment of nutrition support therapy in adult critically ill patient [J]. Journal of Parenteral and Enteral Nutrition, 2015, 40 (2): 159-211.

[23] Singer P, Annika R B, Mette M B, et al. ESPEN guideline on clinical nutrition in the intensive care unit [J]. Clin Nutri, 2018 (29): 1-3.

[24] 于康，李增宁，丛明华，等. 恶性肿瘤患者康复期营养管理专家共识 [J]. 营养学报，2017，39（4）：321-326.

[25] Cederholm T, Barazzoni R, Austin P, et al. ESPEN guidelines on definitions and terminology of clinical nutrition [J]. Clinical Nutrition, 2017, 36 (1): 49-64.

[26] 贾淑利，董碧蓉. "亚太区老年衰弱管理临床实践指南"解读 [J]. 中国康复医学杂志，2020，35（5）：609.

[27] 杨剑，蒋朱明，于康. 营养不良评定（诊断）标准沿革及目前存在问题的思考 [J]. 中华外科杂

志，2019，57（5）：331－336.

［28］中国抗癌协会肿瘤营养专业委员会．放疗患者营养治疗专家共识［J］．肿瘤代谢与营养电子杂志，2021，8（1）：29－34.

［29］中华医学会放射肿瘤治疗学分会．放疗营养规范化管理专家共识［J］．中华放射肿瘤学杂志，2020，29（5）：324－331.

［30］中国抗癌协会肿瘤营养与支持专业委员会肿瘤放疗营养学组．头颈部肿瘤放疗者营养与支持治疗专家共识［J］．中华放射肿瘤学杂志，2018，27（1）：1－6.

［31］中国抗癌协会，中国抗癌协会肿瘤营养与支持治疗专业委员会，中国抗癌协会肿瘤康复与姑息治疗专业委员会，等．鼻咽癌营养治疗专家共识［J］．肿瘤代谢与营养电子杂志，2018，5（1）：30－32.

［32］International Agency for Research on Cancer（IARC）. Latest global cancer data：cancer burden rises to 19.3 million new cases and 10.0 million cancer deaths in 2020［EB/OL］.（2020－1－16）［2021－2－22］. http：//www. iarc. who. int/faq/lastest-global-cancer-data-2020-qa/.

［33］Tajan M，Vousden K H. Dietary approaches to cancer therapy［J］. Cancer Cell，2020，37（36）：767－785.

［34］Arends J，Baracos V，Bertz H，et al. ESPEN expert group recommendations for action against cancer-related malnutrition［J］. Clin Nutr，2017，36（5）：1187－1196.

［35］Guan H，Chen S，Huang Q. Effects of enteral immunonutrition in patients undergoing pancreaticoduodenectomy：a meta-analysis of randomized controlled trials［J］. Ann Nutr Metab，2019，74（1）：53－61.

［36］中国抗癌协会肿瘤营养专业委员会．放疗患者营养治疗专家共识［J］．肿瘤代谢与营养电子杂志，2021，8（1）：29－34.

［37］中华医学会放射肿瘤治疗学分会．放疗营养规范化管理专家共识［J］．中华放射肿瘤学杂志，2020，29（5）：324－331.

［38］Ikizler，T. A.，et al，KDOQI Clinical Practice Guideline for Nutrition in CKD：2020 Update. Am J Kidney Dis，2020.76（3 Suppl 1）：p. S1－S107.

［39］中国医师协会肾脏内科医师分会，中国中西医结合学会肾脏疾病专业委员会营养治疗指南专家协作组．中国慢性肾脏病营养治疗临床实践指南［J］．中华医学杂志，2021，101（8）：539－559.

［40］中国营养学会．中国居民膳食营养素参考摄入量（2013版）［M］．北京：科学出版社，2014.

［41］欧洲儿科胃肠肝病与营养学会，欧洲临床营养与代谢学会，欧洲儿科研究会，等．颜伟慧，吴江，王莹，等译．儿科肠外营养指南（2016版）推荐意见节译［J］．中华儿科杂志，2018，56（12）：885－896.

［42］《中华儿科杂志》编辑委员会，中华医学会儿科学分会儿童保健学组．中国儿童体格生长评价建议［J］．中华儿科杂志，2015（12）.

［43］Popman A，Richter M，Allen J，et al. High nutrition risk is associated with higher risk of dysphagia in advanced age adults newly admitted to hospital［J］. Nutr Diet，2018，75（1）：52－58.

［44］窦祖林，孙建琴．吞咽障碍膳食营养管理中国专家共识（2019版）［J］．中华物理医学与康复杂志，2019，41（12）：881－887.

［45］中华医学会肠外肠内营养学分会．成人家庭肠外营养中国专家共识［J］．中国实用外科杂志，2017，37（4）：406－410.

［46］KurtBoeykensa，AnnVan Hecke. Advanced practice nursing：Nutrition Nurse Specialist role and function［J］. Clinical Nutrition ESPEN，2018，26（8）：72－76.

［47］Oddsdóttir E. J，Sveinsdóttir H：The content of the work of clinical nurse specialists described by use of daily activities diaries [J]. J Clin Nurs, 2011 (20): 1393 – 1404.

[48] 黄师菊，钟美浓，蔡有弟，等．临床营养专科护士核心能力评价指标的构建 [J]．中华护理杂志，2020，55（11）：1665 – 1672.

[49] 丛明华，石汉平．肿瘤患者简明膳食自评工具的发明 [J]．肿瘤代谢与营养电子杂志，2018，3（5）：11 – 13.

[50] 石汉平，许红霞，李苏宜，等．营养不良的五阶梯治疗 [J]．肿瘤代谢与营养电子杂志，2015，2（1）：29 – 31.

[51] 窦祖林．吞咽障碍评估与治疗 [M]．2 版．北京：人民卫生出版社，2017.

[52] 中国吞咽障碍膳食营养管理专家共识组．吞咽障碍膳食营养管理中国专家共识（2019 版）[J]．中华物理医学与康复杂志，2019，41（12）：881 – 888.

[53] 中国卒中吞咽障碍与营养管理专家组．中国卒中吞咽障碍与营养管理手册 [J]．中国卒中杂志，2017，12（9）：950 – 967.

[54] 中国吞咽障碍膳食营养管理专家共识组．吞咽障碍膳食营养管理中国专家共识（2019 版）[J]．中华物理医学与康复杂志，2019（12）：881 – 888.

[55] 中华医学会放射肿瘤治疗学分会．肿瘤放疗患者口服营养补充专家共识（2017）[J]．中华放射肿瘤学杂志，2017，26（11）：1239 – 1245.

[56] WHO Multicentre Growth Reference Study Group. WHO child growth standards based on length/height, weight and age [J]. Acta Paediatr Suppl, 2006, 95 (S450): 76 – 85.

[57] 黄师菊，蔡有弟，李晓玲，等．护士主导的高危科室吞咽障碍患者筛查及分级干预效果评价 [J]．中华护理杂志，2018，53（11）：1303 – 1308.

[58] 孟庆华．慢性肝病患者肠外肠内营养支持与膳食干预专家共识 [J]．中华临床营养杂志，2017，25（1）：1 – 11.

[59] 黎介寿．营养支持治疗与加速康复外科 [J]．肠外与肠内营养，2015，22（2）：65 – 67.

[60] 吴蓓雯，叶向红，李素云，等．提高口服营养补充依从性临床管理实践的专家共识 [J]．肿瘤与营养代谢电子杂志，2021，8（5）：487 – 494.